新スタンダード栄養・食物シリーズ 5

食　品　学

食品成分と機能性
第 2 版

久保田紀久枝・森光康次郎 編

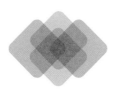

東京化学同人

序

　栄養学を学ぶ者にとって 2005 年はエポックメーキングな年であった．第一は食育基本法が制定されたことであり，第二は“日本人の食事摂取基準”が策定されたことである．食育基本法は国民が生涯にわたって健全な心身を培い，豊かな人間性をはぐくむための食育を推進することを目指して議員立法により成立した法律で，世界に類をみないものである．これに基づいて食育推進基本計画が策定され，5 年ごとの見直しでさまざまな取組みが行われている．“日本人の食事摂取基準”はそれまで用いられてきた“日本人の栄養所要量”に代わるもので，国民の健康の維持・増進，エネルギー・栄養素欠乏症の予防，生活習慣病の予防，過剰摂取による健康障害の予防を目的としてエネルギーおよび各栄養素の摂取量の基準を示したものである．これも 5 年ごとに改定が行われている．

　この“新スタンダード栄養・食物シリーズ”は，こうした現代の栄養学を背景に，“社会・環境と健康”，“人体の構造と機能，疾病の成り立ち”，“食べ物と健康”などを理解することが大きな 3 本柱となっている．これらの管理栄養士国家試験出題基準（ガイドライン）の必須詳目だけでなく，健康科学の基礎となる詳目（一般化学，有機化学，食品分析化学，分子栄養学など）も新たに加えたので，栄養士，管理栄養士を目指す学生だけでなく，生活科学系や農学系，また医療系で学ぶ学生にもぜひ役立てていただきたい．

　本シリーズの執筆者は教育と同時に研究に携わる者でもあるので，最新の知識をもっている．とかく内容が高度になって，微に入り細をうがったものになりがちであるが，学生の理解を助けるとともに，担当する教員が講義のよりどころにできるようにと，わかりやすい記述を心がけていただいた．また図表を多用して視覚的な理解を促し，欄外のスペースを用語解説などに利用して読みやすいよう工夫を凝らした．

　本シリーズの編集にあたっては，食に関する多面的な理解が得られるようにとの思いを込めた．わが国の食文化は数百年，数千年と続いた実績の上に成り立っているが，この変わらぬ食習慣の裏付けを科学的に学ぶうえで本シリーズが役立つことを願っている．

　2019 年 8 月

編集委員を代表して

脊　山　洋　右

ま え が き

　食べることは生きていくうえで基本的な営みであり，人が健康な生活を送るために健全な食生活は欠かせない．近年，食品中から，栄養成分や嗜好成分に加え，生体調節機能をもつ多種多様の成分が次々と解明され，食品による健康維持・増強への期待が高まり，食生活の重要性が改めて見直されている．食生活の基礎にあるのは食品であり，その機能である．

　"食品学"は，食品にどのような成分が含まれ，どのような特性や機能をもっているかを体系的に学ぶ学問であり，食生活に関する学問のすべての基礎になるといっても過言ではない．本書は，食品学の総論と各論，それに食品機能学に相当する部分を一冊にまとめた教科書である．編者の経験によれば，たとえば食品成分の化学や成分変化など基礎科学を学ぶ場合でも，実際の食品例を参照すると理解しやすいことが多い．本書では一冊にまとまっている利点を生かせるよう，関係する部分は相互に参照箇所を示し，より理解が深まるよう配慮した．

　本書での学習の範囲は非常に広いが，内容は教科書として重要な部分に焦点をしぼり，説明はできるだけやさしく簡潔に，しかし，説明があった方がわかりやすい部分に関しては，欄外やエピソードを多用し，読みやすく理解しやすいように考慮した．栄養士，管理栄養士養成や食物を専門としている大学および短期大学の教科書としてだけでなく，食品学の基礎知識を必要とする学生や大学院生の教科書，参考書として十分に使える内容を備えていると思う．本書が食品学に対する興味を喚起し，勉学の意欲をかき立てるきっかけになることを願う．

　このような目標のもと 2003 年に初版（前シリーズ）を出版した．その後，十数年の間に，食生活に関わる法律や規格基準などが見直され，2015 年には食品表示法の施行，機能性表示食品の創出，日本食品標準成分表の大幅な改定など，食生活を取巻く環境は大きく変化した．この変化に対応し，本書も全体を見直し，修正を加え，シリーズ全体がリニューアルされた "新スタンダード栄養・食物シリーズ" の「食品学」として 2016 年に新たに第 1 版を刊行した．それから 5 年が経過したが，幸いこの間に前シリーズ同様に多くの読者を得ることができ，貴重なご意見もいただいた．また，2020 年 12 月に公表された "日本食品標準成分表 2020 年版（八訂）" では，エネルギー換算に関わる主要栄養成分の分析値の変更や食物繊維に関する新しい分析法の導入など，食品学にとって大きな変化があった．これを受け，今般，炭水化物を糖質と食物繊維に分け再編成するなど，本書全体を大幅に見直し，改訂することとなった．第 2 版では，一部の章については，初版の執筆者の後継者に当たる現役の先生方に執筆を引き継いでいただいた．本書は第 2 版として，最新の知見をもとに修正を行い，教科書としてより時代に即したものになったのではないかと思う．今後もできる限り適時に最新の情報を取入れていく予定である．今まで同様多くの諸賢のご意見をお願いする．

　2021 年 2 月

担当編集委員を代表して

久保田紀久枝

第5巻 食品学

第2版 執筆者

飯 島 陽 子　　工学院大学先進工学部 教授，博士(学術) [第21章〜第23章，第26章]

池 田 光 壱　　活水女子大学健康生活学部 准教授，博士(水産学) [§20・2，§20・4]

井 ノ 内 直 良　　福山大学生命工学部 教授，学術博士 [第5章]

上 野 有 紀　　愛知学院大学心身科学部 准教授，博士(農学) [第6章]

大 澤 俊 彦　　愛知学院大学心身科学部 特任教授，名古屋大学名誉教授，農学博士 [第6章]

菊 﨑 泰 枝　　奈良女子大学生活環境学部 教授，博士(生活科学) [§10・1，§10・2，§10・4]

久保田 紀久枝　　お茶の水女子大学名誉教授，学術博士 [§10・3，§10・4]

薩 　 秀 夫　　前橋工科大学工学部 准教授，博士(農学) [第7章〜第9章]

清 水 　 誠　　東京農業大学農生命科学研究所 客員教授，東京大学名誉教授，
農学博士 [第15章〜第18章]

久 本 雅 嗣　　山梨大学大学院生命環境学域 准教授，博士(学術) [第4章，第24章]

松 石 昌 典　　日本獣医生命科学大学応用生命科学部 教授，農学博士 [§20・1，§20・3]

松 岡 寛 樹　　高崎健康福祉大学農学部 教授，博士(農学) [第19章]

森 光 康次郎　　お茶の水女子大学基幹研究院自然科学系 教授，博士(農学) [第11章〜第14章]

若 林 素 子　　日本大学生物資源科学部 教授，博士(理学) [第1章〜第3章，第27章]

渡 辺 達 夫　　前静岡県立大学食品栄養科学部 教授，農学博士 [第25章]

([　]内は執筆担当箇所，五十音順)

第1版 執筆者

飯 島 陽 子　　伊 佐 　 隆　　井 ノ 内 直 良　　上 野 有 紀

大 澤 俊 彦　　小 澤 好 夫　　菊 﨑 泰 枝　　久保田 紀久枝

島 田 和 子　　清 水 　 誠　　中 谷 延 二　　松 石 昌 典

森 光 康次郎　　渡 辺 達 夫

(五十音順)

目　　　次

第Ⅲ部　食品成分間反応

第 IV 部　食 品 の 機 能 性

第 V 部　食品の分類とその特性・評価

第Ⅰ部
食品の分類と成分表

1 食 と 生 活

■ 1・1 食 品 の 機 能

　食品は，栄養素を供給し，安全で，おいしく食べることができるものでなければならない．食品の多くは動植物など天然物を利用しているが，そのほかにもマーガリン，植物タンパク質など人工的に製造加工された食品も増加しており，現在，食品成分表（2020年版）には2478種類もの食品が収載されている．

　食品には，いろいろな成分が含まれているが（図1・1），われわれは，伝統的に栄養成分の供給と，食べる楽しみを食品に期待してきた．最近ではさらに，食事による生活習慣病の予防がクローズアップされ，**食品の機能**という考え方が浸透してきた．すなわち食品には，① 栄養面での機能（一次機能），② 嗜好面での機能（二次機能）のほかに，第三の機能として，③ 病気のリスクを低減する機能（三次機能）があるというもので，特にこの三次機能が注目されている．バイオテクノロジーの手法によって，機能性を強化した新品種の植物の開発も可能となり，さらに，新しい食品素材の開発や特定の生体調節機能をもつよう設計された食品の開発なども積極的に行われている．その結果，われわれが摂取する食品はますます多様化している．

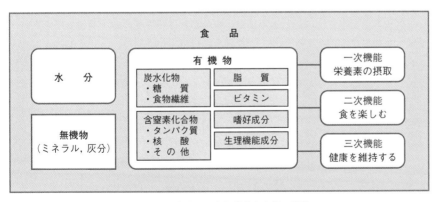

図1・1　食品のおもな成分と食品の機能

　食生活の多様化の一方で，飽食の時代となり，エネルギーや栄養素の過剰摂取など栄養摂取のバランスが崩れ，糖尿病や心臓疾患などの生活習慣病の増加が重大な問題となっている．これらを予防するため，食生活による健康維持が期待される今日，何をどのくらい食べればよいか，食品に関する正しい理解が必要不可欠である．

　一方で，食素材の生産，流通，調理・加工，家庭や社会での消費形態など，近年の食を取巻く環境は急速に変化しており，食生活の多様化は環境問題とも深く関係していることを忘れてはならない．

■ 1・2 食料と環境問題

　日本は米やサツマイモを除きほとんどの食材を諸外国からの輸入に頼っている．世界の人口は 2020 年現在の約 77 億人から今後もさらに増加するといわれ，慢性的な食糧不足が懸念されている．そのうえ，資源・環境問題の悪化が進んでおり，輸入に頼る日本の食料事情は多くの問題を抱えている．

1・2・1 食料自給率

　食料自給率とは，国内の食糧消費が国産だけでどの程度まかなえているかを示す指標である．小麦，豚肉など個々の品目別自給率は重さで計算するが，穀物，畜産物，野菜，魚介類などそれぞれ重さが異なるさまざまな食料全体の**総合食料自給率**は，一般的に栄養価である供給熱量で計算する（**カロリーベース自給率**）．供給されている食料のカロリー（熱量）合計のうち国産でまかなわれたカロリーがどのくらいかを示す指標である．

*1 国内消費仕向量＝国内生産量＋輸入量－輸出量－在庫の増加量（または＋在庫の減少量）

$$小麦の品目別自給率 = \frac{小麦の国内生産量（103.7万 t）}{小麦の国内消費仕向量^{*1}（632.3万 t）} \times 100 = 16\%$$

（令和元年度，農林水産省 HP より）

$$カロリーベース総合食料自給率 = \frac{1人1日当たり国産供給熱量（918 kcal）}{1人1日当たり供給熱量（2426 kcal）} \times 100 = 38\%$$

（令和元年度，農林水産省 HP より）

　畜産物については，国産であっても輸入した飼料を使って生産された分はカロリーベース自給率では国産として算出しないことになっている．たとえば，牛肉は重量ベースでは 42% が国産であるが，飼料の自給率が 26% のため，牛肉のカロリーベース自給率は約 11% となる．一方，国内における畜産物生産の状況を評価する指標として，**食料国産率**も新たに示されることとなった[*2]（図 1・2）．

*2 飼料が国産か輸入かにかかわらず，国内の畜産農家によって生産された国産畜産物全体をさす．

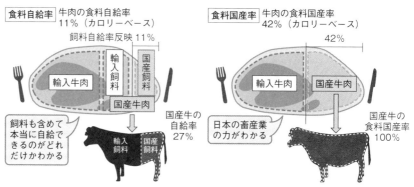

図 1・2 食料自給率と食料国産率　例示の値は令和元年度 ［農林水産省 HP より］

　日本の総合食料自給率は，1965 年度は 73% であったが，その後ほぼ一貫して低下し，1990 年度には 48%，2000 年度には 40%，2010 年度に 37〜38% で推移している．この値は先進国のなかでは最も低い（図 1・3，表 1・1）．

　わが国の食料自給率の低下の原因として，長期的には食生活が大きく変化したことがあげられる．1 人 1 年当たりの供給純食料でみると，1965〜2018 年の約 50 年の間に，自給できる米の消費量が 112 kg から 54 kg と約半分になったのに対し，外国に依存度の高い畜産物や油脂類が 2.2〜2.5 倍に増加している．また，短期的にも，近年，食の外部化が進むなか，大量かつ安価な輸入食品への需要が高まり，相対的に国産の農産物の需要は減少し，かつ，農地や生産者の減少など，農業生産基盤も弱小化していることが自給率低下に大きく影響している（図 1・3 参照）．

　2020 年策定の食料・農業・農村基本計画によると，2030 年度には食料自給率を 45% に引き上げることを目標値として設定している*．

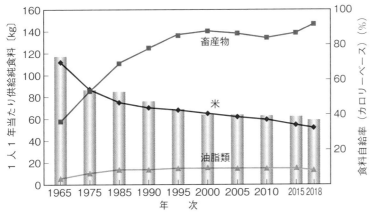

図 1・3　食料自給率（カロリーベース）と供給純食料の推移
畜産物: 肉類＋鶏卵＋牛乳および乳製品.

1・2・2　フードマイレージ（食料総輸送距離）

　輸入食料に頼っているわが国の食生活は，生産現場から食卓までの食料の輸送距離が長いものが多い．食料の価値を高い・安いだけでなく，環境への負荷の大きさから考える**フードマイレージ**（食料総輸送距離）が提唱されており，輸入相手国別の食料輸入量に輸送距離を乗じ，その国別の数値を累積することで求められる（単位は t・km）．食料の輸入が地球環境に与える負荷の大きさを示す指標ともいえる．農林水産政策研究所の計算によると，2001 年の日本の食料総輸入量は 5800 万 t で，これに輸送距離を乗じたフードマイレージの総量は約 9000 億 t・km となる．この値は，諸外国と比較すると，韓国や米国の約 3 倍，英国やドイツの約 5 倍，フランスの約 9 倍であり，日本のフードマイレージは非常に高い．畜産物の飼料や油脂の原材料となる農産物の輸入量が多く，かつその輸入相手国を輸送距離が長い米国やカナダ，オーストラリアに 70% 以上依存しているのがおもな要因である．

　われわれの豊かな食生活は輸入食料に依存しており，環境への大きな負荷により成り立っている．残留農薬などについて十分な**トレーサビリティー**を確保し，食品の安全性の面からも，総合食料自給率を上げ，フードマイレージを小さくする必要がある．

---

* 生産額ベース食料自給率の 2030 年度目標値: 75%（2019 年度: 66%）
　生産額ベース食料自給率は，カロリーの低い野菜や果実，飼料の多くを海外に依存している畜産物の生産活動をより適切に表すものとして用いられる．

表 1・1　おもな国の食料自給率（カロリーベース，2017 年）

国　名	自給率（%）
カナダ	255
オーストラリア	233
米　国	131
フランス	130
ドイツ	95
スペイン	83
日　本	38

フードマイレージ: 英国の"フードマイルズ"市民運動の"食料の生産地から食卓までの距離が短いほど，食料輸送に伴う環境汚染が少なくなるという考え方から，消費と供給のあり方を見直し，なるべく地域内で生産された農産物を消費して環境負荷を低下させていこう"という考え方を参考として，農林水産政策研究所より提唱された用語．10 t の食料を 50 km 輸送する場合，フードマイレージは，(10×50) t・km = 500 t・km となる．

トレーサビリティー: 商品・製品や部品，素材などを個別（個体）ないしはロットごとに識別して，調達・加工・生産・流通・販売・廃棄などにまたがって履歴情報を参照できるようにすること，またはそれを実現する制度やシステムをいう．**食品のトレーサビリティー**とは生産・処理・加工・流通・販売のフードチェーンの各段階で，食品とその情報を追跡し，遡及できること．

1・2・3　地 産 地 消

地産地消は，“その地でとれたものは，その地で食べよう”という考えに沿った取組みで，それはまた，地域の消費者ニーズにあった食料を生産し，地域での消費拡大を食料自給率の向上やフードマイレージ低減につなげる側面をもっている．地産地消の取組みを推進することにより，消費者と生産者との“顔が見え，話ができる”関係の構築，伝統的な食文化の認識を深める機会の提供，地域の農業と関連産業の活性化などの効果が期待されている．具体的な取組みの一つに学校給食での**食育**がある．学校給食法の改正（2009年4月施行）により，学校給食への地域の農林水産物の利用促進が規定され，食育基本法に基づく食育推進基本計画では，食環境の持続に資する取組みとして学校給食への地場産物の活用が明記されている*．

2010年12月には“地域資源を活用した農林漁業者等による新事業の創出等及び地域の農林水産物の利用促進に関する法律（六次産業化・地産地消法）”が制定され，各地域での地産地消への取組みがさらに推進されている．

1・2・4　食品ロスの低減

農林水産省の統計調査（2016年）によれば，日本では年間約2759万tの食品廃棄物が排出されている．内訳は食品製造業や食品卸売・小売業，外食産業などの事業者によるものが1970万t，家庭から出るものが789万tである．事業者の廃棄物には大豆ミールなどの有価物1023万tと脱水などの減量175万tが含まれるので，実際の廃棄物は772万tである．この値と家庭廃棄物量を合計した1561万tは，国内の年間食用仕向量約8088万tに対し，約19%が捨てられている計算になる．食品廃棄物には，調理くずなど食用に供するには適さないものだけでなく，本来食べられるにもかかわらず捨てられている**食品ロス**が含まれ，事業者（352万t）と家庭（291万t）を合わせると年間643万tにもなる．食品ロス発生要因は，事業者では在庫品の返品，規格外品の発生，販売期限切れによる返品などであり，家庭では食べ残しや，野菜の皮を厚くむくなどの過剰除去，賞味期限切れにより食べずに直接廃棄されるなどである．

$$食品ロス（\%）= \frac{食品ロス量（食べ残し重量＋直接廃棄重量＋過剰除去重量）}{食品使用量} \times 100$$

日本で廃棄される食品ロス量は，世界全体の食糧援助量の約2倍であり，日本における米の年間生産量に相当する．世界の人口増加により慢性的な食糧不足が懸念されるなか，食品ロスの削減は早急に取組むべき重要課題である．業界では，食品リサイクル法に基づき，業種別に“発生抑制の目標値”を努力目標として設定し食品廃棄物の発生抑制を推進する試みや，納品期限などを可能な限り見直すなど，関係省庁とも連携し食品ロス削減に向けたさまざまな取組みが推進されている．家庭においても，食事を作りすぎない，使いきれない量は買わない，適切な食品保存，賞味期限や消費期限に注意するなど食品ロスを減らす不断の努力が必要である．2019年5月には“食品ロスの削減の推進に関する法律”（略称：食品ロス削減推進法）が公布され，同年10月1日に施行された．国や地方公共団体の責務を明らかにし，基本方針の策定や食品ロスの削減に関する施策を定めることで，食品ロス削減の推進を目指している．

---

*＊ 第4次食育推進基本計画（2021年4月〜2026年3月）

食用仕向量：不可食部分を含む粗食料に飼料用や輸送途中で損じたものを加えた国内消費のために使われた食品量．

食品使用量：不可食部分を除いた可食部分の量で，純食料ともいう．

2 食品の種類と分類

食品の種類は非常に多い．そこで，目的や用途に応じて，たとえば，食品原材料の起源によるもの，栄養素によるもの，加工法の違いによるもの，特別な用途をもった新しい食品など，いろいろな観点から分類がなされている．

 ## 2・1 原材料の起源による分類

最も一般的な分類法で，食品を自然界での所属によって，植物に由来するもの，動物に由来するもの，鉱物に由来するものの3種に分類する．独立栄養生物である植物は，エネルギー源となる炭水化物やエネルギー代謝に関与するビタミン類を多く含んでいる．一方動物は，外から栄養源を得る従属栄養生物で，動くための骨格や筋肉を体内にもっておりタンパク質や無機質が多く含まれる．それぞれに所属する食品はつぎの通りである．
① 植物性食品：穀類，いも類，豆類，種実類，野菜類，海藻類，きのこ類
② 動物性食品：肉類，魚介類，卵類，乳類
③ 鉱物性食品：食塩，重曹（炭酸水素ナトリウム）

 ## 2・2 生産様式による分類

一次産業の種類による分類と，その加工方法，貯蔵方法による分類がある．

a. 産業の種類による分類
① 農産食品：穀類，いも類，豆類，種実類，野菜類，果実類
② 畜産食品：肉類，卵類，乳類
③ 林産食品：きのこ類
④ 水産食品：魚介類，海藻類

b. 加工方法，貯蔵方法による分類　　食品の加工や貯蔵の方法により，以下のように分類されている．新しい加工法である超高圧食品もここに分類した．
① 塩蔵食品，糖蔵食品：食塩またはショ糖による浸透圧の上昇，水分活性の低下により保存性を高めた食品．
② 冷凍食品，チルド食品：微生物の増殖，食品成分の劣化を，低温により防止する食品．
③ 発酵醸造品：微生物を利用した食品．醤油，味噌，食酢，納豆など．

④ インスタント食品, 乾燥食品: 煩雑な調理が不要で, 貯蔵, 輸送, 携帯性の高い食品.

⑤ 缶詰・びん詰食品: 容器に密閉後, 加熱殺菌をした食品.

⑥ レトルト食品: プラスチックフィルムまたはアルミ箔, あるいはこれらを多層に合わせた容器（袋状, パウチ）に食品を入れ, 密封し, 120°C で 4 分以上の加熱減菌をしたもの.

⑦ 加圧食品（超高圧食品）: 高圧容器内に食品と水を入れ, 数千気圧の静水圧を加えた食品. ジャム, 天然果汁ジュースなど.

■ 2・3　栄養素による分類

食品中に含まれている栄養素とその機能をもとに分類し, 各食品群からまんべんなく食品を選ぶことにより栄養バランスのよい食事になるよう考えられている.

2・3・1　三色食品群

図 2・1 のように食品を栄養素の働きから赤, 黄, 緑の三つの群に分類したもので, 初歩的な栄養指導に利用される.

2・3・2　四つの食品群

含まれる栄養素の特徴により, 図 2・2 に示したように, 1〜4 群に分類している. 1〜3 群をバランスよくとり, 4 群でエネルギー調整を行うことで栄養バランスがとれるように工夫されている.

2・3・3　六つの基礎食品群

食品を図 2・3 のように六つの群に分け, 5 群を主食, 1 群を主菜, 2, 3, 4, 6 群を副菜として組合わせ, これらをまんべんなく摂取することで, バランスのとれた食生活となるよう考慮されている.

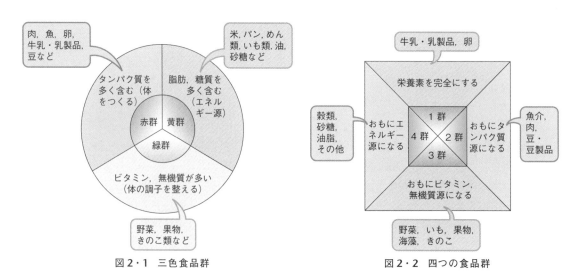

図 2・1　三色食品群　　　　　　　　　　　図 2・2　四つの食品群

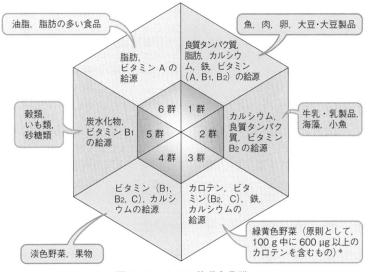

図 2・3　六つの基礎食品群

* 緑黄色野菜の β-カロテン含量については表 19・13 参照.

2・3・4　食事バランスガイド

　食事バランスガイドは，健康で豊かな食生活の実現を目的に策定された"食生活指針"（2000 年 3 月）を具体的な行動に結びつけるものとして，2005 年 6 月に厚生労働省と農林水産省が策定した指針である．料理を"主食""副菜""主菜""牛乳・乳製品""果物"の五つに区分し，1 日に"何を""どれだけ"食べればよいかの目安をコマのイラストで示している（図 2・4）．また，菓子・嗜好飲料については食生活における楽しみとして位置づけられ，食事全体の中で量的にバランスをとって摂取する必要があるとされ，コマをバランスよく回すためのヒモとして表し，"楽し

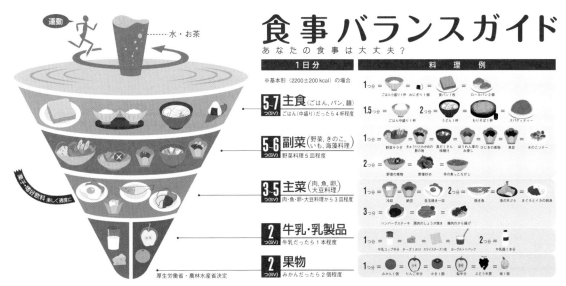

図 2・4　食事バランスガイド　厚生労働省・農林水産省決定．食事バランスガイドは，学校教育現場，外食産業，社員食堂，食品メーカーや地域での食育活動などさまざまな場面で活用されている．

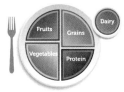

米国のフードガイド: マイプレート. 2011 年に従来の"マイピラミッド"が"マイプレート"に改定された.

ChooseMyPlate.gov

*1 1 SV の基準
　主食: 主材料に由来する炭水化物として約 40 g
　副菜: 主材料重量として約 70 g
　主菜: 主材料に由来するタンパク質として約 6 g
　牛乳・乳製品: 主材料に由来するカルシウムとして約 100 mg
　果物: 主材料重量として約 100 g

*2 食事の適量は性別, 年齢, 活動量によって異なるので運動量や労働量により適宜調整が必要である.

く適度に"と注記されている. 水やお茶のような水分も欠かせないものとして軸として強調され, 回転は運動を表し, コマは回転することにより安定し, 食事のバランスが悪くなると倒れてしまう意味が込められている.

　目安量は, 区分ごとに 1 つ, 2 つというように "○つ" という単位を用いている (**SV =サービング***1 を使ってもよい. 図 2・4). "主食"は, ごはん・パン・麺などを主材料とする料理で, 1 日の目安量は 5〜7 つ (SV) 〔デスクワークの成人男性にとっての適量*2, 以下同〕. "副菜"は, 野菜・いも・大豆を除く豆類・きのこ・海藻などを主材料とする料理で, 1 日の目安量は 5〜6 つ (SV). "主菜"は, 肉・魚・卵・大豆および大豆製品を主材料とする料理で, 1 日の目安量は 3〜5 つ (SV). "牛乳・乳製品"には牛乳・ヨーグルト・チーズなどが含まれ, 1 日の目安量は 2 つ (SV). "果物"の 1 日の目安量は 2 つ (SV). 以上の料理の組合わせ例では, エネルギー量は 2200 ± 200 kcal となる.

2・4　食品成分表, 国民健康・栄養調査など調査統計における分類

　a. "日本食品標準成分表(以下, 食品成分表)"**における分類**　　食品成分表 (2020 年版) では 2478 種の収載食品をつぎの 18 群に分類している.

① 穀　　類	⑦ 果 実 類	⑬ 乳　　類
② いも及びでん粉類	⑧ きのこ類	⑭ 油 脂 類
③ 砂糖及び甘味類	⑨ 藻　　類	⑮ 菓 子 類
④ 豆　　類	⑩ 魚 介 類	⑯ し好飲料類
⑤ 種 実 類	⑪ 肉　　類	⑰ 調味料及び香辛料類
⑥ 野 菜 類	⑫ 卵　　類	⑱ 調理済み流通食品類

　b. 国民健康・栄養調査　　国民健康・栄養調査は, 健康増進法に基づき, 国民の健康の増進の総合的な推進を図るための基礎資料を得ることを目的とし, 厚生労働省により毎年実施される. 食品成分表にほぼ対応し, 食品を⑱を除いた 17 群に分類している. また, 野菜類については, "うち緑黄色野菜"として緑黄色野菜を併記している.

FAO(Food and Agriculture Organization of the United Nations): 国際連合食糧農業機関

*3 FAO/INFOODS database より.

　c. FAO の食品分類　　世界的な食料の供給と消費の統計調査のため, FAO は食品をつぎの 12 群に分類している (2017 年現在*3).

① 穀　　類	⑤ 野 菜 類	⑨ 魚 介 類
② いも類およびデンプン	⑥ 果 実 類	⑩ 牛乳および乳製品
③ 豆　　類	⑦ 肉　　類	⑪ スパイス・ハーブ
④ 種 実 類	⑧ 卵　　類	⑫ その他

2・5　その他, 法令などによる分類

2・5・1　特別用途食品

　特別用途食品は, 乳児の発育や, 妊産婦, 授乳婦, えん下困難者, 病者などの健康の保持・回復などに適するという特別の用途について表示を行うもの (特別用途表示) で, 販売するにはその表示について消費者庁長官の許可を受けなければなら

ない（健康増進法第 43 条第 1 項）．表示の許可に当たっては，許可基準があるものについてはその適合性を審査し，許可基準のないものについては個別に評価される．許可されたものには，図 2・5 に示したマークがつけられる．2009 年 4 月 1 日から新たな特別用途食品制度が施行された．病者用食品には許可基準型として，低タンパク質食品，アレルゲン除去食品，無乳糖食品，いわゆる濃厚流動食などの総合栄養食品に加え，糖尿病用組合せ食品*と腎臓病用組合せ食品*が追加された．病者用のほかに，妊産婦や授乳婦の栄養補給のための妊産婦用粉乳，授乳婦用粉乳，乳児に必要な栄養素をバランスよく含んだ乳児用調製乳，えん下困難者を対象としたえん下困難者用食品がある（図 2・6）．

　また，健康への特殊な効果を示す表現表示が許可された特定保健用食品も健康増進法のもとでは特別用途食品に分類される．

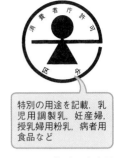

特別の用途を記載．乳児用調製乳，妊産婦，授乳婦用粉乳，病者用食品など

図 2・5　特別用途食品のマーク

*　2019 年 9 月に追加

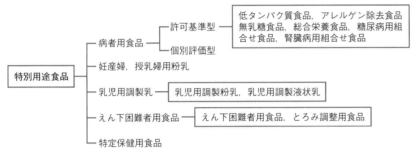

図 2・6　特別用途食品の種類（2021 年 1 月現在）

2・5・2　保健機能食品（図 2・7 および図 2・8）

　国が安全性や有効性などを考慮して設定した規格基準などを満たす食品は "保健機能食品" として販売することが認められている（2001 年 保健機能食品制度創設）．食品の目的や機能などの違いにより，**栄養機能食品**と**特定保健用食品**に分けられる．特定保健用食品は健康増進法では特別用途食品の一つであるが，同時に食品表示法では保健機能食品の一つに分類されている．

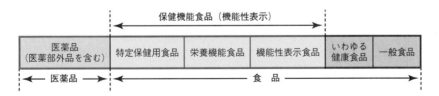

図 2・7　食品と医薬品の区分

　2015 年 4 月 1 日，**食品表示法**および食品表示基準が施行され，**機能性表示食品**制度が新たに創設され，保健機能食品に機能性表示食品が 3 番目のカテゴリーとして加わった．食品表示法の施行に伴い，特定保健用食品，栄養機能食品も含めた 3 種の保健機能食品はすべて食品表示法に規制されることとなり，食品表示基準によりそれぞれについて食品パッケージの義務表示項目が定められている（図 2・8）．

　a. 栄養機能食品　　1 日に必要なビタミン・ミネラルなどの栄養成分が不足しがちな場合などに，栄養成分の補給・補完に利用される食品である．規格基準型で，

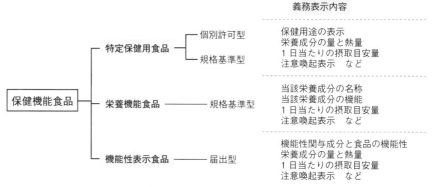

図 2・8　保健機能食品の種類（2021 年 1 月現在）

*1 規格基準には 1 日当たりの摂取目安量の下限値と同時に上限値が設けられている．ビタミンやミネラルは過剰摂取により身体的障害が生じる可能性があるため．栄養機能食品の規格基準の詳細は表 17・1 参照．

規格基準に適合していれば，個別に国への許可申請は不要である．したがって特定保健用食品のようなマークはなく，個別審査を受けたものではない旨を表示することとなっている．**規格基準**[*1] が定められ，栄養機能を表示できる栄養成分は，食品表示基準の策定（2015 年 4 月）に伴い 3 種類が追加され，***n***−3 **系脂肪酸**，ミネラル 6 種類およびビタミン 13 種類となった（表 2・1）．

表 2・1　栄養機能食品として機能を表示できる栄養成分（2021 年 1 月現在）

脂肪酸	ミネラル類	ビタミン類		
n−3 系脂肪酸	亜　鉛	ナイアシン	ビタミン A	ビタミン C
	カリウム	パントテン酸	ビタミン B_1	ビタミン D
	カルシウム	ビオチン	ビタミン B_2	ビタミン E
	鉄	葉　酸	ビタミン B_6	ビタミン K
	銅		ビタミン B_{12}	
	マグネシウム			

*2（例）本品は，多量摂取により疾病が治癒したり，より健康が増進するものではありません．1 日の摂取目安量を守ってください．

　容器包装の部分に，"栄養機能食品（カルシウム）"などのように機能表示をする栄養成分の名称を"栄養機能食品"の表示に続けて表示するとともに，栄養機能，1 日当たりの摂取目安量，摂取方法，注意喚起表示[*2] などを適正に表示しなければならない．ただし，カリウムについては錠剤・カプセルに表示することはできない．熱量，タンパク質，脂質，炭水化物，食塩相当量については，この順で，100 g, 100 mL, 1 食分，1 包装分，または，その他の食品 1 単位当たりの含有量を一般表示事項として必ず表示しなければならない．栄養機能については，規格基準が定められている**栄養成分の含有表示**と**機能の表示**ができる[*3]．一方，それ以外の成分の機能表示や特定の保健の用途の表示はしてはならない．

*3（表示例）カルシウムは，骨や歯の形成に必要な栄養素です．表 17・1 参照．

　b. 特定保健用食品　　一般に食品には摂取効果を記載することは許可されていない．そのなかで，科学的根拠に基づいて個別に申請された三次機能成分を含む食品の有効性や安全性などを消費者庁が審査し，"保健の用途・効能"の表示を食品に記載することを許可した食品を**特定保健用食品**という．1991 年より制度化され，2015 年より食品表示法によっても規定されているので，特定保健用食品のラベルには他の特別用途食品とは別の独自の許可マーク，成分，"保健の用途"，"摂取量"，"摂取上の注意"，"調理・保存上の注意"などが表示されている．保健の用途として，整腸作用，コレステロール上昇抑制，血圧上昇のコントロール，無機質（ミネ

ラル）の効果的な吸収，血糖値の上昇抑制，食後の血中中性脂肪値や体脂肪の上昇抑制など，食品の三次機能を強調した食品である*1.

特定保健用食品は，製品ごとに個別に消費者庁長官の許可を必要とする“個別許可型（個別評価型）”のみであったが，2005 年に“健康食品”にかかわる制度の見直しが行われ，審査基準の異なる特定保健用食品も導入された（図 2・8）.

特定保健用食品の区分

① **特定保健用食品**：食生活において特定の保健の目的で摂取をする消費者に対し，その摂取により当該保健の目的が期待できる旨の表示をする食品.

② **特定保健用食品（疾病リスク低減表示*2）**：関与成分の疾病リスク低減効果が医学的・栄養学的に確立されている場合，疾病リスク低減表示を認める特定保健用食品.

③ **特定保健用食品（規格基準型*3）**：特定保健用食品としての許可実績が十分であるなど科学的根拠が蓄積されている関与成分について規格基準を定め，消費者委員会の個別審査なく，消費者庁において規格基準への適合性を審査し許可する特定保健用食品. この場合，表示も規格基準に含められ，保健の用途と注意事項については定められた表現で表示しなければならない.

④ **特定保健用食品（再許可など）**：すでに許可を受けている特定保健用食品について，商品名や風味などの軽微な変更などをした特定保健用食品.

これら①〜④までの食品には同じ図 2・9 のマークがつけられる.

⑤ **条件付き特定保健用食品**：特定保健用食品の審査で要求している有効性の科学的根拠のレベルには届かないものの，一定の有効性が確認される食品を，限定的な科学的根拠である旨の表示をすることを条件として許可する特定保健用食品. 許可表示例：“○○を含んでおり，根拠は必ずしも確立されていませんが，△△に適している可能性がある食品です”条件付きであることを明示した許可マークがつけられる（図 2・10）.

c. 機能性表示食品 事業者の責任において，科学的根拠に基づいた特定の保健の目的が期待できる機能性を表示した食品. 販売の 60 日前までに安全性および機能性の根拠を示す情報，健康被害の情報収集体制など必要な事項を添えて事業者より消費者庁長官に届け出れば，国による個別の審査なしに機能性を表示できる. 生鮮食品やサプリメントなど食品全般*4 を対象とし，商品パッケージに“機能性表示食品”と明示したうえで，たとえば，“本品は○○が含まれるので△△の機能があります”，“□□の機能があると報告されています”などと表示される. 届け出た情報は消費者庁の公式サイトで公開され，だれでも確認できる.

*1 §17・3 に食品の機能性および特定保健用食品の例が示されているので参照されたい.

*2 2021 年 1 月現在，関与成分としてカルシウムと葉酸が認められている. p.166，§17・1 欄外参照.

*3 2021 年 1 月現在，区分 I として食物繊維（保健の用途は整腸，以下同様），II オリゴ糖（整腸），III 難消化性デキストリン（血糖），IV 難消化性デキストリン（脂肪）の規格基準が定められている.

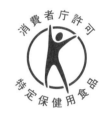

図 2・9 特定保健用食品のマーク（疾病リスク低減表示・規格基準型を含む）

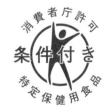

図 2・10 条件付き特定保健用食品のマーク

*4 特別用途食品（特定保健用食品を含む），栄養機能食品，アルコールを含有する飲料，栄養素［脂質，飽和脂肪酸，コレステロール，糖類（単糖類または二糖類で糖アルコールでないもの），ナトリウム］の過剰な摂取につながる食品を除く.

3 食品成分表

食品成分表は，国民の栄養状態を評価したり，食料を安定に確保するための食糧－需給計画を策定するために，国民が日常摂取している食品の成分について基礎的データを提供することを目的に作成された．日本では，1950年に538の食品を収載した"日本食品標準成分表（以下，成分表）"が初めて公表された．数度の改訂とフォローアップが行われ，2000年に成分項目数を大幅に増加した五訂食品成分表，2005年に五訂増補食品成分表が公表された．2010年には無機質とビタミンを追加し，FAO[*1]が推奨する分析法を一部導入してアミノ酸組成によるタンパク質量などを追加した食品成分表2010および，食品成分表準拠アミノ酸成分表2010が，2015年には炭水化物についてもFAOが推奨する方法での糖類の分析を行うことで利用可能炭水化物量を追加した日本食品標準成分表2015年版（七訂[*2]）とその別冊として，アミノ酸成分表編，脂肪酸成分表編，炭水化物成分表編が公表された．成分表2015年版（七訂）は，データを電子化し，和文・英文の両方で公表され，成分表収載のデータの活用における利便性が増した．また，七訂公表後は毎年食品数や分析項目を追加した追補の公表またはデータ更新が行われた．

最新版として，2020年12月に**日本食品標準成分表 2020年版（八訂）**が公表された．同時に，別冊として，**日本食品標準成分表 2020年版（八訂）アミノ酸成分表編，同脂肪酸成分表編，同炭水化物成分表編**が公表された．2020年版では，エネルギーの計算法が大きく変更されている．それに伴い，本表の表頭項目についても，エネルギー計算の基礎となる成分がより左側になるよう配置され，新たにエネルギー産生成分とした糖アルコールや有機酸が加わり，食物繊維は総量のみ本表に記載され，炭水化物成分表編に食物繊維の別表が加わるなど改変された[*3]．

■ 3・1 日本食品標準成分表 2020年版（八訂）

3・1・1 見方，用い方

a. 収載食品　成分表には，"生"，"乾"などの未調理食品を基本とし，"ゆで"，"焼き"などの基本的な調理食品も収載されている．2020年版では，成分表2015より287食品多い2478食品が収載されている．最も増加割合が高い食品群は調理済み流通食品類で，ついで菓子類，穀類である．特に調理済み流通食品類については，伝統的な和食調理をした食品[*4]の，料理としての成分値の掲載や漬物の成分値の変更[*5]などが行われた．

b. 食品の分類，配列　収載食品を18群に分類し，表3・1に示した順に配列しているが，食品群により収載食品数には違いがある．2015年版までの調理加工食

*1 FAO/WHO合同特別専門委員会

*2 名称については，初版から何回目の改訂であるか，いつの時点での最新の情報が収載されているかを明確にする観点から，食品成分表2010を六訂とみなして，2015年版（七訂）とつけられている．

*3 本書での食品成分表の成分値についても2020年版でエネルギー計算の基礎とされた値を採用し，タンパク質の値はアミノ酸組成によるタンパク質，脂質の値は脂肪酸のトリアシルグリセロール当量，炭水化物の値は利用可能炭水化物（単糖当量）を記載した．

*4 大根おろし，和え物，天ぷらなどにつき，原材料の配合割合などの参考情報とともに示された．

*5 一部の加工済みの状態で流通する漬物の成分値を新たに調査して修正した．

食品番号	索引番号	食品名	廃棄率	エネルギー		可食部 100 g 当 た り													有機酸	灰分
						水分	タンパク質		脂 質			炭水化物								
							アミノ酸組成によるタンパク質	タンパク質	脂肪酸のトリアシルグリセロール当量	コレステロール	脂質	利用可能炭水化物			食物繊維総量	糖アルコール	炭水化物			
												利用可能炭水化物（単糖当量）	利用可能炭水化物（質量計）	差引き法による利用可能炭水化物						
			%	kcal	kJ		(················· g ·················)			mg		(··························· g ···························)								

	可食部 100 g 当 た り																							
無 機 質												ビ タ ミ ン												
ナトリウム	カリウム	カルシウム	マグネシウム	リン	鉄	亜鉛	銅	マンガン	ヨウ素	セレン	クロム	モリブデン	A							D	E				K
													レチノール	カロテン		β-クリプトキサンチン	β-カロテン当量	レチノール活性当量			トコフェロール				
														α	β						α	β	γ	δ	
(····················· mg ·····················)									(····························· µg ·····························)												(············· mg ·············)				µg

可食部 100 g 当 た り												備考
ビ タ ミ ン										アルコール	食塩相当量	
B₁	B₂	ナイアシン	ナイアシン当量	B₆	B₁₂	葉酸	パントテン酸	ビオチン	C			
(····················· mg ·····················)						(······· µg ·······)	mg	µg	mg	g	g	

図 3・1　日本食品標準成分表 2020 年版（八訂）の成分項目と表示単位

品が調理済み流通食品類に名称変更された．これらの食品群をさらに大分類，中分類，小分類，細分の 4 段階に分け，配列している．大分類は原則として原料となった動植物の名称をあて，五十音順に配列している．中分類，小分類は原材料的形状から順次加工度が高まる順に配列している．原材料が複数からなる加工食品は，原則として主原材料の位置に配列されている．

c. 食品番号　収載食品には 5 桁の食品番号が付けられている．始めの 2 桁が食品群，次の 3 桁が小分類または細分を示す．たとえば 01015 は，穀類（食品群，01），こむぎ（大分類，—），小麦粉（中分類，—），薄力粉（小分類，—），1 等（細分，015）を示している．

d. 索引番号　成分表 2020 年版（八訂）でも七訂に引続き，食品番号に加え，各食品に索引番号が付けられている．新規に追加された食品と一部の食品の名称，分類の変更により，収載順と食品番号とが一致しないものが出てきたことから，食品の検索を容易にするため，索引番号と称して，すべての食品に通し番号が付けられている．また，成分表 2020 には 2478 食品が収載されているが，索引番号の最大は 2481 である．これは，アミノ酸成分表 2020 年版または脂肪酸成分表 2020 年版のみに収載されている食品があるためである．

e. 成分項目　成分表 2015 と比べ，成分項目が増え，配列も変わっている（図 3・1）．最初に廃棄率が示され，**可食部 100 g 当たり**のエネルギー，水分，タンパク質に関する項目，脂質に関する項目，炭水化物に関する項目，有機酸，灰分，無機質，ビタミン，その他（アルコールと食塩相当量），備考の順で配列されている．成分量の単位は成分項目によって異なる．

表 3・1　食品成分表における食品の分類と収載食品数

食品群	収載数
1 穀　　類	205
2 いも及びでん粉類	70
3 砂糖及び甘味類	30
4 豆　　類	108
5 種 実 類	46
6 野 菜 類	401
7 果 実 類	183
8 きのこ類	55
9 藻　　類	57
10 魚 介 類	453
11 肉　　類	310
12 卵　　類	23
13 乳　　類	59
14 油 脂 類	34
15 菓 子 類	185
16 し好飲料類	61
17 調味料及び香辛料類	148
18 調理済み流通食品類	50
合　計	2478

β-カロテン当量(μg)：β-カロテン(μg) + 1/2 α-カロテン(μg) + 1/2 β-クリプトキサンチン(μg)

レチノール活性当量(μg)：レチノール(μg) + 1/12 β-カロテン当量(μg)

ビタミン K：ビタミン K₁ + ビタミン K₂（メナキノン-4）

ナイアシン：ニコチン酸相当量

ナイアシン当量(mgNE)：トリプトファンのナイアシンとしての活性を考慮したもの. 2020 年版より, 成分項目として追加された.

〈計算式〉
①アミノ酸成分表収載食品：ナイアシン(mg) + トリプトファン(mg) × $\frac{1}{60}$
②未収載食品：ナイアシン(mg) + タンパク質(g) × 1000(mg/g) × $\frac{1}{100}$ × $\frac{1}{60}$

＊1 文部科学省科学技術・学術審議会資源調査分科会食品成分委員会資料（HP 公開予定資料, 2021 年 2 月現在）

＊2 たとえば, サンマ 1 尾（200 g）の場合では,

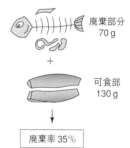

廃棄部分 70 g
＋
可食部 130 g
↓
廃棄率 35%

＊3 食品成分表 2015 年版までは kcal 単位のエネルギーに換算係数 4.184 を乗じて kJ 単位のエネルギーを算出し, 収載されていた.

タンパク質の項目は, アミノ酸組成によるタンパク質とタンパク質, 脂質の項目は脂肪酸のトリアシルグリセロール当量, コレステロールと脂質, 炭水化物の項目は利用可能炭水化物（単糖当量）, 利用可能炭水化物（質量計）, 差引き法による利用可能炭水化物, 食物繊維総量, 糖アルコールおよび炭水化物に分けて収載されている. 無機質として 13 成分が収載されており, 各成分の栄養上の関連性に配慮し, ナトリウムからモリブデンまで配列されている. ビタミンについては, 脂溶性ビタミンと水溶性ビタミンに分かれている. 脂溶性ビタミンは, ビタミン A（レチノール, α-, β-カロテン, β-クリプトキサンチン, β-カロテン当量, レチノール活性当量として表示）, ビタミン D, ビタミン E（α-, β-, γ-, δ-トコフェロール）およびビタミン K の順に, 水溶性ビタミンは, ビタミン B₁, ビタミン B₂, ナイアシン, ナイアシン当量, ビタミン B₆, ビタミン B₁₂, 葉酸, パントテン酸, ビオチン, ビタミン C の順に配列されている.

f. 成 分 値　食品成分表の成分値は, 廃棄率を除いてその食品の可食部 100 g 当たりの数値が "1 食品 1 成分値" の原則で示されている. 同一の食品でも, 品種, 産地, 収穫時期, 保存法などにより, また加工品では原材料の配合割合, 加工法の違い, 調理方法の違いにより成分値は異なってくる. そこで成分表の数値はこれらのことに配慮し, 実測値をもとに, 変動要因, 文献値を参考に決められた標準の成分値である. しかし, 旬のあるおもな食品については季節ごとに分析を行い, 結果に明確な差異がみられた食品について, 季節による差異を明記している. たとえば, 魚類のカツオについては "春獲り・生" と "秋獲り・生" が別に記載されている.

また, 成分表 2015 年版から, 成分値の中に (0), (Tr) のほかに ( ) 付きの数値が一部収載されている. 穀類, 果実類, きのこ類などでは, 類似食品の収載値から類推や計算により求めた成分について ( ) 付き数値を示している. また, "アミノ酸組成によるタンパク質", "トリアシルグリセロール当量", "利用可能炭水化物（単糖当量）" については, 諸外国の食品成分表の収載値や原材料配合割合レシピをもとに推計した値を ( ) 付きで示している.

3・1・2　各成分値の分析原理

それぞれの成分の測定は, "日本食品標準成分表 2020 年版（八訂）分析マニュアル＊1" による方法およびこれと同等以上の性能が確認できる方法で分析されたものである.

a. 廃棄率と可食部　廃棄率は, 原則として通常の食習慣において廃棄される部分を食品全体あるいは購入形態に対する重量の割合（%）で示す. 備考欄に廃棄部位を記載. 可食部は収載食品から廃棄部位を除いたものである＊2.

b. エネルギー　2020 年版より, "組成ごとのエネルギー換算係数を乗じる" 新しいエネルギー値算出法が取入れられた. 食品のエネルギー値は, 原則として, FAO の推奨する方法に準じて, 可食部 100 g 当たりのアミノ酸組成によるタンパク質, 脂肪酸のトリアシルグリセロール当量, 利用可能炭水化物（単糖当量）, 糖アルコール, 食物繊維総量, 有機酸, アルコールの各量（g）に各成分のエネルギー換算係数（表 3・2）を乗じたものの総和として, 100 g あたりの kJ（キロジュール）および kcal（キロカロリー）をそれぞれ個別に算出して求められている＊3. なお, アミノ酸組成によるタンパク質, 脂肪酸のトリアシルグリセロール当量, 利用可能

表 3・2 おもな食品成分のエネルギー換算係数

成 分 名	換算係数		成 分 名	換算係数	
	〔kJ/g〕	〔kcal/g〕		〔kJ/g〕	〔kcal/g〕
アミノ酸組成によるタンパク質/タンパク質	17	4	糖アルコール		
			ソルビトール	10.8	2.6
脂肪酸のトリアシルグリセロール当量/脂質	37	9	マンニトール	6.7	1.6
			マルチトール	8.8	2.1
利用可能炭水化物（単糖当量）	16	3.75	還元水あめ	12.6	3.0
			その他の糖アルコール	10	2.4
差引き法による利用可能炭水化物	17	4	有機酸		
食物繊維総量	8	2	酢 酸	14.6	3.5
アルコール	29	7	乳 酸	15.1	3.6
			クエン酸	10.3	2.5
			リンゴ酸	10	2.4
			その他の有機酸	13	3

炭水化物（単糖当量）の成分値がない食品では，それぞれタンパク質，脂質，差引き法による利用可能炭水化物の成分値を用いてエネルギー計算を行っている.

利用可能炭水化物のエネルギー計算には，成分値の正確さなどを評価し，利用可能炭水化物量（単糖当量）あるいは差引き法による利用可能炭水化物のいずれかの含量を用いており，エネルギーの計算に利用した収載値の右に＊が付けられている. このように成分表 2020 では食品によってエネルギー計算に用いる成分項目が一定ではないので注意が必要である.

c. 水 分 常圧加熱乾燥法，減圧加熱乾燥法，カールフィッシャー法または蒸留法により測定している. アルコール飲料は乾燥減量からアルコール分の重量を，食酢類は乾燥減量から酢酸の重量を差引いたものである.

d. アミノ酸組成によるタンパク質 アミノ酸成分表 2020 年版の各アミノ酸量に基づき，アミノ酸の脱水縮合物の量（アミノ酸残基の総量）として算出する[*1]. 実際の摂取タンパク質の量をより正確に知ることができる. FAO 推奨の算出法である.

*1 {可食部 100 g 当たりの各アミノ酸の量 ×（そのアミノ酸の分子量 − 18.02）/そのアミノ酸の分子量} の総量

e. タンパク質 窒素量を改良ケルダール法または燃焼法（改良デュマ法）によって定量し，これに表 3・3 の"窒素−タンパク質換算係数"を乗じてタンパク質量を求め，試料に対する百分率で表す. ただし，個別の係数のない食品については，6.25 の係数を用いる. また，茶，コーヒー，野菜類などアミノ酸以外の窒素化合物[*2]を多く含むものでは，それらを差引いて算出する.

*2 茶・コーヒーはカフェインを，ココアやチョコレートはカフェイン，テオブロミンを，野菜類は硝酸態窒素を多く含む. 図 10・16 参照.

表 3・3 窒素-タンパク質換算係数の例

食 品 名	換算係数	食 品 名	換算係数
小麦粉(うどん，マカロニ・スパゲッティ類)	5.70	大豆，大豆製品(醤油・味噌含む)	5.71
		アーモンド	5.18
小麦(玄穀)，大麦，ライ麦，オートミール	5.83	ゴマ，ヒマワリ，その他のナッツ類	5.30
		落花生	5.46
米，米製品	5.95	ゼラチン	5.55
エダメマ，ダイズモヤシ	5.71	乳,乳製品(チーズ含む)，バター類	6.38

f. 脂肪酸のトリアシルグリセロール当量 脂質の大部分を占める中性脂肪のうち，自然界に最も多く存在するのはトリアシルグリセロールである. 脂肪酸成分

表 2020 年版の各脂肪酸量をトリアシルグリセロールに換算した量の総和として算出した値である[*1].

g. コレステロール　脂質に含まれる一成分である. 体内でも合成され, 細胞膜の構成成分や胆汁酸や各種ホルモンの前駆物質として重要な成分である. 直接試料をけん化した後, 不けん化物を抽出, 分離し, ガスクロマトグラフ法で測定している.

h. 脂　　質　脂質は有機溶媒に溶ける食品中の有機化合物の総称であるが, ほとんどの食品では脂質の大部分を中性脂肪が占める. 測定は, ジエチルエーテルによるソックスレー抽出法, 酸分解法, クロロホルム–メタノール混液抽出法, レーゼ・ゴットリーブ法, ヘキサン–イソプロパノール法またはフォルチ法により行う.

i. 利用可能炭水化物 (単糖当量)　炭水化物成分表 2020 年版の各利用可能炭水化物量を単糖に換算した量の総和として算出[*2]. 単糖当量は, デンプンには 1.10 を, 二糖類には 1.05 を, マルトトリオースなどのオリゴ糖には 1.07 をそれぞれの成分値に乗じて換算し, それらと単糖類の量を合計したものである.

j. 利用可能炭水化物 (質量計)　炭水化物成分表 2020 年版の各利用可能炭水化物量 (デンプン, 単糖類, 二糖類, オリゴ糖類) の総和として算出する. ただし, 魚介類, 肉類および卵類の原材料的食品のうち, 炭水化物としてアンスロン–硫酸法による全糖の値が収載されているものは, その値に 0.9 を乗じた値を推定値としている.

k. 差引き法による利用可能炭水化物　100 g から, 水分, アミノ酸組成によるタンパク質, 脂肪酸のトリアシルグリセロール当量として表した脂質, 食物繊維総量, 有機酸, 灰分, アルコール, 硝酸イオン, ポリフェノール (タンニンを含む), カフェイン, テオブロミン, 加熱により発生する二酸化炭素などの合計 (g) を差引いて算出する.

l. 食物繊維総量　"ヒトの消化酵素で消化されない食品中の難消化性成分の総体" と定義され, 酵素–重量法 (プロスキー変法またはプロスキー法), または, 酵素–重量法・液体クロマトグラフ法 (AOAC 法) により測定している. 水溶性食物繊維, 不溶性食物繊維の合計を食物繊維総量として示している.

m. 糖アルコール　エネルギー産生成分としての重要性から, 食品成分表 2020 より新たに収載された項目である. 高速液体クロマトグラフ法により測定している.

n. 炭水化物　炭水化物はいわゆる "差引きによる炭水化物" すなわち, 水分, タンパク質, 脂質および灰分の合計重量 (g) を 100 g から差引いた値で示す. この炭水化物の成分値には食物繊維も含まれており, 食物繊維の成分値は別項目として収載している[*3].

o. 有機酸　食品成分表 2020 から, 既知の有機酸類をエネルギー産生成分とすることとなったため, 新たに項目として追加された. 5%過塩素酸水で抽出した後, 高速液体クロマトグラフ法または酵素法で測定している.

p. 灰　　分　試料を 550 ℃ で加熱して有機物や水分を除去した残留物として定義され, 無機質の総量を反映していると考えられている.

q. 微量成分 (無機質, ビタミン)　無機質には原子吸光光度法, 誘導結合プラズマ発光法および誘導結合プラズマ質量分析法などが, ビタミン類には高速液体ク

*1 〔可食部 100 g 当たりの各脂肪酸の量 ×(その脂肪酸の分子量 + 12.6826)/その脂肪酸の分子量〕の総量. 未同定脂肪酸は計算に含まない.

*2 成分表の単糖当量は, 炭水化物などの他の成分を分析したときとは異なる試料を用いて分析した値が多いため, 成分表の中でこれらの値を直接比較することはできないので注意が必要.

*3 硝酸イオン, アルコール分, 酢酸, ポリフェノール (タンニンを含む), カフェインまたはテオブロミンを多く含む食品や, 加熱により二酸化炭素などが多量に発生する食品ではこれらも差引いて算出.

食品成分表で用いられる —, 0, Tr, (0), (Tr) の記号
—: 未測定
0: 成分値が最小記載量の 1/10 未満, あるいは検出されない場合. ヨウ素, セレン, クロム, モリブデンは 3/10 未満, ビオチンは 4/10 未満を示す.
Tr: 最小記載量の 1/10 以上含まれているが 5/10 未満であることを示す. また食塩相当量では最小記載量 (0.1 g) の 5/10 未満を示す.
( ): 文献その他類似食品からの推計値を示す. (0) は文献より含まれないと推定される場合.
(Tr): 未測定, 文献などにより微量に含まれると推定される場合.

ロマトグラフ法または微生物学的定量法が用いられ，それぞれの物質に適した測定法で含有量が求められている．ビタミン C については，還元型（L－アスコルビン酸）と酸化型（L－デヒドロアスコルビン酸）の生理活性を同等とみなし，合計した値を収載している．

　r. アルコール　　浮ひょう法，ガスクロマトグラフ法，振動式密度計法などにより測定した，嗜好飲料および調味料に含まれるエチルアルコールの量を収載している．

　s. 食塩相当量　　食塩量の表示は，食塩および食塩以外のナトリウム含有化合物などに由来するナトリウム量をもとにし，2.54 を乗じて食塩相当量に換算している．

 ## 3・2　日本食品標準成分表 2020 年版（八訂）アミノ酸成分表編

　アミノ酸はタンパク質の主要な構成成分であり，タンパク質の栄養価はおもに構成アミノ酸の種類と組成によって決まる．アミノ酸成分表は 1966 年に “日本食品アミノ酸組成表” として初めて策定された．その後，数回の見直しが行われ，1986 年に “改訂 日本食品アミノ酸組成表”，2010 年に “日本食品標準成分表準拠 アミノ酸成分表 2010”，2015 年に “日本食品標準成分表 2015 年版（七訂）アミノ酸成分表編” が公表された．さらに 2020 年 12 月に，**日本食品標準成分表 2020 年版（八訂）ア ミノ酸成分表編**（以下，アミノ酸成分表 2020 年版）が公表された．

　a. 構　　成　　第 1 表から第 4 表の 4 種類の表からなる．このうち第 3 表と第 4 表は冊子体には含まれず，文部科学省の HP で公開している．

- ●第 1 表　可食部 100 g 当たりのアミノ酸成分表
（直接分析により，あるいは原材料配合割合や文献などからの推計により成分値を決定）
- ●第 2 表　基準窒素 1 g 当たりのアミノ酸成分表
（第 1 表の値を基準窒素量[*1]で除して算出）
- ●第 3 表　アミノ酸組成によるタンパク質 1 g 当たりのアミノ酸成分表[*2]
（各アミノ酸量に基づいてアミノ酸の脱水縮合物として算出）
- ●第 4 表　（基準窒素による）タンパク質 1 g 当たりのアミノ酸成分表[*2]
（タンパク質量は基準窒素量に窒素–タンパク質換算係数を乗じて算出）

　b. 収載食品，分類，配列，食品番号　　収載食品の数は 2015 年改訂から大幅に

[*1] **基準窒素量**: 野菜類，茶類，コーヒー，ココアおよびチョコレート類では，全窒素量から，それぞれ多く含む硝酸態窒素，カフェインあるいはテオブロミンなどに由来する窒素量を差し引いたもの．

[*2] 第 3 表，第 4 表は文部科学省の HP でのみ公開されている．

食品番号	索引番号	食品名	水分	アミノ酸組成によるタンパク質	タンパク質	イソロイシン	ロイシン	リシン（リジン）	含硫アミノ酸			芳香族アミノ酸			トレオニン（スレオニン）	トリプトファン	バリン	ヒスチジン	アルギニン	アラニン	アスパラギン酸	グルタミン酸	グリシン	プロリン	セリン	†（ヒドロキシプロリン）	アミノ酸組成計	アンモニア	備考
									メチオニン	シスチン	合計	フェニルアラニン	チロシン	合計															

† 10 魚介類，11 肉類，17 調味料及び香辛料類のみ収載．

図 3・2　日本食品標準成分表 2020 年版（八訂）アミノ酸成分表編第 1 表の項目

増加して，1953 食品のアミノ酸組成が収載されている．食品の名称，分類　配列，および食品番号は成分表 2020 年版に準じている．アミノ酸成分表にも索引番号を付けているが，成分表 2020 年版と共通であるため，通し番号であるが途中抜けているものがある．一部の食品については原材料割合からの計算および海外の成分表からの推計により算出している．推計値は（　）付きで示し，推計の根拠などが備考欄に示されている．

c. 成分項目　　第 1 表には水分，アミノ酸組成によるタンパク質，タンパク質，18 種のアミノ酸[*1]（魚介類・肉類・調味料及び香辛料類：19 種類），アミノ酸組成計，アンモニア（剰余アンモニア[*2]）が，第 2 表には 18 種のアミノ酸（魚介類・肉類：19 種類），アミノ酸組成計，アンモニア，アミノ酸組成によるタンパク質に対する窒素-タンパク質換算係数[*3]，窒素-タンパク質換算係数（基準窒素によるタンパク質に対する係数）が，順に配列している．アミノ酸は，はじめに不可欠（必須）アミノ酸，つぎに可欠（非必須）アミノ酸とし，それぞれ原則として英名によるアルファベット順に配列している（図 3・2）．ヒスチジンは小児の発達に不可欠であり，アルギニンは動物の種類によっては不可欠アミノ酸，あるいは不可欠アミノ酸に準ずる場合があるので両者の間に配列している．

3・3　日本食品標準成分表 2020 年版（八訂）脂肪酸成分表編

脂肪酸は脂質の主要な構成成分で，その種類により多様な生理作用をもつ重要な栄養成分である．脂肪酸成分表は，1989 年に"日本食品脂溶性成分表 — 脂肪酸，コレステロール，ビタミン E"として初めて取りまとめられ，2005 年には"五訂増補 成分表 脂肪酸編"が策定された．その後，収載食品数を増やすなど見直しを行い 2015 年に"日本食品標準成分表 2015 年版（七訂）脂肪酸成分表編"が，2020 年 12 月には**日本食品標準成分表 2020 年版（八訂）脂肪酸成分表編**（以下，脂肪酸成分表 2020 年版）が公表された．

a. 構　　成　　つぎの第 1 表～第 3 表の 3 種類の表からなる[*4]．このうち第 3 表は文部科学省の HP で公開している．

- 第 1 表　可食部 100 g 当たりの脂肪酸成分表
  （第 3 表の成分値に，成分表 2020 年版に収載されている脂質量を乗じて算出した値）
- 第 2 表　脂肪酸総量 100 g 当たりの脂肪酸成分表（脂肪酸組成表）
  （測定した脂肪酸総量 100 g 当たりの各脂肪酸量）
- 第 3 表　脂質 1 g 当たりの脂肪酸成分表

b. 収載食品，分類，配列，食品番号　　収載食品の数は 2015 年改訂から 139 食品増加し，1921 食品が収載されている．食品の名称，分類　配列，および食品番号は成分表 2020 年版に準じている．脂肪酸成分表にも索引番号を付けているが，成分表 2020 年版と共通であるため，通し番号であるが途中抜けているものがある．一部の食品については原材料割合からの計算および海外の成分表からの推計により算出している．推計値は（　）付きで示し，推計の根拠などが備考欄に示されている．

c. 成分項目　　第 1 表には，水分，脂肪酸のトリアシルグリセロール当量で表した脂質，脂質脂肪酸総量，飽和脂肪酸，一価不飽和脂肪酸，多価不飽和脂肪酸，

[*1] アスパラギンとグルタミンは，アミノ酸分析の前処理におけるタンパク質加水分解でそれぞれアスパラギン酸とグルタミン酸に変化するのでこれに含まれる．また，シスチンの組成値はシステインとシスチンの合計で，1/2 シスチン量として表す．

[*2] グルタミン酸，アスパラギン酸として定量されるアミノ酸がすべてアミド態と仮定して，そのためのアンモニアを差引いてもなおアンモニアが残る場合，その量が備考欄に**剰余アンモニア**として示されている．非タンパク質態の含窒素化合物に由来するものと考えられ，特に野菜類においては，硝酸態窒素に由来するものが多い．図 3・2 の第 1 表の項目では省略した．

[*3] p.17，表 3・3 参照．

[*4] **作成手順**: 各食品の脂肪酸の分析値をもとに脂質 1 g 当たりの各脂肪酸の成分値を決定し第 3 表を作成する．この値に，成分表 2020 年版に収載されている脂質量を乗じて，第 1 表を作成する．測定した脂肪酸総量 100 g 当たりの各脂肪酸を計算した値が第 2 表で，脂肪酸組成を示す．

$n-3$ 系多価不飽和脂肪酸，$n-6$ 系多価不飽和脂肪酸およびそれらを構成する 47 種類の各脂肪酸が，第 2 表には，脂肪酸総量 100 g 当たりの飽和脂肪酸，一価不飽和脂肪酸，多価不飽和脂肪酸，$n-3$ 系多価不飽和脂肪酸および $n-6$ 系多価不飽和脂肪酸と，脂肪酸総量 100 g 当たりの 47 種の各脂肪酸が順に配列している．各脂肪酸の配列は，飽和脂肪酸（18 種），一価不飽和脂肪酸（10 種）および多価不飽和脂肪酸（19 種）ごとに炭素数の少ないものから順に配列している．脂肪酸の名称は，系統的名称と慣用名が混用されている．

3・4　日本食品標準成分表 2020 年版（八訂）炭水化物成分表編
── 利用可能炭水化物，糖アルコール，食物繊維および有機酸

　炭水化物は，生体内でおもにエネルギー源として利用される重要な栄養成分である．2010 年までは，成分表における炭水化物量は，いわゆる "差引き法による炭水化物" の値であった．FAO では，タンパク質や脂質と同様に，炭水化物量の算出には利用可能炭水化物と食物繊維を直接分析して求めることを推奨している．日本でも，日本食品標準成分表 2015 年版（七訂）で初めて利用可能炭水化物，糖アルコールおよび有機酸の標準的な成分値を収載した炭水化物成分表編が公表され，さらに 2020 年 12 月には，追補 2018 年から開始された AOAC 法による食物繊維の成分値の収載を充実させた**日本食品標準成分表 2020 年版（八訂）炭水化物成分表編**が公表された．

　a. 構　成　ヒトの酵素により消化・吸収，代謝される利用可能炭水化物および糖アルコールの成分値を収載した本表と，ヒトの酵素による消化はされないが，腸内細菌による代謝産物が吸収され，代謝される食物繊維および有機酸の成分値を収載した別表 1，2 からなる．

- ●本　表　可食部 100 g 当たりの炭水化物成分表（利用可能炭水化物および糖アルコール）
- ●別 表 1　可食部 100 g 当たりの食物繊維成分表（プロスキー法および AOAC 法によるもの）
- ●別 表 2　可食部 100 g 当たりの有機酸成分表

　b. 収載食品，分類，配列，食品番号　　収載食品は，成分表 2020 年版に収載されているなかで，原則として炭水化物の含有割合が高い食品，日常的に摂取量の多い食品，原材料的食品および代表的な加工食品など，2015 年版より 226 食品追加して，1080 食品の成分値が収載されている．別表 1 の食物繊維については，これまで食物繊維の成分値を決定したすべての食品（1416 食品）の値が，また別表 2 の有機酸については，有機酸含有量が多い 406 食品（2015 年版より 310 食品追加）について分析され，収載されている．

　食品の名称，分類　配列，および食品番号は成分表 2020 年版に準じている．成分表 2020 年版と共通の索引番号が付いているが，途中抜けているものがある．一部の食品については原材料割合からの計算および海外の成分表からの推計により算出している．推計値は（ ）付きで示し，推計の根拠などが備考欄に示されている．

　c. 成分項目　　本表には，水分，利用可能炭水化物（単糖当量），さらに利用可能炭水化物として，デンプン，ブドウ糖，果糖，ガラクトース，ショ糖，麦芽糖，

表 3・4　脂肪酸成分表 2020 年版収載の脂肪酸

（炭素数：二重結合数，たとえば 18：0 はステアリン酸）

飽和脂肪酸	
4：0	15：0（ant[†1]）
6：0	16：0
7：0	16：0（iso[†2]）
8：0	17：0
10：0	17：0（ant）
12：0	18：0
13：0	20：0
14：0	22：0
15：0	24：0

一価不飽和脂肪酸	
10：1	18：1（$n-9$）
14：1	18：1（$n-7$）
15：1	20：1
16：1	22：1
17：1	24：1

多価不飽和脂肪酸	
16：2	20：4（$n-3$[†3]）
16：3	20：4（$n-6$）
16：4	20：5（$n-3$）
18：2（$n-6$）	21：5（$n-3$）
18：3（$n-3$）	22：2
18：3（$n-6$）	22：4（$n-6$）
18：4（$n-3$）	22：5（$n-3$）
20：2（$n-6$）	22：5（$n-6$）
20：3（$n-3$）	22：6（$n-3$）
20：3（$n-6$）	

†1 ant：アンテイソ酸（末端メチル基から 3 番目の炭素にメチル基をもつ）．

†2 iso：イソ酸（末端メチル基から 2 番目の炭素にメチル基をもつ）．

†3 分子内に 4 個の二重結合をもつが，末端メチル基の炭素から数えて 3 番目の炭素に二重結合がはじめて出現することを示す．

(a) 本　表

食品番号	索引番号	食品名	水分	利用可能炭水化物										糖アルコール		備考
				利用可能炭水化物(単糖当量)	デンプン	ブドウ糖	果糖	ガラクトース	ショ糖	麦芽糖	乳糖	トレハロース	計	ソルビトール	マンニトール	
				(···g···)												

(b) 別表 1

食品番号	索引番号	食品名	水分	食物繊維							備考
				プロスキー変法			AOAC.2011.25 法				
				水溶性食物繊維	不溶性食物繊維	食物繊維総量	低分子量水溶性食物繊維	高分子量水溶性食物繊維	不溶性食物繊維	難消化性デンプン	食物繊維総量	
				(···g···)								

(c) 別表 2

食品番号	索引番号	食品名	水分	有機酸																					備考
				ギ酸	酢酸	グリコール酸	乳酸	グルコン酸	シュウ酸	マロン酸	コハク酸	フマル酸	リンゴ酸	酒石酸	α-ケトグルタル酸	クエン酸	サリチル酸	p-クマル酸	コーヒー酸	フェルラ酸	クロロゲン酸	キナ酸	オロト酸	ピログルタミン酸	プロピオン酸	計	
				(························g························)													(······mg······)						(···········g···········)				

図 3・3　日本食品標準成分表 2020 年版(八訂) 炭水化物成分表の項目　いずれも可食部 100 g 当たり．(a) 本表(利用可能炭水化物および糖アルコール)の項目．(b) 別表 1(食物繊維)の項目．(c) 別表 2(有機酸)の項目．

*　80%エタノールに可溶性のマルトデキストリン，マルトトリオースなどのオリゴ糖類，イソマルトース，マルチトールは備考欄に示されている．

乳糖，トレハロースおよび計(利用可能炭水化物の合計量)，糖アルコールとして，ソルビトールおよびマンニトールが順に配列されている*(図 3・3 a)．

　別表 1 には，従来法(プロスキー変法など)に基づく成分値として，水溶性食物繊維，不溶性食物繊維および食物繊維総量が，AOAC 法に基づく成分値として，低分子量水溶性食物繊維，高分子量水溶性食物繊維，不溶性食物繊維，難消化性デンプンおよび食物繊維総量が収載されている(図 3・3 b)．

　別表 2 には，カルボキシ基を 1 個から 3 個もつ 22 種類の有機酸が収載されており，水分，ギ酸，酢酸，グリコール酸，乳酸，グルコン酸，シュウ酸，マロン酸，コハク酸，フマル酸，リンゴ酸，酒石酸，α-ケトグルタル酸，クエン酸，サリチル酸，p-クマル酸，コーヒー酸，フェルラ酸，クロロゲン酸，キナ酸，オロト酸，ピログルタミン酸，プロピオン酸および計(有機酸の合計量)の順に配列されている(図 3・3 c)．

第Ⅱ部
食品の成分

4 水 分

■ 4·1 食品中の水

　水はわれわれの生命を維持するために最も重要な物質の一つであり，生物は水なくしては生きることはできない．水は生物体内で種々の物質を溶解し，運搬し，生体内反応の場を提供している．

　われわれは1日に約2.5Lの水を飲料や他の食品から摂取している．水はほとんどの食品中に存在し，かつ多量に含まれている成分である．表4·1に示すように穀類，豆類などの種子食品を除くとほとんどの食品の水分含量は高い．特に生鮮食品とよばれる野菜，果実の水分含量は90%を超えるものがあり，魚類，肉類も70〜80%である．これらの食品から水分が減少すると食品本来の機能，特性が失われてしまう．野菜類では5%，魚類，肉類では3%以上の水分が減少すると鮮度，品質が保持されなくなる．食品の構造は水によって保持され，乾燥によって組織が崩壊する．

　食品中の酵素反応，色の変化や褐変反応，組織の構造・物性変化は水の存在下で起こる．水は食品の硬さ，粘性，流動性などのテクスチャー（物理的性質），呈味性などにかかわるハイドロコロイドの物性に関して重要な役割を演じる．食品中の水の機能，形態を理解するには水の化学的・物理的特性を知る必要がある．

表4·1 おもな食品の水分

食 品	水分(%)
野　　　　菜	85〜97
果　　　　実	80〜90
きのこ類	88〜95
いも類	66〜86
豆　　　　類	12〜16
穀　　　　類	12〜16
油性種実	2〜7
魚　　　　類	65〜81
貝　　　　類	78〜90
イカ, タコ	80〜83
卵　　　　類	73〜76
乳　　　　類	85〜91
鶏　　　肉	63〜75
豚　　　肉	50〜72
牛　　　肉	35〜72
チ ー ズ	15〜79
ビスケット	2〜4

■ 4·2 水の化学的，物理学的性質

　一般に水は1気圧*のもとで100℃で沸騰して気体となり，0℃で凝固して固体となる．0〜100℃の範囲では液体で，われわれを取巻く生活環境において三つの状態（三態）で存在している．

　a. 水分子の構造　　水分子は1個の酸素原子（O）と2個の水素原子（H）がそれぞれ共有結合してH-O-Hの構造を形成している．立体的には，図4·1に示すように少し変形した四面体構造をとっている．2本のO-H結合の角度は約104.5°で，O-H間の距離は0.96Åである．

　b. 水 素 結 合　　酸素原子は結合していない非共有電子対をもっており，酸素側に電子が偏って帯電して負（マイナス）を帯び，水素側は正（プラス）に帯電している．この電気化学的特性が水分子の化学的挙

*　1気圧 = 1013 hPa

水の分子：水素原子には重水素（D, ^{2}H）とトリチウム（T, ^{3}H），酸素原子には^{17}Oと^{18}Oのそれぞれ同位元素が存在する．天然の水にはH_2^{16}Oのほかこれらの同位元素から成る水（D_2^{16}O, H_2^{17}O, H_2^{18}Oなど）が約0.24%含まれている．

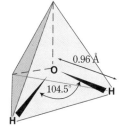

図4·1 水の構造

動や物理的特徴を支配している．たとえば図4・2にみられるように，わずかに正に帯電した水素原子は他の水分子の負に帯電した酸素原子と弱い結合を形成する．この水素原子を介してできた分子間の結合を**水素結合**とよぶ．水素結合の水素と酸素の原子間距離は1.80 Åである．水分子はつぎつぎと水素結合によって見かけ上巨大分子クラスターを形成している[*1]（図4・2a）．水は食品中の他の成分とも水素結合して安定化し，物性の保持にかかわっている．炭水化物とはそのヒドロキシ基(-OH)と水素結合をつくり（図4・2b），タンパク質とは親水性アミノ酸残基(-COOH, -NH₂, -SH, -OH など）との間に水素結合が形成され，球状タンパク質のような三次構造の安定性などに寄与していると考えられている（図4・2c）．

c. 氷   氷の状態ではさらに水素結合が強く三次元に広がった結晶構造をとる．氷の結晶構造には数種の多形構造が知られている．氷になるとき内部に大きな空隙

*1 そのために分子量18という小さな分子でありながら水の沸点は 100 ℃と高い．

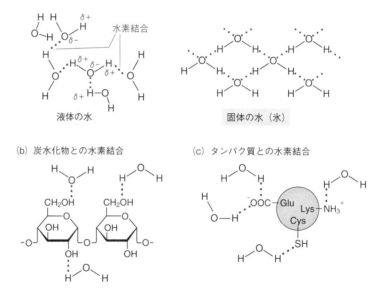

(a) 水分子間の水素結合

液体の水   固体の水（氷）

(b) 炭水化物との水素結合   (c) タンパク質との水素結合

図4・2 水分子の各種水素結合 ‥‥は水素結合

硬い水と柔らかい水

　土地が変わると水が変わるといわれる．水に含まれるカルシウム，マグネシウム，ナトリウムなどの種々の無機質（ミネラル）が溶けている量や組成の違いによるもので，無機質分の多い水を硬水，無機質分の少ない水を軟水とよぶ．これを水の硬度とよび水の性質を知る尺度となる．水の硬度は水1 L中のCaCO₃のmg数で表し，カルシウムイオン量とマグネシウムイオン量から下記の式で算出される．

$$水の硬度(CaCO_3〔mg/L〕)＝(Ca イオン量×2.497)＋(Mg イオン量×4.118)$$

　国内においては 100 mg/L 未満を**軟水**とよび[*2]，100 mg/L 以上の水を**硬水**という．日本の水はほとんど軟水である．調理においてシチューやスープには硬水が合い，コンブやかつお節からだしをとる場合や緑茶や紅茶をいれるときには軟水がよいとされている．おいしい水の研究にも硬度が重要な因子になっている．

*2 WHO のガイドラインでは硬度（mg/L）0〜60 未満の水を軟水，60〜120 未満を中硬水，120〜180 未満を硬水，180 以上を超硬水と分類している．

ができ，もとの体積より 9% も増す．したがって生鮮食品などを凍結する際，水の体積の膨張によって細胞や組織が破壊される危険がある*．また解凍においても十分な技術的配慮が必要である．

* p.265，欄外も参照.

4・3　食品中の加工，貯蔵，調理における水

　食品中の水は 2 種の状態で存在する．**自由水**と**結合水**である．自由水は食品中の成分に束縛されずに存在し，蒸発や氷結にかかわり，移動する．結合水は食品中の炭水化物やタンパク質に存在する官能基と水素結合によって結合して（図 4・2 参照），束縛された水である．この状態の水は蒸発や氷結が起こりにくい．また物質を溶解したりすることができない．したがって微生物の生育や酵素反応の場には利用されない．

　同じ水分含量の 2 種の食品の間で保存性，貯蔵性が異なることがある．これは食品中の水の存在形態の違いによるもので，自由水，結合水の含有量にかかわる．その説明として**水分活性**(A_w）の概念が用いられている．すなわち，ある一定の温度における密封容器内での食品の蒸気圧(P）を同温度における純水の蒸気圧(P_0）で除した値を水分活性という．純水の水分活性は 1.00，無水物では 0 となり，通常の食品では $0 < A_w < 1$ となる．

$$水分活性（A_w）= \frac{P（食品の蒸気圧）}{P_0（純水の蒸気圧）}$$

　表 4・2 に各種食品の水分活性と対応する食塩（NaCl），スクロース溶液濃度を示した．水分活性が高い場合は自由水が多く，逆に水分活性が低い場合は結合水が多い．水分活性の高い食品には新鮮な魚，肉類，野菜，果物類などが属し，微生物の

表 4・2　水 分 活 性

	水分活性 A_w	NaCl(%)	スクロース(%)	食 品 の 例
自由水が多い	1.00〜0.95	0〜8	0〜44	新鮮肉，鮮魚，卵，果実，野菜，シロップ漬の缶詰果実，バター，低食塩ベーコン
	0.95〜0.90	8〜14	44〜59	プロセスチーズ，パン類，生ハム，ドライソーセージ，高食塩ベーコン，濃縮オレンジジュース
	0.90〜0.80	14〜19	59〜飽和（A_w 0.86)	チェダーチーズ，ドライソーセージ，加糖練乳，フルーツケーキ
	0.80〜0.70	19〜飽和（A_w 0.75)		糖蜜，高濃度の塩蔵魚，ジャム，マーマレード
水分活性が 0.7 より小さくなると微生物は繁殖しない	0.70〜0.60			パルメザンチーズ，乾燥果実，コーンシロップ，小麦粉，米など穀類，豆類
	0.60〜0.50			チョコレート，蜂蜜
	0.4			乾燥卵，ココア
	0.3			乾燥ポテトフレーク，ポテトチップス，ビスケット，クラッカー，ケーキミックス，緑茶，インスタントコーヒー
結合水が多い	0.2			粉乳，乾燥野菜

繁殖しやすい食品群である．図4・3に示すように，微生物が生育，繁殖するのに必要な最低の水分活性値は微生物の種によっても異なるが，一般に細菌では0.90，酵母は0.85，カビは0.80といわれている．水分含量が13〜15%の穀類，豆類などの水分活性は0.60〜0.70で微生物が繁殖せず，保存性が高い．乾燥食品の水分活性は0.4以下のものが多く，含有水分はほとんど結合水である．また水分活性が0.4近くになると食品中の酵素活性は停止し，非酵素的褐変反応もおさまる．脂質の酸化反応は0.3付近で最低になるが，この値以上でも以下でも反応が進む．

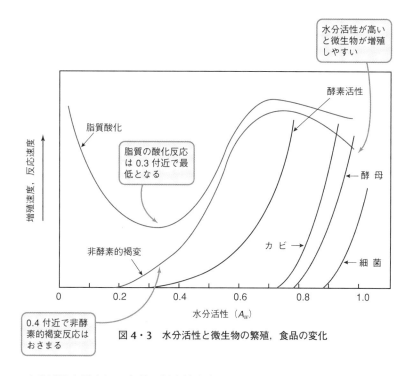

図4・3　水分活性と微生物の繁殖，食品の変化

水分活性を低くして食品の保存性を高めるために調理，加工の面で多くの工夫がなされている．たとえばジャムやマーマレード，砂糖漬，つくだ煮，漬け物などでは，スクロースや塩を加えて自由水を結合水に変え，水分活性を低下させて保存効果をあげている．また乾燥食品のように水分を蒸発させて水分活性を抑えているものもある．

4・4　注目されている水の機能性

水に化学的，物理的処理をしてより広い特性をもたせ，利用の可能性を高めた水を"機能水"とよぶ．水を電場，磁場，遠赤外線，超音波，圧力などのエネルギーの場で処理し，それぞれ電解水，磁気水，遠赤外線水などがつくられている．

電解水は水を隔膜を用いた槽で電気分解して陽極，陰極に分画し，それぞれから得られた機能性のある水である．すなわち図4・4のように両極で反応が起こる．

水を電気分解すると陽極側では生じたOH^-が酸化されて酸素と水を生成するが，電極間に隔膜を入れると陽極側のOH^-の補給が隔膜で制限され，H^+の豊富な水となる．すなわち酸性の水ができる．陰極側ではH^+が還元されて水素が発生する．し

海洋深層水: 陸棚の外縁部の深海では水深200mを越えると太陽光線が届かなくなる．これより深いところにある海水を海洋深層水とよぶ．ここでの海水は窒素化合物，リン酸，ケイ酸などの無機塩に富む比重の大きい水となる．高圧下で流動性も遅く，汚染の少ない清浄な水となっている．この特徴をもつ海水が富山県，高知県，沖縄県などで採取され，飲料や食品工業用に利用されている．

かし隔膜を通して H^+ の供給が不十分であるため，過剰の OH^- によって塩基性を呈する水となる（図 4・4）．したがって 1 隔膜 2 槽式の電解槽では水を電気分解すると陽極では**弱酸性水**（pH 3〜6）が，陰極では**弱アルカリ性水**（pH 8〜10）が製造される．弱酸性水は調理・食品加工や化粧品用に，弱アルカリ性水は調理・食品加工や飲用に用いられる．

隔　膜

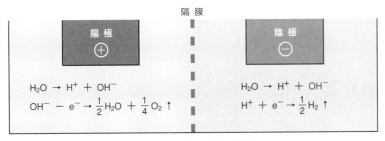

陽極
$\oplus$

陰極
$\ominus$

$H_2O \rightarrow H^+ + OH^-$

$OH^- - e^- \rightarrow \dfrac{1}{2}H_2O + \dfrac{1}{4}O_2 \uparrow$

$H_2O \rightarrow H^+ + OH^-$

$H^+ + e^- \rightarrow \dfrac{1}{2}H_2 \uparrow$

図 4・4　水の電気分解

　この電解槽に電解助剤として食塩（NaCl）を加えて電気分解すると，陽極に次亜塩素酸（HOCl）や塩酸（HCl）が生成し，**強酸性電解水**（pH 2.7 以下）となる．これは除菌，殺菌性の強い水として各種洗浄に用いられている．陰極側にできる**強アルカリ性電解水**（pH 10.5〜11.5）は油脂の乳化やタンパク質の分解など有機物汚れの除去に優れており，各種洗浄に使われている．

5 炭水化物（糖質，食物繊維）

IUPAC-IUBMB: 国際純正・応用化学連合 (International Union of Pure and Applied Chemistry) および国際生化学・分子生物学連合 (International Union of Biochemistry and Molecular Biology) の略称.

炭水化物は，おもに炭素(C)，酸素(O)，水素(H)からなる有機化合物で，一般に組成式 $C_n(H_2O)_m$ で表されるため，この名称がつけられた（この組成式にあてはまらない炭水化物や窒素(N)，硫黄(S)を含む炭水化物もある）．IUPAC-IUBMB では炭水化物の命名法において，"炭水化物は，単糖類，オリゴ糖類および多糖類ならびに単糖類に由来する物質"と定義している．この定義に従ったおもな炭水化物を化学構造から分類し，表5・1にまとめて示す．

表 5・1 化学構造による炭水化物の分類

分　　　類	種　類	例
単糖類 （基本的な糖）	三炭糖 (C3) 四炭糖 (C4) 五炭糖 (C5) 六炭糖 (C6)	グリセルアルデヒド エリトロース キシロース，リボース，アラビノース グルコース，フルクトース，ガラクトース
オリゴ糖（少糖類） （数分子の単糖からなる糖）	二　糖 三　糖 四　糖	スクロース，マルトース，ラクトース ラフィノース スタキオース
多糖類 （多数の単糖や誘導糖からなる糖）	単純多糖 複合多糖	デンプン，セルロース，イヌリン コンニャクマンナン，ペクチン，アルギン酸 寒天，カラギーナン，キチン，ヒアルロン酸
糖誘導体 （単糖の構造の一部が変化した糖）	ウロン酸 糖アルコール アミノ糖 デオキシ糖 硫黄糖	ガラクツロン酸，グルクロン酸 グリセロール，ソルビトール，キシリトール グルコサミン，ガラクトサミン デオキシリボース，ラムノース チオグルコース

2015年に施行された食品表示法において栄養成分の表示が義務付けられたが，表示する成分名にも基準がある．炭水化物については，炭水化物または炭水化物の内訳として糖質と食物繊維に分けて表示することができる．糖質はヒトの消化管で消化され，吸収される三大栄養素の一つで，エネルギー源として重要である．一方，食物繊維はヒトの消化管で消化されない食品成分の総称で，食物繊維の大部分は多糖である．近年，食物繊維は消化管内でさまざまな機能を発揮することが明らかとなり，積極的に摂取することが推奨されている．これらのことから，本書では表5・1に示した炭水化物について，食物繊維と，食物繊維以外のものを糖質として分類して解説する．

5・1 糖　質

5・1・1 単糖類

a. 単糖類の基本構造　　単糖類は炭水化物の基本となる糖で，炭素原子の数により三炭糖，四炭糖，五炭糖，六炭糖がある．食品としては六炭糖が最も重要である．カルボニル基がアルデヒド基の場合を**アルドース**，ケト基の場合を**ケトース**という（図 5・1）.

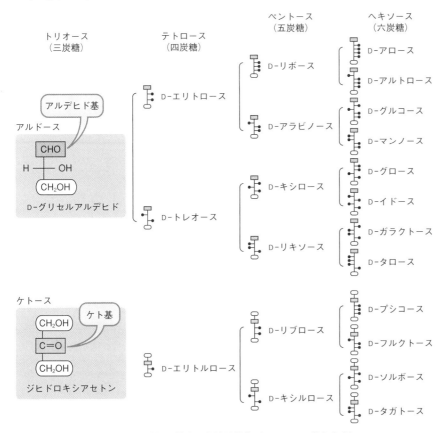

図 5・1　単糖類の構造と立体異性体（—● は OH 基を表す）

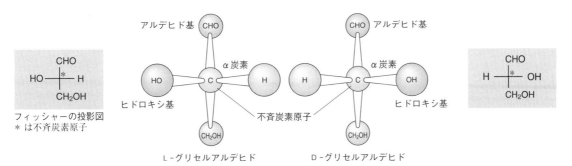

図 5・2　グリセルアルデヒドの立体異性体　フィッシャーの投影図に従い，最も酸化数の大きい炭素（CHO 基）を上にして炭素鎖を縦方向に並べる．このとき，α 位の炭素（下から 2 番目にある不斉炭素原子）に結合したヒドロキシ基が左側に位置していれば L 形，右側に位置していれば D 形である．フィッシャーの投影図においては，左右方向の置換基が紙面に対して手前へ，上下方向の置換基が紙面に対して背面に配置している.

不斉炭素原子: 四つの異なる原子または原子団と結合している炭素原子.

*1 D形とL形は左右対称で重ねることができない関係である（図5・2）. 鏡像異性体（エナンチオマー）とよばれる.

*2 自然界に存在するL形の単糖としてはL-ガラクトースのみが知られている.

*3 部分的に立体配置の異なる鏡像異性体ではない異性体をジアステレオマーとよぶ. D-マンノースとD-ガラクトースはジアステレオマーである（図5・3）.

ヘミアセタール: アルデヒド基またはケトン基とアルコール基の結合により形成される化合物.

単糖は少なくとも1個の**不斉炭素原子**をもつ. 最も炭素数の少ない単糖は, アルドースでは炭素数3のグリセルアルデヒドである. グリセルアルデヒドは, フィッシャー投影図で表すと2位の炭素が不斉炭素原子であり, 立体異性体のD形とL形が存在する[*1]（図5・2）. 他の糖についても, 下から2番目の不斉炭素原子に結合したヒドロキシ基の配列でD形とL形がある. 自然界に存在する単糖類のほとんどはD形である[*2].

単糖類では, n個の不斉炭素原子が存在すると2^n個の異性体ができる. D形, L形を決定する不斉炭素原子以外の不斉炭素原子に結合するOH基の位置によって生じる立体異性体は性質の違う別の糖になる[*3]. そのなかで1箇所だけ立体配置の異なる異性体を互いに**エピマー**とよぶ. たとえばD-グルコースとD-ガラクトース, D-グルコースとD-マンノースはエピマーの関係にある（図5・3）.

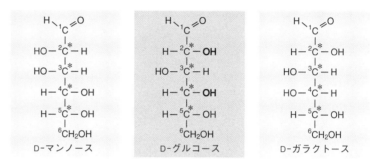

図5・3　エピマー　D-グルコースとD-ガラクトースは4位の, D-グルコースとD-マンノースは2位のOH基の立体配置が違うだけである.

b. 単糖類の環状構造　三炭糖, 四炭糖は, 水溶液中では鎖状構造で存在する. しかし, 五炭糖（**ペントース**）, 六炭糖（**ヘキソース**）は, 水溶液中ではほとんどが環状構造として存在する. これは, 図5・4のようにカルボニル基が, 4位または5位の炭素のOH基と**ヘミアセタール結合**をして, 五員環（**フラノース**）構造や六員環（**ピラノース**）構造をつくるためである.

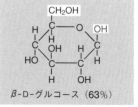

図5・4　D-グルコースの水溶液中の化学構造の変化
低温にすると, グルコースはα形が多くなり, フルクトースはβ形が多くなる. α形とβ形の糖では甘味度が異なるため, 温度によって甘さが変わる（図10・15参照）.

五炭糖（ペントース）

D-キシロース

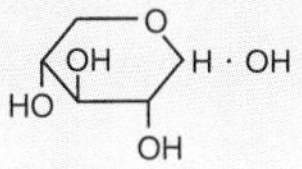

木材，ワラなどに含まれる多糖キシランの構成成分．甘味度はスクロースの約半分．糖尿病患者に用いられる．

D-リボース

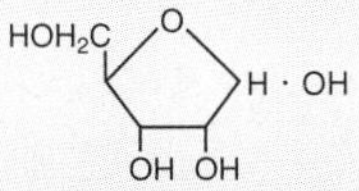

リボ核酸（RNA），補酵素（NAD，FAD）などの構成成分．核酸系うま味成分（グアニル酸，イノシン酸）の構成成分．

L-アラビノース

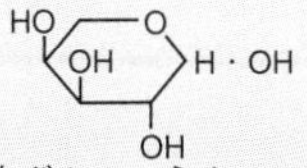

植物ガム，ヘミセルロース，ペクチンに結合状態で存在．植物の細胞膜に存在するアラバンはアラビノースだけの重合体．

六炭糖（ヘキソース）

D-グルコース（ブドウ糖）

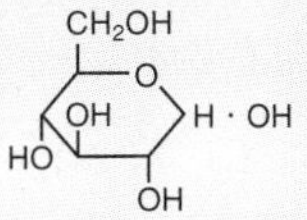

単糖として果実，はちみつ，ニンジンなどに存在．血液に約 0.1 ％含有．オリゴ糖，多糖類，配糖体として広く存在．甘味度はスクロースの約 0.6 倍．

D-フルクトース（果糖）

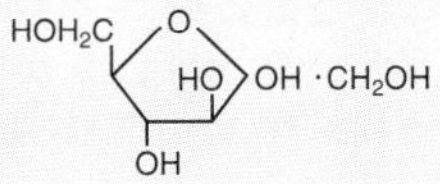

単糖として果実，はちみつなどに存在．スクロースの構成成分．キクイモ，ゴボウに含まれる多糖イヌリンはフルクトースを主体とした重合体．甘味度は低温ではスクロースの約 1.5 倍．

D-ガラクトース

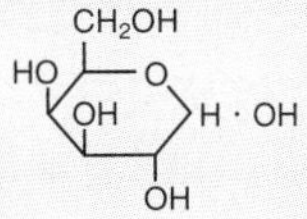

オリゴ糖（ラクトース，ラフィノース）の構成成分．藻類などに含まれる多糖ガラクタンはガラクトースとその重合体．甘味度はスクロースの約 0.25 倍．

D-マンノース

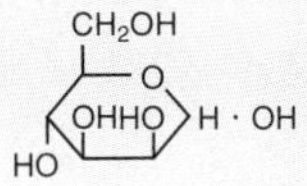

コンニャクなどに含まれる多糖マンナンの構成成分．甘味度はスクロースの約半分以下．

図 5・5 食品中に含まれるおもな単糖類

　単糖類が環状構造をとることにより生じたヒドロキシ基は，他のヒドロキシ基と異なりカルボニル基に基づいており，鎖状構造に変換すると還元性を示すことから，他のヒドロキシ基と区別して**グリコシド性ヒドロキシ基**とよばれている．図 5・4 のように，このグリコシド性ヒドロキシ基の立体配置によって二つの異性体ができる．このような異性体を**アノマー**といい，それぞれを α 形，β 形という*.

　c. 還 元 性　すべての単糖類はフェーリング溶液を還元して酸化銅を沈殿させるなどの還元性をもっている．単糖類だけではなく遊離のアルデヒド基やグリコシド性ヒドロキシ基をもつオリゴ糖なども還元性があり，これらの還元性をもつ糖を**還元糖**という．この性質を利用した還元糖の定性，定量分析が常用されている．

　d. 食品に含まれるおもな単糖類　天然には果実やはちみつなど一部の食品を除いては，遊離して存在する単糖類は多くない．一方，加工食品には甘味料として使われ単糖の含量が高いものも多くある．食品に含まれるおもな単糖の構造と特性を図 5・5 にまとめて示す．

　e. 単糖誘導体　糖から誘導され，糖の一部が変化して生じた糖を**糖誘導体**という．食品中に含まれるおもな糖誘導体を図 5・6 にまとめて示す．

● **ウロン酸**：アルドースの 6 位の C の–CH₂OH が酸化されて–COOH に変化したものをウロン酸という．

● **糖アルコール**：還元性を示すカルボニル基が還元された糖をいう．低エネルギー，低う蝕性甘味料として使用されることが多い．図 5・6 に示した**キシリトール**，**ソルビトール**以外にもエリトロースを還元したエリトリトール，マンノースを還元したマンニトール，パラチノースを還元したパラチニットなどがある．

● **アミノ糖**：OH 基がアミノ基（–NH₂）に置換された糖をいう．このアミノ基がアセ

糖の構造式： α, β を区別しない場合は下記のように記す．

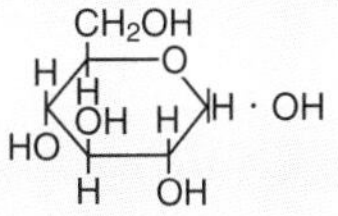

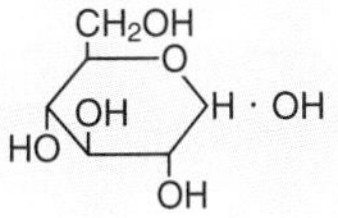

* グルコースを環状構造で表記した場合，グリコシド性ヒドロキシ基が，その糖の D, L を決める不斉炭素につく CH₂OH 基と反対方向にある場合を α 形，同じ方向にある場合を β 形としている．

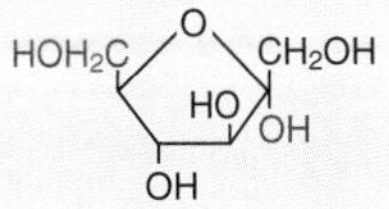

α-D-フルクトース

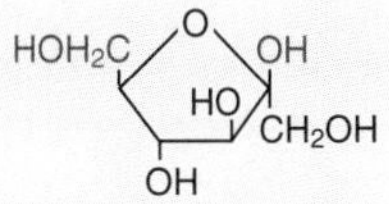

β-D-フルクトース

フルクトースの環状構造

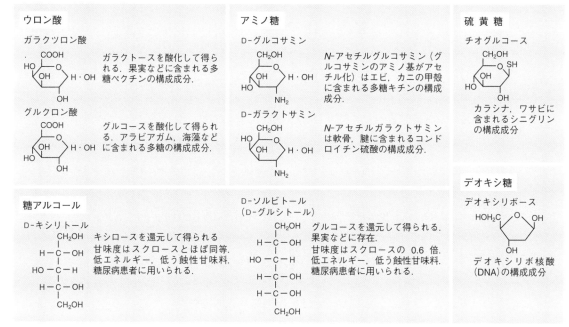

図 5・6　食品中に含まれるおもな糖誘導体

チル化されたものに *N*-アセチルグルコサミンや *N*-アセチルガラクトサミンがある．

● **デオキシ糖**: OH 基が還元されて H となった糖をいう．

5・1・2　オリゴ糖（少糖）類

a. 二糖類の種類と構造　　オリゴ糖は単糖が数個結合した糖で，その単糖の結合数により，表 5・2 のように二糖類，三糖類，四糖類などと分類される．三糖類以上は §5・2 "食物繊維" の節でまとめて示す．

　二糖類は単糖のグリコシド性ヒドロキシ基と他の糖のヒドロキシ基が脱水縮合してグリコシド結合を形成した糖である．分子中にグリコシド性ヒドロキシ基をもつ二糖類は単糖と同様に水中で開環し，アルデヒド基が生成され還元性を示すことから**還元性二糖**という（図 5・7）．一方，グリコシド性ヒドロキシ基をもたない二糖類は還元性を示さず**非還元性二糖**という．

表 5・2 自然界に存在するおもなオリゴ糖

種類	名称と構成する単糖
二糖類	スクロース（Glc-Fru）
	マルトース（Glc-Glc）
	ラクトース（Gal-Glc）
三糖類	ラフィノース（Gal-Glc-Fru）
四糖類	スタキオース（Gal-Gal-Glc-Fru）

Glc：グルコース
Fru：フルクトース
Gal：ガラクトース

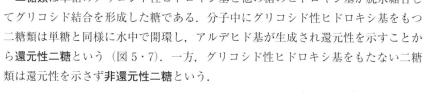

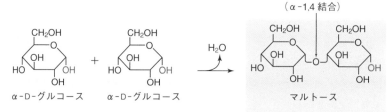

OH：グリコシド性で還元性を示す

図 5・7　マルトースの結合様式と構造

● **マルトース**（還元性二糖）: グルコース 2 分子からなる二糖．図 5・7 のように α-
　D-グルコースの 1 位の C のグリコシド性ヒドロキシ基と他の D-グルコースの
　4 位の C のヒドロキシ基が脱水縮合したもので，この結合を α-1,4 結合という．

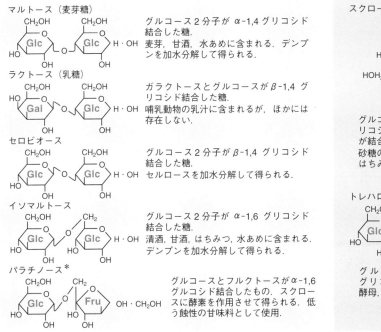

還元性二糖類

マルトース（麦芽糖）

グルコース 2 分子が α-1,4 グリコシド結合した糖. 麦芽, 甘酒, 水あめに含まれる. デンプンを加水分解して得られる.

ラクトース（乳糖）

ガラクトースとグルコースが β-1,4 グリコシド結合した糖. 哺乳動物の乳汁に含まれるが, ほかには存在しない.

セロビオース

グルコース 2 分子が β-1,4 グリコシド結合した糖. セルロースを加水分解して得られる.

イソマルトース

グルコース 2 分子が α-1,6 グリコシド結合した糖. 清酒, 甘酒, はちみつ, 水あめに含まれる. デンプンを加水分解して得られる.

パラチノース*

グルコースとフルクトースが α-1,6 グリコシド結合したもの. スクロースに酵素を作用させて得られる. 低う蝕性の甘味料として使用.

非還元性二糖類

スクロース（ショ糖）

グルコースとフルクトースのグリコシド性ヒドロキシ基どうしが結合した糖. 砂糖の主成分. 果実, サトウキビ, はちみつなど多くに含まれる.

トレハロース

グルコース 2 分子が α-1,1 グリコシド結合した糖. カビ, 酵母, きのこに含まれる.

＊　イソマルツロースのこと. パラチノースは登録商品名.

図 5・8　食品中に含まれるおもな二糖類（Glc：グルコース, Fru：フルクトース, Gal：ガラクトース）

なお, 結合していないグリコシド性ヒドロキシ基は還元性をもつため, マルトースは還元糖である. マルトースを還元した糖アルコールの**マルチトール**はまろやかな甘味がある低エネルギー甘味料で, 糖尿病患者用として使用される.

● **スクロース**（非還元性二糖）: グルコースとフルクトースからなる二糖. グルコースの 1 位の C のグリコシド性ヒドロキシ基とフルクトースの 2 位の C のグリコシド性ヒドロキシ基が結合しているため, 還元性を示さない（図 5・8）.

　b. 食品中の二糖類　　食品に含まれるおもな二糖類を図 5・8 に示す. 食品中では遊離または配糖体*として存在し, 多糖類を酸や酵素で加水分解しても得られる.

5・1・3　多　糖　類

　多糖類は多数の単糖またはその誘導体が結合した高分子化合物であり, 自然界では大部分の炭水化物は多糖類として存在している. 多糖類には, 1 種類の単糖からなる**単純（ホモ）多糖**, 数種類の単糖からなる**複合（ヘテロ）多糖**, ウロン酸からなる**ポリウロニド**およびアミノ糖からなる**ムコ多糖**などがある. 多糖類の多くはヒトの消化管で消化・吸収されない, もしくはされにくく, 食物繊維として扱われる. そのなかで, 植物性あるいは動物性の貯蔵多糖類であるデンプンおよびグリコーゲンはヒトが消化・吸収して利用できることから糖質に分類される.

　a. デンプン　　デンプンは光合成による産物で, 穀類, いも類, 豆類などの**貯蔵多糖**である. また, ヒトのエネルギー源として最も重要な物質である.

転化糖: スクロースを加水分解すると, 転化糖とよばれるグルコースとフルクトースの等量混合物が得られる. 転化糖は還元性がある. 上白糖や三温糖は転化糖を表面に付着させているためしっとりしている. 日本独特の砂糖である.

＊　糖のグリコシド性ヒドロキシ基は反応性に富み, 糖以外の有機物とも脱水縮合して**グリコシド結合**を形成する. この生成物を**配糖体（グリコシド）**といい, 結合非糖成分を**アグリコン**という. 配糖体は植物界に広く分布し, 青酸配糖体（§ 11・1・1 a）, フラボノイド色素（§ 10・1・5）など例が多い.

i）デンプン粒：デンプンは細胞内に**デンプン粒**として存在する．表5・3に示したように，植物によって粒子の大きさ，形状は異なるが，いずれも水に不溶な結晶性の粒子である．

表5・3 デンプン粒子の大きさと形状

種　類	平均粒径	形　状	
ジャガイモ	50 μm	大粒：卵形 中粒・小粒：球形	
小　麦	大粒：15〜40 μm 小粒：2〜10 μm	大粒：凸レンズ形 小粒：球形	
タピオカ	20 μm	多角形， ツリガネ形	
トウモロコシ	13〜15 μm	多角形，球形	
サツマイモ	20 μm	卵　形	
米	5 μm	多角形	

指紋検出にヨウ素デンプン反応：指紋をつけた上質紙をヨウ素蒸気に当てると，指紋が黄色く浮かぶ．これは油脂の不飽和結合にヨウ素が付加したためである．この紙を水でぬらすと，上質紙にはにじみ防止のためデンプンが付加されているので，ヨウ素デンプン反応により指紋は紫色になる．

ii）デンプンの構造：デンプンは α-D-グルコースが多数結合した高分子化合物であるが，結合様式によってアミロースとアミロペクチンに分けられる．

アミロースは，グルコースが α-1,4 グリコシド結合により鎖状に長く数百〜数千個結合したもので，6個のグルコースで一巻きするらせん構造をしている（図5・9）．ヨウ素デンプン反応が青色を呈するのは，らせん状の中にヨウ素が入り込み，青色に発色するためである．

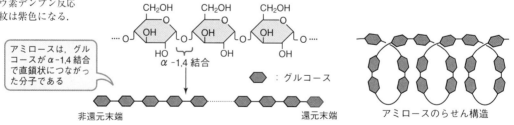

アミロースは，グルコースが α-1,4 結合で直鎖状につながった分子である

α-1,4 結合　　：グルコース　　非還元末端　　還元末端　　アミロースのらせん構造

図5・9 アミロースの構造

アミロペクチンは，アミロースのところどころが α-1,6 結合で枝分かれした多糖で房状（クラスター）構造をしていると考えられている（図5・10）．大きいものではグルコースが数万個以上からなる巨大分子で，アミロースよりはるかに結合数が多い．ヨウ素デンプン反応は赤紫〜青紫色を呈する．

穀類やいも類のデンプン中のアミロースとアミロペクチンの割合は，植物の種

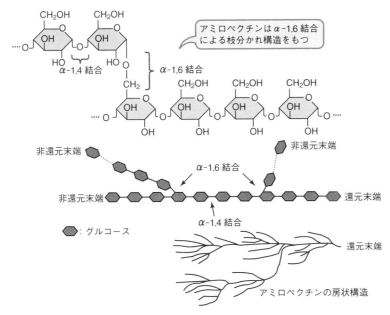

図 5・10　アミロペクチンの構造

類[*1]，品種[*2]，生育条件によって異なり，モチ米，モチトウモロコシのデンプンは
ほとんどがアミロペクチンである[*3]．

　iii) デンプンのミセル構造: デンプンはアミロースとアミロペクチンが水素結合
で規則的に集まった微結晶性部分（ミセル）と非結晶性の領域が組合わさって形成
されている．

　iv) デンプンの糊化: 生デンプン（β デンプン）はミセル構造をもつため，水に
溶けず，消化性も悪い．ところが，生デンプンに水を加えて加熱するとミセルの水
素結合が不安定となり，水が浸入してデンプン分子が水和し，デンプンは膨潤する．
さらに加熱を続けると，デンプンはミセルが崩壊しのり状になる．これをデンプン
の糊化（α化）といい，この状態のデンプンを糊化デンプン（α デンプン）という[*4]．
糊化デンプンは，消化酵素の作用も受けやすく消化が良い．

　v) デンプンの老化: 糊化デンプンを放置すると，再び一部ミセルを形成し，沈殿
を生じたり，ゲル化する．これをデンプンの老化（β 化）といい，老化したデンプ
ンは固く，消化酵素も作用しにくいため消化が悪い．デンプンの老化は，温度0〜5
°C，水分30〜60%，pH が低いときに起こりやすい．そこで，デンプンの老化を防
ぐには，表5・4に示したような方法とそれを応用した食品がある．

表5・4　デンプンの老化防止

方　　法	応用した食品例
● 糊化デンプンを 60 ℃ 以上に保つ	保温ジャーのご飯
● 糊化デンプンを高温で乾燥	即席めん，アルファ化米，膨化米，せんべい，ビスケット
● 糊化デンプンを急速冷凍	冷凍米飯，冷凍めん
● 糊化デンプンに多量の砂糖を添加	ぎゅうひ，ようかん，ういろう，大福もち

　b. グリコーゲン　　動物体内の肝臓や筋肉，貝類などに貯蔵多糖として存在す
る．構造はアミロペクチンと似ているが，アミロペクチンより α-1,6 結合の枝分か

*1 穀類，いも類のデンプ
ンの組成については表21・
1 参照．

*2 米の場合，品種により
アミロース含量は，モチ米
0%，低〜高アミロース米で
10〜30% の範囲で存在す
る．

*3 モチ米，モチトウモロ
コシの粘りはアミロペクチ
ンの枝分かれ構造による．

*4 デンプンの糊化と老化
については図21・1参照．

れが多く，グルコースの鎖状が短いためヨウ素反応では赤褐色を呈しており，分子量は 100 万〜1000 万と大きい．水に溶け，酵素の作用も受けやすい．

■ 5・2 食物繊維

食物繊維（ダイエタリーファイバー）は"ヒトの消化酵素で消化されない食物中の難消化性成分の総体"と一般に定義され，**水溶性食物繊維**と**不溶性食物繊維**に大別される．一方，コーデックス委員会では，食物繊維を，"ヒトの小腸に内在する酵素により加水分解されない，10 個以上の単糖からなる食品中の炭水化物重合体"と定義し，さらに，"3 個から 9 個の単糖からなる炭水化物については各国の判断による"と公表している＊（2017 年）．食品成分表 2020 年版では新たな分析法を適用し，3〜9 個の単糖からなるオリゴ糖と難消化性デンプンを食物繊維に含め定量した分析値を収載している（炭水化物成分表編）．これにより，食品成分表では，従来分析法による食物繊維含量に加え，水溶性食物繊維を低分子量と高分子量に分別し，オリゴ糖は低分子量水溶性食物繊維に含まれ，難消化性デンプンは不溶性食物繊維として別項目で定量値が示されている．

食品中のおもな食物繊維を表 5・5 にまとめて示す．食物繊維については近年さまざまな機能性が明らかになっており，保健機能食品の有効成分になっているものも多い．機能性は，各食物繊維の構造や物理的性質によるところが大きい．

コーデックス委員会: 消費者の健康の保護，食品の公正な貿易の確保などを目的として，1963 年に FAO および WHO により設置され，国際食品規格の策定などを行う．正式名称は Codex Alimentarius.

＊ 海外での食物繊維の定義はさまざまであり，狭義の食物繊維以外にも，オリゴ糖，糖アルコール，難消化性タンパク質（レジスタントプロテイン），難消化性デンプン（レジスタントスターチ），難消化性デキストリンなどを加えたルミナコイド〔lumen（消化管）＋ accord（調和する）＋ oid（のような物質）を組合わせた造語〕という概念が提唱されている．

表 5・5　食物繊維の分類，成分，所在

水への溶解性	分子の大きさ	由来	名称	成分	所在
食物繊維 水溶性	低分子	植物性	フラクトオリゴ糖 ガラクトオリゴ糖	スクロース，フルクトース，ガラクトース，グルコース	野菜，大豆など
	高分子	植物性	ペクチン イヌリン 植物ガム（アラビアガム，グアーガムなど）	ポリガラクツロン酸 β-2,1-フルクタン ガラクトース，アラビノース	果実，野菜，穀物など キクイモ，ユリ根，ゴボウなど グア豆，アラビアゴム樹液
			グルコマンナン アルギン酸	グルコース，マンノース D-マンヌロン酸，L-グルロン酸	コンニャク コンブ，ワカメ，ヒジキなど褐藻類
		動物性	ムコ多糖（ヒアルロン酸，コンドロイチン硫酸）	N-アセチル-D-グルコサミン，D-グルクロン酸，N-アセチル-D-ガラクトサミンなど	軟骨など
不溶性	高分子	植物性	セルロース ヘミセルロース	β-D-グルカン キシラン，マンナン，ガラクタンなど	穀類，野菜など ふすま，野菜など
			リグニン 寒天，カラギーナンなど	芳香族炭化水素重合体 アガロース，アガロペクチンなど	野菜，ココアなど テングサ，オゴノリなど紅藻類
		動物性	ムコ多糖	キチン，キトサン	エビ，カニの殻など

5・2・1　水溶性食物繊維

a. 難消化性オリゴ糖　　三糖以上のオリゴ糖は食物繊維に分類される.

- **フラクトオリゴ糖**: 高濃度のスクロース溶液にフラクトフラノシダーゼを作用させると, スクロース分子のフルクトース側にフルクトースが1〜3分子結合してできる. 甘味度はスクロースの約0.3〜0.6倍で, スクロースに似た甘味をもつ. 難消化性, 低う蝕性で, 血糖値や血中インスリンを上昇させず, ビフィズス菌増殖効果がある. タマネギ, ゴボウなどの野菜やバナナなどの果実にも存在する.
  [用途]　甘味料, シロップ, 飲料などに利用される.

- **ガラクトオリゴ糖**: ガラクトースを1分子以上含むオリゴ糖であり, 自然界では, 乳に含まれる二糖類の**ラクトース**, サトウキビ, テンサイ, 大豆などに含まれる三糖類の**ラフィノース**, 大豆, テンサイ, チョロギなどに含まれる四糖類の**スタキオース**などがある. これらのガラクトオリゴ糖は, ラクトースと同程度の甘味度があり, 難消化性, 低う蝕性, ビフィズス菌増殖効果をもつ.
  [用途]　熱およびpH安定性に優れているため, キャンディー, プリン, ジャムなどに利用される.

b. 単純多糖 (ホモグリカン)

- **イヌリン**: キクイモの塊茎, ゴボウの根などに含まれる貯蔵多糖で, スクロースのフルクトース側にフルクトースのみが30〜35個, β-2,1結合したもの (β-2,1-フルクタン). イヌリンは約98%がD-フルクトースからなる. [用途]　酸や酵素により加水分解して, フルクトースおよび各種フラクトオリゴ糖の製造に利用される.

- **プルラン**: 黒酵母によって生成される菌体外多糖で, α-1,4結合した3個のグルコースがα-1,6結合で規則正しくつながっている. 動物の消化酵素では分解されず, 腸内細菌で分解される水溶性食物繊維である. [用途]　水溶性で粘着力が強いので増粘剤, 結着剤, 可食性フィルムとして使われる.

c. 複合多糖 (ヘテログリカン)

- **グルコマンナン (コンニャクマンナン)**: コンニャクの根茎に存在する多糖で, グルコースとマンノースからなり, その比は2:3〜1:2である. 水を吸収すると膨潤して著しく容積が増加し, 消石灰のようなアルカリ性の塩類を加えて加熱すると弾力性のあるゲルになる. これがコンニャクである. 食物繊維としての機能に加え, 免疫増強活性をもつ.

- **植物ガム**: ガムはゴムと同義である. ガムベースとして数十種類のガムがある. **アラビアガム**はガラクトースを主成分とし, アラビノースなどを含んでいる.
  [用途]　強い安定なゲルを形成するので安定化剤として利用される. ほかにカラヤガム, グァーガムなどがあり, 安定化剤, 増粘剤, 保水剤などに利用される.

d. ポリウロニド

- **ペクチン**: かんきつ類などの果実, 野菜, 穀物などの細胞膜や細胞間充填物質の構成成分である. 基本成分はD-ガラクツロン酸がα-1,4結合したポリガラクツロン酸で, セルロースやヘミセルロースなどと結合し, 水に不溶のプロトペクチンの形で存在している. 図5・11のようにガラクツロン酸のカルボキシ基 ($-$COOH) が部分的にメチルエステル ($-$COOCH$_3$) となった水溶性のものをペクチン, エステル化していないものをペクチン酸という. エステル化度50%以上を

HM（高メトキシル）ペクチン，それ以下を LM（低メトキシル）ペクチンという．ガラクツロン酸以外に主鎖中にラムノース，側鎖にガラクトース，アラビノースなどの糖が結びついたヘテロ多糖である．

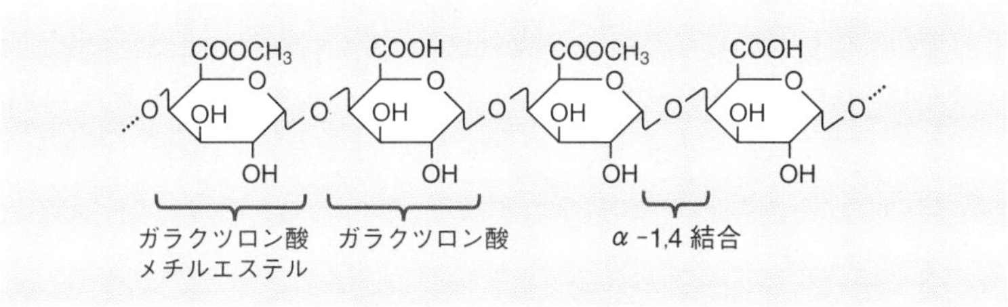

図5・11　ペクチンの構造

ほとんどの多糖は酸性下で加熱すると加水分解するが，ペクチンは中性・アルカリ性下で加熱するとトランスエリミネーション（β 脱離）により分解する．また HM ペクチンは，pH 3 付近で，60〜70%のスクロースとともに加熱すると熱不可逆性のゲルを形成する．一方，LM ペクチンは，カルシウムイオンなどの2価の金属イオンを加えると架橋して熱可逆性のゲルを形成する．　**用途**　これらの性質を利用してゼリー，ジャム，マーマレードなどの製造に利用される．ペクチンは重要な食物繊維であり，免疫増強活性も見いだされている．

e. アルギン酸　　アルギン酸は，コンブ，ワカメ，ヒジキなどの褐藻類の細胞壁に含まれ，D-マンヌロン酸と L-グルロン酸が β-1,4 結合したヘテロ多糖である．**用途**　アルギン酸は難溶であるが，ナトリウム塩では水に溶けて粘ちゅうな溶液となるため，増粘剤としてアイスクリームやソースに利用される．また，カルシウムイオンと反応するとゲル化するため，人工イクラなどに使われる．

f. ムコ多糖類　　ムコ多糖とは，アミノ糖あるいはアミノ糖誘導体を含む多糖のことで，粘ちゅう性を示す．**グリコサミノグリカン**ともいう．

動物の軟骨などに含まれる**ヒアルロン酸**は N-アセチル-D-グルコサミンと D-グルクロン酸からなり，微生物の侵入防止に役立っている．**コンドロイチン硫酸**は，N-アセチル-D-ガラクトサミンと D-グルクロン酸からなる**コンドロイチン**に硫酸が結合したもので，動物の軟骨に含まれている．

5・2・2　不溶性食物繊維

a. 単純多糖

● **セルロース**：D-グルコースが数千個直鎖状に β-1,4 グリコシド結合した多糖で，植物の細胞壁の主成分である（図5・12）．ヒトはセルロース分解酵素の**セルラーゼ**をもたないため，消化できない．　**用途**　セルロースを加工したカルボキシメ

セルラーゼ：哺乳動物はセルラーゼをもたないので，セルロースを消化してエネルギー源として利用できない．菌類，細菌，軟体動物はセルラーゼをもっている．草食動物（ウシ，ヒツジ，ヤギ）は胃内に寄生する微生物がセルロースを分解するので，エネルギー源として利用できる．

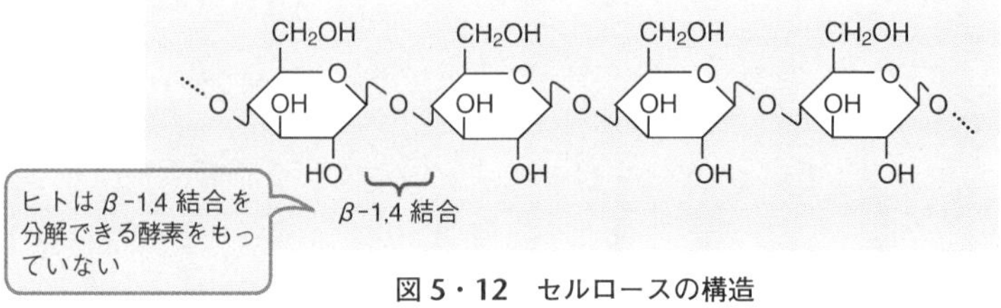

ヒトは β-1,4 結合を分解できる酵素をもっていない

図5・12　セルロースの構造

チルセルロース(CMC)やメチルセルロース(MC)は安定剤や増粘剤としてアイス
クリームやジャムなど食品に利用されている.

b．複合多糖

- **ヘミセルロース**: 植物細胞壁に含まれる複数の構成糖で構成されるヘテロ多糖.
キシラン,アラバン,マンナン,ガラクタンなどが存在する.

c. 紅藻類多糖

- **寒　天**: 紅藻類のテングサ,オゴノリなどの細胞壁に存在する多糖で,主成分は
アガロース（70％）とアガロペクチン（30％）である.アガロースは D–ガラク
トースと 3,6–アンヒドロ–L–ガラクトースが交互に鎖状に結合した構造で,アガ
ロペクチンはそれ以外に硫酸などが結合している.　**用途**　寒天は強いゲル化
能力をもつことから,ようかん,ゼリー,つくだ煮などの食品によく用いられる.
低エネルギー性,デンプン老化防止作用がある.

- **カラギーナン**[*1]（カラゲニン）: 寒天と同様,紅藻類の細胞壁に存在する多糖で,
寒天より離水しにくく,透明感があることから,広く食品に利用されている.

*1 カラギーナンについて
は§21・2・3参照

d．ムコ多糖類

- **キチン**: N–アセチル–D–グルコサミンが β–1,4 結合で鎖状に結合した多糖で,エ
ビやカニなどの甲殻類の殻やきのこに存在する.ヒトでは分解されない難消化性
成分である.キチンをアルカリ処理してアセチル基を除去した**キトサン**は抗菌性
をもつため,保存料として利用される.

e．難消化性デンプン（レジスタントスターチ）　　ヒトの小腸まででは消化され
ず,大腸まで届くデンプンやデンプン分解物の総称.

5・2・3　食物繊維の生理作用

　食物繊維はエネルギー源にはほとんどならないが,表5・6のような生理作用があ
る.これらの生理作用は,食物繊維がもつ保水性,吸着能,粘性,発酵性などの物
理化学的性質に基づいている.便容積の増加はおもに不溶性食物繊維による生理的
効果であるが,その他の生理的効果は水溶性食物繊維によるところが多い.**生活習
慣病**予防の観点からも大切な物質であることから,食物繊維は "日本人の食事摂取
基準2020年版" で目標量が設定され,成人男性で1日当たり21g以上,成人女性
で18g以上とされている[*2].近年,日本人は食物繊維の摂取量が1日平均約15gと

*2 食物繊維は日本人の食
事摂取基準2015年版では,
6歳以上について目標量が
策定されていたが,2020年
版では,小児期の食習慣が
成人以後の食習慣に影響を
与える可能性を考慮して,3
歳〜5歳の目標量も追加さ
れた.

表5・6　食物繊維の生理作用

機　能	生理作用
水溶性食物繊維	
動脈硬化・血栓予防	腸管内でコレステロールや胆汁酸を結合し,体外排出により血清コレステロール値上昇を抑制
高血圧予防	ナトリウムイオンを吸着,排出
大腸がん予防	発酵を促進し生成された短鎖脂肪酸による腸内細菌そうの改善糞便体積増量で大腸のぜん動運動促進
肥満予防	胃内容物の増量による胃内滞留時間の延長で満腹感
糖尿病予防	高い保水性による小腸でのグルコース吸収速度遅延
不溶性食物繊維	
大腸がん予防	発がん物質など有害物質を吸着し排出保水により糞便量を増加し,便通改善

減少していることから，より多くの摂取が望まれる．しかし安易な過剰摂取は，下痢症状をひき起こし，その結果，無機質（ミネラル）などの有用な成分までも排出させてしまうなどの弊害もあるため，注意を要する．

■ 5・3　炭水化物の機能性

オリゴ糖や食物繊維のような生理機能をもつ炭水化物のほかに，食品加工において有効な機能を示す炭水化物が種々開発されている．

a. デキストリン　　デンプンを酸，酵素，熱などで分解して低分子化した多糖であり，分子量分布が広いのが特徴である．　**用途**　デキストリンは老化せず，水に可溶で，酵素の作用を受けやすく，糊料や乳化剤，接着剤などに利用される．

b. シクロデキストリン　　シクロデキストリンの"シクロ"は"環状"という意味を表す．図5・13に7個のグルコースがα-1,4 グリコシド結合したβ-シクロデキストリンの構造式を表す．そのほかにも，6個または8個のグルコースがα-1,4 グリコシド結合したα-シクロデキストリン，γ-シクロデキストリンがある．ドーナツ状の構造で外部は親水性を示し，空洞内は疎水性を示す．このため空洞内に非極性物質を包み込む，すなわち**包接化合物**をつくる性質がある．包接された化合物は光，熱，酸化などに対して安定化される．

用途　食品の保色，乳化，香味物質，脂肪酸，ビタミンなどの安定化，不快臭のマスキングなどに利用される．

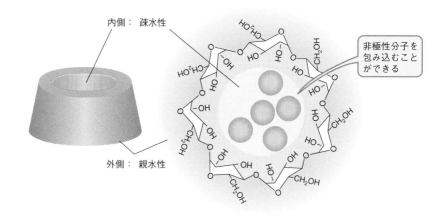

図5・13　β-シクロデキストリンの構造

カップリングシュガー:
```
…-G-G-G-G-G  G-F
  デンプン    スクロース
      ↓ 酵素
   G-G-G-G-F
 カップリングシュガー
G：グルコース
F：フルクトース
```

c. グルコオリゴ糖（カップリングシュガー）　　デンプンとスクロースの混合液にグリコシルトランスフェラーゼを作用させ，デンプンのグルコースのいくつかをスクロースのグルコース部分に転移してできる天然液状甘味料をカップリングシュガーという．

用途　甘味度はスクロースの約0.6倍で，風味も良いことから，ジャム，菓子，あんなど広く利用される．また，低う蝕性である．

6 タンパク質

タンパク質[1]は，生体を構成する重要な成分の一つであり，生体内の反応に欠くことのできない酵素，ホルモンなど重要な生命現象に関与している．

タンパク質は，アミノ酸が多数結合したペプチド鎖を基本構造とする高分子含窒素化合物である．炭水化物や脂質と異なり，窒素を平均 16% 含むことが特徴である．

6・1 タンパク質の生化学

6・1・1 アミノ酸

タンパク質を構成しているアミノ酸は約 20 種類ある（表 6・1）．プロリン以外はすべて α 位（分子内のカルボキシ基に隣接する炭素原子を鎖長に従って順に α 位，β 位，γ 位，δ 位，ε 位の炭素という．図 6・1 右図参照）の炭素にアミノ基（−NH$_2$）とカルボキシ基（−COOH）が結合した**α−アミノ酸**で，構造式は図 6・1 左図のように表される[2]．この構造の R で表した側鎖の違いによってアミノ酸の種類と性質が決まる．

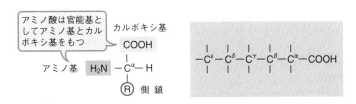

図6・1 α−アミノ酸の構造式

a. アミノ酸の構造　α−アミノ酸の α 位の炭素は，カルボキシ基，アミノ基，水素と側鎖の 4 種類の異なる原子，または原子団が結合している**不斉炭素原子**である．そのため，立体的な配置が異なるために生じる立体異性体の L−アミノ酸と D−アミノ酸が存在する[3]（図6・2）．自然界に存在するアミノ酸の大部分は L−アミノ酸であり，タンパク質を構成するアミノ酸はすべて L−アミノ酸である．

アミノ酸のうち，バリン，ロイシン，イソロイシン，トレオニン，リシン，フェニルアラニン，メチオニン，トリプトファン，ヒスチジンの 9 種類のアミノ酸は人

---

*1 タンパク質の英語訳 protein は，ギリシャ語の proteios に由来し，生体中の非常に重要なものという意味である．

食品中のタンパク質量： 一部を除き窒素量を測定し，100/16＝6.25（窒素-タンパク質係数）を乗じて定量する．表3・3も参照．食品成分表 2020 年版はより実際量に近い含量として，アミノ酸組成からタンパク質量を算出した値がエネルギー値の算定に用いられている．

*2 β−アミノ酸，γ−アミノ酸については表6・2参照．

*3 L−アミノ酸と D−アミノ酸は鏡像異性体である．

表6・1　タンパク質を構成するおもなアミノ酸（L形）　赤字は不可欠アミノ酸（9種類）

分類	アミノ酸（略号[†1]）	側鎖Rの構造	味	等電点[†2]	分類	アミノ酸（略号[†1]）	側鎖Rの構造	味	等電点[†2]
		COOH H₂N−C−H R　アミノ酸の共通部分			塩基性アミノ酸	リシン（Lys, K）	CH₂-CH₂-CH₂-CH₂-NH₂	苦味	9.74
脂肪族アミノ酸	グリシン（Gly, G）	H	甘味	5.97		アルギニン（Arg, R）	CH₂-CH₂-CH₂-NH-C(NH)NH₂	苦味	10.76
	アラニン（Ala, A）	CH₃	甘味	6.00					
	バリン（Val, V）	CH(CH₃)CH₃	苦味 甘味	5.97		ヒスチジン（His, H）	CH₂-（イミダゾール環）NH	苦味	7.59
	ロイシン（Leu, L）	CH₂-CH(CH₃)CH₃	苦味	5.98	芳香族アミノ酸	フェニルアラニン（Phe, F）	CH₂-（ベンゼン環）	苦味	5.48
	イソロイシン（Ile, I）	CH(CH₃)-CH₂-CH₃	苦味	6.02		チロシン（Tyr, Y）	CH₂-（ベンゼン環）OH	無味	5.67
	セリン（Ser, S）	CH₂OH	甘味	5.68					
	トレオニン（Thr, T）	H−C−OH（CH₃）	甘味	5.60	含硫アミノ酸	システイン[†3]（Cys, C）	CH₂-SH	無味	5.02
酸性アミノ酸	アスパラギン酸（Asp, D）	CH₂-COOH	酸味	2.98		メチオニン（Met, M）	CH₂-CH₂-S-CH₃	苦味	5.06
	グルタミン酸（Glu, E）	CH₂-CH₂-COOH	酸味 うま味	3.22			システインとメチオニンは硫黄原子（S）を含む		
酸性アミノ酸の酸アミド	アスパラギン（Asn, N）	CH₂-CONH₂	無味	5.41	複素環式アミノ酸	トリプトファン（Trp, W）	CH₂-（インドール環）NH	苦味	5.88
	グルタミン（Gln, Q）	CH₂-CH₂-CONH₂	苦味 酸味	5.70		プロリン（Pro, P）	HN-（環）COOH	甘味 苦味	6.30
						プロリンの構造式にはアミノ酸の共通部分はない			

†1　三文字略号および一文字略号を併記した.
†2　溶液中のアミノ酸の＋と－の電荷が等しくなるpHの値.
†3　ポリペプチド上ではシステイン2分子がジスルフィド結合し架橋を形成することがある. また, システインが酸化されて2分子結合したものをシスチンという (p.50参照).

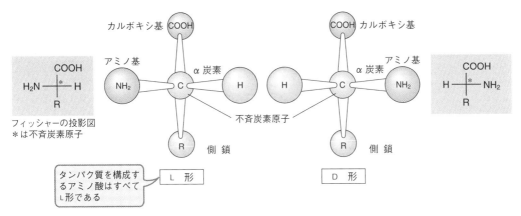

図6・2 アミノ酸の立体異性体　フィッシャーの投影図に従い，一番酸化数の大きい炭素（COOH基）を上にして炭素鎖を縦方向に並べる．このとき，α位の炭素に付いたアミノ基が左側に位置していればL形，右側に位置していればD形である．フィッシャーの投影図においては，左右方向の置換基が紙面に対して手前へ，上下方向の置換基が紙面に対して背面へ配置している．

体内で合成できないか，合成できても不足するため，食事から摂取する必要があり，**不可欠アミノ酸**または**必須アミノ酸**といわれる．

b. アミノ酸と等電点　両性電解質であるアミノ酸は，水に溶けるとアミノ基がNH₃⁺，カルボキシ基がCOO⁻に解離して正（＋）と負（－）の両方の電荷をもつ**両性イオン**（双性イオン）となる（図6・3）．酸性溶液中ではH⁺が増えるため，−COO⁻の電荷が打ち消され，アミノ基のみが電離した陽イオンとなる．アルカリ性溶液では−OH⁻が増えるため，NH₃⁺が減少して陰イオンとなる．側鎖に解離基があると荷電状態は複雑となり，アミノ酸の解離状態は溶液のpHによって変化する．＋と−の電荷が等しくなるpHをアミノ酸の**等電点**（pI）といい，各アミノ酸に固有の値である（表6・1参照）．等電点が酸性のアミノ酸を酸性アミノ酸，塩基性のアミノ酸を塩基性アミノ酸，中性付近に等電点をもつアミノ酸を中性アミノ酸という．

不可欠アミノ酸の覚え方	
鳥	トレオニン
	リシン
姫	ヒスチジン
	メチオニン
太	フェニルアラニン
	トリプトファン
い	イソロイシン
ロ	ロイシン
バ	バリン

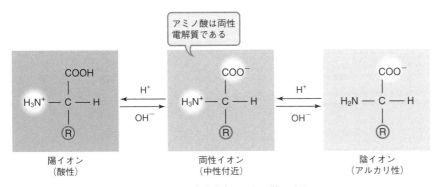

図6・3　水溶液中のアミノ酸のイオン

陽イオン（酸性）　両性イオン（中性付近）　陰イオン（アルカリ性）

c. タンパク質構成アミノ酸以外の生体アミノ酸およびアミノ酸類縁体　体タンパク質を構成する20種類のアミノ酸以外に，尿素回路の中間体である**オルニチン**や**シトルリン**など，生体にとって重要なアミノ酸やアミノ酸類縁体（**タウリン**など）が存在する（表6・2）．

シトルリン：日本人が1930年にスイカ（*Citrullus lanatus*）から発見したアミノ酸で，名称はスイカの学名に由来する．発見時の，砂漠地域に自生するスイカ原種には約180 mg/100 g（可食部）もシトルリンが含まれていた．

表6・2 タンパク質構成アミノ酸以外のアミノ酸と類縁体

	名　前	化　学　式	説　　　明
アミノ酸	オルニチン	$H_2N-(CH_2)_3-CH-COOH$ 　　　　　　　　$\mid$ 　　　　　　　NH_2	尿素回路の中間体（アルギニンより尿素とともに生成）およびクレアチニン経路を構成する物質.
	シトルリン	O 　　　$\parallel$ $H_2N-C-NH-(CH_2)_3-CH-COOH$ 　　　　　　　　　　　　$\mid$ 　　　　　　　　　　　NH_2	スイカ, ゴーヤ, キュウリなどウリ科の植物に多く含まれる. 尿素回路の中間体. 動物, 特にほ乳類に, 少ないが広く存在. NO産生を介した血管拡張や血流促進作用がある.
	β-アラニン	$H_2N-CH_2-CH_2-COOH$	天然に存在する唯一のβ-アミノ酸. パントテン酸やカルノシン, アンセリンなどの構成アミノ酸である. 筋肉中に多く存在する.
	γ-アミノ酪酸 （GABA）	$H_2N-CH_2-CH_2-CH_2-COOH$ 　　　　　　γ　　　β　　　α	哺乳類の小脳に多い. 抑制系の神経伝達物質. 米胚芽や小麦胚芽中のグルタミン酸より生成. 鎮静や血圧降下作用がある.
アミノ酸類縁体	クレアチン	CH_3 　　　　$\mid$ $H_2N-C-N-CH_2-COOH$ 　　　$\parallel$ 　　　NH	筋肉でおもに生成され尿中排泄される. 腎機能障害の指標として用いられている. 食肉の味に関与している.
	タウリン	$H_2N-CH_2-CH_2-SO_3H$	含硫アミノ酸の一種でシステインの代謝誘導体. イカ, タコ, カキなどに多く含まれる. 血中コレステロール低下作用, 血圧の正常化作用がある.
	カルニチン	OH 　　　　　　$\mid$ $(CH_3)_3N^+-CH_2-CH-CH_2-COOH$	肉食（羊肉などに多い）により補充される. リシンとメチオニンから生合成され生体内では筋肉中に最も多く存在する. 脂質代謝の補因子である.

ギリシャ語の数接頭語

1	モノ
2	ジ
3	トリ
4	テトラ
5	ペンタ
6	ヘキサ
7	ヘプタ
8	オクタ
9	ノナ
10	デカ
20	［エ]イコサ
22	ドコサ
多くの	ポリ

N末端とC末端: ペプチドを構成しているアミノ酸を**アミノ酸残基**といい, ペプチド結合をせずアミノ基が遊離になっている端のアミノ酸残基を**アミノ末端（N末端）**, カルボキシ基が遊離になっている端のアミノ酸残基を**カルボキシ末端（C末端）**という. ペプチドの構造は, 一般にN末端を左に, C末端を右にして示す.

6・1・2　ペプチド

アミノ酸のカルボキシ基（-COOH）と別のアミノ酸のアミノ基（-NH$_2$）から脱水縮合した化合物を**ペプチド**といい, この -CO-NH 結合を**ペプチド結合**という（図6・4）. アミノ酸が二つ結合したペプチドをジペプチド, 三つ結合したペプチドをトリペプチド, 以下同様にテトラペプチド, ……という. アミノ酸が数個結合したペプチドをオリゴペプチド, 多数結合したペプチドをポリペプチドという.

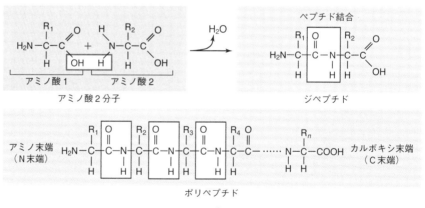

図6・4　ペプチド結合

6・1・3　タンパク質の構造

タンパク質は数十から数千個のアミノ酸がペプチド結合したポリペプチドである.

a. 一次構造　タンパク質を構成するアミノ酸の配列順序をタンパク質の**一次構造**という. システイン残基間のジスルフィド結合（S-S結合）が形成する架橋の

位置も一次構造である（図6・5）.

b. 二 次 構 造　ポリペプチド鎖は，**二次構造**とよばれる立体構造を形成しており，これはペプチド結合のカルボニル基（-C=O）のOとイミド基（＞NH）のHとの間の水素結合により保たれている．二次構造は，**αヘリックス構造**（らせん構造），**βシート構造**（β構造），あるいは一定の構造をとらない**ランダムコイル構造**をしている．αヘリックス構造は，アミノ酸の残基3.6個で1回転のらせんを形づくっている（図6・6a）．βシート構造はペプチド鎖が2本同じ方向に平行に並んだ平行型構造と，逆の方向に平行に並んだ逆平行型構造がある（図6・6b）.

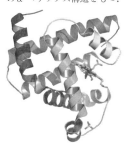

オキシミオグロビン：八つのαヘリックス構造をもつ.

c. 三 次 構 造　二次構造のαヘリックスやβシート構造はタンパク質の部分的な構造であり，それらが組合わさって**球状**や**繊維状**の立体的な形となったものをタンパク質の**三次構造**という．タンパク質の三次構造は，タンパク質分子内のアミノ酸側鎖間の結合が関与している．結合には，疎水結合，ジスルフィド結合，イオン結合，水素結合などがある（図6・5）．ポリペプチド鎖の内部には，疎水性のアミノ酸が多く配列し，疎水性アミノ酸どうしで結合する．また，表面には親水性のアミノ酸が位置し，水和されている.

d. 四 次 構 造　タンパク質は通常1本のポリペプチド鎖でできているが，複数

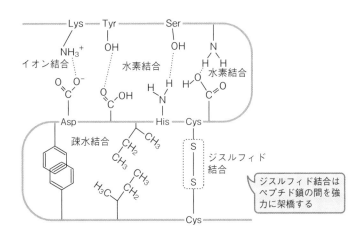

図6・5　タンパク質の三次構造を支える構造

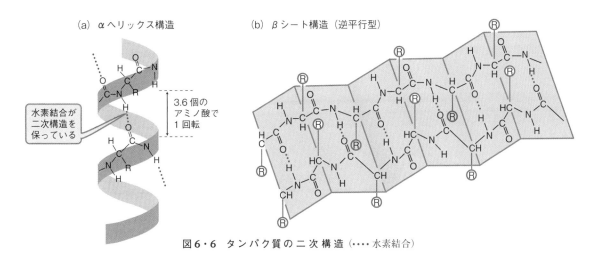

図6・6　タンパク質の二次構造（····水素結合）

　　のポリペプチド鎖が寄り集まって(会合)，一つのタンパク質を形成していることが
あり，これをタンパク質の**四次構造**という(図6・7)．たとえば，血液の赤血球に存在
するヘモグロビンはα鎖とβ鎖の2種のポリペプチドが2個ずつ会合してできてい
る．これら一つずつのポリペプチド鎖をサブユニット(単量体)という．ヘモグロビ
ンは四量体を形成することにより酸素結合能を調節するという機能性をもっている．

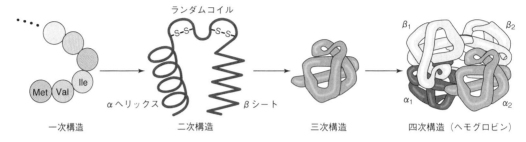

図6・7　タンパク質の四次構造

6・1・4　タンパク質の種類と分類

　a. 構成成分による分類　　タンパク質はアミノ酸のみで構成されたポリペプチ
ド鎖だけからできている**単純タンパク質**，ポリペプチド鎖に糖，リンなど非タンパ
ク質が結合した**複合タンパク質**，またこれらのタンパク質が物理的，化学的作用を
受けて生じる**誘導タンパク質**に分類される．

　単純タンパク質は水，塩類，酸，アルカリ，アルコール，アンモニアなどの溶液
に対する溶解性により表6・3のように，アルブミン，グロブリンなどに分類され
る．誘導タンパク質には，ゼラチン(コラーゲンが水と加熱により変化したタンパ
ク質で，煮こごりともいう)，パラカゼイン(カゼインがレンニンによって分解した

表6・3　単純タンパク質の溶解性による分類

分　類	溶解性など (＋:可溶，－:不溶)				おもなタンパク質と所在
	水	希塩類	希酸	希アルカリ	
アルブミン	＋	＋	＋	＋	オボアルブミン(卵白)，ラクトアルブミン(牛乳)
	熱で凝固．水，塩溶液，酸，アルカリに可溶．				ロイコシン(小麦)，レグメリン(豆類)
グロブリン	－	＋	＋	＋	オボグロブリン(卵白)，ラクトグロブリン(牛乳)
	塩溶液，酸，アルカリに可溶．				グリシニン(大豆)，ミオシン(筋肉)
プロラミン	－	－	＋	＋	グリアジン(小麦)，ホルデイン(大麦)
	酸，アルカリ，70〜80%アルコールに可溶．				ツェイン(トウモロコシ)
グルテリン	－	－	＋	＋	グルテニン(小麦)，オリゼニン(米)
	酸，アルカリに可溶．				
ヒストン	＋	＋	＋	±	ヒストン(胸腺)，グロビン(血液)
	濃アルカリに可溶，希アンモニアに不溶． 塩基性タンパク質．				
プロタミン	＋	＋	＋	＋	サルミン(サケの白子)，クルペイン(ニシンの白子)
	塩基性タンパク質，アルギニンが多い．				
硬タンパク質 (アルブミノイド)	－	－	－	－	コラーゲン(軟骨，皮)，ケラチン(毛髪，つめ)
	通常の溶媒に不溶．				エラスチン(腱，じん帯)

表6・4 複合タンパク質の分類

分 類	非タンパク質成分	食品中のおもなタンパク質
リンタンパク質	リン酸	カゼイン（牛乳） ビテリン（卵黄） ホスビチン（卵黄）
糖タンパク質	糖，アミノ糖	オボムコイド（卵白） オボムチン（卵白）
リポタンパク質	脂 質	リポビテリン（卵黄） リポビテレニン（卵黄）
色素タンパク質	色 素 （ヘム，クロロフィルなど）	ヘモグロビン（血液） ミオグロビン（筋肉） フコシアニン（海藻）
核タンパク質	核酸（DNA, RNA）	ヌクレオヒストン（核内）

表6・5 分子の形態によるタンパク質の分類

分 類	おもなタンパク質
球状タンパク質	アルブミン グロブリン 大半の酵素タンパク質 （§6・4 参照）
繊維状タンパク質	コラーゲン（皮膚，骨，軟骨） ミオシン（筋肉） ケラチン（毛髪）

タンパク質），ペプトン（タンパク質を加水分解したもので，硫安で沈殿しない性質をもつ）などがある．複合タンパク質は表6・4のように非タンパク質部分の種類により分類される．

b. 分子形態による分類　タンパク質は分子形態により，球状タンパク質と繊維状タンパク質に分けられる（表6・5）．

c. 食品に含まれるタンパク質　日本人の食生活におけるおもなタンパク質源は，魚介類，肉類，卵類，乳類，大豆製品であるが，米をはじめとした穀類も大切なタンパク質供給源である．食品には数種類のタンパク質が含まれている（表6・6）．

表6・6 食品中に含まれるおもなタンパク質の種類

食品	タンパク質名	分類名	含量(%)	性 質
植物性食品				
米	オリゼニン	グルテリン	80	グルテンを形成しない
小 麦	グリアジン	プロラミン	40	粘 性 ⎫ グルテン形成
	グルテニン	グルテリン	40	弾 性 ⎭
大 豆	グリシニン	グロブリン	40	ゲル形成
動物性食品				
牛 肉	ミオシン	グロブリン	30	筋原繊維タンパク質
	コラーゲン	硬タンパク質	15	老齢になると増加
牛 乳	カゼイン	リンタンパク質	80	α_s, β, κ カゼインがある
	ラクトアルブミン	アルブミン	10	乳清タンパク質
卵 白	オボアルブミン	アルブミン	54	泡立ち性，熱凝固
	オボトランスフェリン	アルブミン	12	細菌の発育を阻止
	オボムコイド	糖タンパク質	11	トリプシンインヒビター
卵 黄	リポビテリン	リポタンパク質	43	乳化性
	リポビテレニン	リポタンパク質	31	乳化性
	ホスビチン	リンタンパク質	4	リンと糖を含む

6・1・5 タンパク質の性質

a. 電気的性質　タンパク質は両性化合物であり，アミノ酸側鎖にアミノ基やカルボキシ基をもつものがあるため，固有の等電点をもつ（表6・7）．等電点では水和量が少なく，不安定で，最も溶解度が低くなり，沈殿しやすくなる．タンパク

表6・7　おもなタンパク質の等電点

タンパク質	等電点 (pI)	おもな特徴と性質
グリシニン	5.11〜6.06	大豆の主要な貯蔵タンパク質. 血清コレステロール値の上昇抑制.
β-コングリシニン	4.7〜5.6	大豆の貯蔵タンパク質. 血中中性脂肪値を低減する.
グルテニン	4.4〜4.5	小麦の主要タンパク質. グリアジンとともにグルテンを形成する.
カゼイン	4.6	牛乳タンパク質の主要成分. リンタンパク質で, キモシンにより凝固し, カードを形成する.
オボアルブミン	4.5〜4.8	卵白タンパク質の主要成分. トリプシンインヒビターの性質をもち, 卵アレルゲン成分でもある.
オボムコイド	4.1	卵白タンパク質の主要成分
リゾチーム	10.7	卵白に含まれる酵素. 細菌の細胞壁を分解する作用をもつ (溶菌作用)
アビジン	10.0	卵白に含まれる塩基性糖タンパク質. ビオチンとの親和性が高く, 複合体を形成する.

酸性アミノ酸のグルタミン酸, アスパラギン酸を多く含むため等電点が低い

アルギニンを多く含む塩基性タンパク質のため等電点が高い

*1 等電点沈殿の例
ヨーグルト: 牛乳が乳酸によって酸性となり, カゼインが沈殿.
豆腐: 豆乳が凝固剤グルコノ-δ-ラクトンによって酸性となり, 大豆タンパク質が沈殿. 大豆タンパク質の主要成分はグリシニンとβ-コングリシニン.

COOH　　COOH
H₂NCH　　H₂NCH
H₂C—S—S—CH₂
L-シスチン

硫安沈殿: 硫安 (硫酸アンモニウム) を用いた塩析効果により, タンパク質の変性を少なくして沈殿, 分画する方法. 硫安分画ともいう. 100%飽和溶液ではほとんどのタンパク質が沈殿するが, 20%以下では沈殿するタンパク質は少なく, 多くは30〜70%飽和硫安で沈殿する.

*2 ピータンはタンパク質のアルカリ変性を利用して作る. 生石灰や炭酸ナトリウムなどを混ぜた粘土をアヒルの生卵の殻表面に塗っておくと, 殻からアルカリが浸透して卵白・卵黄のタンパク質が変性し凝固する.

質を等電点で沈殿させることを**等電点沈殿**といい, その性質を利用した食品にヨーグルト, 豆腐などがある[*1].

b. 溶解性　　一般にアミノ酸は水に溶けやすいが, チロシン, シスチンは溶けにくい. タンパク質は水分子と水和する基 (アミノ基, カルボキシ基, ヒドロキシ基など) が表面に出ていると溶けやすくなる. また, タンパク質溶液に塩類 (硫酸アンモニウムなど) を多量に加えると沈殿する. これを**塩析**といい, タンパク質の分離, 精製に利用される (硫安沈殿法).

c. 紫外線吸収スペクトル　　タンパク質は 280 nm 付近に極大, 250 nm 付近に極小を示す強い紫外吸収をもつ特徴がある. これはおもにタンパク質中のトリプトファン, チロシン, フェニルアラニンなどの芳香族アミノ酸に由来する. そのため, 簡便な方法としてタンパク質濃度を 280 nm の吸光度により求めることができる.

6・2　タンパク質の変性

　食品のタンパク質は熱, 圧力, 撹はんなどの物理的作用や酸, アルカリなどによる化学的作用によって, 立体構造を保持している水素結合, イオン結合, 疎水結合などが切れて, らせん構造やβシート構造がほどけ, 形や性質が変化する. これを**タンパク質の変性**という.

表6・8　食品の調理・加工によるタンパク質の変性

変性の要因	おもな具体例
加　熱	ゆで卵, 卵焼き, 焼き肉, ゆば, かまぼこ
表面張力	メレンゲ, 泡雪, スポンジケーキ, アイスクリーム
凍　結	凍り豆腐
脱　水	するめ
酸	ヨーグルト (乳酸), しめさば (酢酸)
アルカリ	ピータン[*2]
金属イオン	豆腐 (Ca イオン, Mg イオン)

変性したタンパク質は，変性前に内部に存在していた原子団が表面に出てきたり，分子内にすき間ができたりして，酵素作用などを受けやすくなるために，消化しやすくなる．タンパク質の変性は変性の条件を除くことにより元に戻る可逆的変性もあるが，一般には不可逆的変性が多い．

タンパク質の変性を利用した調理法や加工法*1の例を表6・8にまとめて示した．

*1 加熱変性の速度は，一般的に中性付近で遅く，酸性，塩基性で速い．落し卵を作るときは，熱湯に食酢を加えると卵白凝固が速やかに生じてうまくできる．

6・3 タンパク質の栄養

タンパク質は，摂取された後，分解され小腸から吸収されるが，タンパク質の栄養は，タンパク質を構成しているアミノ酸の不可欠アミノ酸の種類と量によって決まる．タンパク質の栄養価を評価する方法には生物学的評価法*2と化学的評価法があるが，ここでは化学的評価法の**アミノ酸価**（アミノ酸スコア）を取り上げる．

アミノ酸価は，FAO，WHO を中心とした機構により，生体にとって必要なアミノ酸量を乳幼児から成長期，成人まで年代に分けて提案した**アミノ酸評点パターン**（表6・9）を基準として，食品タンパク質中のアミノ酸含量を比較して算定する．アミノ酸価は食品中のタンパク質の不可欠アミノ酸がどれだけ不足しているかを表す指標であり，アミノ酸価が 100 に近いほど良質のタンパク質であるといえる．

アミノ酸価の算定方法は，食品タンパク質の各不可欠アミノ酸含量（mg/g タンパク質）を表6・9のアミノ酸評点パターンの各数値（mg/g タンパク質）で除して％を求める．

*2 一日当たりのタンパク質摂取量と排泄物中の窒素量を測定し，計算により利用効率を評価する．

FAO（Food and Agriculture Organization）：国際連合食糧農業機関
WHO（World Health Organization）：世界保健機関
UNU（United Nations University）：国連大学

$$\text{アミノ酸価}(\%) = \frac{\text{食品タンパク質中の各不可欠アミノ酸量〔mg/g タンパク質〕}}{\text{アミノ酸評点パターンの同アミノ酸量〔mg/g タンパク質〕}} \times 100$$

すべての不可欠アミノ酸が 100 以上*3の食品のアミノ酸価は 100 となる．100 未満のアミノ酸は**制限アミノ酸**といい，その中でも最も低い値を示すアミノ酸を**第一**

*3 各アミノ酸含量をアミノ酸評点パターンと比較した値．

表6・9 アミノ酸評点パターン

| アミノ酸（略号） | タンパク質当たりの不可欠アミノ酸〔mg/g タンパク質〕 | | | |
| | 1985年[†1] | | 2007年[†2] | |
	（2〜5歳）	（成人）	（0.5歳）	（成人）
ヒスチジン（His）	19	16	20	15
イソロイシン（Ile）	28	13	32	30
ロイシン（Leu）	66	19	66	59
リシン（Lys）	58	16	57	45
含硫アミノ酸（Met と Cys）	25	17	28	22
芳香族アミノ酸（Phe と Tyr）	63	19	52	38
トレオニン（Thr）	34	4	31	23
トリプトファン（Trp）	11	5	8.5	6.0
バリン（Val）	35	13	43	39

†1 FAO/WHO/UNU（1985）による．
†2 FAO/WHO/UNU（2007）による．

表6・10 おもな食品のアミノ酸価と第一制限アミノ酸

| 食 品 | 1985年[†1] | | 2007年[†2] | |
	アミノ酸価	第一制限アミノ酸	アミノ酸価	第一制限アミノ酸
植物性食品				
小麦（薄力粉1等）	43	Lys	43	Lys
玄 米	81	Lys	82	Lys
精白米	72	Lys	73	Lys
そば粉（全層粉）	100	—	100	—
大 豆	100	—	100	—
動物性食品				
鶏 卵	100	—	100	—
牛 乳	100	—	100	—
肉 類	100	—	100	—
ア ジ	100	—	100	—
マグロ	100	—	100	—

† FAO/WHO/UNU の 1985 年（2〜5歳，†1）および 2007年（0.5歳，†2）の評点パターン，および日本食品成分表 2020 年版より算定．

補足効果の例: 精白米 100 g とアジ 50 g. 精白米のアミノ酸価は 73 (第一制限アミノ酸はリシン)であるが,リシンを多く含むアジ (アミノ酸価 100) と組合わせることにより,アミノ酸価は 100 になる.

制限アミノ酸という.第一制限アミノ酸の値をその食品のアミノ酸価としている.表 6·10 におもな食品のアミノ酸価算定例を示した.一般に植物性食品のアミノ酸価は低く,動物性食品は高い.複数の食品を同時に食べることによって,互いの不足している不可欠アミノ酸を補うことができる.これを**補足効果**という.

■ 6·4 酵　素

酵素はタンパク質を主体とする触媒であり,種々の化学反応を促進する.化学反応が起こるためには活性化エネルギーが必要であるが,酵素は触媒がないときや無機触媒に比べて,低いエネルギーで反応させることができる.食品に含まれる酵素や微生物の生産する酵素は,保存,加工などに利用されるが,一方では食品を劣化させるため,その防止対策も必要である.

*1 第 5 章 p.30 の欄外参照.

*2 酵素番号は EC 1.1.1.1 のように 4 組の数字で表され,左から順に,主群 (たとえば 1 は酸化還元酵素),副群 (1 はアルコールが水素を出す基質であるもの),副副群 (1 は水素を受取る基質が NAD であるもの),副副群内での登録番号を示す.

6·4·1 酵素の名称と分類

酵素は,一般に基質名や反応名の語尾にアーゼ (ase) をつけてよばれることが多いが,IUBMB*1 の酵素委員会が定めた触媒作用の反応形式により系統的に六分類に大別されている (表 6·11).酵素名は系統名と常用名が併記され,**EC 番号** (酵素番号) が付けられている.たとえばアルコール脱水素酵素 (常用名) は,系統名はアルコール: NAD オキシドレダクターゼ,酵素番号は EC 1.1.1.1 である*2.

表 6·11　酵　素　の　分　類

分　　　類		触媒する反応	酵素例
EC 1	酸化還元酵素　オキシドレダクターゼ	酸化還元反応	アスコルビン酸オキシダーゼ
EC 2	転移酵素　　　トランスフェラーゼ	基の転移反応	ヘキソキナーゼ
EC 3	加水分解酵素　ヒドロラーゼ	加水分解反応	α-アミラーゼ
EC 4	脱離酵素　　　リアーゼ	分子の分裂反応	アルドラーゼ
EC 5	異性化酵素　　イソメラーゼ	異性化反応	グルコースイソメラーゼ
EC 6	合成酵素　　　リガーゼ	ATP の分解を伴う,結合の生成反応	グルタミンシンテターゼ

6·4·2 酵素反応

酵素: enzyme
基質: substrate
反応生成物: product

酵素(E)の反応を受ける物質を**基質**(S)といい,反応は基質と酵素が結合した酵素基質複合体(ES)が形成され,ついで**反応生成物**(P)が生成される.

$$\text{E}\ +\ \text{S}\ \longrightarrow\ \text{ES}\ \longrightarrow\ \text{E}\ +\ \text{P}$$

酵素はタンパク質からできており,タンパク質のみから構成される酵素と,**補因子** (酵素反応に必要な非タンパク質性の成分) を必要とする酵素がある.補因子は金属イオン (活性因子),あるいは有機物 (**補酵素**) であり,その場合のタンパク質部分を**アポ酵素**といい,補因子とアポ酵素が結合している複合体を**ホロ酵素**という.

補因子: 補酵素として水溶性ビタミンが構成成分であることが多い.金属イオンとして Ca, Fe, Mg などが多い.

6·4·3 酵素の性質

a. 基質特異性　酵素は特定の基質のみに作用し,他の物質には作用しない.このような酵素の性質を**基質特異性**という.酵素分子中の基質と結合して反応する部位を**活性中心**という.

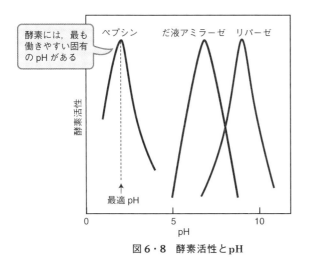

図6・8　酵素活性とpH

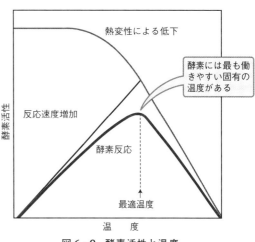

図6・9　酵素活性と温度

b. 最適(至適)pH　　酵素の活性はpHに影響される. それぞれの酵素で最も高い酵素活性を示すpHがあり, これを**最適 (至適) pH**という (図6・8).

c. 最適(至適)温度　　一般に化学反応は温度が高くなるほど, 反応速度が増大する. しかし, 酵素反応ではある温度以上になると熱変性による活性低下が起こる. そのため, それぞれの酵素で最も高い酵素活性を示す温度があり, これを**最適 (至適) 温度**という (図6・9).

d. 賦活剤と阻害剤　　酵素反応を促進する物質を**賦活剤**といい, 酵素によってNaイオン, Caイオン, Mgイオンや還元型グルタチオンなどが知られている. また, 酵素反応を阻害する物質を**阻害剤**といい, 重金属, キレート剤, 基質類似物質などが知られている*.

6・4・4　酵素の食品への利用

食品中にも多くの酵素が含まれ, 食品の品質に大きく関与している. 食品を劣化させる酵素については, 加熱による酵素の失活, 凍結, 低温, pHの調整, 阻害剤の添加, 酵素の性質によっては低酸素にするなど酵素反応を起こりにくくする必要がある. 逆に, 酵素の特性を利用して食品の生産, 加工などへ広く利用されている. 酵素反応は基質特異性という性質上,

① 副産物を生成しない.

② 温和な条件（常温, 常圧, 中性付近）で反応する酵素が多い.

③ 酵素を固定化することによる連続操作が可能.

といった他の化学反応と比べて優れた点をもっていることから, ますます有効利用されるであろう. 具体的な食品と酵素については第13章で述べる.

 6・5　ペプチドとタンパク質の機能性

6・5・1　機能性ペプチド

ペプチドには, 食品にもともと含まれているもの（グルタチオンなど）と, タンパク質の分解により生成するものがある. ペプチドには種々の生体調節機能をもつ

賦活剤: パパインなどのタンパク質分解酵素は, −SH基をもつ還元型グルタチオンやシステインを添加することにより酵素反応が促進される. これは酵素内のS–S結合がこれらの賦活剤によって還元されることによると考えられている.

*　阻害には可逆的阻害の拮抗阻害と不可逆的阻害の非拮抗阻害がある.
拮抗阻害: 基質と構造が類似している阻害剤が酵素の活性中心に基質と競い合って結合するために起こる. 基質の濃度を高くすれば, 回復する.
非拮抗阻害: 酵素の活性中心とは別の部位に阻害剤が結合し, 不活性化するため, 基質の濃度を高くしても回復しない.

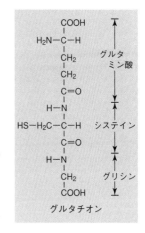

グルタチオン

ものがある.

CPP: casein phosphopeptide の略称 (図 16・1 参照)

ⅰ) **グルタチオン**: グルタミン酸, システイン, グリシンのアミノ酸 3 個が結合した含硫トリペプチドで, 動植物界で還元型として広く存在し, 特に動物の肝臓や微生物の酵母体内に多量に存在している. 生体内で, アミノ酸の輸送, 解毒作用, 血管弛緩作用にかかわり血圧降下作用, 抗酸化作用などがある.

ⅱ) **カゼインホスホペプチド (CPP)**: 牛乳タンパク質のカゼインがトリプシンにより分解され生成される. 分子内にリン酸を結合して酸性アミノ酸を多く含み, セリン残基とリン酸がエステル結合している部分が活性の中心である. カルシウムや鉄が消化器官内で不溶性の塩を形成するのを CPP が阻害し, リンがカルシウムと結合して可溶性が保たれるため, カルシウムや鉄の吸収が高まる. カルシウム補給などの目的で飲料や菓子類, パン類, 冷菓に利用される.

ⅲ) **カルノシンとアンセリン**: 食肉・魚肉中に含まれているカルノシン[*1] とアンセリン[*2] は, β−アラニンとヒスチジン (カルノシン) またはメチルヒスチジン (アンセリン) が結合したヒスチジン含有ジペプチドである. 双方ともエネルギー消費が盛んな組織 (筋肉など) に多く存在し, ヒトやブタ, ウシなどではカルノシンが大部分を占めるのに対し, ヒツジやウサギなどではカルノシンとアンセリン含量はほぼ同量となり, ニワトリなどの鳥類ではアンセリン含量がカルノシンの 2 倍から 3 倍となり, マグロのような大型回遊魚などの魚類では大部分がアンセリンとなる. つまり, 食用として用いる獣肉・魚肉の種類によって, 含量が大きく異なっている. 生体の pH 平衡能や抗酸化作用, 脂肪の燃焼促進作用などが知られる.

[*1] 1900 年に肉エキスから発見され, アンセリン同様, 古くから存在が知られているジペプチド. 畜肉に多く含まれている. ラジカル捕捉活性や乳酸蓄積による筋肉疲労に対して酸性を中和する作用による抗疲労効果が研究されている.

[*2] 特にマグロやカツオなどの回遊魚に多く含まれる (600～1200 mg/100 g). これらの魚は時速 60 km もの高速で泳ぐため, 筋肉中に水素イオンや乳酸が蓄積し, 筋肉が酸性化する (疲労). アンセリンはこの酸性を中和する作用をもつ.

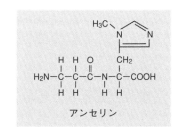

カルノシン　　　　　アンセリン

ⅳ) **血圧降下ペプチド**: 乳, 魚介類 (イワシ, マグロ, オキアミ), 植物 (トウモロコシ, イチジク, 大豆) などに由来するペプチドには, **アンギオテンシン変換酵素**を阻害して, アンギオテンシンⅡによる末梢血管の収縮, 心拍出量の増加に伴う血圧の上昇を抑制する作用がある (§6・5・3 d, e も参照).

ⅴ) **その他**: 乳, 卵, 大豆などの加水分解物であるジペプチドおよびトリペプチドはアミノ酸よりも消化, 吸収されやすい. 消化能が低下している患者の食事などに利用される.

6・5・2　最近注目されているペプチド・タンパク質の機能性

a. 大豆タンパク質　　大豆に含まれる**グリシニン**は, 腸内ステロールに結合し, 再吸収を阻害して排泄を促進することにより血清**コレステロール**を低下させる. β−コングリシニンは, 摂取した脂肪の分解を促進したり, 中性脂肪の排泄量を増大させることにより, 血中中性脂肪を低下させる.

納豆中に含まれる**ナットウキナーゼ**は, 発酵中に納豆菌が生産する酵素タンパク

質の一種で，生体内の血栓を溶解する血栓溶解酵素である．

b. ラクトフェリン　哺乳動物の唾液や乳に含まれる糖タンパク質．鉄と結合するため鉄が不可欠な細菌の増殖が困難になり，細菌の感染力が低下することによる抗菌作用，鉄吸収促進効果，過酸化脂質生成抑制効果，腸内細菌叢改善作用をもつ．

c. 卵タンパク質　オボトランスフェリン（コンアルブミン）は，鉄結合部位を2個もち，溶菌，抗菌作用がある．**リゾチーム**は，溶菌作用をもつ．

d. ゴマペプチド（LVY）　ゴマ由来のタンパク質を酵素分解することで得られ，アンギオテンシンIIを生成する酵素を阻害し，血圧を低下させる．

LVY: Leu-Val-Tyr
VPP: Val-Pro-Pro
IPP: Ile-Pro-Pro
（略号は p.44, 表6・1参照）

e. ラクトトリペプチド（VPP，IPP）　乳酸菌 *Lactobacillus helveticus* が牛乳を発酵する過程で生産される天然成分であり，血圧低下作用をもつ．

f. 分枝アミノ酸　バリン，ロイシン，イソロイシンはアミノ酸の側鎖に枝分かれ構造をもつことから，**分枝アミノ酸**（branched chain amino acid，**BCAA**）という．BCAA は筋肉の維持・増強，筋損傷抑制効果をもつ．

そのほか食品に利用されている**特定保健用食品**のペプチドおよびタンパク質の例については表17・3を参照されたい．

7 脂 質

7・1 脂質の種類と構造

脂質は，一般にエーテル，ヘキサン，クロロホルム，アルコール，アセトンなどの有機溶媒に溶けやすい性質をもつ物質で，**単純脂質**，**複合脂質**，**誘導脂質**，その他の脂質に大別される（表7・1）．単純脂質は脂肪酸とアルコールがエステル結合したものをいい（図7・1），複合脂質は脂肪酸，アルコールのほかに，リン酸，糖などが結合したものをいう．誘導脂質は主として単純脂質から誘導されてできるもの，その他の脂質は単純脂質，複合脂質以外の脂溶性成分をいう．

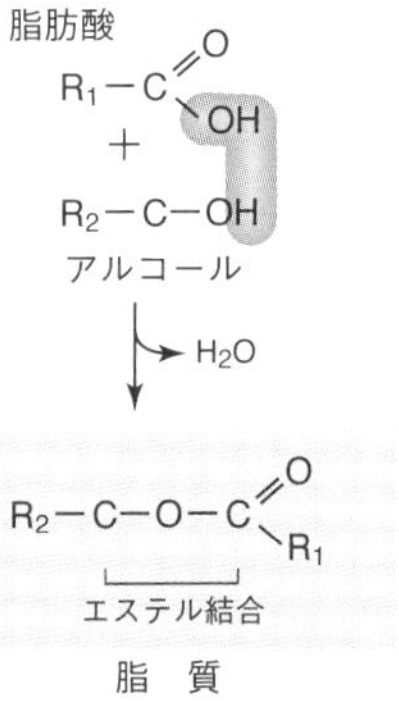

脂肪酸

$$R_1-C \begin{smallmatrix} =O \\ OH \end{smallmatrix}$$
+
$$R_2-C-OH$$

アルコール

↓ H₂O

$$R_2-C-O-C \begin{smallmatrix} =O \\ R_1 \end{smallmatrix}$$

エステル結合

脂 質

図7・1 脂質の生成

高級アルコール: 炭素数6以上の脂肪族一価アルコール

表7・1 脂 質 の 分 類

種　　類	構 成 成 分 （脂肪酸・アルコール・ 代表的なその他の成分）	脂 質 の 例
単純脂質		
アシルグリセロール	脂肪酸・グリセロール	大豆油などの食用油脂
ろう（ワックス）	脂肪酸・一価高級（長鎖）アルコール	マッコウ鯨油，みつろう
ステロールエステル	脂肪酸・ステロール	
複合脂質		
リン脂質		
グリセロリン脂質	脂肪酸・グリセロール・リン酸・塩基	ホスファチジルコリン
スフィンゴリン脂質	脂肪酸・スフィンゴシン・リン酸・塩基	スフィンゴミエリン
糖脂質		
グリセロ糖脂質	脂肪酸・グリセロール・糖	ジガラクトシルジアシル グリセロール
スフィンゴ糖脂質	脂肪酸・スフィンゴシン・糖	ガラクトセレブロシド
誘導脂質		
脂肪酸		
ステロール		コレステロール
脂肪族アルコール		
その他の脂質		
炭化水素		スクアレン
脂溶性ビタミン		ビタミンA, D, E, K
脂溶性色素		カロテノイド

7・1・1 脂 肪 酸

　脂肪酸は炭化水素鎖の末端にカルボキシ基（–COOH）をもつ化合物で，食品中にはおもに単純脂質，複合脂質の構成成分として存在している．食品に含まれてい

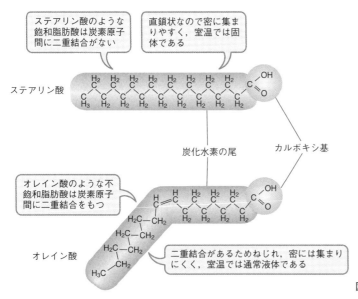

ステアリン酸のような飽和脂肪酸は炭素原子間に二重結合がない

直鎖状なので密に集まりやすく，室温では固体である

ステアリン酸

炭化水素の尾　　カルボキシ基

オレイン酸のような不飽和脂肪酸は炭素原子間に二重結合をもつ

オレイン酸

二重結合があるためねじれ，密には集まりにくく，室温では通常液体である

図7・2　飽和脂肪酸と不飽和脂肪酸

表7・2　おもな脂肪酸と融点[a]

慣用名 （IUPAC 系統名）	炭素数： 二重結合数	融点 〔℃〕	慣用名 （IUPAC 系統名）	炭素数：二重結合数 （系列）	融点 〔℃〕
飽和脂肪酸			**一価不飽和脂肪酸**		
酪 酸 （ブタン酸）	4：0	−7.9	ミリストレイン酸 （*cis*−9−テトラデセン酸）	14：1	
ヘキサン酸[†1]	6：0	−3.4	パルミトレイン酸 （*cis*−9−ヘキサデセン酸）	16：1	2.0
オクタン酸[†1]	8：0	16.7	オレイン酸 （*cis*−9−オクタデセン酸）	18：1（*n*−9）	13.3〜16.3
デカン酸[†1]	10：0	31.6	エライジン酸 （*trans*−9−オクタデセン酸）	18：1	46.5
ラウリン酸 （ドデカン酸）	12：0	44.2	**多価不飽和脂肪酸**[†2]		
ミリスチン酸 （テトラデカン酸）	14：0	53.9	リノール酸 （9,12−オクタデカジエン酸）	18：2（*n*−6）	−5.0
パルミチン酸 （ヘキサデカン酸）	16：0	63.1	α−リノレン酸 （9,12,15−オクタデカトリエン酸）	18：3（*n*−3）	−11.3〜−10
ステアリン酸 （オクタデカン酸）	18：0	69.6	γ−リノレン酸 （6,9,12−オクタデカトリエン酸）	18：3（*n*−6）	
アラキジン酸 （［エ］イコサン酸）	20：0	75.3	アラキドン酸 （5,8,11,14−［エ］イコサテトラエン酸）	20：4（*n*−6）	−49.5
ベヘン酸 （ドコサン酸）	22：0	79.9	［エ］イコサペンタエン酸（EPA） （5,8,11,14,17−［エ］イコサペンタエン酸）	20：5（*n*−3）	
			ドコサヘキサエン酸（DHA） （4,7,10,13,16,19−ドコサヘキサエン酸）	22：6（*n*−3）	

左が炭素数，右が二重結合数．炭素数が多いほど長い疎水性の尾をもつ

系列は CH₃ 末端から数えて初めに現れる二重結合の位置を示している

a) 日本油化学会 編，“油化学便覧”，丸善（2001）より．
†1　これらは系統名である．慣用名（それぞれカプロン酸，カプリル酸，カプリン酸）は廃止された．
†2　二重結合はすべてシス（*cis*）形．

短鎖脂肪酸: 炭素鎖が6（C6）までの脂肪酸で，牛乳やバター，クリームなど乳製品に特徴的に含まれる脂肪酸である．体内では大腸に存在する腸内細菌にて産生され，さまざまな生体調節に重要な役割を果たしているとされる．

中鎖脂肪酸: 体内に吸収されたのち，肝臓や筋肉などで速やかに分解されてエネルギーとなり，体内で蓄積されにくい．§17・3・2e参照．

る脂肪酸の炭素数は偶数の14〜22が多い．炭化水素鎖に二重結合をもたない脂肪酸を**飽和脂肪酸**，二重結合をもつ脂肪酸を**不飽和脂肪酸**という（図7・2）．不飽和脂肪酸は二重結合が1個の**モノエン酸**（一価不飽和脂肪酸），さらに二重結合が増えるに従って，2個のジエン酸，3個のトリエン酸，4個のテトラエン酸，5個のペンタエン酸というように二重結合の数によって分類される．特に2個以上の不飽和脂肪酸を**ポリエン酸**（多価不飽和脂肪酸）とよぶ．おもな脂肪酸の種類を表7・2に示す．また脂肪酸は炭素鎖の長さによっても分類され，炭素数2〜6個程度のものは**短鎖脂肪酸**，炭素数8〜10個程度のものは**中鎖脂肪酸**，12個以上のものは**長鎖脂肪酸**とよばれている．

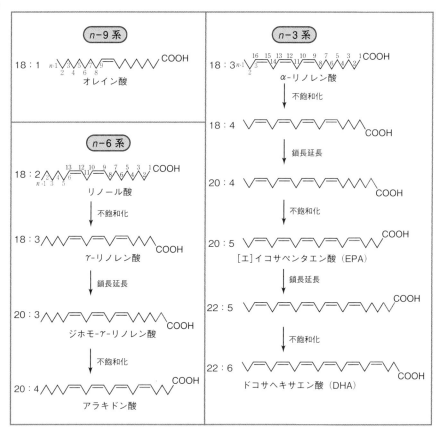

図7・3　不飽和脂肪酸の二重結合の位置と系列

IUPAC（International Union of Pure and Applied Chemistry）：国際純正および応用化学連合

[エ]イコサペンタエン酸: 一般にはエイコサペンタエン酸とよばれるが，IUPAC，文部科学省（学術用語集化学編）などではイコサペンタエン酸のよび方を採用している．

　不飽和脂肪酸の二重結合の位置は，カルボキシ基の炭素を1として二重結合の位置を示すことが定められている（IUPAC系統名）．栄養学的に取扱う場合，メチル基末端の炭素から数えて最初の二重結合が何番目かで示した方が系列がわかりやすく便利である．たとえば，リノール酸（$C_{18:2}$）の場合は，カルボキシ基の炭素から数えて二重結合が9番目と10番目，12番目と13番目の炭素間にあるので，IUPAC系統名では$\Delta 9,12$と表記するが，メチル基の炭素から数える表記法（系列）では$n-6$となる（図7・3）．$n-9$**系**はオレイン酸，$n-6$**系**はリノール酸，アラキドン酸，$n-3$**系**はα-リノレン酸，[エ]イコサペンタエン酸，ドコサヘキサエン酸が代表的な脂肪酸である．

　天然の不飽和脂肪酸は二重結合のほとんどすべてがシス形になっている（図7・3参照）が，加工油脂には構造中にトランス形の二重結合をもつトランス脂肪酸を含むものがある．**トランス脂肪酸**[1]は，天然油脂に水素を添加してマーガリン，ショートニングを製造する過程などで生成する．

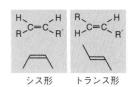

　トランス脂肪酸は，悪玉コレステロールといわれている LDL コレステロールを増加させ，善玉コレステロールといわれている HDL コレステロールを減少させる作用があり，大量にとり続けると，動脈硬化，心筋梗塞などにつながるとの報告がある．デンマークでは食品の油脂中のトランス脂肪酸量を 2% 未満と制限し，米国・カナダなどではトランス脂肪酸量の表示を義務づけている．日本人の平均的な食生活ではトランス脂肪酸摂取量が欧米諸国に比べて少ないことから，規制は設けられていないが，事業者による情報開示が期待されている[2]．現在，内閣府食品安全委員会は食品中のトランス脂肪酸量などの調査を継続している．

*1 トランス形脂肪酸，トランス酸ともいわれる．トランス形二重結合でも共役二重結合となっている脂肪酸はトランス脂肪酸に含めないとされている．

*2 2011 年 2 月に消費者庁より "トランス脂肪酸の情報開示に関する指針" が公表された．

7・1・2 単純脂質

a. トリアシルグリセロール（トリグリセリド，油脂，中性脂肪，中性脂質）

3 価アルコールのグリセロールに 3 分子の脂肪酸がエステル結合したものを**トリアシルグリセロール（油脂）**といい，動植物中に広く分布している（図7・4）．

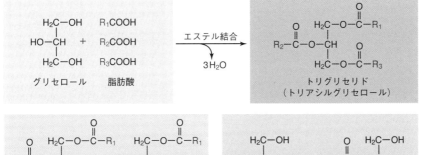

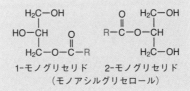

図7・4　トリアシルグリセロール，ジアシルグリセロール，モノアシルグリセロールの構造

　天然油脂の物理化学的性質はグリセロールにエステル結合した脂肪酸組成に大きく影響される（表7・3）．たとえば，牛脂，豚脂のように長鎖飽和脂肪酸と一価不飽和脂肪酸が多い油脂は融点が高く室温では固体であり，一方，魚油，大豆油のように多価不飽和脂肪酸が多い油脂は融点が低く液体である．

　グリセロールに結合した脂肪酸の数が 2 分子，1 分子のものをそれぞれ**ジアシルグリセロール，モノアシルグリセロール**といい，天然には少ない[3]．

b. ろう（ワックス）とステロールエステル
　ろうは脂肪酸と一価アルコールのエステルで，動植物の表皮脂質などに含まれるが，食用としては重要ではない．**ステロールエステル**はステロール骨格の 3 位のヒドロキシ基（−OH）に脂肪酸がエステル結合したものである（図7・7参照）．

*3 モノアシルグリセロールは乳化性に優れ，食品添加物の乳化剤として利用される．

表7・3　おもな油脂類の融点と，おもな脂肪酸組成 a)

植物性油脂は不飽和脂肪酸を多く含む

油脂類	融点〔℃〕	脂肪酸（%）†1			飽和脂肪酸〔g/100g〕†2								不飽和脂肪酸〔g/100g〕†2						
		飽和	不飽和 一価	不飽和 多価	4:0	6:0	8:0	10:0	12:0	14:0	16:0	18:0	16:1	18:1†3	18:2 n-6	18:3 n-3	20:4 n-6	20:5 n-3	22:6 n-3
大豆油	-7~-8	16.0	23.8	60.1						0.1	10.6	4.3	0.1	23.5	53.5	6.6			
ナタネ油（低エルカ酸†4）	-12~0	7.6	64.4	28.0					0.1	0.1	4.3	2.0	0.2	62.7	19.9	8.1			
トウモロコシ油	-15~-10	14.1	30.2	55.7							11.3	2.0	0.1	29.8	54.9	0.8			
ゴマ油	-6~-3	16.0	40.1	43.9							9.4	5.8	0.1	39.8	43.6	0.3			
サフラワー油（高オレイン酸）	-5	7.8	77.7	14.5						0.1	4.7	2.0	0.1	77.1	14.2	0.2			
サフラワー油（高リノール酸）	-5	10.0	14.0	76.0						0.1	6.8	2.4	0.1	13.5	75.7	0.2			
オリーブ油	0~6	14.1	78.3	7.7							10.4	3.1	0.7	77.3	7.0	0.6			
綿実油	-6~4	22.8	18.9	58.3						0.6	19.2	2.4	0.5	18.2	57.9	0.4			
パーム油	27~50	50.7	39.5	9.9					0.5	1.1	44.0	4.4	0.2	39.2	9.7	0.2			
アマニ油†5	-16~-25	8.5	16.7	74.8							4.8	3.3	0.1	15.9	15.2	59.5			
エゴマ油†5	-12	8.0	17.8	74.2							5.9	2.0	0.1	16.8	12.9	61.3			
有塩バター	20~30	71.5	25.5	3.0	3.8	2.4	1.4	3.0	3.6	11.7	31.8	10.8	1.6	22.2	2.4	0.4	0.2		
ラード（豚脂）	33~46	42.4	47.0	10.6				0.1	0.2	1.7	25.1	14.4	2.5	43.2	9.6	0.5	0.1		
牛脂	40~50	45.8	50.2	4.0					0.1	2.5	26.1	15.7	3.0	45.5	3.7	0.2			
マイワシ	約-4	36.7	26.8	36.5					0.1	6.7	22.4	5.0	5.9	15.1	1.3	0.9	1.5	11.2	12.6
マサバ	約-4	37.3	41.0	21.7					0.1	4.0	24.0	6.7	5.3	27.0	1.1	0.6	1.5	5.7	7.9
マダラ	-0.5~0	24.4	20.8	54.8						1.1	18.5	4.4	1.9	15.4	0.7	0.3	2.9	17.3	31.0
マーガリン†5		30.6	52.2	17.2			0.1	0.5	0.5	4.8	2.3	15.1	6.4	0.1	50.6	15.7	1.6			
ファットスプレッド†5		33.4	33.9	32.7			0.6	0.6	7.9	2.8	13.3	7.3	0.1	32.1	29.9	2.8			

酪酸などの短鎖脂肪酸や中鎖脂肪酸を多く含む

動物性油脂は飽和脂肪酸を多く含む

魚油はEPA（20:5），DHA（22:6）などの多価不飽和脂肪酸を含んでいる

a) 日本食品標準成分表2020年版 脂肪酸成分表編より．
†1 脂肪酸総量に対する割合（%）．　†2 各脂肪酸は脂肪酸総量100g当たりの脂肪酸量〔g〕．
†3 五訂増補成分表まではオレイン酸として表示された異性体を含んだ量．
†4 エルカ酸含量の低いナタネ油（表23・1参照）．　†5 18:1はオレイン酸のみ．

7・1・3　複合脂質

a. リン脂質　　リン脂質はアルコールにリン酸，脂肪酸などが結合した脂質であり，アルコールの種類により**グリセロリン脂質**と**スフィンゴリン脂質**に分けられる（図7・5）．

特に食品成分として重要なのは，グリセロールの2個のヒドロキシ基に脂肪酸が結合し，残りの1個にリン酸とさらに窒素を含む塩基などが結合したグリセロリン脂質である．スフィンゴリン脂質は動物性食品に含まれる．リン脂質は，脂肪酸部分が疎水的な性質，リン酸と塩基が結合した部分は親水的な性質を分子内にもつ（両親媒性）．リン脂質は両方の性質をもつことにより，生体では生体膜の構造，機能に寄与し，食品では天然の乳化剤として用いられている．大豆，卵黄に多く含まれている**ホスファチジルコリン（レシチン）**は乳化性に優れているため，マーガリン，ホイップクリームなどの乳化剤として広く使用されている．またマヨネーズは卵黄中のホスファチジルコリン（レシチン）の乳化性を利用している．

b. 糖脂質　　主要な糖脂質はアルコールに糖，脂肪酸が結合した脂質であり，アルコールの種類により**グリセロ糖脂質**（植物組織に多い）と**スフィンゴ糖脂質**（動物組織に多い）に分けられる（図7・6）．糖はガラクトース，グルコースなどの単糖，またはオリゴ糖の状態でグリコシド結合している．

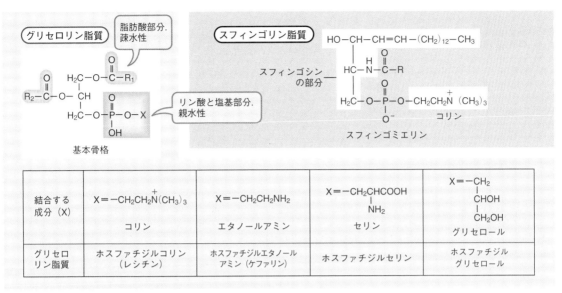

図7・5　代表的なリン脂質の構造（R：脂肪酸の炭化水素鎖部分）

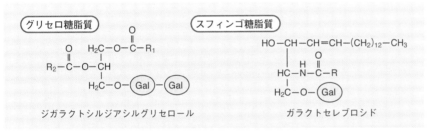

図7・6　代表的な糖脂質の構造（R：脂肪酸の炭化水素鎖部分，Gal：ガラクトース）

7・1・4　誘導脂質およびその他の脂質

　誘導脂質は主として単純脂質から誘導されてできるものであり，すでに述べた脂肪酸以外に，ステロール，脂肪族アルコールがある．その他の脂質としては，炭化水素，脂溶性ビタミン，脂溶性色素がある．炭化水素の一種であるスクアレンはサメの肝油中に多く含まれる．脂溶性ビタミンと脂溶性色素については，それぞれ§8・3と§10・1で詳述する．

　a. ステロール　　ステロールはステロール骨格の17位に炭化水素鎖が結合したもので，3位のヒドロキシ基に脂肪酸がエステル結合しているもの（ステロールエステル）もある（図7・7）．動物のおもなステロールは**コレステロール**であり，多く含まれる食品を表7・4に示した．動物体内ではコレステロールから胆汁酸，ステロイドホルモン，ビタミンDなどが合成されるため必要なものであるが，血中コレステロール濃度が高いと動脈硬化の原因となる*．植物には**β-シトステロール**，カンペステロール，スチグマステロールなどがある．植物ステロールは血中コレステロール濃度を低下させることが知られている．シイタケには**エルゴステロール**（プロビタミンD_2）があり，紫外線照射が引き金となってビタミンD_2となる．

　b. 脂肪族アルコール　　脂肪族アルコールはおもにろうの構成成分であるが，量は多くないが広く動植物油脂にも含まれている．

＊　血液中のコレステロールはタンパク質と結合したリポタンパク質として存在する．成人健常者では血液中のコレステロールの60～70%はLDL（低密度リポタンパク質）として肝臓から末梢組織へ運ばれる．したがって，LDLが血中に大量にあると動脈硬化，虚血性心疾患，脳梗塞などを発症するリスクが高くなる．一方，HDL（高密度リポタンパク質）は末梢組織から余分なコレステロールを肝臓へと運ぶため，動脈硬化などを予防する働きがある．

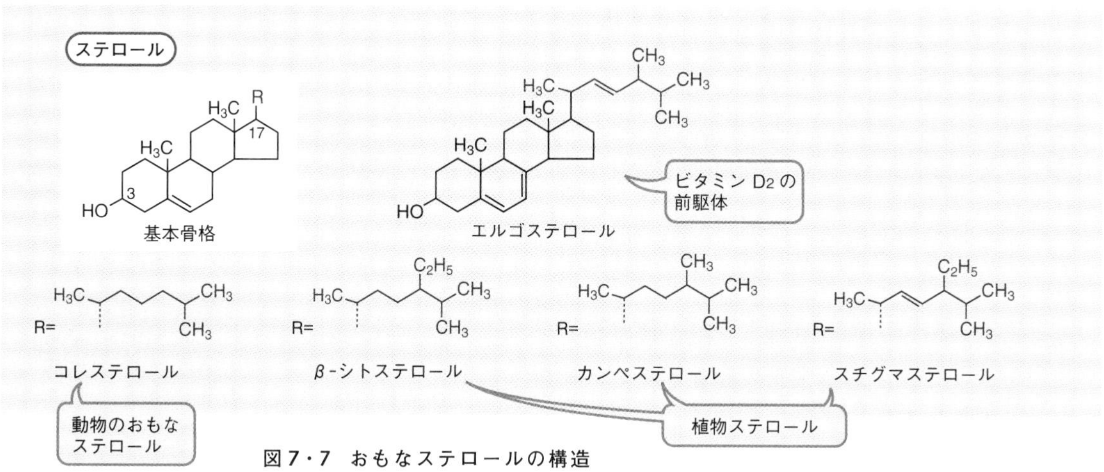

図7・7　おもなステロールの構造

表7・4　コレステロールを多く含むおもな食品[a]

食　品	含有量〔mg/100g〕	食　品	含有量〔mg/100g〕
鶏卵(卵黄，生)	1200	するめ	980
ピータン	680	さば節	300
キャビア(塩蔵)	500	カラフトシシャモ(生干し)	290
イクラ	480		
鶏卵(全卵，生)	370	スルメイカ (生)	250
だし巻き卵	330	ウナギ (生)	230
タラコ(生)	350	ウルメイワシ(丸干し)	220
生ウニ	290		
かずのこ(塩蔵)	230	シュークリーム	200
アンコウ(肝，生)	560	有塩バター	210
鶏肝臓 (生)	370		
牛肝臓 (生)	240		

卵や肝臓はコレステロールを多く含む

a) 日本食品標準成分表 2020 年版より.

■ 7・2　油脂（脂質）の性質

7・2・1　物理的性質

a. 比重，屈折率　　比重はトリアシルグリセロールの脂肪酸組成により変化する．構成脂肪酸の分子量が増加すると小さくなり，不飽和脂肪酸，ヒドロキシ脂肪酸の量が増えると大きくなる．天然油脂の比重は 15 ℃ で 0.91〜0.95 の範囲にある．屈折率は長鎖脂肪酸，不飽和脂肪酸，ヒドロキシ脂肪酸が多いほど値は高くなる．また油脂の酸化劣化により屈折率は高くなる．

b. 融　点　　不飽和脂肪酸よりも飽和脂肪酸，炭素数の少ない脂肪酸よりも多い脂肪酸を含む油脂の方が**融点**が高い．液体油脂中の不飽和脂肪酸の二重結合の一部を水素添加すると融点が上がる*．これは硬化油といい，マーガリン，ファットスプレッド，ショートニングの原料となる．油脂の融点は，構成脂肪酸が同じでもグリセロールに結合している脂肪酸の配置によっても異なる．

c. 発　煙　点　　発煙点は空気存在下での油脂の加熱安定性を示すものの一つ

* 水素添加による油脂の融点の変化

オレイン酸（18：1）
融点：約 15 ℃

←水素添加

ステアリン酸（18：0）
融点：約 70 ℃

で，遊離脂肪酸，不けん化物，モノアシルグリセロール，乳化剤などが油脂に含まれると発煙点が低下する．また，通常は200℃以上であるが，加熱により酸化が進行すると値が低下するため，厚生労働省の通知で，フライに使用する油脂の発煙点が170℃未満となった油は新しい油脂と交換することが決められている．

7・2・2 化学的性質

a. けん化価　油脂1gをけん化（加水分解）するのに必要な水酸化カリウムのmg数で表し，鎖長の短い脂肪酸を多く含む油脂はけん化価が高くなる．けん化価から，油脂（トリアシルグリセロール）の分子量，油脂から得られる脂肪酸の平均分子量と収量，グリセロールの収量が計算できる．

b. ヨウ素価　油脂100gに付加されるヨウ素のg数で表した値であり，ヨウ素は二重結合に付加するため構成脂肪酸の不飽和度を示す．

c. 酸　価　油脂1g中に含まれる遊離脂肪酸を中和するのに必要な水酸化カリウムのmg数で表す．新しい油脂の酸価は低いが，貯蔵，加工，酸敗などにより遊離脂肪酸が生成すると酸価が高くなる[*1, *2]．

d. 過酸化物価　油脂1kg中の過酸化物によりヨウ化カリウムから遊離されるヨウ素量のミリ当量数で表す．油脂の酸化初期に生成してくる過酸化物量を測定するため，特に油脂の初期酸化程度を知ることができる[*2]．

e. カルボニル価　油脂1kg中のカルボニル化合物のミリ当量数で表す．油脂の酸化が進行すると，一次酸化生成物である過酸化物が分解して，カルボニル化合物を含む二次酸化生成物ができる．

f. チオバルビツール酸反応物量　過酸化物が分解して生成してくるマロンジアルデヒドなどがチオバルビツール酸（TBA）と反応して生成する赤色色素の量を測定する．油脂，その他の食品，生体組織の酸化程度の指標として広く用いられている．

7・3　脂質の栄養生理的役割と摂取

a. エネルギー源としての脂質　脂質の消化エネルギーは約9kcal/gであり，単位量当たりのエネルギー値がタンパク質や炭水化物の4kcal/gより高く，効率のよいエネルギー源となる．さらにヒトに必要な脂溶性ビタミンなどの脂溶性成分の吸収にも重要な役割をもつ．しかし，脂質の過剰摂取は肥満，動脈硬化性心疾患，乳がん，大腸がんなどの生活習慣病の原因となる．

b. 必須脂肪酸　脂質に含まれるリノール酸，α-リノレン酸は体内で合成できないため食物からとらなければならない**必須脂肪酸**である．これらの脂肪酸は正常な発育，皮膚および生理機能の維持に必要な成分であるが，特殊な食環境でない限り不足することはない．さらにリノール酸からつくられる $n-6$ 系脂肪酸である**アラキドン酸**や，α-リノレン酸より生成される $n-3$ 系脂肪酸の[エ]**イコサペンタエン酸（EPA）**や**ドコサヘキサエン酸（DHA）**も必須脂肪酸とみなされるようになった（図7・3参照）．

これらの脂肪酸のうちで炭素数20の脂肪酸から[エ]**イコサノイド**といわれる**プロスタグランジン**，**トロンボキサン**，**ロイコトリエン**などの生理活性物質が生成さ

*1 日本農林規格（JAS）では油脂の精製の度合による等級区分ごとに酸価が規定されている．たとえば，精製大豆油は0.2以下，大豆サラダ油は0.15以下であることが決められている．

*2 食品衛生法において，即席めん類の抽出油は酸価3を超え，または過酸化物価30を超えないことの規格がある．油菓子（油脂分10%以上）は酸価3を超え，かつ過酸化物価30を超えないこと，ならびに酸価5を超え，または過酸化物価50を超えないことと定められている．

過酸化物：ヒドロペルオキシド

れる（図7・8）．$n-6$系のアラキドン酸から生成される［エ］イコサノイドと$n-3$系列の［エ］イコサペンタエン酸から生成される［エ］イコサノイドは互いに血小板凝集と凝集抑制，血管収縮と拡張，気管支収縮と弛緩など，拮抗する作用をもっている．このバランスが悪くなると，高血圧，動脈硬化症，心筋梗塞などを発症する原因ともなる．$n-3$系のドコサヘキサエン酸は血中中性脂肪および血中コレステロール低下作用に加え，近年では認知機能の一部である記憶力の維持，関節の動きのサポート，といった新たな機能が報告されている．

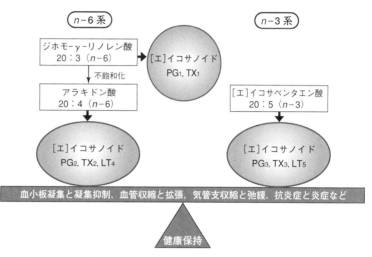

図7・8　$n-6$系と$n-3$系の脂肪酸から［エ］イコサノイドの生成
（PG：プロスタグランジン，TX：トロンボキサン，LT：ロイコトリエン）

7・4　注目されている脂質の機能性

　炭素数が8～10個の**中鎖脂肪酸**を含む油を食事の中でとると，通常の植物油をとるよりも体脂肪率，腹部脂肪面積，体重の減少が認められたことから，中鎖脂肪酸を含む食用油は体に脂肪がつきにくい油として特定保健用食品に認可されている．また特定保健用食品には，食事中のコレステロールの吸収を抑えて，血中コレステロールを下げる働きのある**植物ステロール**（β-シトステロールなど）を添加した食用油やマーガリンがある．

　共役リノール酸[*1]は体脂肪を分解，燃焼する働きがあるといわれ，共役リノール酸を組込んだトリグリセリド（食用油）はクッキーなどの加工食品で利用が広がっている．

　米油には抗酸化性を示すγ-オリザノール[*2]が含まれ，また血中コレステロールを下げる植物ステロールも多く含まれるため，保健機能活性の高い油として注目されている．

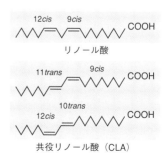

共役リノール酸（CLA）

*1　リノール酸の異性体である共役リノール酸は，単結合を挟んで9位にシス（または10位にトランス），11位にトランス（または12位にシス）配置の二重結合（共役）がある脂肪酸で，乳製品や牛肉にわずかに含まれる．

*2　γ-オリザノールはポリフェノールの一種で，米油特有の成分である．

ビタミン

8・1 ビタミンの発見と生理的意義

　ビタミンは，タンパク質，炭水化物，脂質などの栄養素が体内でその機能を十分に発揮できるように，補助的に微量で働く必須の栄養素である．ビタミンは体内で合成されないか，また合成されたとしてもごくわずかであるために，必ず食物からとらなければならない．

　ビタミン欠乏症の最初の対策法の発見は，1700年代の大航海時代のことである．長期の航海で船乗りがかかった壊血病の予防として，当時，原因はわからなかったが，レモンやライムが有効であることをスコットランドの船医 J. Lind が発見した．19世紀の終わり，1897年にオランダの C. Eijkman が脚気様症状の鶏に米ぬかを与えると治ることを証明したのが本格的なビタミン研究の始まりといえる．日本の鈴木梅太郎とポーランドの C. Funk が米ぬかから抗脚気因子を取出した．その後の研究で，1935年にオランダの B. Jansen らは抗脚気因子であるビタミン B_1 の結晶を得た．

　ビタミン B_1 の発見前後から，さまざまな働きをもつ各種ビタミンが発見された．ビタミンは発見順と生理作用に基づいて，アルファベット A，B，C，……で名づけられた．しかしビタミン研究が進むにつれて，ビタミンの化学構造が明らかになり，それらの生理作用もより詳しくわかってきたため，たとえばビタミン B_1 と B_2 のように同じアルファベットでも構造や生理作用が異なるものがあり，混乱しやすいので現在はなるべく化合物名でよぶようになった．

　主要なビタミンは，水溶性のものが9種類，脂溶性のものが4種類ある．

8・2 水溶性ビタミン

　水溶性ビタミンは水に溶けやすいビタミンである*．水溶性ビタミンのうち B_1，B_2，ナイアシン，B_6，B_{12}，葉酸，パントテン酸，ビオチンの8種をビタミンB群とよぶ．B群のビタミンはいずれも補酵素として機能することが明らかであるが，欠乏症との関連については不明なものが多い．ビタミンB群以外の水溶性ビタミンとしてビタミンCがあり，補因子として機能する．

8・2・1　ビタミン B_1（チアミン）

　食品に含まれる**ビタミン B_1** は，チアミンにリン酸がエステル結合しているチアミンリン酸エステルがおもなものである（図8・1）．エステル型のビタミン B_1 は消

ビタミン: 初めに窒素を含んだ成分が見つかったことから，生命に必要なアミンという意味で，vital amine からビタミンと名づけられた．

壊血病: ビタミンCの欠乏による病気．野菜や果物が不足する船の上で多発した．

脚気: ビタミン B_1 の欠乏による病気．栄養状態の悪い時代には脚気で死ぬ人も多かった．

* 余分な水溶性ビタミンは尿中に溶けて排出されるので水溶性ビタミンによる過剰症はあまりない．

補酵素: 酵素のタンパク質部分との結合が弱く，可逆的解離平衡の状態にある酵素の補欠因子として働く有機化合物

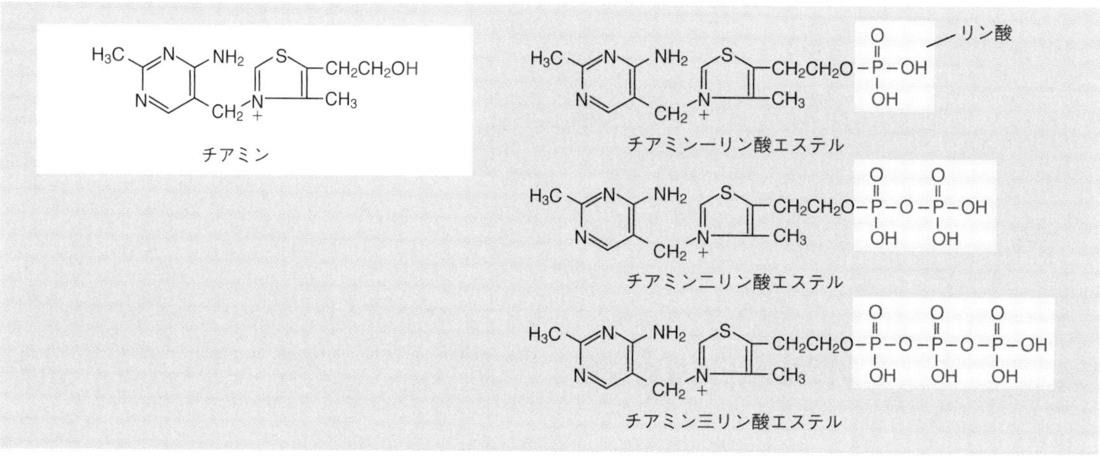

図8・1 ビタミン B_1 とそのリン酸エステルの構造

化管内にてチアミンになってから吸収されるが，体内で再びリン酸エステル化される．チアミン二リン酸は糖代謝酵素の補酵素として働く．糖代謝はエネルギーの生産機構であり，中枢神経や末梢神経の働きを正常に保つ作用があるので，ビタミン B_1 はヒトの正常な発育や神経の機能維持に必要である．

（欠乏症）脚気，中枢神経障害のウェルニッケ脳症がある．

（食品）ビタミン B_1 を多く含む食品は，強化米，米ぬか，酵母（乾燥），小麦胚芽，ゴマ，ボンレスハム，落花生，豚肉，きな粉，玄米などである．玄米を精白すると B_1 はかなり失われる[*1]ので，精白米に B_1 と B_2 を固着させた強化米が市販されている．B_1 はニンニクに含まれるアリシン[*2]と結合してアリチアミンとなり，腸管からの吸収がよくなる．

（安定性）水溶性であるため，B_1 は調理・加工時の煮汁やゆで汁中に移行しやすい[*3]．この煮汁などを利用しなければ損失となる．酸性溶液や光には安定であるが，アルカリ性溶液中や熱には不安定である．貝類，淡水魚の内臓，ワラビ，ゼンマイなどには B_1 を分解する酵素チアミナーゼ（別名アノイリナーゼ）が存在するが，加熱やあく抜きなどの処理により酵素が失活するので，通常の食生活では影響がない．

8・2・2 ビタミン B_2 （リボフラビン）

ビタミン B_2 には，リボフラビン，リボフラビンにリン酸が一つ結合しているフラビンモノヌクレオチド（FMN），リボフラビンとアデニンがリン酸を二つ介して結合しているフラビンアデニンジヌクレオチド（FAD）があり，食品には FAD が多く含まれる（図8・2）．FMN と FAD は吸収されるときにリボフラビンとなるが，体内で再び FMN や FAD に変えられる．FMN と FAD は多様な酸化還元酵素の補酵素として働き，ビタミン B_2 は正常発育に必要なビタミンといわれる．

（欠乏症）口角炎，眼膜炎，脂漏性皮膚炎など．

（食品）ビタミン B_2 を多く含む食品は，酵母（乾燥），レバー，脱脂粉乳，干しシイタケ，アーモンド，ドジョウ，小麦胚芽，糸引き納豆，イワシ丸干しなど．

（安定性）ビタミン B_2 は熱には安定であるが，光やアルカリで分解されやすいので，食品の保存方法や重曹処理に注意をはらわなければならない．

*1 江戸では白米がふつうだったので脚気になる人が多かった．

*2 アリシンの構造は図10・25 参照．

*3 一般に水溶性ビタミンは，調理や加工したときの煮汁などへの移行による損失が大きい．

FMN（flavin mononucleotide）：フラビンモノヌクレオチド

FAD（flavin adenine dinucleotide）：フラビンアデニンジヌクレオチド

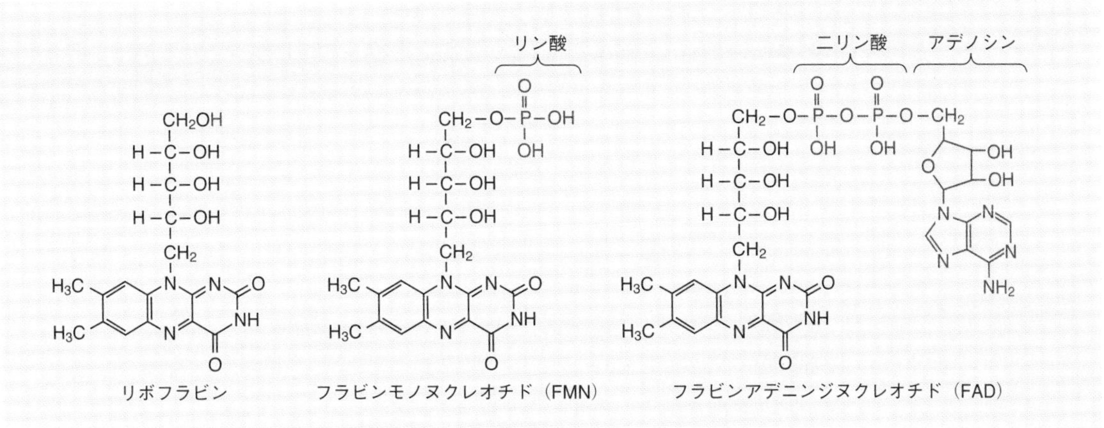

図 8・2　ビタミン B$_2$（リボフラビン，FMN，FAD）の構造

8・2・3　ナイアシン

　ナイアシンは，一般には**ニコチンアミドとニコチン酸**を合わせた総称であり，これらは生体内で NAD および NAD にリン酸が結合した NADP となり，さまざまな酸化還元酵素の補酵素としての役割を果たしている．ナイアシンは生体内でトリプトファンから合成されるが，十分な量ではないので，食物からとらなければならない*．動物性食品にはニコチンアミドと NAD が，植物性食品にはニコチン酸と NAD が含まれ，新鮮な食品には NAD が多い（図 8・3）．食品中の NAD は小腸内でニコチンアミドに分解されて吸収され，体内にて NAD に再び合成される．

　欠乏症　ペラグラがあり，皮膚炎，下痢，口内炎，けいれんなどの神経障害，精神異常などをひき起こす．

　食品　ナイアシン成分を多く含む食品は，なまり節，酵母（乾燥），米ぬか，カツオ，干しシイタケ，落花生，イワシ丸干し，カツオ缶詰，レバー，タラコなどがある．

　安定性　ナイアシンは熱，酸，アルカリ，光に強く，酸化されにくい安定なビタミンであるが，水溶性であるため調理時の煮汁などへの損失に注意しなければならない．

NAD（nicotinamide adenine dinucleotide）：ニコチンアミドアデニンジヌクレオチド

NADP（nicotinamide adenine dinucleotide phosphate）：ニコチンアミドアデニンジヌクレオチドリン酸

* 食品成分表 2020 年版（八訂）により項目にナイアシン当量が追加された．ナイアシン当量（mgNE）＝ナイアシン（mg）＋1／10 トリプトファン（mg）

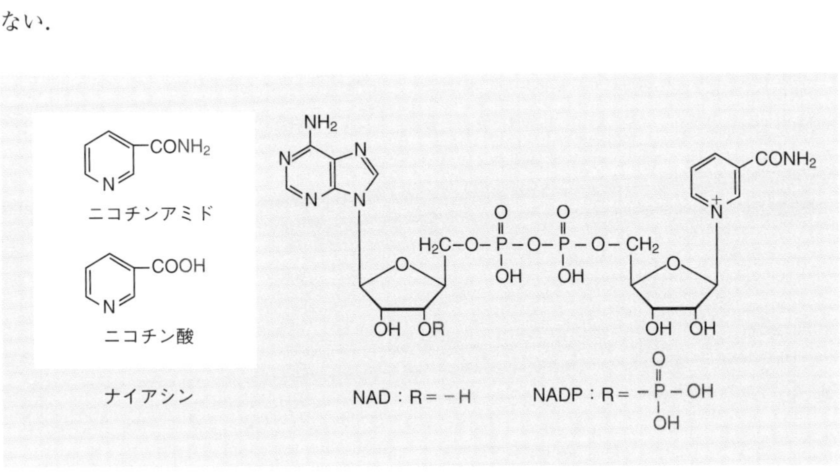

図 8・3　ナイアシンと NAD（P）の構造

8・2・4　ビタミン B6（ピリドキシン）

　ビタミン B6 は，ピリドキシン，ピリドキサール，ピリドキサミンの3種と，それらのリン酸エステルを含む合計6種がある（図8・4）．これら6種のビタミン B6 は生体内で酵素の働きによって互いに変換される．動物性食品にはピリドキサールとピリドキサールリン酸が，植物性食品ではピリドキシンとピリドキシンリン酸が多く含まれる．リン酸エステルは消化管内にてリン酸部分が加水分解されてから吸収されるが，体内にて再びピリドキサールリン酸になり，これはアミノ酸代謝などにかかわる酵素の補酵素として作用する．

　欠乏症　皮膚炎，けいれん，貧血，動脈硬化，脂肪肝などがある．

　食品　ビタミン B6 を多く含む食品は，ニンニク，ギンナン，ピスタチオ，マグロ，レバー，カツオ，ゴマ，きな粉などである．

　安定性　酸性溶液で安定であるが，光で分解しやすい．

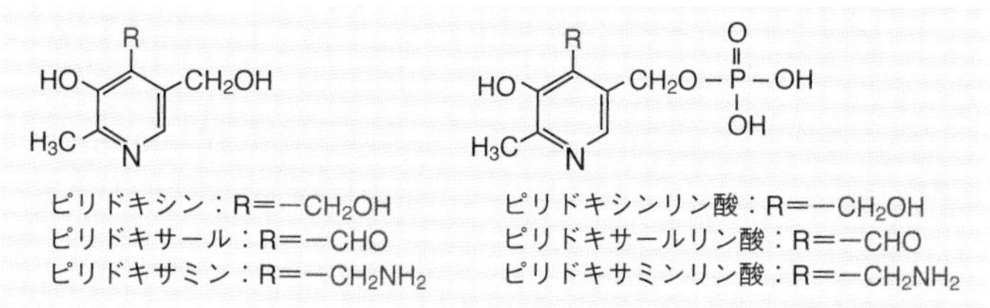

ピリドキシン：R＝—CH₂OH　　　ピリドキシンリン酸：R＝—CH₂OH
ピリドキサール：R＝—CHO　　　ピリドキサールリン酸：R＝—CHO
ピリドキサミン：R＝—CH₂NH₂　　ピリドキサミンリン酸：R＝—CH₂NH₂

図8・4　ビタミン B6 の構造

8・2・5　ビタミン B12（コバラミン）

　ビタミン B12 は複雑な構造をもった化合物群のことで，コリン環の中心に1個のコバルト原子を配位した共通構造をもつものである．ビタミン B12 は補酵素の成分として水素やメチル基転移を伴う酵素反応に関与している．

　欠乏症　葉酸の不足を伴うことにより巨赤芽球性貧血が起こる．

　食品　ビタミン B12 を多く含む食品は，アマノリ，アオノリ以外は動物性食品であり，シジミ，アサリ，レバー，カキ，イカ，タラコ，魚類などである．

　安定性　熱には強いが，アルカリ溶液で加熱すると分解する．

水素転移酵素：メチルマロニル-CoA ムターゼ，グルタミン酸ムターゼなど．

巨赤芽球性貧血：骨髄中に大型の巨赤芽球とよばれる細胞がみられ，正常赤血球への造血が不良となる貧血．

8・2・6　葉　　酸

　食品に含まれる**葉酸**は 5,6,7,8-テトラヒドロ葉酸とその誘導体である（図8・5）．葉酸は体内に吸収されると補酵素型の葉酸となり，核酸塩基，アミノ酸，タンパク質などの生合成に関する酵素の補酵素として働く．

　欠乏症　欠乏症としては，巨赤芽球性貧血が知られている．また，成長や妊娠の

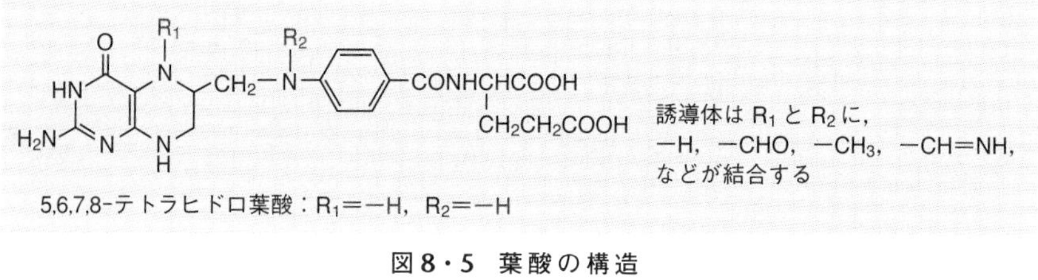

補酵素型葉酸：5-メチルテトラヒドロプテロイルグルタミン酸がその一つ．

5,6,7,8-テトラヒドロ葉酸：R₁＝—H，R₂＝—H

誘導体は R₁ と R₂ に，
—H，—CHO，—CH₃，—CH＝NH，
などが結合する

図8・5　葉酸の構造

正常な維持にも必要とされる[*1]．通常の食生活では不足することはないが，妊娠中　　*1 §8・4・2欄外参照．
の女性では欠乏がみられることがある．

食品　葉酸を多く含む食品は，レバー，小麦胚芽，枝豆，カラシナ，ニガウリ，
ブロッコリー，ホウレンソウなどである．

安定性　光，熱，空気酸化に対して不安定であり，容易に分解する．

8・2・7　パントテン酸

食品中の**パントテン酸**は**補酵素A**（コエンザイムA）の構成成分として存在して
いるものが多い（図8・6）．消化管内にてパントテン酸やパンテテインにまで分解
されて吸収され，体内で補酵素型の補酵素Aなどになる．糖代謝や脂肪酸代謝にか
かわる酵素の補酵素として働く．

欠乏症　パントテン酸は動植物食品に広く含まれ，通常の食事をしていれば不足
することはないが，不足すると，体重減少，皮膚炎，脱毛が起こる．

食品　パントテン酸を多く含む食品は，レバー，糸引き納豆，卵，きな粉，落
花生，アボカド，干しシイタケ，子持ちガレイなどである．

安定性　酸，アルカリ，熱では分解しやすく，中性付近では安定である．

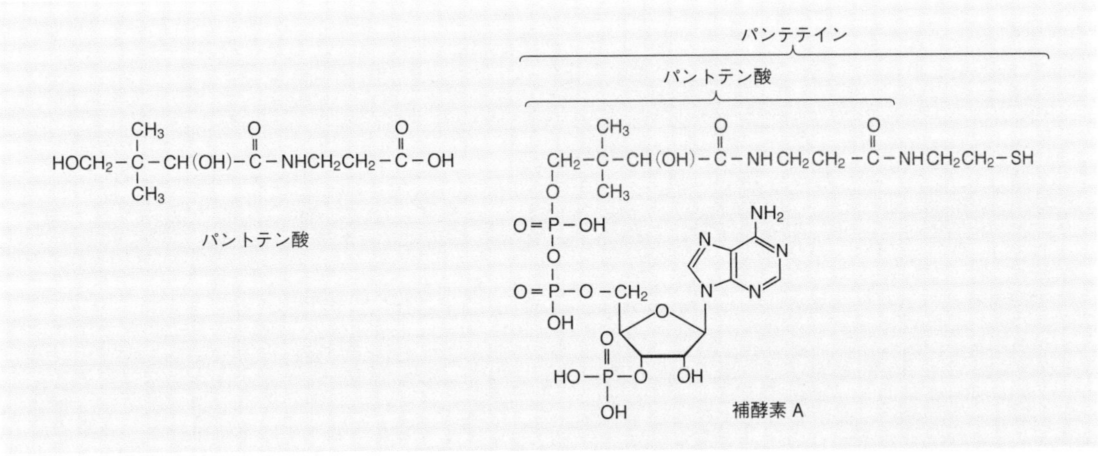

図8・6　パントテン酸と補酵素Aの構造

8・2・8　ビオチン

食品に含まれる**ビオチン**はタンパク質のリシンに結合したものが多い（図8・7）．
この結合型ビオチンは消化管内にて遊離のビオチンとなって吸収される[*2]．体内に
て再びタンパク質と結合して，糖新生，脂肪酸合成，アミノ酸代謝にかかわる酵素
の補酵素として働く．

欠乏症　ビオチンは動植物性食品に広く含まれ，ま
た腸内細菌で合成されるため，欠乏症はほとんどみられ
ない．欠乏したときには，皮膚炎，脱毛，神経障害など
がみられる．

食品　ビオチンを多く含む食品は，レバー，落花生，
トウモロコシ，カリフラワーなどである．

安定性　熱，光，酸，アルカリに対して安定である．

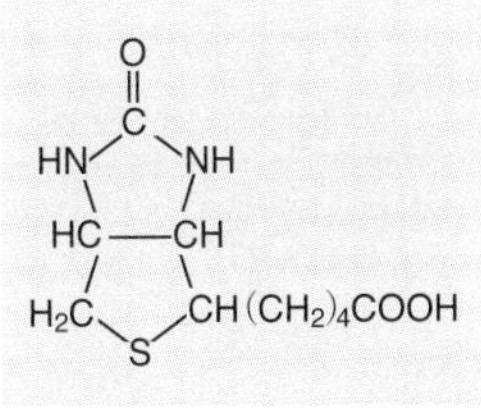

*2 卵白にはビオチンと強
く結合するアビジンという
タンパク質が含まれる．あ
まりにも大量の生卵を食べ
るとビオチン欠乏になるこ
とがある．

図8・7　ビオチンの構造

8・2・9 ビタミンC（アスコルビン酸）

水溶性ビタミンでB群に属さないのが**ビタミンC**である．ビタミンCには還元型（**アスコルビン酸**）と酸化型（**デヒドロアスコルビン酸**）がある（図8・8）．これらは，コラーゲンやカテコールアミンの生合成，チロシン代謝，ほかにもニトロソアミンの生成抑制，生体異物の解毒などにも関与する．また，アスコルビン酸は3価の鉄を還元して鉄の吸収を助ける作用をもつ．

アスコルビン酸には強い還元性があり，油脂やビタミンAなどの酸化防止剤として利用される．そのほか，肉製品の発色の際の還元剤や，褐変反応による変色防止など，食品加工上，重要な役割をもっている．

欠乏症　ビタミンCの欠乏症としてよく知られているのは，疲労感や関節痛，歯ぐきの出血症状がみられる壊血病である．

食品　ビタミンCを多く含む食品は，果実類，野菜類，緑茶など．

安定性　ビタミンCは，熱，光，アルカリ性において酸化などの変化を受けやすく，調理による損失が大きい．また，キュウリ，カボチャ，ニンジンなどの野菜には，アスコルビン酸を酸化するアスコルビン酸オキシダーゼが含まれる．この酵素は，組織が破壊されて空気中の酸素に触れると活性化されるので，野菜ジュースなどで生のニンジンを加えるとアスコルビン酸が酸化されデヒドロアスコルビン酸となる*．

カテコールアミン: 各臓器に対しての神経伝達物質で，カテコール核の側鎖にアミノ基をもつ物質の総称．アドレナリン，ノルアドレナリンなどがある．

ニトロソアミン: 第二級アミンと亜硝酸とが反応してできる発がん物質．§14・1参照．

*　§19・5・3bの欄外参照．

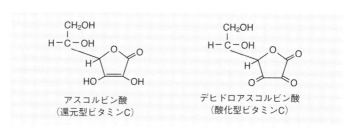

アスコルビン酸　　　　　　　　　デヒドロアスコルビン酸
（還元型ビタミンC）　　　　　　　（酸化型ビタミンC）

図8・8　ビタミンCの構造

8・3　脂溶性ビタミン

脂溶性ビタミンは，ビタミンA，D，E，Kの4種類があり，水には溶けず，油脂や脂肪に溶けやすいビタミンである．体内に蓄積されるので摂取しすぎると過剰症をひき起こすものもある．

8・3・1　ビタミンA（レチノール）

ビタミンAはレチノールと同様な生理作用をもつ化合物の総称であり，主要なものとしては**レチノール，レチナール，レチノイン酸**がある（図8・9）．体内にてレチノールに変えられるものを**プロビタミンA**といい，これは*β*-**カロテン**が主であるが，そのほかにα-カロテン，クリプトキサンチンがある（図8・9）．ビタミンAは，視覚色素（ロドプシン）の形成，成長促進作用，皮膚・角膜などの角化防止などの生理作用をもつ．

欠乏・過剰　欠乏症としては，夜盲症，皮膚や粘膜上皮の角化，感染症に対する抵抗性の低下などがある．一方，過剰症も知られており，脳圧亢進，脱毛，筋肉痛などがある．プロビタミンAの*β*-カロテンは必要に応じて体内でビタミンAに変

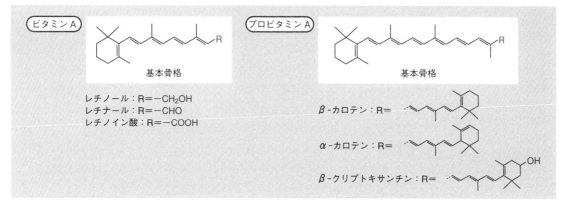

図8・9　ビタミンAとプロビタミンAの構造

えられるため，多くとっても過剰症は起こらない．

食品　ビタミンA（レチノール）を含む食品は動物性食品であり，ウナギ，レバー，バター，チーズ，卵黄などに多い．β-カロテンなどのプロビタミンAを含む食品は植物性食品であり，ニンジン，カボチャ，ホウレンソウなどの緑黄色野菜，ノリ，アンズ，ウンシュウミカンなどに多い．プロビタミンAの体内への吸収率は低いが，油脂とともにとると吸収率が向上するので，調理上の工夫が必要である．

安定性　空気中で速やかに酸化され，特に光と熱の存在下でいっそう不安定になる．食品中の油脂が酸化されるとビタミンAも急速に酸化される．

8・3・2　ビタミンD（カルシフェロール）

　食品中の**ビタミンD**は，きのこ類*に含まれるビタミンD_2（エルゴカルシフェロール）と魚類，卵類などに含まれるビタミンD_3（コレカルシフェロール）がある（図8・10）．ビタミンD_3はヒトの体内でもつくられる．食物からとられたビタミンDと体内でつくられたD_3は，活性型ビタミンDとなり，体内のカルシウムとリンの恒常性を維持する働きをもつ．

*　きのこ類に含まれるエルゴステロールと動物組織にある7-デヒドロコレステロールは紫外線照射により，それぞれD_2とD_3になる．たとえば，人工乾燥されている干しシイタケに紫外線を当てるとビタミンD_2が増える．

活性型ビタミンD:
1α，25-ジヒドロキシビタミンD

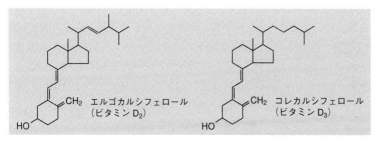

図8・10　ビタミンDの構造

欠乏・過剰　欠乏症としては，小さな子どもではくる病，成人では骨軟化症がある．過剰症としては，高カルシウム血症，腎障害，軟組織の石灰化などがある．

食品　ビタミンDを多く含む食品は，キクラゲ（乾），クロカジキ，カワハギ，イクラ，干しシイタケなどである．

安定性　熱に対して安定で，酸化もされにくく，調理・加工に対して比較的安定である．

8・3・3　ビタミンE（トコフェロール）

ビタミンE活性の比較:
　α-トコフェロール:100
　β-トコフェロール: 40
　γ-トコフェロール: 10
　δ-トコフェロール: 1

*1 ビタミンEの抗酸化作用については§12・8参照.

　ビタミンEは4種類のトコフェロールが知られ，そのなかでビタミンE活性が高いのは**α-トコフェロール**である（図8・11）．ビタミンEは抗酸化ビタミンともよばれ，生体内で主として不飽和脂肪酸の過酸化を防ぎ*1，細胞膜脂質や血しょうリポタンパク質を正常に保つ働きをする．このため，ビタミンEは脂質過酸化などが原因となって発症する動脈硬化症，白内障，がんなどを予防する．

欠乏・過剰　通常の食生活では，欠乏症や過剰症は認められない．

食品　ビタミンEを多く含む食品は，植物油，アーモンド，小麦胚芽，マーガリン，マヨネーズ，落花生などである．

安定性　光や過酸化物の存在，アルカリ性の条件下では酸化されやすい．

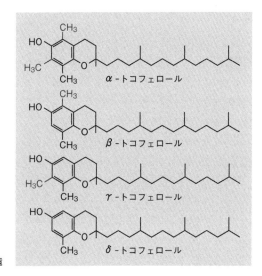

図8・11　ビタミンE の構造

8・3・4　ビタミンK

　ビタミンKは血液凝固に必要とされる抗出血性ビタミンともよばれる．またカルシウム代謝にも関係して骨形成を促す重要な働きがある．食品の中に含まれるビタミンKは，K_1（フィロキノン）とK_2（メナキノン）の2種がある（図8・12）．

欠乏・過剰　欠乏症としては，新生児の出血症がある．通常では，過剰症は認められない．

*2 K_1は緑色野菜，大豆油，海藻類など，K_2は糸引き納豆，鶏卵（卵黄）などに含まれる．またK_2はヒトの腸内細菌により産生されるので，糞便に多量存在する.

*3 血栓症などの血液が凝固しやすい病気治療のために抗凝血薬（ワーファリン）を飲んでいる人は，ビタミンKを多く含む糸引き納豆を食べてはいけない.

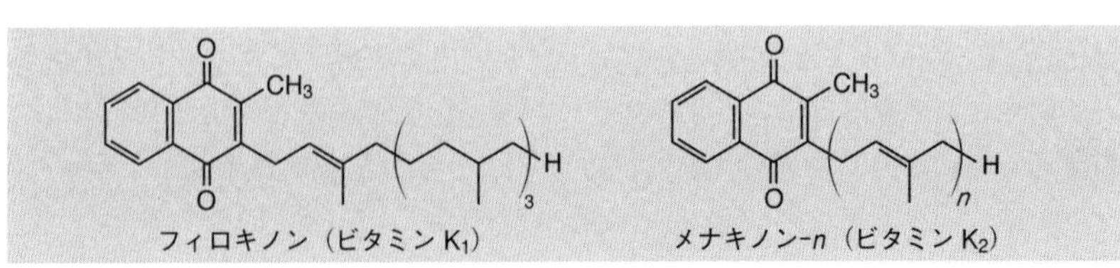

食品　ビタミンKを多く含む食品*2は，糸引き納豆*3のほかに，パセリ，モロヘイヤ，コマツナ，シュンギク，ホウレンソウなどがある．

安定性　熱，空気酸化，薄い酸には安定であるが，光，アルカリに対しては不安定である．

図8・12　ビタミンK の構造　食品に含まれるビタミンK_2は$n=4$のメナキノン-4が多いが，糸引き納豆には$n=7$のメナキノン-7が多い.

8・4　注目されているビタミンの機能性

8・4・1　抗酸化ビタミンと生活習慣病の予防

　ヒトは，酸素で栄養素を燃やしてエネルギーを得たり，外部からの異物を**活性酸素**を使って除去するなど，酸素を利用して生きている．しかし，過剰に生成した活性酸素は正常な生体成分と反応してさまざまな傷害をもたらし，動脈硬化，がんなどいろいろな病気の原因となる．この活性酸素の害を防ぐために，生体内では抗酸化酵素と抗酸化物質を使って活性酸素を不活性化する．

　生体内の抗酸化物質のなかには，**抗酸化ビタミン**であるビタミンC，ビタミンE，β-カロテンがあり，これらは食物からとれる有効な抗酸化物質である．水溶性のビタミンCは細胞質や血漿において，脂溶性のビタミンEやβ-カロテンは細胞膜脂質や血漿リポタンパク質内において，それぞれ活性酸素の不活性化のために働いている．喫煙，過度の運動，アルコールの多飲，生体異物の摂取などのように活性酸素が生じやすい生活習慣では，抗酸化ビタミンの摂取が不足しないように気をつけることが必要である．

　動脈硬化症の発症は血漿リポタンパク質の酸化による変性が引き金となることが知られている．ビタミンE投与による研究や疫学研究により，抗酸化ビタミンは動脈硬化症，心疾患などの循環器疾患の予防効果があることが示された．ビタミンCとEの併用投与において，動脈硬化の進展が抑えられるという報告もある．

8・4・2　ビタミンによる疾病の予防

　抗酸化ビタミンは発がんに対する抑制効果が知られており，ニトロソアミンなどの発がん物質の生成を抑えたり，体内での発がん過程を阻止するように働くと考えられている．

　抗酸化ビタミン以外のビタミンによる疾病予防として**葉酸**と**ビタミンK_2**が注目されている．妊娠時における葉酸の十分な摂取は神経管欠損をもった障害児の出生率を低下させる＊．骨代謝に関連しているビタミンK_2は骨粗鬆症の予防および治療薬に使われている．

　ビタミン発見のきっかけとなったビタミン欠乏症は現在ではほとんどみられないが，不適切な食生活を続けると**潜在型ビタミン欠乏症**になることがある．欠乏症とまではいかなくても，各種のビタミンが不足し，たとえば小中学生などでは集中力の低下や精神状態が不安定になるなどの症状をひき起こす．一般に，ビタミンなどの栄養素は食事をきちんととることにより補給すべきであるが，高齢者，不規則でアンバランスな食生活をしている人，生活習慣病が気になる人は，ビタミンを含むサプリメント（栄養機能食品など）を健康保持のために利用するようになってきた．

活性酸素：スーパーオキシド，一重項酸素，ヒドロキシルラジカル，脂質ペルオキシルラジカル，脂質アルコキシルラジカルなどがある．詳細は§12・1を参照．

抗酸化酵素：スーパーオキシドジスムターゼ（SOD），グルタチオンペルオキシダーゼ，カタラーゼなど．

抗酸化物質：血漿中のおもな抗酸化物質は抗酸化ビタミン以外に，尿酸，ビリルビン，ユビキノールなどがある．

疫学研究：おもに人口集団の中の疾病の発生，死亡と社会，生活などとの関連を研究すること．§15・1・2参照．

神経管欠損：二分脊椎，無脳症，脳質ヘルニアなどの障害．

＊　厚生労働省では，妊娠を計画している女性は，食品に加えていわゆる栄養補助食品から1日0.4 mgの葉酸を摂取するよう奨めている．

栄養機能食品：保健機能食品の一つで，通常の食生活における栄養成分の補給のための食品．その栄養成分は13種類のビタミン（B_1，B_2，ナイアシン，B_6，B_{12}，葉酸，パントテン酸，ビオチン，C，A，D，E，K）と6種類の無機質（カルシウム，鉄，マグネシウム，銅，亜鉛，カリウム）とn-3系脂肪酸で，おのおのの配合上限値と下限値が決められている．§2・5・2aおよび§17・2参照．

9 無機質（ミネラル）

9・1 無機質の種類と生理的意義

表9・1 人体中の無機質の存在比

無機質	存在(%)
カルシウム	50.8
リン	29.4
カリウム	6.7
硫黄	5.1
塩素	3.7
ナトリウム	2.9
マグネシウム	1.1
微量元素	
鉄	0.2
その他	0.1

無機質（ミネラル）は，人体に存在する元素のうち，酸素，炭素，水素，窒素を除いた元素の総称である．人体に含まれる無機質は，カルシウム，リン，カリウム，硫黄，塩素，ナトリウム，マグネシウムの7元素（マクロミネラルという）で99%以上を占めている（表9・1）．ついで鉄が多いが，その他の微量に含まれる元素と合わせても0.5%に満たない．このような無機質を**微量元素**（ミクロミネラル）という．人体内の無機質量は体重の約4%であり，人体では合成できないため，食物からとる必要がある．

無機質のおもな生理的役割は，以下の三つである．

1) 骨や歯の構成成分: カルシウム，リン，マグネシウムが骨や歯に固さ，強さを与える．

2) 生体機能の調節: ナトリウム，塩素，カリウム，カルシウム，マグネシウム，リンなどは細胞内外液中にイオンの形で存在し，浸透圧の調節，体液のpH調節，神経の刺激伝達，筋肉の弾性維持などに重要な働きをする．マグネシウム，銅，亜鉛などは，酵素反応を活性化する．

3) 生体有機化合物の構成成分: タンパク質，核酸，ビタミンなどの生体有機化合物の構成成分となる無機質は，リン，硫黄，鉄，ヨウ素，コバルトなどがある．たとえば，リンタンパク質やリン脂質のリン，ヘモグロビンの鉄，ビタミンB_{12}のコバルト，甲状腺ホルモンのヨウ素などがある．

以上のように，無機質は生命活動に必要な各種生理作用，酵素作用，代謝調節作用などにかかわっている．

9・2 無機質の生体内での役割および給源

9・2・1 カルシウム，リン，マグネシウム

a. カルシウム（Ca） 人体の**カルシウム**の99%は骨と歯に，残りは電解質（イオン）として筋肉や血しょう中に存在する．骨はカルシウムの貯蔵庫であり，骨形成と骨吸収を繰返している．成長期では骨形成が骨吸収を上まわっているが，最大骨量に達した後，年齢とともに形成と吸収のバランスが平衡状態の時期を経て，吸収が上まわるようになり，骨量はしだいに減少する（図9・1）．

 欠乏 電解質のカルシウムは血液凝固，筋肉収縮，神経の興奮，免疫機能の維

持など，生体での重要な役割をもつため，カルシウムの摂取量が減るなどの理由で血中のカルシウムイオンが減少すると，それを補給するために骨吸収が起こり，骨量が減少する．長期にわたるカルシウムの摂取量不足，高齢者や閉経後の女性のカルシウム不足は，骨や歯を弱め，**骨粗鬆症**の原因となる．

骨粗鬆症：単位当たりの骨量の減少に伴って，骨がもろくなり，腰背部痛，骨折などを主症状とする疾患．

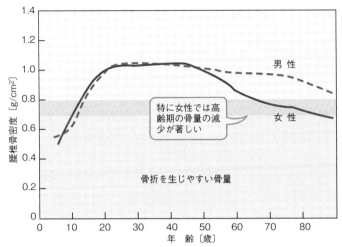

図 9・1　日本人男女の腰椎骨密度［清野佳紀ほか，医学のあゆみ，**170**，1041（1994）より］

吸収率　食物からのカルシウム吸収率は，カルシウム摂取量が多いと低下し，少ないと高くなる．年齢が高くなるにつれて，吸収率は低下する．骨や歯のカルシウムはリン酸カルシウムの形で存在しているため，カルシウムの摂取はリンとのバランスを考える必要がある[*1]．食物からとるカルシウムとリンの比率が，Ca：P ＝ 1：0.5～2 であると吸収利用率が高いといわれている．また食品により吸収率が異なり，牛乳や乳製品に含まれるカルシウムは吸収率が高く，植物性食品や小魚のカルシウムは吸収率が低い．乳に含まれるラクトース，カゼインの消化分解物はカルシウムの吸収を助ける[*2]．ホウレンソウに多いシュウ酸と穀類や大豆に含まれるフィチン酸はカルシウムと結合して，カルシウムの吸収を阻害する．

食品　カルシウムを多く含む食品は，乳・乳製品，小魚類，海藻類，ゴマ，モロヘイヤなどである．

b. リ ン（P）　人体内の**リン**は，大部分がカルシウムと結合して骨や歯を形成している．残りのリンはリン脂質，リンタンパク質，核酸，ATP などのリン酸化合物として存在し，生体内で細胞膜の構成成分，遺伝，エネルギー代謝などに重要な役割を果たす．

欠乏・過剰　リンは広く食品に含まれているので不足することはない．加工食品には各種リン酸塩やリン酸が食品添加物として添加されている[*3] 場合があるので，むしろ十分に摂取されている．長期間，高濃度のリンが投与されると，腎機能の低下や副甲状腺ホルモンの応答低下の原因となる．

c. マグネシウム（Mg）　人体の**マグネシウム**は骨に約 60% 含まれ，リン酸塩や炭酸塩などの形で存在する．残りは筋肉，臓器，赤血球などに存在して，多くの生体内酵素反応の活性化を行う．マグネシウムの長期にわたる欠乏は，虚血性心疾患などの心臓血管障害が起こりやすくなる．

[*1] ハム，ソーセージ，練り製品などには，結着剤などの目的でリン酸塩（ピロリン酸，メタリン酸，ポリリン酸の各塩）が添加されていることが多い．カルシウムとリンを適正な比率でとるためには，これらの加工食品を極端に多く食べることを避けたうえで，カルシウムを多く含む食品をとるようにする．

[*2] カゼインのカルシウム吸収促進については §16・2・2 参照．

[*3] リン酸は [*1] に示したほかに酸味料，pH 調整剤として各種加工食品に使用されている．しかし，通常の食生活をする限り，リン過剰摂取の心配はない．

欠乏・過剰　日本人の通常の食生活ではマグネシウム不足にはなりにくいが，糖尿病患者などの病者では低マグネシウム血症となる場合がある．マグネシウムの過剰摂取による下痢などの好ましくない影響は食物由来のマグネシウムではなく，医薬品としてのマグネシウムが原因となる．

食品　マグネシウムを多く含む食品は，海藻類，穀類，種実類，魚介類，ココア，インスタントコーヒーなどである．

9・2・2　ナトリウム，カリウム

a. ナトリウム（Na）　生体内の**ナトリウム**はおもに細胞外液中にイオンの形で存在し，浸透圧調節，酸・塩基平衡，水分量の維持などの役割をもつ（図9・2）．

欠乏・過剰　低ナトリウム食をとり続けると，疲労感，頭痛，食欲不振などの症状が現れる場合があるが，日本人の食生活ではむしろ過剰摂取の方が問題となる．摂取したナトリウムは食塩（塩化ナトリウム）由来が大部分である．食塩の過剰摂取は高血圧や胃がんの発症の危険性を増すことから，できるだけ減塩に努めることが必要である．

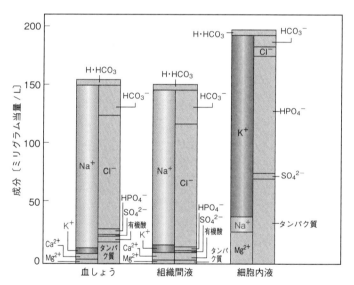

図9・2　ヒト体液の組成［鈴木継美，和田 攻 編，“ミネラル・微量元素の栄養学”，第一出版（1994）より］

b. カリウム（K）　体内の**カリウム**は，大部分が細胞内液中にイオンの形で存在している（図9・2）．カリウムの生体内での役割は，細胞内外での電位差の維持による神経興奮の伝達や筋収縮，細胞内の浸透圧の維持と酸塩基平衡の調節，酵素反応の活性化などがある．

欠乏　通常の食生活ではカリウムの欠乏症は起こらないが，おう吐や下痢による消化管からの喪失，降圧利尿薬による排出などによって，脱力感，食欲不振，吐き気，不整脈などの欠乏症が現れる．カリウムの摂取量が少ないと高血圧になりやすく，新鮮な野菜や果物などから十分にカリウムをとっていると高血圧発症の予防になることが知られている．ナトリウムの摂取量が多いと，ナトリウムと同様にカリウムも排泄量が増える．ナトリウムを多くとるような場合は，カリウムも多くと

り，細胞内カリウムを減らさないようにする．ナトリウム/カリウム摂取比率は2以下が適正である．

食品 カリウムを多く含む食品は，野菜類，果物類，海藻類，豆類，いも類，魚類などである．

9・2・3 鉄〔Fe〕

体内の**鉄**は，通常，約70％がヘム鉄として，約30％が非ヘム鉄として存在する．**ヘム鉄**[*]はおもに赤血球のヘモグロビンと肉色素のミオグロビンの構成成分であり，これらの鉄タンパク質は酸素の運搬や酸素の細胞内保持としての働きがある．そのほか，シトクロムやカタラーゼの酵素にもヘム鉄が含まれ，これらの酵素は酸化還元反応，解毒などの生体反応を触媒する．**非ヘム鉄**はフェリチンやヘモシデリンの形で貯蔵鉄として存在し，また血しょうのトランスフェリンと結合して運搬される．

欠乏 体内の鉄が不足すると，赤血球の生成が少なくなり貧血となる．鉄欠乏性貧血は女性や妊婦に多い．

吸収率 鉄はヘム鉄や2価鉄の形で十二指腸と小腸上部にて吸収される．一般に，食品に含まれる非ヘム鉄は不溶性の3価鉄が多いので，鉄吸収率は低い．鉄の吸収率は個人差があり，鉄の欠乏状態にも影響される．鉄欠乏の人の吸収率は摂取量の約30％であるが，正常な人は10％程度である．食品中の鉄の状態や共に食べる成分によっても吸収率は変化する．非ヘム鉄はヘム鉄よりも吸収されにくいが，ビタミンCや良質のタンパク質が共存すると吸収率が上がる．特にビタミンCは3価鉄を還元して吸収されやすい2価鉄の形へと変える．

食品 鉄を多く含む食品は，レバー，肉類，貝類，赤身の魚，ひじき，卵，大豆などである．

9・2・4 亜鉛，銅，ヨウ素，セレン

a. 亜 鉛〔Zn〕 **亜鉛**は，生体内においてアルカリホスファターゼ，アルコールデヒドロゲナーゼなどの種々の酵素の構成成分として必須の無機質である．亜鉛はおもに小腸から体内へ吸収されるが，吸収を阻害する食品成分として，穀類（たとえば，小麦ふすまや玄穀パンなど）に多く含まれるフィチン酸や食品添加物のリン酸塩がある．

欠乏 亜鉛が欠乏すると，発育遅延，食欲不振，味覚障害，皮膚障害などの障害がみられる．味を感じる味蕾には，味覚の受容に働く亜鉛を含む酵素が存在しているため，**亜鉛不足になると味覚感度が低下する**．

食品 亜鉛を多く含む食品は，肉類，海藻類，鶏卵，米，大豆などである．

b. 銅〔Cu〕 銅はチロシナーゼ，スーパーオキシドジスムターゼなど，多くの生体内酵素の構成成分である．

欠乏 銅が欠乏すると，これらの銅酵素の活性低下と関連した貧血，毛と皮膚の脱色などの欠乏症状が現れる．ヒトの銅欠乏は通常はみられないが，人工栄養の未熟児，長期間の銅無添加高カロリー輸液投与患者，難治性下痢症などで欠乏が起こる．

食品 銅を多く含む食品はレバー，貝類，種実類，エビ，イカ，豆類などである．

[*] ヘムの構造は図10・4参照.

フェリチン: 鉄を含むタンパク質の一つで，肝臓，膵臓，脾臓，骨髄などに存在するアポフェリチンというタンパク質と結合した鉄の主要貯蔵形態.

ヘモシデリン: フェリチンと似たタンパク質と鉄との結合物が巨大化した物質.

トランスフェリン: 血しょうタンパク質のβグロブリンの一種で，3価の鉄と結合し，各組織へ鉄を運搬する.

アルカリホスファターゼ: リン酸化合物を加水分解する酵素のうちで，アルカリ側に最適pHがある酵素.

アルコールデヒドロゲナーゼ: アルコール脱水素酵素のことで，アルコールの脱水素によるアルデヒド（あるいはケトン）の形成を可逆的に触媒する.

味蕾: 味覚の受容器で，口腔内（おもに舌表面）に存在する．図10・12参照.

チロシナーゼ: 分子状酸素によりチロシンを酸化して，メラニンを生成する酵素.

スーパーオキシドジスムターゼ: 活性酸素（O_2^-）の消去に働く酵素.

甲状腺ホルモン: チロキシン（ヨウ素が 4 個結合している）と 3,5,3′-トリヨードチロニン（ヨウ素が 3 個結合している）がある.

c. ヨ ウ 素（I）　　ヨウ素は**甲状腺ホルモン**の構成成分であり, ヨウ素が不足すると甲状腺腫を発症することが知られている.

欠乏　日本ではヨウ素を多く含む海藻や魚介類をとっているので, 通常では不足しない.

d. セ レ ン（Se）　　セレンは**グルタチオンペルオキシダーゼ**の活性中心を構成している. この酵素は細胞内の過酸化水素や過酸化脂質を還元することから, セレンは生体内抗酸化反応において重要な役割を果たす. その他, セレンを含むタンパク質は各種の生体内反応にかかわっている.

食品　セレンを多く含む食品はレバー, 魚介類, 卵類, 穀類, 肉類, 乳製品などである.

*1 キュウリなどの緑色野菜を酢につける（ピクルスなど）と, 緑褐色になる. これはクロロフィルのマグネシウムが水素と置き換わってフェオフィチンになったためである. また, 生肉を加熱すると茶色になるのは, ミオグロビンのヘム鉄である 2 価鉄が酸化して 3 価鉄（メトミオグロビン）になるからである. 図 10・5 参照.

9・3　無機質の食品における役割

a. 食品の色と無機質　　緑色野菜の色素である**クロロフィル**にはマグネシウム, 肉色素の**ミオグロビン**には鉄が結合している. 食品の保存, 調理, 加工における色素の色調変化には, これら無機質の脱離や酸化などが関与している[*1]. 黒豆, ナス皮の**アントシアニン色素**は鉄, アルミニウムなどの金属と結合すると, 色調が変化したり, 安定となる[*2].

*2 ナスのぬか漬けに鉄くぎを入れておくと, ナス皮は鮮青色になる. 市販のナス漬け物には色の安定化のために, ミョウバン（アルミニウム塩）を加えているものがある. 金属キレートについては p.133 欄外参照.

b. ゲル化と無機質　　豆乳に 2 価の陽イオンである Ca^{2+}（硫酸カルシウムなど）や Mg^{2+}（にがりなど）を加えると, Ca^{2+} や Mg^{2+} を介した大豆タンパク質間の架橋が形成され, 豆腐となる[*3]. Ca^{2+} をエステル化度の低いペクチンやアルギン酸に加えるとゲル化して, ゼリー状になる（図 9・3）. この場合も 2 価の陽イオンによる高分子鎖間の架橋を利用している.

*3 塩類による凝固（豆腐）: 豆乳中の大豆タンパク質のグルタミン酸, アスパラギン酸残基の負に荷電した基に, Ca^{2+} や Mg^{2+} の 2 価陽イオンがタンパク質分子間で結合する. これがきっかけとなって, タンパク質分子間で疎水性相互作用, S-S 結合などが生じ, 豆乳全体が固まって豆腐となる.

*4 クエン酸はジャム, ゼリー, ゆでうどん, かまぼこなど, リン酸は発酵食品, 乳製品, コーヒーホワイトナーなどに pH 調整剤（あるいは酸味料）として用いられる場合がある. 油脂を含む食品において, これらの酸は金属をキレートして（金属の不活性化; §12・8・3 参照）, 油脂の酸化を抑制する効果もある. この場合, 酸化防止剤を共存させるとより効果が高い.

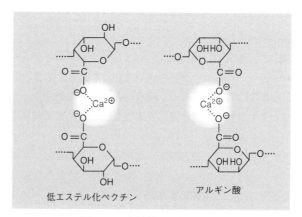

低エステル化ペクチン　　アルギン酸

図 9・3　多糖鎖間の架橋構造

c. 食品成分の酸化と無機質　　鉄や銅などの金属イオンは油脂, アスコルビン酸などの酸化を促進し, 食品を劣化させる. 食品成分の酸化を防止するためには, このような金属が食品に混入するのを防いだり, クエン酸, リン酸などの金属をキレートする物質を共存させるとよい[*4].

10 嗜 好 成 分

　われわれは，生命を維持し，健康に生きるために栄養成分を食べ物から摂取しなければならない．そのため，多種多様の食品をさまざまに調理，加工し，豊かな食生活を築いてきた．われわれにとって食生活は，栄養成分補給のためだけでなく，おいしいものを食べる楽しみや喜びを与えてくれるものでもある．われわれは，まずその色や形，においなどから目の前の食べ物を評価する．おいしそうという意識に食欲が刺激され，口に入れる．食べ物を舌の上で転がしながら五感を働かせて一瞬のうちに，これは安全そうである，おいしい，まずい，好き，嫌いなどを判断する．食べ物のおいしさを決める要因（図 10・1）はさまざまであるが，色，味，におい，舌ざわりなどは食品の嗜好特性といわれ，それらの感覚に関係ある成分を嗜好成分という．

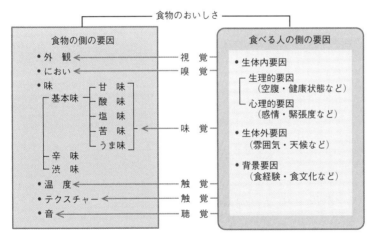

図 10・1　食物のおいしさにかかわる要因

 ## 10・1　色 素 成 分

10・1・1　色 素 と は

　われわれが色として認識できる可視光線の波長範囲は 380〜780 nm である．可視光線を食品に当てると，食品中の色素成分が可視光線の中の一定波長部分を選択的に吸収する．われわれは吸収されなかった残りの波長の光を食品の色として感知している．たとえば，β-カロテンは 400〜500 nm 付近の波長の可視光線を吸収するため，われわれの目には橙色として認知される．

可視光線の波長と色：
　380〜430 nm: 紫色
　430〜490 nm: 青色
　490〜550 nm: 緑色
　550〜590 nm: 黄色
　590〜640 nm: 橙色
　640〜780 nm: 赤色

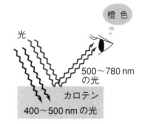

一般に，色素は連続した共役二重結合*1 をもっており，その共役の長さが長いほどより長波長の可視光線を吸収する．

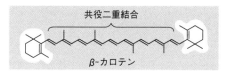

*1 分子に紫外-可視光線を照射すると電子遷移を起こし，分子は基底状態からエネルギー準位の高い励起状態へ移行する．このエネルギー準位差は共役系（π電子の非局在化）が長いほど小さくなるので，共役系の長い分子ほど励起に必要な電磁波はエネルギーの小さいより長波長側の可視光線になる．

*2 このうち，褐変によって生成する色に関しては§13・3を参照．

10・1・2 食品に含まれる色素成分

食品に含まれる色素成分はポルフィリン系色素，カロテノイド系色素，フラボノイド系色素，その他の色素に大別される．表 10・1 に各色素成分の所在（起源食品群）をまとめた*2．

表 10・1 食品に含まれるおもな色素成分とその起源

色素成分	色 調	起源食品群
ポルフィリン系色素		
クロロフィル	黄緑～青緑	緑色野菜類，未熟果実類，海藻類，香辛料類
ヘム色素	赤	魚類，肉類の筋肉（ミオグロビン），血液（ヘモグロビン）
カロテノイド系色素	黄橙～赤	穀類，いも類（サツマイモ），豆類，種実類，野菜類，果実類，海藻類，香辛料類，魚介類，卵類
フラボノイド系色素		
フラボノイド	黄	穀類，豆類，野菜類，果実類，香辛料類
アントシアニン	赤橙～青紫	穀類，いも類，豆類，野菜類，果実類
その他の色素		
クルクミン	黄	ターメリック（ウコン）
ベタニン	赤	レッドビート
褐変色素		
ポリフェノール酸化物	褐色	植物性食品中，ポリフェノールオキシダーゼの作用，非酵素的酸化によって生成
メラノイジン		アミノ-カルボニル反応によって生成
カラメル		糖の加熱によって生成

クロロフィルは植物体のどこにある？：クロロフィル（葉緑素）は茎や葉の細胞中にある葉緑体中のラメラに局在し，リポタンパク質と結合して存在している．光エネルギーによって励起され，光合成を行う．

ポルフィリン環の構造：ポルフィリンはピロール4個から形成される．

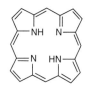

10・1・3 ポルフィリン系色素

a. クロロフィル   クロロフィルは緑黄色野菜や未成熟の果実，海藻類に含まれる脂溶性の緑色の色素である．

ⅰ）クロロフィルの構造

ポルフィリン環の中心に Mg^{2+} がキレートした分子内錯塩で，2 個のカルボキシ基の一方はメタノールとエステル結合している（図 10・2）．クロロフィル a と b はもう一つのカルボキシ基もフィトール側鎖とエステル結合した構造をもっている．緑黄色野菜や果実，緑藻中にはクロロフィル a と b がおよそ 3：1～2：1 の割合で存在している．コンブやワカメなどの褐藻中にはクロロフィル a と c が，紅藻中には a のみが含まれている．

ⅱ）クロロフィルの変化と色

クロロフィルは酸に不安定で，容易に Mg^{2+} が H^+ と置換し黄褐色の**フェオフィ**

	R¹	R²	R³	R⁴	
クロロフィル a (青緑色)	$CH=CH_2$	CH_3	CH_2CH_3	$CH_2CH_2COOC_{20}H_{39}$	
クロロフィル b (黄緑色)	$CH=CH_2$	CHO	CH_2CH_3	$CH_2CH_2COOC_{20}H_{39}$	
クロロフィル c_1	$CH=CH_2$	CH_3	CH_2CH_3	$CH=CHCOOH$	C_7-C_8:二重結合
クロロフィル c_2	$CH=CH_2$	CH_3	$CH=CH_2$	$CH=CHCOOH$	C_7-C_8:二重結合

図 10・2 クロロフィルの構造

チンとなり，さらに反応が進むとフィトールが加水分解されて褐色の**フェオフォル
ビド**に変化する（図 10・3）．一方，弱アルカリには安定で，Mg^{2+} の水素置換は起
こらず緑色は保持される．アルカリ溶液中で加熱するとエステル加水分解によって
脱メタノール，脱フィトールが起こり，鮮緑色で水溶性の**クロロフィリン**を生じる．

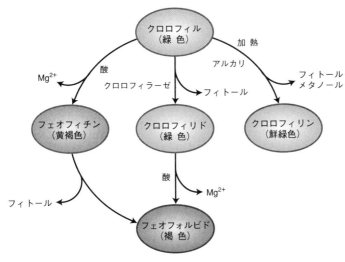

図 10・3 クロロフィルの変化と色

生の青野菜中のクロロフィルはタンパク質と結合しているので酸に対しても比較
的安定であるが，加熱によりタンパク質が変性すると不安定になり変色しやすくな
る．野菜に含まれる有機酸によってゆで汁が酸性になるため，加熱時間が長くなる
と緑色が退色する．

植物体が傷つくとエステラーゼの一種である**クロロフィラーゼ**の作用によって
フィトールが脱離し緑色の**クロロフィリド**となる．酸性条件下ではさらに Mg^{2+} が
脱離してフェオフォルビドになるため，葉菜の加工にはブランチングを施し，酵素
を失活させて退色を防ぐ．

iii) 銅クロロフィル

クロロフィルの Mg^{2+} を Cu^{2+} と置換した**銅クロロフィル**は緑色の脂溶性色素で
あり，これをアルカリ処理すると水溶性の**銅クロロフィリンナトリウム**となる．と
もにクロロフィルと比べると酸や光に対して安定な緑色の色素で，グリーンピース

**青野菜を色よくゆでるに
は？**：少ない湯では野菜を
入れたとき温度が下がるの
でたっぷりの沸騰した湯に
入れ短時間で加熱する．ま
た，野菜に含まれる揮発性
有機酸によってゆで汁が酸
性になるのをできるだけ防
ぐため，なべのふたはしな
い．

ブランチング：加熱によっ
て酵素作用を失活させるこ
と．熱湯中に食品を浸漬す
る方法と蒸気で処理する方
法がある．

魚肉，食肉のミオグロビン含量：魚肉のミオグロビン含量が 0.01% 以下のものを白身魚，それ以上のものを赤色魚としている．マグロの赤身は約 0.5% のミオグロビンを含む．食肉では，成牛肉や馬肉に 0.5〜1%，子牛肉や豚肉に 0.1〜0.3% 含まれる．

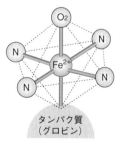

図 10・4　ヘムの構造

ヘム色素が酸素と結合しやすいのはなぜ？：ヘム中の鉄イオンは 6 個の配位数をもち正八面体形の錯イオンを形成できる．そのうち 4 個はポルフィリン環の窒素と，環の上下の 2 個のうち 1 個はタンパク質中の窒素塩基と配位している．残りの 1 個が酸素と容易に結合することができ，ヘモグロビンは酸素輸送の役割を，ミオグロビンは酸素貯蔵の役割を担っている．

* **ニトロソミオグロビン**ともよばれるが，NO が窒素原子に共有結合するニトロソ化合物と違って，NO が鉄に配位結合しているため，正確には**ニトロシルミオグロビン**とすることになっている．

の缶詰をはじめ，野菜や果物類の貯蔵品，魚肉練り製品，コンブ，みつ豆用寒天，チューインガムなどの着色料として利用されている．また，消臭効果があり口臭の防止に歯磨き剤などにも使用されている．

b. ヘ ム 色 素　食肉やマグロなど赤身の魚の色は筋肉タンパク質の**ミオグロビン**と血色素タンパク質の**ヘモグロビン**に由来する．

　i）ヘム色素の構造

　ミオグロビンとヘモグロビンはともにクロロフィルと同様のポルフィリン環をもち，中心に Fe^{2+} がキレートした分子内錯塩**ヘム**（図 10・4）を分子内に含んでいるヘム色素である．ミオグロビンは 1 分子のポリペプチド鎖（グロビン）に 1 分子のヘムが結合した構造で分子量は約 17,500，鉄の含量は 0.34% である．ヘモグロビンは 4 個のサブユニットからなる分子量約 64,500 のタンパク質で，1 個のサブユニット（グロビン）に 1 分子のヘムを含んでいる．食肉中の色素のほとんどがミオグロビンであり，ヘモグロビンは全色素量に対して 10% 程度含まれている．

　ii）ミオグロビンの変化と肉の色

　ミオグロビンに酸素が結合すると鮮紅色の**オキシミオグロビン**が生成する（図 10・5）．新鮮な生肉は暗赤色をしているが，しばらく空気中に放置すると鮮やかな赤色に変わるのはこのためである．さらに長く空気に触れていると Fe^{2+} が Fe^{3+} に酸化された**メトミオグロビン**となり，褐色に変化する（メト化）．肉を加熱するとミオグロビンがメト化し，タンパク質も熱変性を受けて**メトミオクロモーゲン**が生じ灰褐色に変化する．

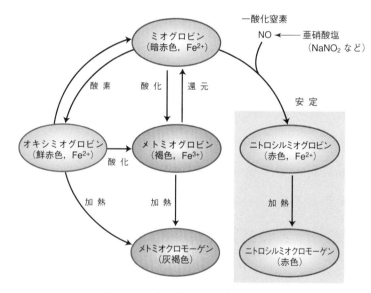

図 10・5　ミオグロビンの変化と肉の色

　ミオグロビンに亜硝酸塩を作用させると，亜硝酸塩が還元されて生成した一酸化窒素がミオグロビンと結合し，安定な鮮赤色の**ニトロシルミオグロビン***を生じる．ニトロシルミオグロビンは加熱しても褐色に変化せず，赤色の**ニトロシルミオクロモーゲン**になり，肉色は固定される．ハムやソーセージなどの食肉加工食品の製造過程でこの反応が利用されている．

10・1・4　カロテノイド系色素

a. カロテノイド色素の構造　　カロテノイド色素は黄，橙，赤色を呈する脂溶性物質で広く動植物に分布している．イソプレン8単位で構成される炭素数40個のテトラテルペンで，分子中に多数の共役トランス二重結合をもっている．カロテノイドは炭化水素のみからなる**カロテン類**とヒドロキシ基やカルボニル基などをもつ**キサントフィル類**に大別できる．代表的なカロテノイドの構造とその起源を表10・2にまとめた．このなかで，β末端原子団をもつ α-, β-, γ-カロテン*および β-クリプトキサンチンはプロビタミンAである．サフランやクチナシはクロセチンとともにその配糖体である橙色の**クロシン**を含んでいる．クロシンは水溶性物質で，たくあんや栗きんとんなどの着色に用いられている．

イソプレン: 炭素5個からなるテルペン類の基本単位．図10・21参照．

イソプレン単位

*　γ-カロテンはプロビタミンAであるが，一般に食品中の含有量が少ないため，食品成分表では考慮されていない．

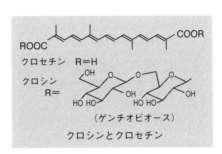

クロシン　R=H
クロシン　R=
（ゲンチオビオース）
クロシンとクロセチン

ゲンチオビオース: グルコース2分子が β-1,6 結合した二糖．

β末端原子団．これをもつ色素はプロビタミンAである

表 10・2　おもなカロテノイドの構造とその起源

カロテノイド	構造	色調	起源食品例
カロテン類			
α-カロテン[†]	$C_{40}H_{56}$	橙色	カボチャ，サツマイモ，ニンジン，緑黄色野菜，アプリコット
β-カロテン[†]	$C_{40}H_{56}$	橙色	
γ-カロテン[†]	$C_{40}H_{56}$	橙色	
リコピン（リコペンともいう）	$C_{40}H_{56}$	赤色	トマト，カキ，スイカ
キサントフィル類			
β-クリプトキサンチン[†]	$C_{40}H_{56}O$	黄色	トウモロコシ，ウンシュウミカン，マンダリン，カキ，ビワ，卵黄
ルテイン	$C_{40}H_{56}O_2$	黄色	カボチャ，トウモロコシ，ホウレンソウ，ケール，卵黄
ゼアキサンチン	$C_{40}H_{56}O_2$	黄色	カボチャ，トウモロコシ，ホウレンソウ，パプリカ，パパイヤ，卵黄
カプサンチン	$C_{40}H_{56}O_3$	赤色	トウガラシ，パプリカ
アスタキサンチン	$C_{40}H_{52}O_4$	赤色	エビ，カニ，サケ，マス

† プロビタミンA

環状構造をもつ方が色調が黄色に近い: カロテンの色調は共役系の長さに依存するが, 共役系の長さが同じでも環状構造をもつもの（β-カロテン）の方が直鎖構造のもの（リコピン）より最大吸収波長が若干短く色調が黄色に近い. これは, β-カロテンの環状メチル基の立体障害によりπ電子の非局在化が末端の二重結合にまで及ばないため, 結果的にリコピンより共役系が短くなるからである.

b. カロテノイド色素の所在　高等植物, 藻類などはカロテノイドを生合成することができるので, 野菜や果物類, 海藻類に広く含まれている. ホウレンソウのような緑黄色野菜ではカロテノイドがクロロフィルと共存しているためカロテノイドの色が緑色に隠れているが, 葉がしなびてくるとクロロフィルが分解してカロテノイド由来の黄色が現れてくる. この現象は, トマトやかんきつ類などの実が成熟過程で緑色から黄色や赤色に変化することや, 植物の葉の紅葉などにもみられる.

　動物はカロテノイドを生合成することができないが, 食餌由来のカロテノイドを蓄積したり, 体内で酸素を結合して動物特有のカロテノイドに変換する. 鶏卵の卵黄の色は飼料に含まれるルテイン, ゼアキサンチン, β-クリプトキサンチンに由来する. サケやマスの筋肉の赤色はマグロのようにミオグロビンによるものではなく, カロテノイドに由来する. 加熱調理してもマグロのように灰褐色に変化しないのはこのためである.

c. カロテノイド色素の変化と色　エビやカニなどの甲殻類は生では暗緑色をしているが, ゆでると鮮やかな赤色に変色する. これはエビやカニに含まれる**アスタキサンチン**がタンパク質と結合した形で存在しており暗緑色を呈しているが, 加熱によりタンパク質が熱変性してアスタキサンチンが遊離し, さらに酸化されて赤色の**アスタシン**になるためである.

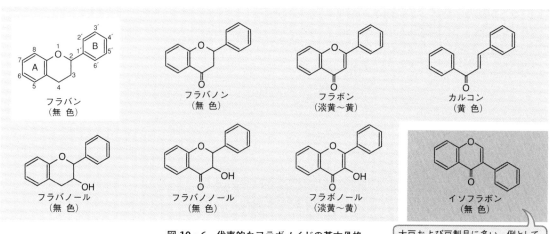
アスタシン

　カロテノイドは熱には安定であるが, 酸素と光に対しては比較的不安定であり, 分子中のトランス二重結合の一部がシス異性化を起こしたり, あるいは酸化分解を受けて退色する. この酸化分解反応は, 食品中に共存する不飽和脂肪酸が自動酸化やリポキシゲナーゼが関与する酸化を受けた際に生じるペルオキシルラジカル*によって促進される.

＊ §12・3・1および図12・4参照.

10・1・5 フラボノイド系色素

a. フラボノイド色素の基本構造　フラボノイド化合物とは C_6（A環）-C_3-C_6（B環）を基本骨格とする化合物群の総称で, フラバンを基準として図10・6に示す

フラバン
（無　色）

フラバノン
（無　色）

フラボン
（淡黄〜黄）

カルコン
（黄　色）

フラバノール
（無　色）

フラバノノール
（無　色）

フラボノール
（淡黄〜黄）

イソフラボン
（無　色）

図10・6　代表的なフラボノイドの基本骨格

大豆および豆製品に多い. 例としてダイゼインがある（図16・5参照）.

多数のグループが知られている[*1]. 両端のベンゼン環をそれぞれ A 環, B 環とよび, 中間のピラン（またはピロン）を C 環とよぶことがある. 通常 A 環の 5 位, 7 位にヒドロキシ基が結合した形で存在する. さらに B 環の 3′ 位や 4′ 位にヒドロキシ基が結合したものが多く, ポリフェノールと総称される化合物群に包含される. フラボノイドはほとんどすべての植物に含まれており, 多くは水溶性の配糖体の形で存在している.

C_2–C_3 が二重結合のフラボン, フラボノールの大部分は 340 nm より長波長のところに吸収極大を示し淡黄色〜黄色を呈する. 一方, C_2–C_3 が飽和しているフラバノン, フラバノール, およびイソフラボンは可視領域に吸収をもたず無色である.

カルコンが天然から見いだされている例は少ない. 食用天然色素として利用されているベニバナ色素の**サフロミン**(黄色)や**カルタミン**(赤色)はカルコンの一種である.

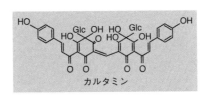

カルタミン

b. フラボン, フラボノール　フラボン, フラボノールは野菜, 果物, 穀類などの植物性食品に広く分布している（表 10・3）. フラボンでは C_7 位のヒドロキシ基に, フラボノールでは C_3 位のヒドロキシ基に糖がグリコシド結合した配糖体として存在していることが多い. 糖部分としてはグルコース, ガラクトース, ラムノースや二糖のルチノース, アピオシルグルコースなどがある（例: **ルチン**）. B 環のヒドロキシ基がグリコシル化されている場合もある[*2].

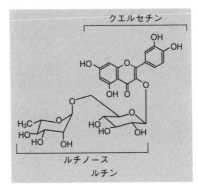

クエルセチン

ルチノース
ルチン

また, ヒドロキシ基の一部がメチル化されたものやかんきつ類に含まれている**ノビレチン**のようにすべてのヒドロキシ基がメチル化されたものもある.

c. アントシアニン　赤や紫, 青の美しい色を呈する水溶性色素**アントシアニン**も広義にはフラボノイドに属する.

　ⅰ）アントシアニンの構造と色

アントシアニンはアグリコン部（非糖部）である**アントシアニジン**の 1 位の酸素がオキソニウムイオンの形でフラビリウム構造をとっているのが特徴である（図 10・7）. 天然に広く存在するアントシアニジンには 6 個の基本構造があり, その色調は B 環のヒドロキシ基の数が多いほど紫色に, メトキシ基の数が多いほど赤色化する.

天然のアントシアニン色素はシアニジン系配糖体が最も多く, 植物性食品のなかでは, 黒米, 紫トウモロコシ, アズキ, 紫サツマイモ, 紫キャベツ, 紫タマネギ, シソ, イチゴ, ベリー類に見いだされる（表 10・4）. 糖部分はグルコース, ガラクトース, ラムノース, キシロース, アラビノースなどの単糖や, ルチノース, ソホロース[*3], ゲンチオビオース[*4] などの二糖がある. 糖の結合位置はアグリコン部の 3 位のヒドロキシ基が最も多く, 5 位や 7 位のヒドロキシ基にも結合する. 糖部分にヒドロキシケイ皮酸類やヒドロキシ安息香酸類など芳香族有機酸や酢酸, マロン酸などの脂肪族有機酸が 1 分子ないし複数エステル結合したアシル化アントシアニンもある（図

[*1] フェニルアラニンに由来するケイ皮酸類と 3 分子の酢酸から生合成される. B 環の芳香環はケイ皮酸類由来で A 環の芳香環は 3 分子の酢酸から形成される.

ルチン: クエルセチンの 3 位にルチノースが結合したフラボノール配糖体. タマネギの皮に 8.0 mg/g, 可食部に 0.40 mg/g 含まれており, 日本のソバにも 0.42 mg/g と多いが, ダッタンソバには 120〜170 mg/g も含まれている. 血管を強くする作用や抗酸化作用などが知られている.

ルチノース: ラムノースとグルコースが α–グリコシド結合した二糖.

[*2] タマネギに含まれるクエルセチンはその 85% 以上が 4′位あるいは 3 位, 4′位の両方のヒドロキシ基が β–グルコシド結合した配糖体である. 残りの 15% は 3 位のヒドロキシ基が β–グルコシド結合した配糖体や遊離のクエルセチンである.

[*3] ソホロースは, グルコース 2 分子が β–1, 2 結合した二糖.

[*4] ゲンチオビオースについては, p.83 欄外参照.

表 10・3　食品に含まれるおもなフラボン, フラボノール

フラボノイド	配糖体	起源食品例
アピゲニン（淡黄色）	7-グルコシド 7-アピオシルグルコシド 　（アピイン） 7-ルチノシド	アーティチョーク, アニス, セロリ, パセリ セロリ, パセリ レモン
ルテオリン （淡黄色）	7-グルコシド 7-アピオシルグルコシド 7-ルチノシド	アシタバ, アーティチョーク, アニス, シュンギク, 　トウガラシ セロリ, パセリ アーティチョーク, レモン
ノビレチン（淡黄色）		シークワーサー, ポンカン オレンジ, イヨカン
ケンフェロール（淡黄色）	3-グルコシド（アストラガリン） 3-ソホロシド 3-ソホロシド-7-グルコシド	ニンジン, ブロッコリー, カキ ブロッコリー キャベツ
クエルセチン（黄色）	3-グルコシド 　（イソクエルシトリン） 3-ガラクトシド 3-ラムノシド（クエルシトリン） 4′-グルコシド 3, 4′-ジグルコシド 3-ルチノシド（ルチン）	キャベツ, レタス, ブドウ, ブラックベリー, モモ, 　リンゴ リンゴ キャベツ, サヤエンドウ, トマト, プルーン, リンゴ, 茶 タマネギ タマネギ ソバ, アスパラガス, トマト, ホウレンソウ

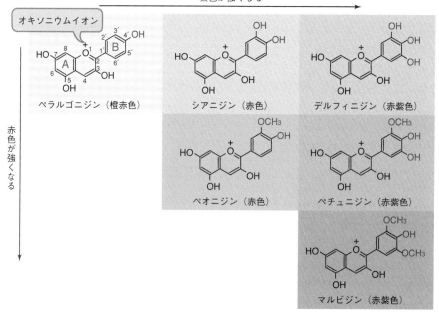

図 10・7　アントシアニジンの基本構造

10・8）．糖部分の6位のヒドロキシ基がエステル結合している場合が多い．

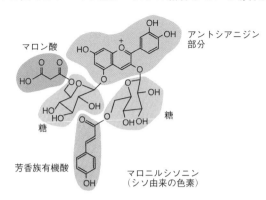

図10・8 アシル化アントシアニンの構造

ⅱ）アントシアニンの安定性

アントシアニンは溶液の pH によって色調が変化する．pH 2〜3 の酸性領域では赤色を呈し安定である．pH 4 から中性領域では脱プロトンを受けて不安定なアンヒドロベースになる．また，競争的に2位の水和が起こり，無色のシュードベースに変化する（図 10・9）．

アントシアニンは鉄，スズ，アルミニウムなどの金属イオンとキレートを形成して安定化し，青色を呈する．ナスを漬け物にするときや黒豆を煮るときにさびた鉄くぎを入れるのは，鉄イオンを加えて色を保つためである*.

* §12・8・3参照.

表 10・4 食品に含まれるおもなアントシアニン

アントシアニジン	アントシアニン	起 源 食 品 例
シアニジン	3-グルコシド	小麦, 有色米, 紫トウモロコシ, インゲンマメ, 黒大豆, ササゲ, 紫タマネギ, イチゴ, イチジク, エルダベリー, クロスグリ, コケモモ, ザクロ, ハスカップ, ブルーベリー
	3-ガラクトシド	カカオ, コケモモ, ブルーベリー, リンゴ
	3,5-ジグルコシド	インゲンマメ, アカカブ, イチジク, エルダベリー, ザクロ, ハスカップ
	3,5-ジグルコシド(アシル化体)	シソ
	3-ソホロシド-5-グルコシド (アシル化体)	紫サツマイモ, 紫キャベツ
デルフィニジン	3-グルコシド	インゲンマメ, 黒大豆, ササゲ, ナス, クロスグリ, コケモモ, ザクロ, ブドウ, ブルーベリー
	3,5-ジグルコシド	インゲンマメ, ザクロ, パッションフルーツ, ブドウ
	3-ルチノシド-5-グルコシド (アシル化体)	有色ジャガイモ, ナス
マルビジン	3-グルコシド	インゲンマメ, ブドウ, ブルーベリー
	3-ガラクトシド	有色米, コケモモ, ブルーベリー
ペオニジン	3-グルコシド	小麦, セイヨウスモモ, ブドウ, ブルーベリー
	3-ソホロシド-5-グルコシド (アシル化体)	紫サツマイモ
ペチュニジン	3-グルコシド	インゲンマメ, ブドウ, ブルーベリー
ペラルゴニジン	3-グルコシド	インゲンマメ, サトイモ, 紫トウモロコシ, イチゴ, ザクロ
	3,5-ジグルコシド	インゲンマメ, アカカブ, ザクロ
	3-ルチノシド	有色ジャガイモ, イチジク, クロスグリ
	3-ソホロシド-5-グルコシド (アシル化体)	アカダイコン

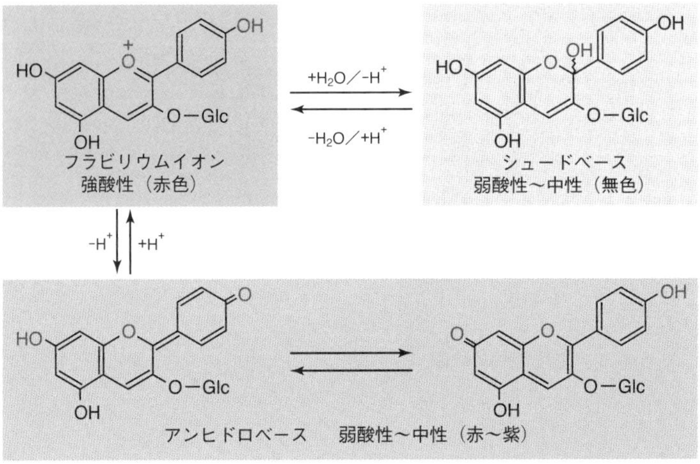

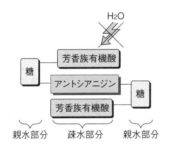

図 10・9　アントシアニンの pH による色調と構造の変化

　アントシアニンは芳香族有機酸とのアシル化によって熱や光に対する安定性が増す．アントシアニジンと芳香族有機酸分子は互いに疎水結合によってサンドイッチ型配座をとり，その外側を親水性の糖分子が取巻く（分子内会合）．このためにアントシアニジンへの水和反応が阻害されるからである（図 10・10）．

図 10・10　アントシアニンのサンドイッチ型配座の例
二つの芳香族有機酸がサンドイッチ型にアントシアニジンに会合して，アントシアニジンの 2 位の水和をブロックする．

　植物の花に多く含まれている複数の糖残基と芳香族有機酸をもつ分子量 1500 以上の大きなアントシアニンはきわめて安定である．さらに，植物体中では共存するフラボノイドとの疎水結合や金属とのキレート結合などがアントシアニンを安定化している．弱酸性であるにもかかわらず植物体中でアントシアニンが安定で美しい色を保持することができるのはこのためである．

10・1・6　その他の色素成分（図 10・11）

　a. クルクミン　　カレー粉に配合されているショウガ科香辛料のターメリック（ウコン）の脂溶性黄色色素である．クルクミンはたくあん漬，からしなどの着色料としても利用されている．

　b. ベタニン　　アカザ科のサトウダイコンの一種である赤ビートに含まれる赤色色素でグルコースを含む．赤ビート色素はベタニンのほかに異性体であるイソベタニンおよびそれらのアグリコンであるベタニジン，イソベタニジンを含む．pHによる色調変化は少ないが熱に対して不安定であるので，長時間高熱のかからない食品の着色に用いられている．

クルクミン（黄色）

カルミン酸（橙〜赤色）

ラッカイン酸　A（R=CH₂CH₂NHCOCH₃）
（橙〜赤色）　　B（R=CH₂CH₂OH）
　　　　　　　C（R=CH₂CHCOOH）
　　　　　　　　　　　　｜
　　　　　　　　　　　　NH₂

ベタニン（赤色）

図 10・11　種々の天然色素成分

c. キノン系色素　　昆虫のラックカイガラムシの赤色分泌物である**ラッカイン酸**，コチニール（中南米のサボテンの一種のベニコイチジクに生育する昆虫）の赤色色素**カルミン酸**がある．ともに光や熱に対して安定で，菓子類や飲料などの着色料として利用されている．pH によって色調が変化し，酸性食品では橙色，中性食品では赤色色調が得られる．

10・2　呈 味 成 分

　味はおいしさを左右する重要な因子の一つである．味には甘味，酸味，苦味，塩（鹹⟨かん⟩）味，うま味の五つの**基本味**がある．

　われわれはどのようにしてこれらの味を感知しているのであろうか．呈味成分が舌の表面に分布する味蕾（図 10・12）とよばれる組織の先端部にある直径数 µm の開口部（味孔）から味細胞に到達し受容されると固有の電気的刺激が味覚神経を経て脳に伝達され，味として認識される．五つの基本味のうち甘味，苦味，うま味は味細胞先端に存在するタンパク質からなる特定の受容体（甘味受容体，苦味受容体，

味覚障害：味蕾を構成する味細胞は新陳代謝の激しい細胞で，盛んにタンパク質を合成して新生する．タンパク質合成には亜鉛を含む酵素が必要であるため，亜鉛欠乏になるとタンパク質合成ができず味を感じなくなる．最近，このタイプの味覚障害者が若年齢層に増えてきているといわれている．

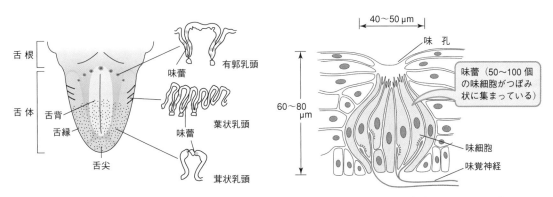

図 10・12　舌の構造　味蕾は，舌上の有郭⟨ゆうかく⟩乳頭，葉状⟨ようじょう⟩乳頭，茸状⟨じじょう⟩乳頭に存在するほか，ほお粘膜，口唇粘膜，咽頭や喉頭にも存在する．乳児は口腔内に約 1 万個の味蕾をもっているが年齢とともに減少していく．

*1 糖，合成甘味料，甘味アミノ酸，甘味をもつペプチド，タンパク質（アスパルテーム，モネリン，ソマチンなど）

うま味受容体）を介して発現される．甘味を例にあげる．甘味を呈する物質*1 は化学構造や分子量がさまざまであり，甘味受容体の異なる部位で受容される．甘味物質が受容されると味細胞内で情報伝達分子の発現が順次起こり，最終的に味細胞膜にある陽イオンチャネルからナトリウムイオンが細胞内に流入して脱分極が起こり，活動電位が発生する．この活動電位の発生が引き金となり，ヘミチャネルからATP が放出され，味神経の ATP 受容体で受容されて味覚神経へ情報が伝達される（図 10・13）．うま味，苦味の伝達も甘味と類似の機序で行われる．一方，塩味と酸味の場合は，受容体との結合ではなく，味細胞表面に存在するイオンチャネル型受容体からのナトリウムイオンや水素イオンの取込みによる脱分極，活動電位の発生が引き金となり味の情報が伝達される．五つの基本味の受容体は，それぞれ異なる味細胞で発現すると考えられている．

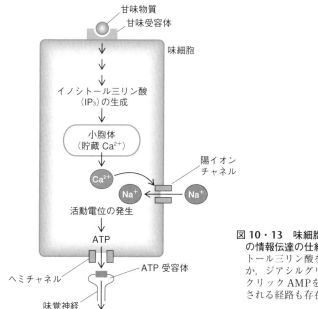

図 10・13　味細胞内における甘味の情報伝達の仕組み　図のイノシトール三リン酸を介する経路のほか，ジアシルグリセロールやサイクリック AMP を介して情報伝達される経路も存在する．

　味覚は，そもそも食品を摂取すべきかすべきでないかを判断するために備わっている．有害なものを避けて栄養のあるものを選択するうえで必要不可欠な機能である．甘味はエネルギー源となる糖，うま味はタンパク質，塩味はミネラル（主として食塩）の存在を示すシグナルであり，われわれがこれらの味を好むのは，生命維持に不可欠の栄養素の示す味だからである．一方，基本的に酸味や苦味を好まないのは，酸味が腐敗物，苦味が毒の存在を示すシグナルであり，忌避されるべきものだからである*2.

*2 新生児は酸味，苦味を好まない．これは本能的に忌避行動を示すことで生命の保全を図っているものと考えられるが，成人では酸味や苦味を示す食品でも学習により安全性が確認されたものに対してはおいしいと感じるようになる．

　味と表現される言葉には基本味のほかに辛味，渋味，えぐ味などがある．これらは味覚神経ではなく口腔内にある神経終末を刺激することにより感じる味で，生理学的には味ではないが，基本味に加えて広義にはこれらも含めて味ということがある．

10・2・1　甘 味 成 分

　図 10・14，表 10・5 にあるように，多くの天然起源および合成甘味物質がある．甘味物質の構造は多様で，単糖やその誘導体を構成成分とする糖質系甘味物質，テ

ルペン配糖体，ペプチドやタンパク質，スルホカルボン酸イミド類などがある．糖質系甘味物質の甘味度はスクロースとほぼ同程度であるが，その他の天然甘味料や合成甘味料にははるかに強い甘味を呈するものがある*．

* 甘味料については§22・1も参照．

a. 糖質系甘味物質　　一般に単糖類，オリゴ糖（少糖）類，糖アルコールは甘味を呈する．代表的なものは**スクロース**（ショ糖）で，砂糖の主成分である．砂糖はサトウキビ（カンショ）を原料とするカンショ糖とテンサイから得られるテンサイ糖が主であるが，サトウモロコシからのソルガム糖，サトウカエデからのカエデ糖，サトウヤシからのヤシ糖も製造されている．

スクロースはその過剰摂取によって肥満，それに伴う糖尿病などの生活習慣病発症の原因となるといわれている．また，口腔内におけるむし歯菌によってグルカン

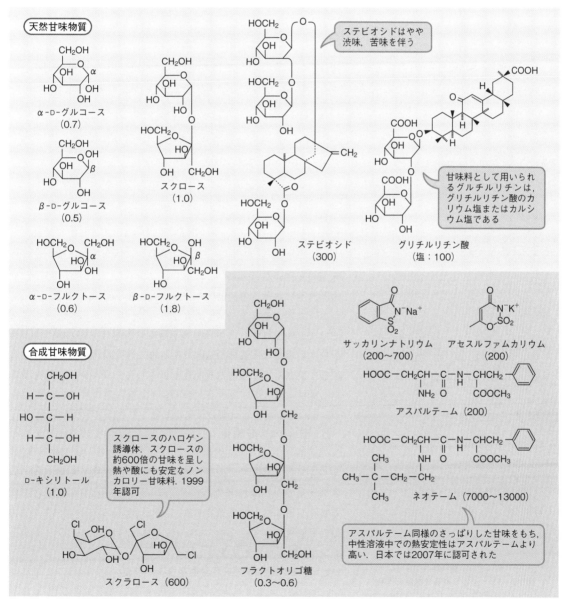

図 10・14　おもな甘味成分の構造　（　）内の数値はスクロースの甘味度を 1 としたときの甘味度．

生産が促され，むし歯になるという欠点がある．これらの予防に低エネルギー，低う蝕性という機能をもつ糖アルコール，オリゴ糖が開発されている．糖アルコールとしては**ソルビトール**，**マルチトール**，**キシリトール**が，オリゴ糖ではカップリングシュガーや**フラクトオリゴ糖**が代表的である[*1]．これらのオリゴ糖は良質の甘味をもち，低う蝕性，ビフィズス菌や乳酸菌の生育因子としての機能を発揮する．

糖類は食品に甘味をつけるのみでなく，保湿性や香りの保留性，保型性を与え，調理，加工上重要な物性を構築する．その他氷点降下，浸透性，粘性などの特性を発揮する．

*1 開発されたオリゴ糖については第5章および表17・3参照.

表 10・5　各種糖類および糖アルコールの甘味度

糖	甘味度[†]	糖	甘味度[†]
スクロース	1	トレハロース	0.45
D-グルコース	0.6	パラチノース[*2]	0.42
α-D-グルコース	0.74	ラフィノース	0.23
β-D-グルコース	0.48	エリトリトール	0.5〜0.8
D-フルクトース	1.2〜1.5	キシリトール	0.8〜1.2
α-D-フルクトース	0.6	マンニトール	0.6
β-D-フルクトース	1.8	ソルビトール	0.6〜0.7
キシロース	0.4	マルチトール	0.8
マルトース	0.3	ラクチトール	0.3〜0.4
ラクトース	0.2〜0.4	パラチニット[*2]	0.45

† スクロースを1としたときの甘味度.

*2 パラチノースとパラチニット（還元パラチノース）は登録商標名. パラチノースについては図5・8参照.

*3 単糖類の構造と立体異性体については図5・1参照.

i）糖および糖アルコールの甘味度の変化

グルコース，フルクトースなどの単糖にはα形とβ形の立体異性体[*3]が存在する．図10・14にも示すようにグルコースはα形の方が，フルクトースはβ形の方が甘い．また，水溶液にしたときは温度によっても甘味度が異なる．温度による甘味度の変化のないスクロースを基準（100）としたとき，0〜60℃の各温度における各種糖類の甘味度の比較を図10・15に示す．グルコース，ガラクトース，マルチトール，マルトースなどの甘味度は温度が上昇するにつれて若干減少するだけであるが，フルクトースの場合は室温で約130であるのに対し60℃では約80と温度の上昇とともに顕著に甘味度が低くなる．フルクトースを多く含む果物は冷やして食べる方が甘いと感じるのはこのためである．また，キシリトールも温度の上昇とともに甘味度が低下する．

*4 アミノ酸の構造と味については表6・1参照.

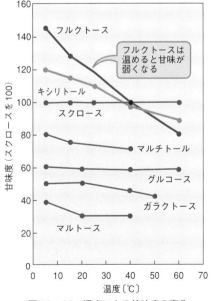

図10・15　温度による甘味度の変化
［北畑寿美雄ほか, 化学総説, **40**, 52（1999）より］

b. テルペン配糖体　天然起源の甘味物質のなかでテルペンの配糖体に強い甘味をもつものがある（図10・14参照）．低エネルギー甘味料として飲料，菓子，漬物などに広く利用されている**ステビオシド**はパラグアイ原産のキク科ステビアの葉に含まれる甘味ジテルペン配糖体である．ステビオシドはスクロースの300倍の甘味度を示す．また，マメ科カンゾウの根茎から**グリチルリチン**（100倍）が発見されている．

c. アミノ酸，ペプチドおよびタンパク質　グリシン，アラニン，セリン，トレオニンなどのアミノ酸は甘味を呈する[*4]．L体とD体では味に違いがある．L-アスパラギン酸とL-フェニルアラニ

ンからなるジペプチドのメチルエステルは**アスパルテーム**とよばれる甘味料（甘味度はスクロースの 180〜200 倍）で用途範囲が広い*.　また，ネオテームはアスパルテームの L-アスパラギン酸部分のアミノ基に 3,3-ジメチルブチル基が置換した N-アルキル化体で，スクロースの 7000〜13,000 倍の甘味度を示す.　また，アスパルテームから合成されたアドバンテームはスクロースの 3 万倍の甘味をもち，日本では 2014 年に食品添加物として認可された.　西アフリカの植物 *Thaumatococcus daniellii* の果実から得られる**ソーマチン**はスクロースの 1600 倍（重量比）の甘味を呈するタンパク質で，207 個のアミノ酸残基から構成されている（分子量約 20,000）.　また，同じ西アフリカ原産の *Discreophyllum cumminsii* の果実から得られる**モネリン**も分子量 10,700 のタンパク質で，重量比でスクロースの 3000 倍の甘味を呈する.

　d. スルホカルボン酸イミド類　　**サッカリンナトリウム**はスクロースの 200〜700 倍の甘味をもつ合成甘味料で，若干の苦味を伴う（図 10・14）.　1900 年から使用され合成甘味料として最も歴史が長い.　菓子，漬物などに利用されている.　**アセスルファムカリウム**はもともとドイツで肥満防止の目的で開発された合成甘味料で，スクロースの 200 倍の甘味度を示す（図 10・14）.　苦味と渋味を伴うがアスパルテームとの併用で良質の甘味が得られる.日本では 2000 年 4 月に食品添加物として指定された.

　e. 糖のハロゲン誘導体　　**スクラロース**は，スクロースの 3 箇所のヒドロキシ基が塩素原子に置換された構造をもつ合成甘味料で，スクロースに似た甘味をもち，スクロースの約 600 倍の甘味度を示す（図 10・14）.

10・2・2 酸味成分

　食品が呈する酸味は無機酸と有機酸に由来し，これらの酸が水中で解離して生じる水素イオンと未解離の酸分子に基づく.　無機酸で食用に利用されるのは炭酸（清涼飲料，ビール）やリン酸（清涼飲料）などがある.　いずれも弱酸で冷たくさわやかな酸味を与える.

　有機酸は食酢の主成分である酢酸に代表される（表 10・6）.　一般にはカルボン酸が解離〔酢酸の場合は解離定数 $K_a = 1.85 \times 10^{-5}$, p$K_a$ 4.56（25 ℃, 0.1 mol/dm³）〕し，酸味を与える.　酸味の**閾値**は一般に 0.001〜0.01 g/100 mL と小さい（表 10・7）.

* アスパルテームを含む食品は "L-フェニルアラニン化合物" を含む旨を併記して表示する義務がある（フェニルケトン尿症者に対する注意喚起のため）.

味閾値: ある物質に対して味覚を感じる最小濃度をいう.

表 10・6　食品中の酸味成分の構造とその起源

有機酸	構 造	起源食品例	有機酸	構 造	起源食品例
酢 酸	CH₃COOH	食 酢	酒石酸	HO-CHCOOH HO-CHCOOH	ブドウ
プロピオン酸	CH₃CH₂COOH	発酵食品	クエン酸	CH₂COOH HO-C-COOH CH₂COOH	ウメ，レモンなどのかんきつ類
乳 酸	CH₃CHCOOH OH	乳酸発酵飲料，ヨーグルト，チーズ			
シュウ酸	COOH COOH	ホウレンソウ，ルバーブ	アスコルビン酸	（構造式）	野菜，果実
コハク酸	CH₂COOH CH₂COOH	貝，果実，清酒			
リンゴ酸	HO-CHCOOH CH₂COOH	リンゴ，モモ，イチゴなどのベリー類			

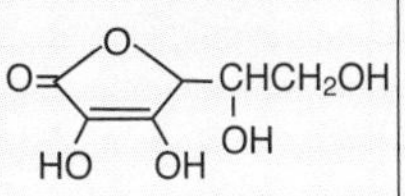

表 10・7　味物質の閾値 [a]

	基　本　味						
	甘　味	塩　味	酸　味		苦　味		うま味
代表物質	スクロース	食　塩	酒石酸	酢酸	硫酸キニーネ	カフェイン	グルタミン酸ナトリウム
閾　値〔g/100mL〕	0.20	0.0056	0.0014	0.0012	0.000075	0.015	0.013

a)　福場博保，小林彰夫 編，"調味料・香辛料の事典"，朝倉書店(1991)より改変.

10・2・3　苦味成分

＊　キニーネはキナアルカロイドの一つで，マラリアの特効薬.

　苦味成分は硫酸キニーネ＊のように閾値がきわめて低いものもある．苦味化合物には毒性を示すものが多く，動物が少量で危険を認知することができるように苦味に対して感受性が高くなったと考えられている．一方，食品に含まれる微量の苦味成分は嗜好性を高め，習慣性を増進させるものもある．コーヒー，ココア，チョコレート，茶，ビール，野菜類，かんきつ類などの食品に苦味成分が含まれている．苦味成分の構造は多様で，構造上分類するとアルカロイド，テルペン，フラバン配糖体，ペプチド，無機塩などがある（図 10・16）.

　a.　アルカロイド　　ストリキニーネ，ブルシンなどで代表されるアルカロイドのグループに，食品由来の**カフェイン**（コーヒー，茶），**テオブロミン**（ココア，チョコレート）があり，いずれも閾値は 0.015 g/100 mL である.

苦味テルペン：生薬にも苦味物質を含むものがある．胃薬として知られているセンブリはモノテルペンの一種，セコイリドイド配糖体であるスウェルチアマリンとその関連苦味成分を含む．エンメイソウからはランブドシアノンなどの苦味ジテルペンが見いだされている.

　b.　テルペン　　セスキテルペンラクトンには苦味を呈する物質があり，チコリのラクツシン，アーティチョークのシナロピクリン，ヨモギのバルカニンなどが知られている．トリテルペンでは，ミカンなどのかんきつ類の苦味成分である**リモニン**がある．かんきつ類のジュースなどを製造する加熱工程で無味成分であるリモニンモノラクトンからもリモニンが生成されることがあり，ジュースの苦味が増す原因となる．また，キュウリ，メロンなどのウリ科の植物には**ククルビタシン**という

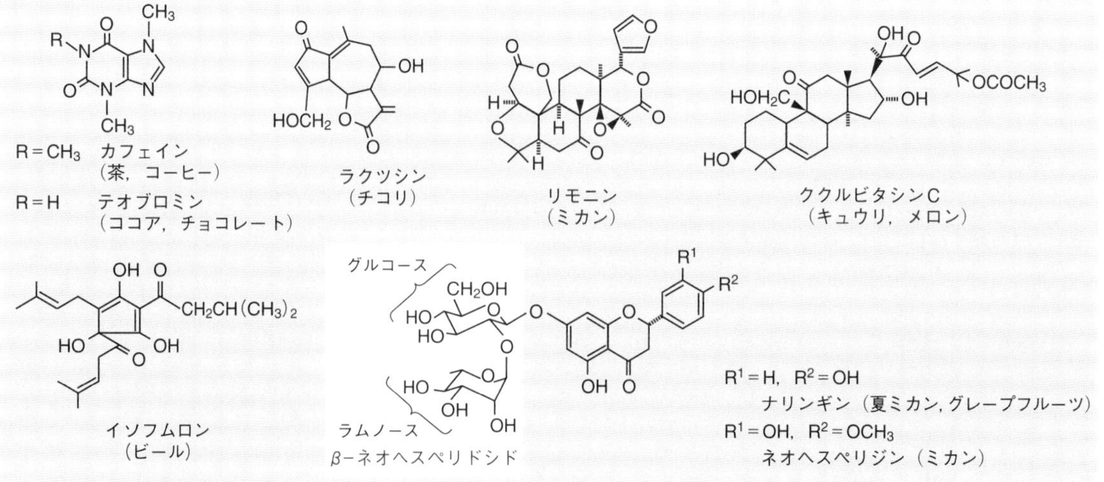

R＝CH₃　カフェイン
　　　　　（茶，コーヒー）
R＝H　テオブロミン
　　　　（ココア，チョコレート）

ラクツシン
（チコリ）

リモニン
（ミカン）

ククルビタシンC
（キュウリ，メロン）

イソフムロン
（ビール）

グルコース
ラムノース
β−ネオヘスペリドシド

R¹＝H，R²＝OH
　　ナリンギン（夏ミカン，グレープフルーツ）
R¹＝OH，R²＝OCH₃
　　ネオヘスペリジン（ミカン）

図 10・16　食品に含まれるおもな苦味成分の構造

苦味トリテルペンが含まれている．ビールに加えるホップには苦味物質**フムロン**，**ルプロン**などが含まれており，発酵過程で**イソフムロン**やフルポン，ルプトリオンなどに変換され，ビールの苦味を形成している．

c. フラバノン配糖体　グレープフルーツ，オレンジなどかんきつ類にはフラバノンの７位のヒドロキシ基に糖が結合した配糖体が含まれている．結合している糖の種類によって呈味性が異なり，ヘスペリジンなどのβ-ルチノシドは無味であるのに対し，**ナリンギン**，**ネオヘスペリジン**などβ-ネオヘスペリドシド類は苦味を呈する[*1]（図10・16）.

d. ペプチド類　疎水性の高いアミノ酸であるバリン，ロイシン，イソロイシン，メチオニン，トリプトファン，フェニルアラニンや塩基性アミノ酸のリシン，アルギニン，ヒスチジンは苦味がある．また，疎水性アミノ酸から構成されるペプチド類も苦味を呈する．味噌，醤油などに含まれる大豆タンパク質加水分解物やチーズ中の苦味ペプチドに共通するアミノ酸配列はPro-Phe-Pro-Gly-Pro-Ile-Proである．

e. 無 機 塩　豆腐を作るときに添加するにがり（苦汁）の主成分は**塩化マグネシウム**と**硫酸マグネシウム**であり，ともに苦味を呈する．また，ヨウ化カリウムは苦味を示すが，臭化カリウムは苦味と塩味を呈する．

10・2・4　塩 味 物 質

塩味は塩化ナトリウム（食塩）に代表される味である．アルカリ金属とハロゲンとの塩は塩味を呈するものが多い．塩化カリウム，塩化リチウム，臭化ナトリウム，塩化アンモニウムのほかにリンゴ酸ナトリウム，マロン酸ナトリウム，グルコン酸ナトリウムなども塩味を呈するが，嗜好上，塩化ナトリウム（食塩）にまさる塩味をもつ物質はない．

10・2・5　うま味成分

うま味は日本伝統の味で，1908年に池田菊苗がコンブのうま味成分として**L-グルタミン酸**を，1913年に小玉新太郎がかつお節から**5′-イノシン酸**（**5′-IMP**）を発見した．その後，1958年に国中明が**5′-グアニル酸**（**5′-GMP**）もうま味を呈することを見いだし，のちにこの5′-グアニル酸が干しシイタケに含まれていることが判明した．1980年代にはumamiが世界に通用する味覚として認められた．

これらの物質は酸のままでは酸味を伴うので，うま味とは，これらのナトリウム塩の味あるいは中和したものの味とされている．

a. アミノ酸　L-グルタミン酸[*2]ナトリウム（L-MSG）はうま味を代表するアミノ酸のナトリウム塩である（図10・17）．L-グルタミン酸ナトリウムは当初は小麦や大豆タンパク質を分解して製造されていたが，1956年グルコースを原料に*Micrococcus glutamicus*を用いた発酵法が開発されて以来，大量生産が可能となった．玉露茶にはグルタミン酸エチルアミドである**L-テアニン**が多く含まれ，グルタミン酸とともに主要なうま味成分の一つである[*3]．

b. 核酸系成分　核酸関連物質のなかで，リボースの５位にリン酸基が結合した5′-リボヌクレオチドにはうま味を呈する化合物が多い．5′-イノシン酸や5′-グアニル酸はその代表である．これらのヌクレオチドを構成するヌクレオシドやプ

[*1] 果物加工工場では　かんきつ系の果汁や缶詰，びん詰を製造する際，加水分解酵素ナリンギナーゼでラムノースを加水分解することにより，β-ネオヘスペリドシドを無味のβ-グルコシドに変換して苦味を除去する工程がある．

無機塩の呈味性: 無機塩を構成しているカチオンとアニオンの直径の合計が約6.5Åより小さい場合は塩味を呈し，直径の合計が増すにつれて苦味が増すといわれている．
例: 塩化ナトリウム
　　（5.52Å，塩味）
　　塩化カリウム
　　（6.28Å，塩味）
　　臭化カリウム
　　（6.56Å，塩味と苦味）
　　ヨウ化カリウム
　　（6.98Å，苦味）
　　塩化マグネシウム
　　（8.54Å，苦味）

[*2] 光学異性体のD-グルタミン酸は無味である．

[*3] このほかハエトリシメジからL-トリコロミン酸，ベニテングタケからL-イボテン酸が強いうま味成分として単離されている．いずれもグルタミン酸の類縁化合物であるが，安全性の面からうま味調味料としての利用はされていない．

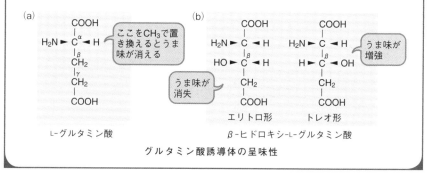

図 10・17 食品に含まれるうま味成分の構造

リン塩基はうま味を呈さない.また,リボースの2位や3位にリン酸の結合したモノヌクレオチド類はうま味をもたない.魚肉,畜肉中のATPは死後速やかに分解され5′-イノシン酸を生成するため,食味が向上する.5′-グアニル酸はシイタケのほか多くのきのこに含まれている.調味料としてはいずれもナトリウム塩として使われる.

c. 有 機 酸   アサリやシジミなどの貝類に多く含まれている**コハク酸**もうま味を呈する.その他の動植物にも広く分布しており,日本酒のうま味にも関与している.コハク酸のほかクエン酸のナトリウム塩も複合調味料として用いられている.

グルタミン酸誘導体の呈味性

　構造が一部変わることで味は変化する.たとえばグルタミン酸のα-水素をメチル化するとうま味は消える(図a).β位のメチレン水素の一方をヒドロキシ基で置換した場合,トレオ形はうま味が増強し,エリトロ形はうま味が消失する(図b).そのほか,γ-カルボキシ基をスルホン酸基で置換するとうま味は増強される.また,カルボキシ基のメチルエステル化やアミド化,アミノ基のアセチル化によっても味は変化する.

(a)

(b)

エリトロ形　　トレオ形

L-グルタミン酸　　　　β-ヒドロキシ-L-グルタミン酸

グルタミン酸誘導体の呈味性

10・2・6 その他の味成分

a. 辛味成分   辛味は食品の基本味とは異なり,口腔内に存在する温度受容体に受容され,温覚,痛覚として知覚される.食品中では辛味成分はアブラナ科やヒガンバナ科ネギ属などの香味野菜や香辛料に含まれている[*1].辛味成分を化学構造上分類すると,アミド類,バニリルケトン類,セスキテルペン類,イソチオシアナート類,スルフィド類などがある[*2].

*1 トウガラシ,コショウ,ニンニク,サンショウ,ワサビなど.

*2 辛味成分については第24章に香辛料の代表的な呈味としてまとめてある(表24・4).

R=H 　　(−)-エピカテキンガレート(ECG)
R=OH 　　(−)-エピガロカテキンガレート
　　　　　　　　　　　(EGCG)

プロアントシアニジン類

R¹	R²	R³	R⁴
H	H	H	H
H	H	G	G
OH	H	H	G
OH	OH	G	G

ガロイル基

図 10・18　茶に含まれるおもな渋味成分の構造

b. 渋味成分　　渋味はおもに食品中に含まれるポリフェノール類の舌粘膜への収れん作用によってひき起こされる．一般に渋味は不快な味とされているが，茶，ワイン，コーヒーなどはほどよい渋味が嗜好を高める要因ともなっている．茶葉に含まれるカテキン類は渋味成分として知られている．カテキンの C3 位のヒドロキシ基が没食子酸とエステル化した**(−)-エピガロカテキンガレート，(−)-エピカテキンガレート**は渋味が強く，茶葉に比較的多く含有されているので渋味の主体と考えられている（図 10・18）．また，茶葉にはカテキン分子が 2〜3 分子縮合した**プロアントシアニジン類**が含まれており，これらは含量は少ないが強い渋味を呈しタンパク質と結合しやすい性質をもつことから茶の渋味に関与しているといわれている．カキの渋味も通称カキタンニンとよばれる**(−)-エピガロカテキン，(−)-エピカテキン**およびこれらの 3 位がガロイル化されたものの縮合体（プロアントシアニジン）に由来する．カキが熟すとプロアントシアニジンが高分子化して渋味を感じなくなり甘くなる．

c. えぐ味成分　　えぐ味はヒトの感じる味のなかで最も不快な味とされる．えぐ味成分としては，シュウ酸カルシウムやフェノール系カルボン酸の一種である**ホモゲンチジン酸**が知られており，タケノコ，ゴボウ，サトイモ，ワラビなどに多く含まれている．調理では灰汁，重曹水，ぬかを加えた水でゆでてえぐ味成分を取除いている．

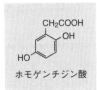

ホモゲンチジン酸

タンニン: 分子量 500〜3000 のポリフェノールはタンパク質のコラーゲンと水素結合することによって皮なめし（tanning）効果を発揮するため，タンニンと名づけられた．現在では一般に植物に含まれる無色のポリフェノールの総称として用いられており，没食子酸関連化合物，クロロゲン酸関連化合物，カテキン，プロアントシアニジンなどが含まれる．

渋抜き: カキの渋味を取除く操作．アルコールや湯をかける，炭酸ガスやエチレンガス中に置くなどの方法があり，いずれも水溶性タンニンを高分子化して不溶性に変える．このためだ液に溶けなくなって渋味を感じなくなる．

10・2・7　味の相互作用

　異なる呈味成分を 2 種あるいはそれ以上同時に摂取したり，経時的に摂取したときに起こる味覚現象として，**対比現象，相殺現象，相乗現象，変調現象**がある．

a. 味の対比現象　　異種の味をもつ呈味成分を同時に摂取したとき，主となる味が他方の呈味成分によって強められる現象をいう．しるこやあずきあんに少量の食塩を加えると甘味が増すのは，甘味と塩味の対比現象によるものである．甘味は微量の苦味や少量の酸味によっても増強される．また，うま味は少量の食塩によって増強される（例: 汁物）．

b. 味の相殺現象　　異種の味をもつ呈味成分を同時に摂取したとき，一方の味が他方の呈味成分によって弱められる現象をいう．塩味は酸味，うま味によって味が弱められ（例: 漬物，汁物），酸味は塩味や甘味によって弱められる（例: すし酢）．また，苦味は甘味によって減少する（例: コーヒーに砂糖を入れる．グレープ

フルーツに砂糖をかける）．大豆グロブリンやカゼインの酵素分解物から得られるグルタミン酸を構成アミノ酸とするオリゴペプチドは苦味をマスキングする効果のあることが知られている．

c. 味の相乗現象（相乗効果）　　同種の味をもつ呈味成分を同時に摂取したとき，それぞれを単独で摂取したときの呈味力の和よりも強い味に感じられる現象をいう（表 10・8）．たとえば，ヌクレオチドうま味成分とグルタミン酸ナトリウム（MSG）との相乗効果はきわめて高く，MSG：5′-IMP ＝ 10：1 で MSG 単独の場合の 5 倍，MSG：5′-GMP ＝ 10：1 で 19 倍にもなる．8% の 5′-リボヌクレオチド混合物を含むグルタミン酸ナトリウムがうま味調味料として市販されている．

表 10・8　グルタミン酸ナトリウム（MSG）と 5′-リボヌクレオチドのうま味の相乗効果[a]

混合比（重量）	混合物のうま味度〔単位重量当たり〕	
MSG：5′-IMP・Na$_2$ （または 5′-GMP・Na$_2$）[†]	5′-IMP・Na$_2$	5′-GMP・Na$_2$
1：0	1	
1：2	6.5	13.3
1：1	7.5	30.0
2：1	5.5	22.0
10：1	5.0	19.0
50：1	2.5	6.4
100：1	2.0	5.5

† 5′-IMP・Na$_2$: 5′-イノシン酸二ナトリウム，5′-GMP・Na$_2$: 5′-グアニル酸二ナトリウム．
a) 国中 明，蛋白質 核酸 酵素，**6**，403（1961）より．

d. 味の変調現象　　ある呈味成分を摂取した後にそれとは異種の呈味成分を摂取したとき，本来の味と異なる味として感じられる現象をいう．酸味，苦味，濃い塩味のあとに水を摂取すると水が甘く感じられたり，するめを食べた直後にミカンを摂取すると苦味を感じる．西アフリカ原産の *Synsepalum dulcificum* の果実（ミラクルフルーツとよばれている）を食べた直後にすっぱいものを摂取すると甘く感じる．これはミラクルフルーツに含まれる**ミラクリン**という糖タンパク質に起因しており，このような物質を**味覚修飾物質**（味覚変革物質ともいう）という[*1]．インド原産のギムネマ（*Gymnema sylvestre*）の葉に含まれるトリテルペン配糖体の**ギムネマ酸**[*2]は逆に甘味を感じさせなくする味覚修飾物質として知られている．

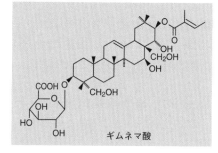

ギムネマ酸

*1 西マレーシア原産のクルクリゴの果実に含まれている糖タンパク質のネオクリンも酸味を甘味に変える作用がある．

*2 ギムネマ酸は腸管壁における糖の吸収を遅らせる作用がある．糖尿病患者の急激な血糖値上昇を抑える物質として注目されている．

■ 10・3　香　気　成　分

腐敗臭などいやなにおいは食欲を減退する．反対に，好きなにおい，おいしそうなにおいには食欲が刺激される．においは，味とともにおいしさを左右する重要な因子である．

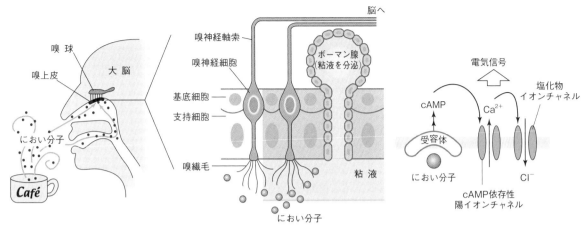

図 10・19 嗅上皮の模式図

10・3・1 "におい"と"フレーバー"

においは食品から揮発する化学物質（**香気成分**）が鼻腔天井部にある**嗅上皮**の受容体を刺激することにより感じる化学感覚である．図 10・19 に示したように，嗅上皮は，においを受容する嗅神経細胞[*1]とそれを取囲む支持細胞および嗅神経細胞予備群である基底細胞からなる．嗅神経細胞の先端では嗅繊毛が鼻腔内に突き出ており，におい受容体[*2]はこの嗅繊毛の表面に存在する．嗅上皮は全体が粘液で覆われている．

食べ物から揮発した香気成分は鼻腔内に吸い込まれると，まず嗅上皮表面の粘液に入り込み，嗅繊毛の受容体に結合する．その刺激により，受容体についている G タンパク質が活性化され，細胞内情報伝達物質である cAMP 量が上昇し，細胞表面の陽イオンチャネルが開き細胞外から陽イオンが流入する．流入したカルシウムイオン（Ca^{2+}）により，塩化物イオンチャネルが開き，塩化物イオン（Cl^-）が細胞外に流出する．その結果，細胞内外の間に電位差が生じ，嗅神経細胞に電気的信号が発生する．この信号が神経を通って脳に伝達され，さらに大脳の嗅覚中枢で統合されて，われわれは食品の"におい"を感知する．

香気成分は鼻孔から入るだけではない．食物を口に入れ，そしゃくする間に味や舌ざわり，温度などを感じ，同時に香気成分がのどから鼻腔に抜ける．鼻先から入ってくるにおいをオルソネーザル（たち香），のどの奥から鼻に抜けるにおいをレトロネーザル（あと香）という．われわれは，味，舌ざわり，におい，それぞれを区別することなく一体化した感覚として認識し，その食品の風味として評価する．この総合感覚を食品の分野では"フレーバー"という．

10・3・2 香気成分の特性

a. 香気成分組成とにおい貢献度 香気成分はフレーバーに大きく影響する重要な因子であるが，食品中の含有量はごく微量で，生鮮食品では 1 kg 当たり数十 mg 程度しか含まれない．しかし，においを構成する化合物の種類は非常に多い．図 10・20(a) はジャスミン茶浸出液より調製した香気成分を分析したガスクロマトグラムである．各ピークはにおいを構成する化学成分に相当し，微量成分まで含めると 100 種類以上になる．コーヒーは約 800 種類，トマトでは約 400 種類もいずれも

*1 嗅上皮中に，ヒトでは 600 万〜1000 万個存在する．嗅細胞は味細胞と異なり神経細胞で，神経軸索を伸ばし前脳の嗅球に達している．

*2 1991 年コロンビア大学の Buck と Axel が嗅覚受容体遺伝子として発見し，のちににおい物質を認識するにおい受容体であることが実証された．Buck と Axel は 2004 年度のノーベル医学生理学賞を受賞している．

cAMP（cyclic AMP）： 環状アデノシン一リン酸

におい情報伝達の仕組み： 嗅覚受容体遺伝子はマウスで約 1100 種類，ヒトでおよそ 400 種類存在する．一つの嗅神経細胞には 1 種類のにおい受容体遺伝子のみが発現してる．1 種類のにおい分子は，複数のにおい受容体とさまざまな親和性で結合する．一方，1 種類のにおい受容体は，複数のにおい分子に，あるものは強く，あるものは弱く，さまざまな親和性で結合する．この対応関係により，数十万種類に及ぶにおい分子を嗅ぎ分けることができると考えられている．

非常に多くの香気成分が見つかっている．しかし，すべての成分がにおいに貢献しているわけではない．成分を分析するだけでなく，多数の成分のうちどの成分が実際のにおいに関与しているかが重要である．これを**においの貢献度**という．図10・20(b)のアロマグラムはジャスミン茶香気成分のなかで貢献度の高い成分を表している．

においの貢献度に最も関係しているのが香気物質の**におい閾値**（いきち）（表10・9），含有量および各成分のにおいの質である．香気物質の閾値は化合物によって大きな差があるが，いずれも味物質に比べるとかなり低い（表10・7参照）．閾値が低い成分は含有量が少なくても食品のにおいに貢献する率が高い．一方，閾値が高い成分は，含有量が多くても，食品のにおいへの貢献度が小さい場合もある．さらに，貢献度の高い香気成分のにおいの質も重要である．たとえばコーヒーの粉末と，いれたコーヒー浸出液ではにおいがかなり違う．しかし，成分を調べると両者の香気成分の種類はほぼ共通し，その含有割合が違うだけである．においの質の違いは，コーヒー浸出液ではカラメルの甘いにおいをもつ成分の貢献度が高く，粉末ではハチミツ様の甘ったるいにおい成分とネコの尿のような臭いにおいをもつ成分の貢献度が高いなどそれぞれ貢献度が高い成分が異なり，それが全体のにおいに反映している．

b. 化学構造とにおい　食品の香気物質は有機化合物全般にわたり，その化

表 10・9　食品の香気成分の例とにおいの強さ（いきち）（閾値）

化合物	閾値〔水中 mg/L〕	食品例
エタノール	100	アルコール飲料，醤油，味噌
バニリン	0.02	バニラ豆
trans-2-ヘキセナール	0.017	野　菜
ヘキサナール	0.0045	豆　乳
ジメチルジスルフィド	0.0076	ニ　ラ
ジメチルスルフィド	0.00033	青のり，緑茶
ソトロン	0.00001	貴腐ワイン，黒糖，醤油
1-*p*-メンテン-8-チオール	0.00000002	グレープフルーツ

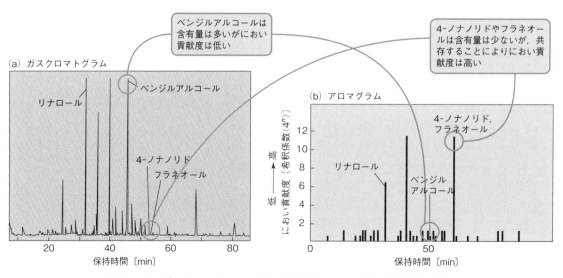

図 10・20　ジャスミン茶香気成分のガスクロマトグラム(a)とアロマグラム(b)

学構造は炭化水素をはじめ多種多様の官能基をもつ. また, 同じにおいをもつ物質はないというほど, においは多様で法則性がなく, 香気物質については基本味に相当する基本臭のような化学的分類はない. 香気物質の化学構造に関する一般的な特性を表10・10に示す.

表10・10　香気物質の特性

- 揮発性である. 低分子量(17〜300), 低沸点のものが多い.
- 飽和炭化水素など水に溶けない物質はにおいがないか, 非常に弱いものが多い.
- 多くのにおい物質は官能基をもっている.
- 窒素や硫黄を含む化合物, ヘテロ環化合物に特徴的なにおいをもつものが多い.
- 物質により閾値が異なる. 閾値の低いものが多い (表10・9参照).
- 立体構造によりにおいが異なる物質がある (表10・11).

表10・11　光学異性体のにおいの違い　構造式は図10・22参照.

光学異性体	においの特徴
(−)−(R)−リナロール	木香, ラベンダー様
(+)−(S)−リナロール	甘いラベンダー様, プチグレイン様
(−)−(S)−シトロネロール	ゼラニウム様
(+)−(R)−シトロネロール	シトロネラ油様
(−)−(R)−カルボン	スペアミント様
(+)−(S)−カルボン	キャラウェイ様
(−)−メントール	強いハッカ様, 強い清涼感
(+)−メントール	弱いハッカ様, ほこりっぽい, 青臭い
(−)−(S)−1−p−メンテン−8−チオール	グレープフルーツジュース様
(+)−(R)−1−p−メンテン−8−チオール	弱い果実香

10・3・3　食品の香気成分

食品は動物や植物を原料とするため, 生体内における酵素反応や加工・調理中に生体内成分が関与した酵素的, 非酵素的反応によりにおい成分が生成される. おもなにおいの生成要因をあげると以下のようになる.

① 生合成によるにおいの生成 (例: テルペン類, 果物の成熟香)

② 調理・加工におけるにおいの生成

　・細胞破壊による酵素反応 (例: キュウリ, ニンニク, ワサビなどの特徴香)

　・微生物の酵素が関与する反応

　　(例: 味噌, 醤油など発酵食品の特徴香, §22・5参照)

　・加熱による二次的反応による非酵素的生成 (例: 肉, 魚などのロースト香)

　・酸化反応による非酵素的生成 (例: 油脂の酸化臭, §12・3参照)

a. 植物性食品のにおい成分　　高等植物では, C_5H_8 のイソプレンを基本単位とする炭素数10個のモノテルペンや15個のセスキテルペン類が生合成*され貯蔵される (図10・21). テルペンには芳香をもつものが多く, 植物性食品の香気にはほとんどすべてに含まれる. **リナロール** (ジャスミン茶) や**メントール** (ハッカ) のように, 植物精油の主成分となっているものも多い (図10・22).

ⅰ) 果実類の成熟香

果実には芳香の強いものが多い. イチゴ, メロン, バナナ, リンゴなどの果物で

*　モノテルペンは細胞中の色素体 (プラスチド) において非メバロン酸経路で, セスキテルペンは細胞質 (サイトゾル) においてメバロン酸経路で, いずれもイソプレンを経由して生合成される.

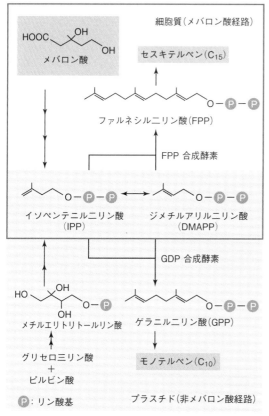

図 10・21　テルペン化合物の生合成

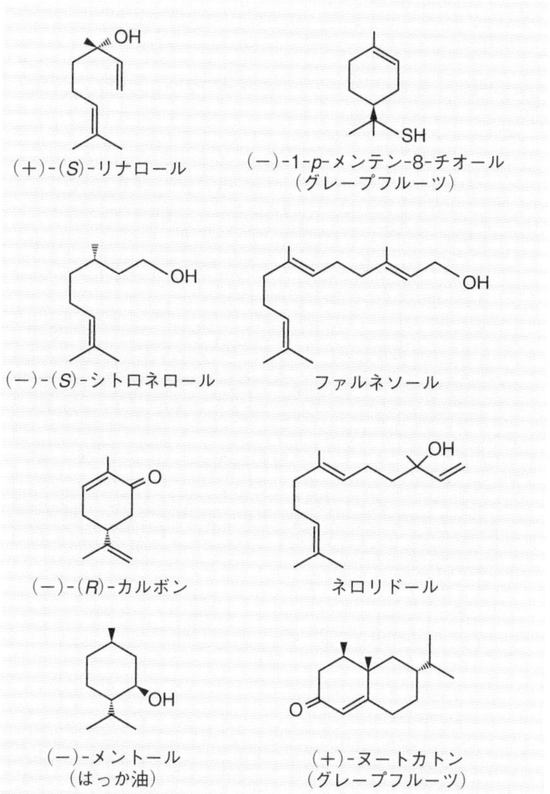

図 10・22　代表的なモノテルペンとセスキテルペン香気物質

フラネオール: 系統名は 2,5-ジメチル-4-ヒドロキシ-3(2H)-フラノン (HDMF). フラネオールは商品名だが, 香料として汎用されていることより本書では慣用名扱いとした.

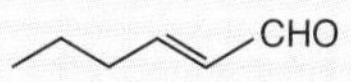

trans-2-ヘキセナール（青葉アルデヒド）

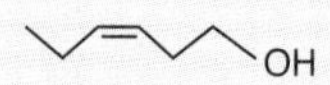

cis-3-ヘキセノール（青葉アルコール）

トマトのにおい成分

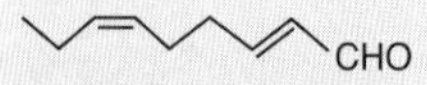

trans,cis-2,6-ノナジエナール（スミレ葉アルデヒド）

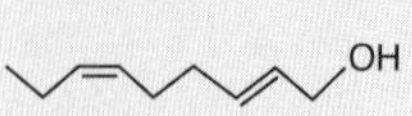

trans,cis-2,6-ノナジエノール（キュウリアルコール）

キュウリのにおい成分

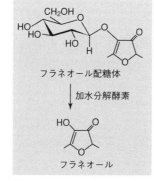

図 10・23　フラネオールの生成

は成熟すると, 生体内で低分子の有機酸とアルコールが酵素的に反応しエステル類が生合成され, フルーティーな芳香を発する. イチゴでは成熟期になるとブタン酸メチル, ブタン酸エチル, ヘキサン酸エチルなどエステル類が急激に増加する. バナナでは追熟中に酢酸 3-メチルブチル, 酢酸 2-メチルブチルなどが増加し, バナナ特有のフレーバーとなる. 果物によってエステル類の種類や含有量が異なり, それぞれ固有の香気を形成する. またパインアップルやイチゴでは成熟するに従い, 生体内のフラネオール配糖体が酵素的に加水分解され, 強いカラメル香をもつ**フラネオール**が生成し（図 10・23）, 特徴的な甘い完熟香が加わる.

ⅱ) トマトやキュウリの新鮮な青葉様の香り

切ったトマトには特有の青臭みがある. 細胞が損傷すると加水分解酵素（リパーゼ）が働き, トマトの生体膜脂質からリノール酸や α-リノレン酸が生成する. つづいて, 図 10・24 に示したように, トマト細胞内のリポキシゲナーゼによる脂肪酸の C13 位への酸素添加反応, リアーゼによるヒドロペルオキシドの開裂反応が進み, 青臭いにおいをもつヘキサナールや *cis*-3-ヘキセナールが生成する. さらに異性化反応やアルコール脱水素酵素の作用により, *trans*-2-ヘキセナールや *cis*-3-ヘ

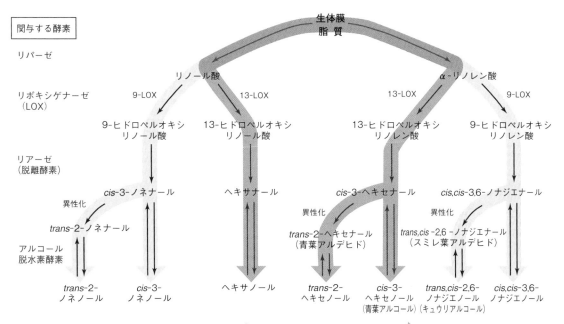

図 10・24　新鮮な青葉様の香りの生成経路 (⬜▶：キュウリ香気成分の生成経路, ➡：トマト香気成分の生成経路)

キセノールが生成される. それぞれ, 青葉アルデヒド, 青葉アルコールとよばれ, 新鮮な青葉のような香りがする. 新鮮なトマトからは炭素数 6 個のアルコールやアルデヒドが主として生成される.

　刻んだキュウリはトマトよりも苦味を感じる青臭いにおいがある. キュウリの主要リポキシゲナーゼは脂肪酸の C9 位に特異的に作用する. その結果 trans-2-ノネナールや trans,cis-2,6-ノナジエナール (スミレ葉アルデヒド, キュウリ香をもつ), trans,cis-2,6-ノナジエノール (キュウリアルコール) など炭素数 9 個のアルコールやアルデヒドが生成し, キュウリの新鮮な青葉のような香りとなる.

　iii）ネギ属野菜[*1]の特有香

　ニンニク, タマネギ, ニラ, 長ネギなどのネギ属野菜は, 含硫アミノ酸のアルキルシステインスルホキシド類を含有している. 組織が破壊されると酵素アリイナーゼ (CS-リアーゼ) によって分解反応が進み, アルキルチオスルフィナートやジアルキルジスルフィドが生成され, 特有のにおいが発現する. ネギ属野菜に含まれる含硫アミノ酸の種類は限られており, アルキル基として図 10・25 や図 10・26 に示した 1-プロペニル基のほかに, メチル基, プロピル基, アリル基の合計 4 種類のみが存在する. したがってアリイナーゼによって分解し, 生成する香気成分のジスルフィドの種類も限られ, 表 10・12 に示したものがネギ属野菜のおもな成分である. ニンニクはアリル基をおもに含むのでチオスルフィナートのアリシンとジアリルジスルフィドが特有香成分である[*2] (図 10・25). タマネギの主要な含硫アミノ酸はプロピルシステインスルホキシドと 1-プロペニルシステインスルホキシドである. タマネギには特異的な合成酵素が存在し, 図 10・26 のように 1-プロペニルスルフェン酸から主として催涙成分生成へと反応が進むためプロペニルジスルフィドはほとんど生成されない. タマネギの香気成分はジプロピルジスルフィドが主成分となる. このように含硫アミノ酸のアルキル基の種類と量が特徴香に関与している.

*1　ヒガンバナ科ネギ属. 表 24・2 参照.

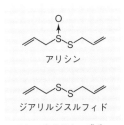

アリシン

ジアリルジスルフィド

ニンニクのにおい成分

*2　ニンニクを破砕するとアリシンが生成され, 特徴的なニンニク臭が発生する. アリシンは反応性が高く, 空気中では水分と反応し, 刺激性のある非常に強いニンニク臭をもつジアリルジスルフィドが生成する. アリシンは油の中では安定で, 刻みニンニクを油に入れ加熱したときに立ちのぼるにおいはアリシンによる.

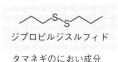

ジプロピルジスルフィド

タマネギのにおい成分

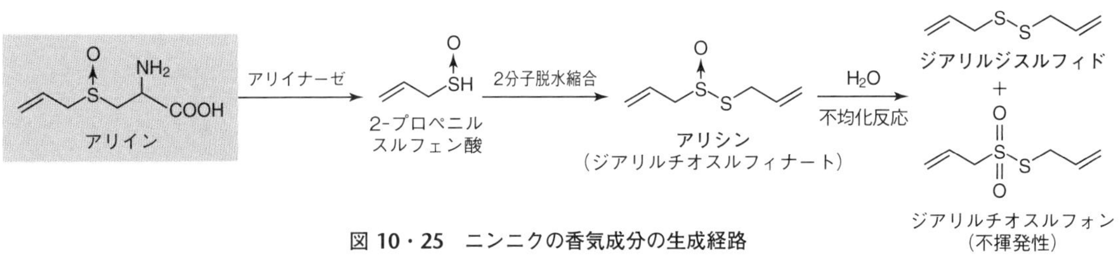

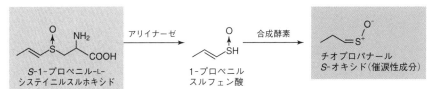

図 10・25　ニンニクの香気成分の生成経路

図 10・26　タマネギにおける催涙性成分の形成経路

表 10・12　ネギ属野菜の含硫黄におい成分の組成[a]（％）

	ニ ラ	タマネギ	ラッキョウ	長ネギ	ニンニク
ジメチルジスルフィド CH_3SSCH_3	83	2	87	9	<1
メチルプロピルジスルフィド $CH_3SSCH_2CH_2CH_3$	<1	4	9	15	<1
メチルアリルジスルフィド $CH_3SSCH_2CH=CH_2$	16	<1	3	2	22
ジプロピルジスルフィド $CH_3CH_2CH_2SSCH_2CH_2CH_3$	<1	86	<1	65	<1
ジアリルジスルフィド $CH_2=CHCH_2SSCH_2CH=CH_2$	<1	<1	<1	<1	74

a) 岩井和夫, 中谷延二 編, "香辛料成分の食品機能", 光生館(1989)より.

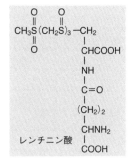

レンチニン酸

iv) きのこの香気成分

　マツタケや生シイタケのカビのようなにおいの主要成分は，リノール酸よりリポキシゲナーゼの作用により C10 と C11 の間が開裂して生成する **1-オクテン-3-オール**である（図 10・27）．マツタケでは 1-オクテン-3-オールと**ケイ皮酸メチル**が主成分となってマツタケ特有の香りを形成している．

　干しシイタケを水戻しすると独特のにおいが発現する．これはシステインスルホキシド誘導体であるレンチニン酸が，ネギ属と類似した酵素作用により分解し，**レンチオニン**が生成することによる．

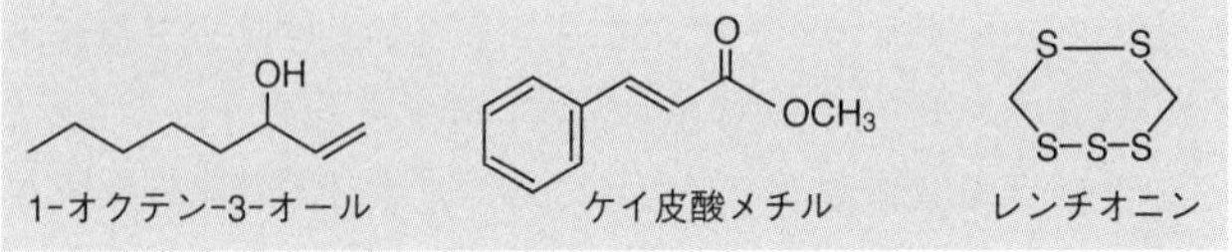

1-オクテン-3-オール　　ケイ皮酸メチル　　レンチオニン

図 10・27　きのこのにおい成分

v) アブラナ科野菜[*1]の風味成分

　キャベツ，ワサビ，カラシ，ダイコン，ハクサイ，カリフラワー，芽キャベツなどアブラナ科に属する野菜の種類は多い．いずれも**からし油配糖体**を含有し，**ミロシナーゼ**による加水分解によってイソチオシアナート類[*2]が生成し，独特のにおい

をもつ（図10・28）．ワサビの**アリルイソチオシアナート**，ダイコンの4-メチルチオ-3-ブテニルイソチオシアナートは辛味成分でもある*.

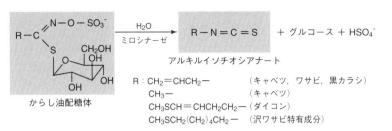

R：CH₂＝CHCH₂—　　　（キャベツ，ワサビ，黒カラシ）
CH₃—　　　（キャベツ）
CH₃SCH＝CHCH₂CH₂—（ダイコン）
CH₃SCH₂(CH₂)₄CH₂—　（沢ワサビ特有成分）

図10・28　からし油配糖体からミロシナーゼによるにおい成分の生成

vi）香辛料の香気成分

香辛料はにおいの強いものが多く，また，香気成分含有量も多い．クローブの**オイゲノール**，バニラ豆の**バニリン**など1種類の化合物のみでその香辛料特有の香りを感じさせるものもある．香辛料については第24章を参照.

b. 動物性食品の香気成分

ⅰ）海　産　魚　介　類

活魚や新鮮な魚はほとんど無臭であるが，鮮度低下により生臭いにおいが強くなる．これは，トリメチルアミンオキシドよりジメチルアミンや**トリメチルアミン**が生成されるためである（図10・29）.

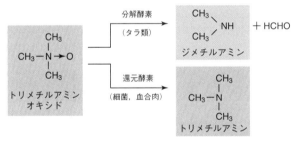

図10・29　トリメチルアミンオキシドよりアミン類の生成

多脂性赤身魚は白身魚よりにおいが発生しやすい．高度不飽和脂肪酸を多く含むマイワシでは，植物と同様にリポキシゲナーゼの存在が知られており，プロパナール，ヘキサナール，1-ペンテン-3-オールが増加し，においが強くなる.

ⅱ）淡　水　魚　介　類

淡水魚にみられる泥臭またはカビ臭は水質悪化により増殖した藍藻や放線菌が産生した2-メチルイソボルネオールや**ジェオスミン**が原因物質であることが多い．コイなどで異臭魚として問題となることがある.

天然アユのさわやかな特有香：アユは他の魚類と同様に［エ］イコサペンタエン酸（EPA）を多く含有する．また，C12位に作用するリポキシゲナーゼが存在し，キュウリと同様な経路でキュウリ様香気をもつ *trans,cis*-2,6-ノナジエナールが生成し，天然アユの特有のにおいとなる.

c. 加熱調理・加工により生成する香気成分　　食肉など食品を加熱して調理や加工をすると，生のときとはまったく異なる食欲を刺激するにおいが生成する．これは食品中の脂質，アミノ酸，糖質などが相互反応して生成する化合物に強いにお

*　ダイコンでは根茎の先端ほどまた外側ほどからし油配糖体が多いので大根おろしは上部を使った方が食べやすい.

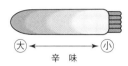

大　←　辛　味　→　小

ワサビ：西洋ワサビと区別して本ワサビとよばれる．沢で栽培される本ワサビを沢ワサビとよぶ．品種改良により畑でも栽培できる品種もあり畑ワサビ（陸ワサビ）とよばれている.

2-メチルイソボルネオール

ジェオスミン

いをもつものが多いことによる．この香気を一般に加熱香気という．

　加熱香気は主として糖とアミノ酸，ペプチド，タンパク質によるアミノ–カルボ
ニル反応によって生成する．反応は数段階にわたって複雑に進行する[*1]が，香気成
分はおもに中期段階で生じる．おもな成分は，

*1 図 13・4 参照.

　　① 糖由来の化合物でカラメル様の甘いこげ臭をもつ物質
　　② ストレッカー分解によるアミノ酸由来のアルデヒド類
　　③ 糖とアミノ酸の相互作用によるヘテロ環化合物

などである．図 10・30 にはアミノ–カルボニル反応により生成するカラメル様香気
に寄与するおもな香気物質を示した．ストレッカー分解により生成する，アミノ酸
より炭素数が一つ少ないアルデヒド類[*2]は特徴あるにおいをもつ．糖だけを加熱し
た場合，高温にしないと分解しないが，アミノ酸が共存すると反応が容易に進行し，
アミノ酸の種類により特徴ある香気が生成する（表 10・13）．それぞれの香気成分
を分析すると，ピラジン類，フラン類，ピロール類などが検出される．ヘテロ環化
合物はにおい閾値が低く，かつ香ばしい特徴的なにおいをもつものが多いので，こ
れら加熱香気[*3]が食欲を刺激する要因の一つとなっている．

*2 図 13・5 参照.

*3 加熱香気の生成については§13・3・1 c 参照.

表 10・13　アミノ酸とグルコースとの反応で生成する香気

（アミノ酸＋グルコース $\xrightarrow[180\,℃]{加熱}$ 香気成分）

アミノ酸	生成する香気の特性
グリシン	カラメル様
アラニン	カラメル様
バリン	チョコレート様
ロイシン	チーズを焼いたにおい
フェニルアラニン	花　様
メチオニン	醤油，薄いとポテト様
プロリン	パンを焼いたにおい

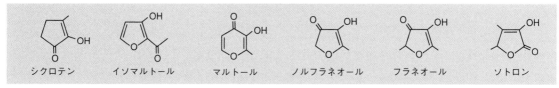

シクロテン　　イソマルトール　　マルトール　　ノルフラネオール　　フラネオール　　ソトロン

図 10・30　アミノ–カルボニル反応により生成されるカラメル様香気に寄与する成分

10・4　注目されている嗜好成分の機能性

　嗜好成分が食品の二次機能である感覚刺激機能をつかさどる成分であることはい
うまでもないが，食品機能に関する研究から，多くの嗜好成分が第三の機能，すな
わち生体調節機能を合わせもつことが明らかとなってきた．

10・4・1　色素成分の機能性

　a. カロテノイド　　カロテノイドの機能性で特に注目されているのは**抗酸化
作用**と**発がん抑制作用**である．カロテノイドの抗酸化作用の特徴は一重項酸素[*4]の
消去能が高いことである．表 10・14 に示したように，β–カロテンは α–トコフェ

*4 一重項酸素については§12・1 参照.

表10・14 カロテノイドの一重項酸素消去能とビタミンA活性 [a]

化 合 物	一重項酸素消去速度定数[†]	ビタミンA活性
リコピン	31	0
γ-カロテン	25	44
アスタキサンチン	24	-
α-カロテン	19	53
β-カロテン	14	100
β-クリプトキサンチン	6	57
α-トコフェロール	0.3	-

a) 田中嘉郎, *New Food Industry*, **37**(8), 65〜66(1995)より.
† 一重項酸素消去速度定数は 1 mol が 1 秒間に消去する一重項酸素を表す. 単位=$10^9 M^{-1}s^{-1}$.

表10・15 β-カロテンやリコピン含量の多い野菜・果物例 [a] 〔µg/100 g〕

野菜・果物	β-カロテン	リコピン
グレープフルーツ(紅)	686	1419
スイカ	303	4532
トマト	449	2573
ニンジン[†1]	8285	1
ホウレンソウ	5626	-[†2]

a) 米国農務省データベース(2015)より.
†1 日本の金時にはリコピンが含まれる.
†2 検出限界以下

> ニンジン, ホウレンソウは, β-カロテンは多いがリコピンはほとんど含まれていない

表10・16 フラボノイド色素[†]の機能性に関する研究実績例

フラボノイド色素	生理機能	フラボノイド色素	生理機能
フラボン 　ルテオリン 　ノビレチン	血中尿酸値上昇抑制作用 脂質過酸化抑制作用 がん細胞増殖抑制作用 抗炎症作用 血糖値上昇抑制作用 血圧降下作用 大腸がん発生抑制作用 脳内βアミロイド沈着 　抑制作用 記憶障害抑制作用	**フラボノール** 　クエルセチン **アントシアニン** 　シアニジン- 　3-グルコシド	活性酸素捕捉活性 皮膚がん発生または 　プロモーション抑制作用 血糖値上昇抑制作用 脂質代謝改善作用 生体内脂質酸化抑制作用 活性酸素捕捉活性 血糖値上昇抑制作用 ロドプシン再合成促進作用

† フラボノイド色素の構造は表10・3参照.

ロールの約50倍の消去活性をもつ. さらに, α-カロテン, リコピン, アスタキサンチンの一重項酸素消去作用はβ-カロテンより強い. また, カロテノイドには, 脂質の自動酸化過程*におけるラジカル連鎖反応の初期段階で脂質が脂質ラジカルになるのを抑制する作用もある. その効果はカロテン類よりもキサントフィル類の方が強い. また, ルテインには, 網膜における光による酸化ストレス産生を抑制する効果がある.

* 脂質の自動酸化については§12・3・1参照.

カロテノイドの発がん抑制作用に関する最近の研究では, α-カロテン, リコピン, およびクリプトキサンチン, ゼアキサンチン, アスタキサンチンなどのキサントフィル類のほうがβ-カロテンよりもむしろ強い発がん抑制効果をもつことが明らかとなってきた.

その後, β-クリプトキサンチンに骨形成促進・骨吸収抑制作用が, アスタキサンチンにインスリン抵抗性改善, 抗動脈硬化, 抗肥満作用などが認められている.

b. フラボノイド　フラボン, フラボノールやアントシアニンを対象として, 抗酸化作用をはじめ種々の機能性が調べられている. 表10・16にフラボノイドの機能性に関する研究実績例をまとめた.

c. その他の色素成分　クルクミンは強い抗酸化性や発がん抑制作用を有する. ベタニンも抗発がんプロモーション作用を示し, 動物試験において経口投与により皮膚や肺腫瘍の発生を抑制することが明らかとなっている.

10・4・2　呈味成分の機能性

a. 糖アルコール, オリゴ糖　　スクロースに代わる甘味料として開発された糖アルコール類は耐熱性, 耐酸性, 耐アルカリ性に優れている. また, アミノ酸との共存下でもメイラード反応を起こさないため非着色性である. スクロースのエネルギー値が 3.75 kcal/g であるのに対し, 糖アルコールは, マンニトール 1.6 kcal/g, マルチトール 2.1 kcal/g, エリトリトール・キシリトール・パラチニット・ラクチトールは 2.4 kcal/g, ソルビトール 2.6 kcal/g と低エネルギーである（表 22・2 参照）. さらに, 糖アルコールは摂取しても血糖値の上昇がほとんどなくインスリンの分泌を増加させないので, 糖尿病患者用の甘味料として利用される[*1]. また, スクロースは口腔内細菌によって発酵が起こり酸を生成するためむし歯になりやすいが, 糖アルコールは口腔内細菌によって代謝されにくく酸生成レベルが低いためむし歯の原因となりにくい（**低う蝕性**）.

　三糖以上のオリゴ糖は, 低カロリーで, 低う蝕性, 血糖上昇抑制作用がある. また, 腸内菌そうや腸内環境の改善機能, いわゆる**整腸作用**をもつ.

b. イソフムロン　　ビールの苦味成分であるイソフムロンには, インスリン抵抗性改善作用・肝臓における脂肪酸代謝促進作用がある. また最近, アルツハイマー型認知症発症の要因とされる脳内 β アミロイド蓄積が動物実験でイソフムロン経口投与により抑制されたことが報告されている.

c. グルタミン酸　　胃にはグルタミン酸受容体が存在する. グルタミン酸を摂取すると迷走神経を経由して脳に摂食情報が伝えられ, 消化器官や脂肪組織の活動が活発化する. このことが肥満の抑制につながる.

d. カテキン類　　茶葉の渋味成分として知られているカテキン類には多岐にわたる機能性がある. 脂質に対する**抗酸化活性**やラジカル消去活性は EGCG ＞ EGC ＞ ECG ＞ EC の順で, 茶葉中に最も含有量の多い EGCG の活性が最も高い[*2]. また, **発がん抑制作用**もカテキン類のなかで EGCG が最も有効である.

10・4・3　香気成分の機能性

a. クローブやワサビなどの香辛料の香気成分と抗菌活性　　香辛料は特有の強い香気をもち, 香気成分の含有量が一般の食品に比べると多い. さらにクローブやオールスパイスのオイゲノール, バニラのバニリン, ニンニクのジアリルジスルフィドなど1種類の主要香気成分が全香気成分量の 50％ 以上, 多いものでは 80％ も含まれる. 香辛料は, 冷蔵保存, 冷凍保存などの技術がない時代に肉や魚の保存を目的に使われてきたものであり, 抗酸化性, 抗菌活性があることが知られている. 各香辛料では特徴香気をもつ主要香気成分が同時に強い抗菌活性を合わせもつことが多い. 特に, ニンニクのアリシン[*3], ワサビやカラシのアリルイソチオシアナート, クローブのオイゲノール, タイムのチモール, シナモンのシンナムアルデヒド, バニラのバニリンなどの香気成分に強い抗菌活性が認められている[*4].

b. ジャスミン茶香気成分と自律神経活動　　中国ジャスミン茶は緑茶に茉莉花（*Jasminum sambac*）の花の香りをつけた花香茶の一つである. ジャスミン茶の香りには**鎮静作用**や**リラックス効果**があり, それは, ジャスミン茶の主要香気成分である（*R*）-リナロールが大きく関与していることが報告されている.（*R*）-リナロールの光学異性体である（*S*）-リナロール[*5]は, においが異なり, 鎮静作用やリラック

---

*1 糖アルコールは緩下作用があるため, 多量摂取すると一過性の下痢を誘発するので注意が必要である.

整腸作用：オリゴ糖は, 腸内ビフィズス菌を増殖させ腸内有害菌の増殖を抑制（腸内菌そう改善）する作用, それに伴うふん中の有機酸の増加による腐敗性物質産生抑制（腸内環境改善）作用をもつ. さらに便通・便性の改善作用があり, これらの三つの作用を合わせて“整腸作用”という.

*2 茶葉に含まれるカテキンの組成については §26・1・1 および表 26・2 参照.

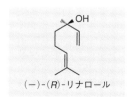

R=H　（−）-エピカテキン
　　　（EC）
R=OH　（−）-エピガロカ
　　　テキン（EGC）
カテキン類の構造（EGCG と ECG は図 10・18 参照）

EGCG: エピガロカテキン
　　　ガレート
ECG: エピカテキンガレート
EGC: エピガロカテキン
EC: エピカテキン

*3 アリシンからジアリルジスルフィドが生成する. アリシンもニンニクのにおいがする.

*4 詳細は第24章“香辛料”を参照.

（−)-(*R*)-リナロール

*5 表 10・11, 図 10・22 参照.

ス効果は認められていない．(R)-リナロールはアロマセラピーにおいて鎮静作用が
知られるラベンダー精油の主要香気成分でもある．

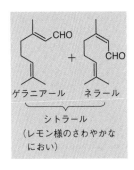

シトラール
（レモン様のさわやかな
におい）

c. ヒネショウガ香気成分　　おろしショウガを口に入れると刺激的な辛味とと
もにレモン様のさわやかなにおいを感じる．においの主成分は**シトラール**で，ヒネ
ショウガ 100 g 中に約 30 mg 含まれる．シトラールには強い発がん性物質である N-
ニトロソジメチルアミンの生成を抑制する効果が認められている．また，シトラー
ルを塗布することによりマウスの皮膚腫瘍発生率の低下および腫瘍の数の減少が認
められたと報告されている．

d. ラズベリーの香気成分と脂肪分解活性　　ラズベリー*はバラ科キイチゴ属
に属する果物で，特徴香気成分として，ラズベリーケトンが含まれる．**ラズベリー
ケトン**は，図 10・31 に示したように，トウガラシの辛味成分カプサイシンに類似し
た構造をもっている．細胞を使った実験において，カプサイシンより高い**脂肪分解
活性能**をもつことが示され肥満改善機能が期待される．ラズベリーケトンは香りづ
けのための香料として食品や化粧品に広く使われており，香気成分の機能性として
注目されている．

*　ラズベリーはフランス
語ではフランボワーズとよ
ばれる．

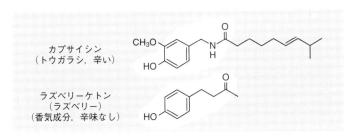

カプサイシン
（トウガラシ，辛い）

ラズベリーケトン
（ラズベリー）
（香気成分，辛味なし）

図 10・31　カプサイシンとラズベリーケトンの構造

e. レモングラス香気成分と苦味抑制効果　　レモングラスはさわやかなレモン
様の香りをもつイネ科のハーブで，東南アジア料理によく使われる．香りの主成分
である (R)-シトロネラールには，茶の苦味成分であるカフェインに対してわれわ
れが感じる苦みの強さを約 30%抑制する作用がある．たとえば，苦味の強い紅茶に
レモングラスを入れ，ハーブ茶にすると苦味が和らぎ飲みやすくなる．味蕾にある
カフェインに反応する苦味受容体にシトロネラールが直接作用し，苦味を抑制する
と報告されている．苦味は危険シグナルでもあるのであまり抑えてしまうと危険な
こともあるが，利用の仕方次第で，苦みを抑えて有用な成分を体内に取込むのに有
効な機能といえる．

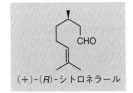

(+)-(R)-シトロネラール

11 有 害 成 分

人は食物の選択という歴史のなかで，天然素材を食べられるものと食べられない
ものに分類し，食べられないもののなかには毒性をもつものがあることを経験的に
認知してきた．さらに，その毒性ゆえに食べられないものに対して，人は科学的な
根拠がわからないまま加工や調理という工夫のなかで解毒操作を会得し，伝統的食
品として現代にまで受継いでいるものがある．

食品の加工技術や流通機構の発達により，微生物汚染などによる農産物や水畜
産物の食中毒は減少してきたが，新種の微生物毒や狂牛病の問題，残留農薬と未
許可食品添加物の使用といった新たな有害成分混入という局面を迎えている．ま
た，化学分析技術が向上し，化学成分の生体へ及ぼす新たな有害性が解明されて
いくなか，有害成分の長期摂取に伴う**慢性毒性**に対する危険性が問題となり始めて
いる．

食品中の有害成分（有毒成分）は多様化しつつあるが，その起源から大きく分類
すると以下の四つに分けられる．

① 天然毒（植物性，動物性の自然毒ともいう）: 有害成分が食品素材自体に含ま
れているもの（例: ソラニン，フグ毒）

② 微生物毒: 微生物汚染により生成した毒素によるもの（例: アフラトキシン）

③ 有害化学物質: 微生物毒以外で外部より食品に混入（汚染），または違法添加
されたもの（例: BHT，公害物質）

④ 誘起有害成分: 加工や調理により新たに有害成分が生成するもの（例: ニトロ
ソアミン，Trp-P-1）（第14章を参照）

また，その毒性の現れ方により，**急性毒性**，**慢性毒性**，**生理作用阻害活性**に分類す
ることができる．

急性毒性: 有害成分（有毒成分）の摂取により突然の激しい中毒症状を生じる．めまい，発熱，頭痛，腹痛，下痢，嘔吐，溶血（下血），発疹などの症状や，ひどい場合にはショック状態や死に至る場合もある．食中毒症状は急性毒性がほとんどである．

慢性毒性: 急激な体調の変化は認められないが，自覚症状がないままの有害成分の長期間摂取により肝臓や腎臓の機能低下，体調不良や視力障害，脳機能障害を誘発する．発がんに関与する場合もある．

生理作用阻害活性: 生体の恒常性を保つ生理作用に障害を及ぼす成分．特に，通常の生体内の基礎代謝や生理機能に関与する重要な酵素などを阻害する成分を摂取した場合，重篤な中毒症状を示すこともある．

11・1 天 然 毒

11・1・1 植物性食品の有毒成分

a. 有毒配糖体　植物性の天然毒のなかで最も大きな割合を占めるのが有毒
配糖体である．たとえば**青酸配糖体**は，バラ科植物（ウメ，アンズなど）の種子や
ある種の豆類など広範囲の植物に含まれている．植物体または腸内細菌のグリコシ
ダーゼまたはβ-グルコシダーゼにより，この青酸配糖体から糖鎖部分が外れると，
マンデロニトリルを経由して猛毒の青酸（HCN）を生じる（図11・1）．

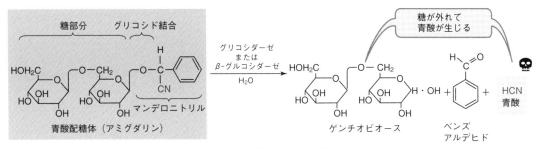

図11・1　青酸配糖体からの青酸の生成

ⅰ）急性毒性を示すもの

1）**リナマリン（ファゼオルナチン）**：アオイ豆やキャッサバには，リナマリン（ファ
ゼオルナチン）という青酸配糖体が含まれる*．どちらも β-グルコシダーゼによ
る配糖体の加水分解から急性の中枢神経麻痺を起こす青酸を生じる（図 11・2）．
利用する際には，十分な水さらしや水洗などを行う必要がある．

* アオイ豆（ビルマ豆ま
たはリマ豆）は東南アジア
などから製あん原料として
輸入されている．キャッサ
バは重要なデンプン生産資
源である．

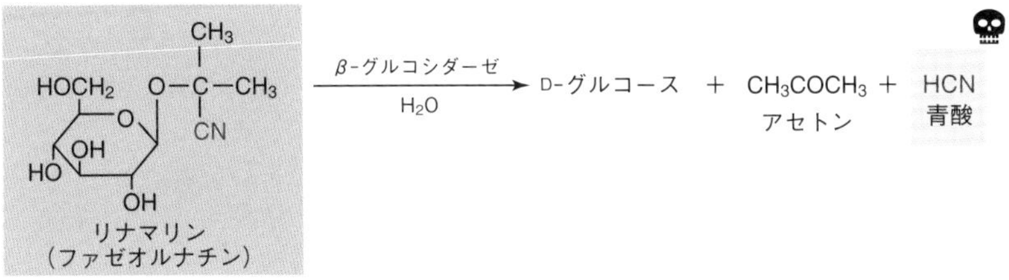

図11・2　リナマリンからの青酸の生成

2）**アミグダリン**：青梅やアンズなどの未熟種子中には，アミグダリンという青酸配
糖体が含まれており，エムルシン（β-グルコシダーゼの一種）という酵素で分解
されると，猛毒の青酸を生成する（図 11・1）．青梅を食べてはいけないのは，こ
のためである．

3）**ドゥーリン**：モロコシにはドゥーリンという青酸配糖体が含まれる．

4）**ソラニン類**：ジャガイモには，**ソラニン**とチャコニン
というグリコアルカロイドが含まれる．これらの有毒
配糖体は新芽と緑化部に含まれ，頭痛やめまいなどの急
性中毒症状をひき起こす．加熱に対してもやや安定性
が高い（分解温度 285 ℃）ので，調理の際にはあらかじ
め除去することが望ましい．

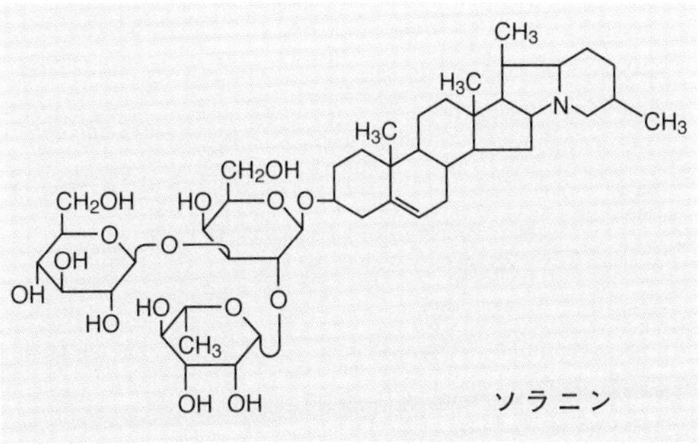

5）**ヴィシン，コンヴィシン**：ソラマメにはヴィシンやコ
ンヴィシンという配糖体が含まれており，β-グルコシ
ダーゼによりそれぞれジヴィシンとイソウラミルとい
う溶血物質が生成する（図 11・3）．十分な加熱調理が
必要である．

ソラニン

ⅱ）慢性毒性を示すもの

1）**プタキロシド**：ワラビにはワラビ毒として知られるプタキロシドが配糖体で含
まれており，アルカリ条件で簡単に糖鎖部分が切れると**ジエノン構造**をもつ毒へ
と変化し（図 11・4），肝臓などで発がんに関与する．あらかじめ重曹などでゆで

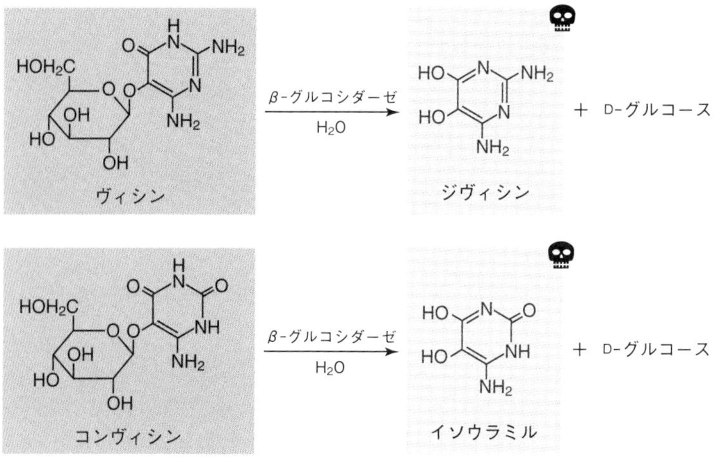

図11・3　ヴィシン，コンヴィシンからの溶血物質の生成

図11・4　ワラビ毒，プタキロシドからの発がん物質生成

＊　重曹で煮るとこの反応
は進むが，水溶性が高いの
で廃棄される．

チロキシン：甲状腺が分泌
するホルモンで，ヨウ素を
含み，分泌量が過剰になる
とバセドウ氏病などを誘発
する．

サポニン：植物成分として
広く分布する配糖体で，水
に溶解すると起泡性を示
す．溶血作用があるが，強
心剤や去痰剤などとして用
いられることもある．カン
ゾウなどに多く含まれる．

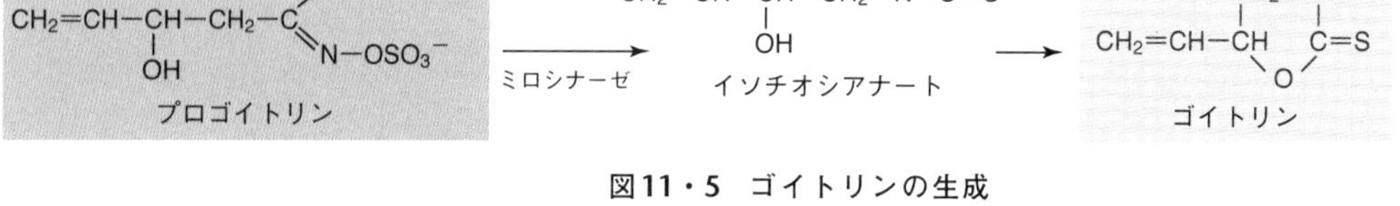

て十分なあく抜きを行えば，通常の摂取量では問題とならない＊．

2) **ゴイトリン**：アブラナ科野菜のキャベツやナタネなどに存在するプロゴイトリ
ンから**ミロシナーゼ**（チオグルコシダーゼの一種，腸内細菌中にもこの酵素活性
は存在する）の作用によりゴイトリンが生成する（図11・5）．ゴイトリンはチロ
キシンの分泌を抑制し，甲状腺腫や甲状腺肥大を誘発する．

3) **サポニン**：大豆に含まれるサポニンのなかにも甲状腺を肥大させる作用をもつ
ものがある．

4) **サイカシン**：ソテツにはサイカシンが含まれる．摂取後に腸内細菌のもつβ-グ
ルコシダーゼによりメチルアゾキシメタノールを生成し，さらにジアゾメタンへ
と非酵素的に分解する（図11・6）．このジアゾメタンは，DNAなどのアルキル
化（メチル化）剤として働き，大腸がんや肝がんの強力な誘発物質となる．

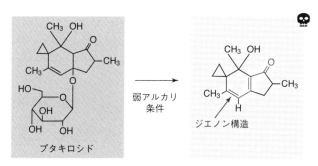

図11・5　ゴイトリンの生成

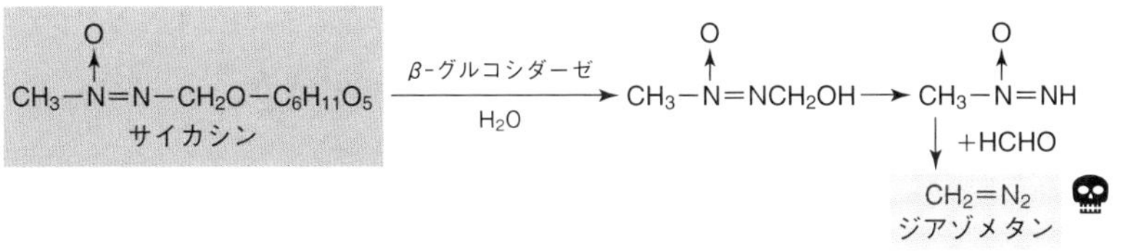

図11・6 サイカシンからの発がん物質ジアゾメタンの生成

b. 有毒ペプチド，有毒タンパク質および有毒アルカロイド

ⅰ）急性毒性を示すもの

日本で発生する急性植物性食中毒のほとんどは，きのこ中毒である．日本に自生する数十種類のきのこには，さまざまな有毒ペプチド類や有毒アルカロイド類が含まれている．タマゴテングタケやドクツルタケには，**アマニチン**（アマニタトキシン系毒）や**ファロイン**（ファロイジン系毒）という環状ペプチドが含まれている．また，幻覚性を示すシビレタケなど多種多様の毒きのこが知られている．ドクスギタケやベニテングタケには**ムスカリン**（ムスカリン系毒）という有毒アルカロイドが存在する．

ⅱ）慢性毒性を示すもの

アルカロイド類では，**突然変異誘発物質**として知られる**ピロリジンアルカロイド**があり，フキノトウには**ペタシテニン**が，コンフリーには**シンフィチン**が含まれている*．食品ではないが，漢方原料であるフキタンポポには**セネシオニン**という肝発がん性のアルカロイドが存在する．これら有毒アルカロイドは，肝臓にて反応性の高い（α, β-不飽和カルボニル構造を含む）有毒なアルデヒドへと代謝される．

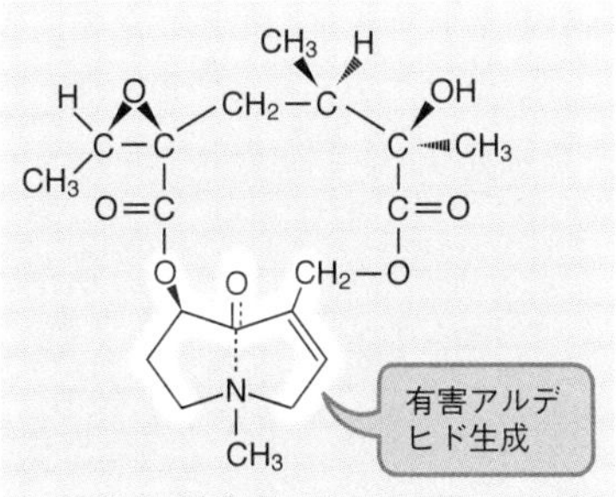

有害アルデヒド生成

ペタシテニン

ⅲ）生理作用阻害活性を示すもの

豆類や麦類，ジャガイモなどには，タンパク質分解酵素（プロテアーゼ）を阻害する**プロテアーゼインヒビター**が含まれることが多い．大豆中にはトリプシンインヒビターのほか，キモトリプシンやペプシンに対する阻害物質も含まれる．これらの阻害物質はタンパク質であることが多く，ほとんどの場合，加熱によりその阻害活性を失う．また，小麦やインゲンマメなどには**アミラーゼインヒビター**が存在する．同じく，加熱によりその阻害活性を失うことが多い．

c. そ の 他
急性毒性としては，米中のリゾレシチンや綿実油中のゴシポールなどが知られている．綿実油中のゴシポールは，アルカリ精製などにより除去することができる．

生理作用阻害活性を示すものとしては，マメ類に赤血球を凝集させる**ヘマグルチニン**（レクチン類）が含まれている．経口投与ではその毒性（赤血球凝集作用）は低いが，十分な加熱で失活させた方がよい．

穀類や野菜類に含まれるフィチン酸やシュウ酸類は，無機質の吸収を阻害する．

突然変異誘発物質： 変異原物質ともよばれる．DNA鎖に高い頻度で突然変異をひき起こす化学物質の総称．変異誘発物質のすべてが発がん物質ではなく，一部が重なっている．

* 直接的な発がん物質を含んでいるきのこの存在は知られていない．むしろある種のきのこ（サルノコシカケ属）の中に含まれる多糖体には，制がん剤として利用されているものがある．

極端に多く摂取した場合や代謝異常をきたしている人ではシュウ酸とカルシウムの結合体が結石となって体内に蓄積する場合もある.

11・1・2 動物性食品の有毒成分

　動物性の天然毒は，海産物から摂取することが最も多い. 一般に魚介類の毒はえさとして摂取したプランクトンや海藻，共生微生物などに由来するものが多いので，毒性も捕獲時期や地域により差がある.

　a. 海産物の有毒成分　　海産物の有毒成分は，急性毒性を示すものが多い. 汚染された新鮮な魚介類は一時期に市場に出回るため，食中毒の被害者数も範囲もきわめて大きくなる. 海産物の代表的な有毒成分を図11・7に示す.

1) **フグ毒**: トラフグの卵巣と肝臓には**テトロドトキシン**という耐熱性の猛毒物質が多く含まれている. 麻痺性の神経毒で口唇や手足のしびれ，呼吸困難などの中毒症状を呈し，ときには死に至る場合もある. ヒトに対する致死量はきわめて少なく，体重50 kgの人で約2 mgである. また，日本近海で獲れるサバフグは無毒であるが，東シナ海で獲れるものは有毒である. 予防法としては危険を冒すような食べ方をしないことである（フグ調理には国家免許が必要）.

2) **シガテラ毒**: 熱帯や亜熱帯で獲られた魚介類には，シガテラ毒と総称される毒素が含まれる場合がある. **シガトキシン**や**マイトトキシン**などがそれであり，スナギンチャクをえさとするソウシハギには**パリトキシン**が含まれる. シガトキシンの毒性は，フグ毒テトロドトキシンの約30倍といわれ，消化器系の障害や温度感

テトロドトキシン: フグ毒はフグ自身がつくるものではなく，海藻に付着した細菌 *Shewanella alga* を起源としている. 食物連鎖によってフグ体内に蓄積する. 神経細胞のナトリウムチャネルを阻害する.

シガトキシン: シガテラ毒も，有毒プランクトン（海藻表面に付着した渦鞭毛藻が起源）からの食物連鎖によって蓄積する. ヒラマサ，カンパチなどによる食中毒事件例がある.

パリトキシン: 有機化学的に合成された毒性成分のなかでは，世界最大の分子である.

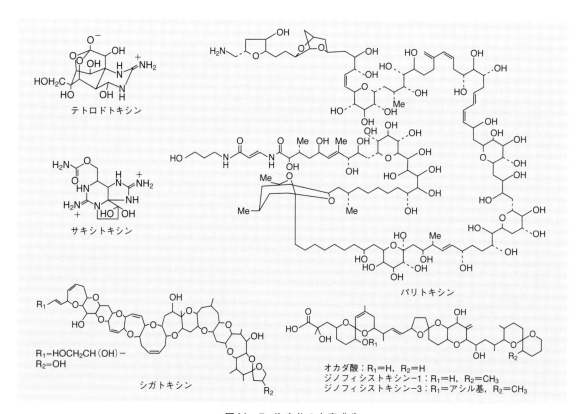

図11・7　海産物の有毒成分

覚障害がその中毒症状として知られる.

3) **貝 毒**: ある種の植物プランクトン（の異常発生）を食べた貝類が毒素を蓄積する場合がある. アサリやムラサキ貝, またそれらをえさとした肉食性巻き貝や甲殻類（カニなど）の内臓（または中腸腺）に貝毒が蓄積される. フグ毒に類似した中毒を起こす**サキシトキシン**やゴニオトキシンは麻痺性貝毒である. また, 難水溶性の下痢性貝毒として, ホタテ貝やムラサキ貝より単離された**オカダ酸**や**ジノフィシストキシン**がある.

　バイ貝も地域によっては毒性をもつものが発生し, 沼津産のバイ貝から強い神経毒である**ネオスルガトキシン**＊が単離されている. このほか, 記憶喪失や見当識障害の症状を示す**ドーモイ酸**などがある.

4) **その他**: バラムツなどの魚類の脂肪分中にはヒトでは消化できないワックスが含まれており, 過剰摂取により下痢性中毒の原因となる場合がある.

＊ 駿河湾のバイ貝であったことから命名された.

ワックス: 長鎖脂肪酸と長鎖第一級アルコールのエステルをワックス（またはろう）という.

11・1・3 アレルゲン

日常の食素材の摂取から**アレルギー**を起こす人が年々増加の一途をたどっている. 米, 小麦, トウモロコシ, ソバなどの穀類の高分子成分などが, アレルギーの原因物質（**アレルゲン**）となる. 調理過程ではこのアレルゲンを除去することはできない. なかでもソバによるアレルギー症状は重篤である. 米も主食であることから重要な問題の一つとなっており, **低アレルゲン米**の研究も進んでいる. また, エビ, カニなどの甲殻類や, サバなどの魚類, 卵や牛乳などの動物性食品中にもタンパク質性アレルゲンが存在する. 特定の人にとっては, **アトピー性皮膚炎**などの原因物質となる場合がある.

低アレルゲン米: アレルギー対応食品開発の一つとして, 低アレルゲン米が特定保健用食品第1号として認可された. アレルゲンとなるタンパク質の蓄積を抑えたり, アレルゲンの分解を施してある.

アトピー性皮膚炎: 先天的に過敏な人に生じるアレルギー性の慢性皮膚炎. 乳児型, 幼児型, 成人型に分類される. 発症機序が人それぞれで複雑なため根本的治療法は開発されていない.

■ 11・2 微 生 物 毒

11・2・1 カビが生産する有毒成分（マイコトキシン）

カビが生産する有毒代謝産物を総称して**マイコトキシン**という（図 11・8）.

1) **アフラトキシン**: *Aspergillus flavus* に汚染された落花生やトウモロコシなどから, 強い経口毒素**アフラトキシン**が発見された. このカビ毒は急性肝障害を起こす原因物質である. また慢性毒性としても非常に強い経口発がん作用（肝臓がん）をもつ. 特に B_1 型は強い発がん性を示す. 日本ではアフラトキシン B_1 を生産するカビは検出されてないが, アフラトキシンと同属体の**ステリグマトシスチン**を生産するカビ（*Aspergillus versicolor*）が米から検出されている. どちらのカビ毒も熱に強いため, 加熱調理しても毒性は残る. 穀類や油糧種子の貯蔵には汚染防

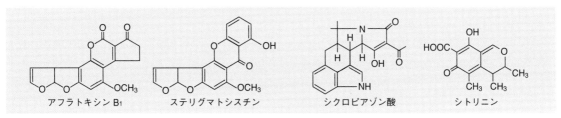

アフラトキシン B₁　　　ステリグマトシスチン　　　シクロピアゾン酸　　　シトリニン

図11・8　いろいろなマイコトキシン

止対策が必要である.

2) **黄変米**: 第二次世界大戦後の食糧難に日本が輸入したタイ米に黄色いカビが生えていた（黄変米事件）. 汚染菌となった *Penicillium* 属のカビが生産した**シトリニン**が原因で, 神経障害や腎臓障害を起こした. また, 同属のカビが汚染したトキシカリウム黄変米やイスランジア黄変米などがある.

3) **その他**: このほか, *Aspergillus* 属と *Penicillium* 属のカビによって, リンゴ腐敗部分からは**パツリン**が, 穀類や豆類が汚染されたものからは**オクラトキシン**が, 落花生, トウモロコシ, チーズなどの汚染部分からは**シクロピアゾン酸**がそれぞれ単離されている.

11・2・2　細菌が生産する有毒成分

　有毒成分または細菌の感染機構により, **毒素型食中毒**, **感染型食中毒**, **混合型**（または**中間型**）**食中毒**に分類される. その違いは, 細菌が生産した毒を摂取して食中毒を誘発する型と有害細菌自身を摂取して食中毒を誘発する型, および両者の混合型である.

　a. 毒素型食中毒　　食中毒菌により生産された**有毒成分**を食品とともに摂取し中毒症状を起こした場合をさす. 症状は毒素の種類によるが, 嘔吐, 下痢, 神経症状などさまざまで, 重篤な場合が多い.

1) **黄色ブドウ球菌**: 化膿性疾患の原因となる黄色ブドウ球菌が食品中で繁殖すると**エンテロトキシン**（腸管毒）が生産される. これは黄色ブドウ球菌の外毒素の一つで, 加熱によって菌は死滅するがエンテロトキシンは安定である. 潜伏時間は 1〜6 時間で, 嘔吐, 吐き気, 下痢を主症状とした食中毒を起こす.

2) **ボツリヌス菌**: 嫌気性細菌であるボツリヌス菌は猛毒の神経毒である**ボツリヌス毒**を生産する*. ボツリヌス菌の胞子（芽胞）の耐熱性はきわめて高いが, 菌体外に出された毒素は 80 ℃, 20 分の加熱で比較的速やかに不活性化される易熱性毒素である. 12〜36 時間の潜伏後に麻痺症状を起こし, 適切な治療なしでは死亡率が高い.

3) **その他**: セレウス菌（偏性嫌気性菌）も菌体外毒素を生産し, 下痢や嘔吐などの**毒素型食中毒**をひき起こす.

　b. 感染型食中毒　　食品中で大量に増殖した**食中毒菌**を摂取したために腸管内で大量増殖をまねき, 下痢や腹痛などを伴う胃腸炎をひき起こす食中毒をさす.

1) **サルモネラ**: ヒトや家畜などの哺乳動物に広く分布している菌で, ウシ, ブタ, ニワトリなどの市販されている食肉や鶏卵（最近では輸入鶏卵に多い）での汚染例がある. 症状は悪心や嘔吐ののち, 発熱を伴う腹痛と下痢症状が長く続く. 食肉または鶏卵の流通時における温度管理と加工調理時の十分な加熱により予防できる.

2) **腸炎ビブリオ菌**: 海水または海泥中に存在する菌で, 海水温の上がる夏季になると腸炎ビブリオ食中毒が多発しやすい. 原因となる食品は圧倒的に魚介類とその加工食品であり, 刺身など生魚を用いた食品が原因になりやすい. 症状は下痢, 腹痛, 嘔吐が数日間続いてから回復する. 予防法は 10 ℃ 以下の低温流通を徹底することと, 夏季の厳重な温度管理が必要である.

コウジ酸: 2002 年 12 月, これまで食品添加物として認められてきたコウジ酸の使用が中止された. 発がん性の疑いがあるためである. コウジ酸は, 古くより醤油や味噌, 日本酒などに用いられてきた *Aspergillus* 属のカビが生産する成分である. ただし, 発酵食品中からの摂取量では発がん性はない.

* 日本でも辛子レンコンや飯鮓における事故例がある.

3）その他: **カンピロバクター菌**はサルモネラ同様, 家畜, ペットなどに広く分布している菌で, 鶏肉が感染原因となる例が多い.

c. 混合型（または**中間型**）**食中毒**　　食中毒菌が食品中で増殖し, さらに腸管内で生産された**有毒成分**を摂取したために発症する食中毒をさす.

1）**ウェルシュ菌**: 嫌気性菌で耐熱性芽胞を形成するため, 100 ℃, 60 分以上加熱しても死なない. ヒトや動物の腸管, 土壌などに広く分布しており, 小腸内で芽胞を形成するときにエンテロトキシンを生産するため腸炎をひき起こす. 症状は軽い下痢と腹痛で, 通常数日で回復する.

2）**病原性大腸菌**: 大腸菌は本来, ヒトを含む動物腸管に常在する菌で, 消化活動を助ける有益菌でもある. しかし, 一部の大腸菌には下痢や胃腸炎をひき起こす**病原性大腸菌**（または腸管出血性大腸菌）がある. 腸管出血性大腸菌 O157*はベロ毒素を生産し, 意識障害を伴う脳症などの重篤な症状をひき起こす. この菌による食中毒の致死率は高く, 子どもや老人など多くの犠牲者が出たことは記憶に新しい. 感染力が強く, **水系感染**（井戸水などの生活用水汚染による感染）や**二次感染**（感染したヒトからヒトへの感染）もある. 特に夏季における消毒や衛生管理の徹底が重要な予防法である.

*　血清型による分類番号. 正式には O157 : H7.

11・3　有害化学物質

微生物毒以外の外因性の有害成分として, 食品製造過程で混入した有毒物質や, 環境中の汚染物質が食品を汚染することがある.

1）**食品による公害事件**: 米ぬか油製造中のミスで **PCB**（ポリ塩素化ビフェニル）が混入した事件がある（カネミ油症事件）. 長期摂取による PCB 中毒は, 皮膚の黒褐色化や肝臓障害をもたらした. このほか, 食品に混入した有毒物質による大きな公害事件としては, **メチル水銀**による水俣病, **カドミウム**によるイタイイタイ病などがある.

2）**ダイオキシン**: 塩素系有機化合物の燃焼によって発生する**ダイオキシン**は内分泌撹乱化学物質の一つで, 大気, 水質, 土壌汚染を通して間接的に食品汚染をひき起こしていると考えられている. ダイオキシンは, 魚介類, 牛乳, 飲料水中に含まれるのみならず, ヒトの乳汁, 血液, 脂肪組織からも検出されている.

3）**残存農薬と農薬混入事件**: 2007 年に中国産冷凍ギョウザへの**農薬混入事件**が発生した. これ以前, すでに輸入野菜中の**残留農薬**問題は, 冷凍ホウレンソウや干しシイタケなどで発生している. また, 畜産物での違法な成長促進剤の投与や, 養殖海産物での規定濃度以上の添加物や寄生虫防御のための処理など, 多くの問題がある.

水俣病: 工場排水から海へ流れ出たメチル水銀が魚介類を汚染した. 中枢神経が侵される.

イタイイタイ病: 鉱山から河川へ流れ出たカドミウムが飲料水と農作物を汚染した. 全身の骨が軟化, 骨折を起こす.

11・4　そ　の　他

a. 狂 牛 病　　**狂牛病**として世界的な社会問題にまで発展した牛肉汚染は食品の安全性に新たな問題を投げかけた. この騒動は, 人畜共通感染という問題を提起するきっかけともなった.

クロイツフェルト・ヤコブ
病(CJD)：亜急性海綿状脳
症の一種で，認知障害とと
もに末期には無動性無言を
呈し，発病後，数カ月から
数年で死亡する．CJD 患者
の角膜や硬膜の移植などに
よる，ヒトからヒトへの感
染が社会問題となった．

＊1 ウシの脊柱部も脊髄と
同様のリスクありとされた
ため，2004 年 2 月より BSE
発生国の本部位使用が禁止
された．

＊2 本件に関する最新情報
や有事時の情報は，厚生労
働省のホームページ
(http://www.mhlw.go.jp/)
にて確認できる．

鳥インフルエンザウイル
ス：A 型インフルエンザウ
イルスが鳥類に感染して発
症する．鳥－鳥間の感染症
であり，家禽類のニワトリ
やウズラなどにも感染す
る．感染源は渡り鳥説が有
力で，特に北方シベリアな
ど寒冷地から飛来する野鳥
の糞との接触や飛沫感染と
考えられている．

強毒性 H5N1 亜型ウイル
ス：ヒトに対しても高い毒
性と危険性をもつものを，
高病原性鳥インフルエンザ
とよび，その原因変異ウイ
ルスの一つとして同定され
た．養鶏産業の世界的な脅
威となっている．

狂牛病は，感染したウシの脳がスポンジ状に変化することから，正式には**ウシ海綿状脳症（BSE）**という．感染因子は脳内の**プリオンタンパク質**が異常化したもので，異常タンパク質自体が感染性をもち，種を超えて海綿状脳症を発症させる．異常プリオンが関与すると考えられるプリオン病にはヒツジのスクレイピーやヒトのクロイツフェルト・ヤコブ病（CJD）などがある．BSE の発症原因は，牛骨粉（畜肉解体後の骨や脳などの未利用部分を加熱粉末化したもの）を飼育用のえさとして与えたことによる可能性が高い．そのため，現在の日本では牛骨粉の使用が一切認められていない．

異常化したプリオンタンパク質は，分解酵素や熱，紫外線などにも安定である．脳や脊髄，眼球などが危険部位とされ，生後 12 カ月以上のウシの頭蓋（舌，頬肉を除く）および脊髄ならびに回腸遠位部を除去，焼却するよう指導があった[1]（2001年 9 月）．その後，BSE 対策が各国で進み BSE 発生数は激減した．日本では BSE 全頭検査と特定危険部位の見直しが行われ（2013 年），牛肉のトレーサビリティ（牛の履歴，牛肉の生産から加工までのデータ管理）が定着したこともあり，牛肉への信頼の回復が図られた．

b. 鳥インフルエンザウイルス　　食品成分ではないが，鶏肉や鶏卵などニワトリに由来する畜産物の汚染という意味で，正しい知識が必要である[2]．

近年，渡り鳥とその飛来地や飛行路途上に常在する野鳥が接触したことによる野鳥のインフルエンザが問題となっている．ヒトに対しては弱毒性であったはずのH5N1 型ウイルスが，鳥-鳥感染を経て**"強毒性 H5N1 亜型ウイルス"**へと変異してしまう事例が日本でも報告されている（2008 年 4 月，秋田県十和田湖など）．

本来，野鳥のインフルエンザ（例：H5N1）は野鳥間で感染するもので，日本においてはヒトへ感染した報告例はない（2021 年 1 月現在）．ただし，感染した鳥との接触からヒトが感染した事例は，アジア，中東，アフリカを中心に報告されている．

c. 口 蹄 疫　　ピコルナウイルス科の口蹄疫ウイルスにより発症する家畜伝染病の一つで鯨偶蹄目（豚や牛など蹄が偶数に割れている動物）などに感染する．日本では，豚，牛，山羊，綿羊，水牛，鹿，猪が法廷伝染病に指定されている（家畜伝染病予防法）．症状としては，蹄や口腔内，舌に水泡が現れ，致死率は低いが（子豚での致死率は高い傾向にある），感染力がきわめて強いため，多くの場合，感染した家畜は殺処分される．

第Ⅲ部

食品成分間反応

12 酸化と劣化とその制御

調理・加工・保存時における変化は食品の品質にさまざまな影響を及ぼす。変化のおもなものに化学的・生化学的酸化，酵素による変化，非酵素的褐変などがある。これらの変化が起こると品質の劣化をまねく場合が多いが，一方では，その変化を楽しんだり，変化を利用して品質の改良を図ったりすることもある。

食品の加工・保存時に起こる変化で品質の劣化に最も重要な影響を与えるものは酸化である。好ましくない酸化に対しては抗酸化剤などが用いられ，食品の劣化を制御している。

12・1　活性酸素とフリーラジカル

呼吸に必要な酸素は，最もエネルギー状態が低く安定な酸素（**三重項酸素**，$^3O_2$）*であるが，この酸素がエネルギーを受けるとエネルギー状態の高い不安定な酸素（**一重項酸素**，$^1O_2$）*になる。この不安定な酸素は反応性が高く，さまざまな物質と化学反応を起こす（図 12・1）。

反応性の高い酸素には一重項酸素のほかに，三重項酸素が 1 個の電子を受け還元

* ほとんどの有機化合物は，通常，エネルギー的に最も安定な状態（基底状態）にあり一重項である。エネルギーを受けると不安定で反応性の高い三重項になる。しかし酸素は例外で，その逆である。

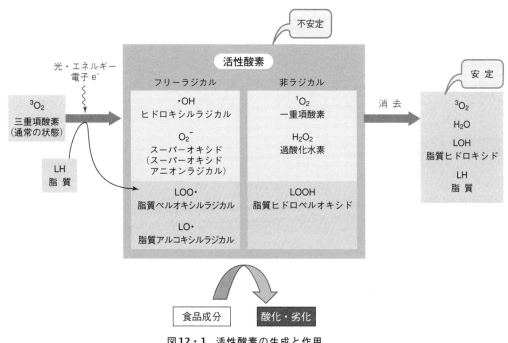

図12・1　活性酸素の生成と作用

＊　通常2個の電子が入る一つの軌道に1個の電子しか入っていない場合，その電子を不対電子といい，不対電子をもつ分子や原子をフリーラジカルまたはラジカル（遊離基）という．フリーラジカルは一般に不安定で，反応や分解の中間体として生成している．

されて生じる**スーパーオキシド**（·O_2^-）や**ヒドロキシルラジカル**（·OH，不対電子＊をもつヒドロキシ基），さらに**過酸化水素**（H_2O_2）などがあり**活性酸素**とよばれる．また，脂質の酸化時に生じ問題となる**ペルオキシルラジカル**（LOO·，Lは炭化水素基），**アルコキシルラジカル**（LO·），**ヒドロペルオキシド**（LOOH）なども活性酸素の範ちゅうに入れることが多い．これらの活性酸素種は過酸化水素とヒドロペルオキシドを除いて**フリーラジカル**＊で，生鮮食品（食品素材）や加工食品の両方に存在し反応性が高く，食品の劣化の要因となる．

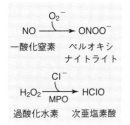

生体内での活性酸素

　生体内においても活性酸素による反応が存在する．たとえば，おもに血管内皮細胞で発生した一酸化窒素（NO）とスーパーオキシドの反応によりヒドロキシルラジカルと同様に不安定で酸化性の強い活性酸素種ペルオキシナイトライト（$ONOO^-$）が生成する．同様に好中球などの白血球細胞は，ミエロペルオキシダーゼ（MPO）の作用により，スーパーオキシドから生成する過酸化水素と塩素イオンから活性酸素種である次亜塩素酸を発生し，殺菌効果を発揮している．

12・2　光増感酸化反応

12・2・1　食品に含まれる色素による光増感酸化反応

　食品に含まれている色素にはカロテノイドのように酸化の抑制に役立つ色素もあるが，反対に酸化を促進する色素もある．われわれが日常使う大豆油，ナタネ油，ゴマ油，オリーブ油などの植物油には微量の緑色色素である**クロロフィル**やその分解物が含まれている．また，食品を着色するために**ローズベンガル**や**エリトロシン**などの**タール系合成赤色色素**を加えることもある．さらに，牛乳には黄色を呈する**リボフラビン**（ビタミン B_2）が含まれている．

　これらの色素に光が当たると光のエネルギーを吸収して不安定な三重項状態になる．反応性の高い色素分子はエネルギーを他の物質に与え安定な基底状態に戻る．一方，エネルギーを与えられた物質は化学反応を起こしていくこととなる．この反応に関与する色素を**光増感剤**あるいは**光増感物質**といい，光増感剤による酸化反応

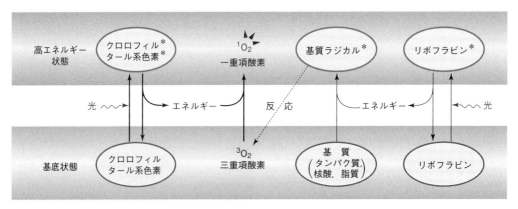

図12・2　光増感酸化反応（＊印は光のエネルギーを受け活性化された状態を示す）

を**光増感酸化反応**という（図12・2）．光増感酸化反応には2種類ある．

①　クロロフィル類やタール系色素などの光増感剤は高エネルギー状態から基底
状態に戻るとき，エネルギーを基底状態の酸素に与え，一重項の活性酸素（$^1O_2$）
を生じさせる．この活性酸素により，酸化反応が進む．

②　リボフラビンはエネルギーを脂質などの酸素以外の物質（基質）に与え基質の
ラジカルを生じる．この基質と基底状態の酸素が反応する．

①の反応速度は②の反応速度の1000倍以上である．

12・2・2　光増感反応の作用

①の反応により生じる一重項酸素（$^1O_2$）は食品中のタンパク質を構成するメチ
オニン，トリプトファン，ヒスチジン，システイン残基などを酸化して損傷させた
り，不飽和脂肪酸と反応して過酸化脂質を生じたりする．一重項酸素（$^1O_2$）の**消去
剤（クエンチャー）**には**β-カロテン，リコピン**などのカロテノイドや**α-トコフェ
ロール**などがある[*1]．これらの化合物は一重項酸素（$^1O_2$）を基底状態の三重項酸素
（$^3O_2$）に戻す作用がある．

②の反応によって生じる基質ラジカルにはタンパク質や核酸のラジカルがあり，
これらの基質ラジカルは分解，重合し損傷を受ける．多くの増感剤によってグアニ
ンが酸化的に分解を受けるとされている．アデニンはリボフラビン[*2]により酸化的
分解を受ける．これらの酸化分解物は核酸系呈味成分とかかわるため，その変化は
重要である．

*1　カロテノイドの抗酸化
性については，§10・4・1
参照．

*2　牛乳などの乳製品に光
を当てたときに生じる異臭
はリボフラビンの光増感作
用による牛乳タンパク質や
脂質の分解に由来する．

12・2・3　一重項酸素によるリノール酸の酸化

植物性の食用油に含まれるクロロフィル類や食品添加物として加えた合成赤色色
素が光増感剤として働くと一重項酸素を生じる．この一重項酸素は電子への親和性
が高い．一方，植物油には不飽和脂肪酸が多い．不飽和脂肪酸は反応しやすい電子
をもつため一重項酸素と付加反応を起こしやすい．一重項酸素がリノール酸に付加
すると，図12・3に示すように4種の**過酸化物（ヒドロペルオキシド）**がほぼ等量

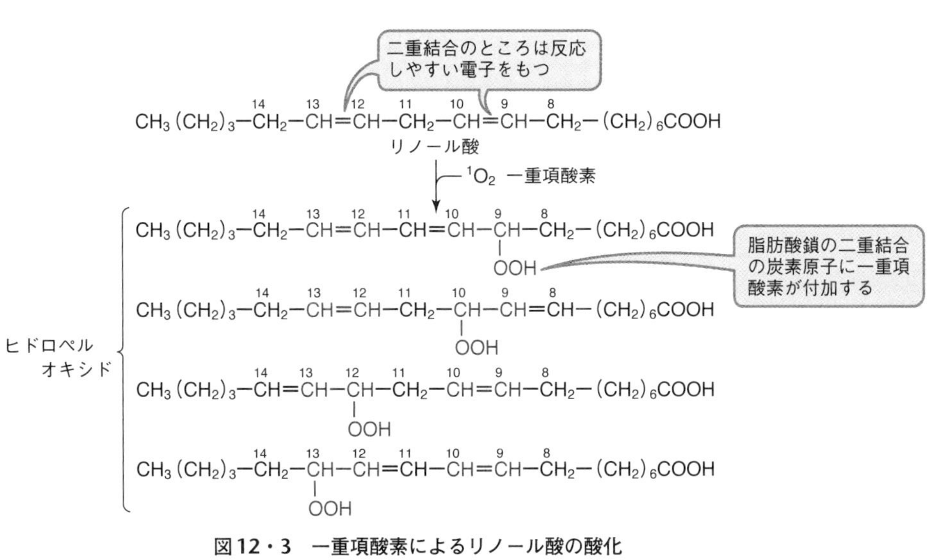

図12・3　一重項酸素によるリノール酸の酸化

ずつ生成する.

ここで生成した過酸化物（ヒドロペルオキシド）は分解されやすく，

$-\underset{\underset{\text{OOH}}{|}}{C}H-$ から $-\underset{\underset{\text{OO·}}{|}}{C}H-$ や $-\underset{\underset{\text{O·}}{|}}{C}H-$ のいずれかのラジカルを生じると考えられている.

 12・3 油 脂 の 酸 化

市販の植物油や凍り豆腐，落花生，インスタントラーメンなど，油脂含量の高い食品を日光の当たるところに放置しておくと，鼻をつくつんとした異臭を放つようになる．これは空気中の酸素によって脂質が酸化され酸化物を形成し，その酸化物がさらに分解して低分子化合物を生じるためである．また，酸化生成物と共存する食品成分との反応が起こると，物性にも変化が起こる．油脂の酸化には，このように空気中の酸素によって酸化される**自動酸化**反応のほか，光増感酸化反応[*1] や酵素による酸化反応[*2] がある.

*1 §12・2 参照.
*2 §13・1 参照.

12・3・1 油脂の自動酸化

不飽和脂肪酸を構成脂肪酸とする油脂，脂質は酸化されやすい．油脂が酸化活性の強い一重項酸素で酸化されることは§12・2・3に述べたが，基底状態の安定な三重項酸素によっても酸化される．三重項酸素による酸化速度は一重項酸素に比べるときわめて遅いが，空中にふつうに存在する酸素で酸化が進むので，重視しなければならない反応である．油脂が 100 ℃ 以下[*3]の温度で空気中に放置されるか，空気を吹き込まれると，空気中の三重項酸素によって酸化され過酸化物（ペルオキシド）を生じる．このように，三重項酸素による酸化は，酸素と接触するだけで起こるので**自動酸化**といわれる．常温では徐々に進行するが，微量の金属イオンを添加すると著しく促進される．反応は**ラジカル反応**機構で進行するという特徴をもつ.

*3 100 ℃ を超える場合は"加熱酸化"とされ，反応機構が少し異なる．ふつう自動酸化と加熱酸化を分けて考える.

ラジカル反応：二つの化合物がおのおの電子を1個ずつ出し合って結合したり，結合が開裂するとき，電子1個ずつをもって分解したりする反応をいう．ラジカルはイオンに比べ反応性が高く，生成しても直ちに他のラジカルと反応したり，分解したりする．また，一度ラジカルが生じると，そのラジカルによってつぎつぎとラジカルが形成される，いわゆる連鎖反応をひき起こす場合が多いので，一定時間後に急に反応速度が高まる特徴がある.

a. 自動酸化の機構   植物油や魚油を構成するリノール酸，α-リノレン酸，[エ]イコサペンタエン酸，ドコサヘキサエン酸などの不飽和脂肪酸は二重結合にはさまれたメチレン基（$-CH=CH-CH_2-CH=CH-$）をもつ．このメチレン基の水素は反応性が高く，水素ラジカル（·H）として引き抜かれやすいので**活性メチレン基**とよばれる（図 12・4）．このメチレン基から水素ラジカルを引き抜いて反応を開始するものに光や光増感剤，あるいは光増感酸化反応で生じた脂肪酸過酸化物の分解物であるラジカルなどがある．生じた脂肪酸のラジカル（$-CH=CH-\overset{·}{C}H-CH=CH-$）は共鳴現象を起こし，炭素1から炭素5の間全体に広がって存在するようになる（$\underset{5\ \ 4\ \ 3\ \ 2\ \ 1}{-\overset{·}{C}HCHCHCHCH-}$）．このような構造の両端の炭素に酸素分子がラジカル反応し，**ペルオキシルラジカル**を生じる（図 12・4）．ペルオキシルラジカルは別の脂肪酸の活性メチレン基から水素ラジカルを引き抜き，過酸化物（ヒドロペルオキシド）となる．水素ラジカルを引き抜かれた脂肪酸ラジカルはペルオキシルラジカルを生じる，というように自動酸化反応は**連鎖反応**で進み，ヒドロペルオキシドが蓄積する.

酸化初期までの酸化生成物はヒドロペルオキシドが主であるが，反応が進むと，ラジカルどうしが結合し非ラジカル生成物を生じるようになる．この非ラジカル生

成物のなかで量の多いものは二量体である．さらに多くのラジカルが結合して多量体となることもある．酸化が進むと油脂の粘度が高くなり食感が悪くなるのはこのようにラジカルが重合して分子量が大きくなるためである．アマニ油のように α-リノレン酸*含量の高い油は，自動酸化の結果，多量体を形成し膜をつくるまでに至る．アマニ油が**乾性油**といわれるゆえんである．ラジカルどうしが結合し消滅すると連鎖反応は停止する．

* α-リノレン酸は三つの二重結合と二つの活性メチレン基をもつので，自動酸化が進みやすい．アマニ油の脂肪酸組成については表7・3参照．

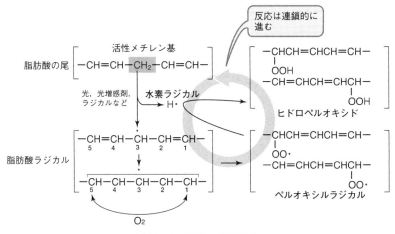

図12・4 油脂の自動酸化

b. 自動酸化の速度 自動酸化の速度は油脂を構成する脂肪酸の活性メチレン基の数に左右される．オレイン酸（二重結合1，活性メチレン基0）に比べると，リノール酸（二重結合2，活性メチレン基1）は15〜20倍，リノレン酸（二重結合3，活性メチレン基2）は40〜50倍，［エ］イコサペンタエン酸（二重結合5，活性メチレン基4）は300倍程度と報告されている．魚油は［エ］イコサペンタエン酸（EPA）やドコサヘキサエン酸（DHA）（二重結合6，活性メチレン基5）を含むので，非常に酸化されやすい油である．

c. 過酸化物の分解により生じる二次生成物 過酸化物（ヒドロペルオキシド）は 100 ℃ 以上で加熱すると容易に分解するが，室温でも分解し，アルデヒドやケトンなどのカルボニル化合物，アルコール，炭化水素，アルデヒドの酸化生成物であ

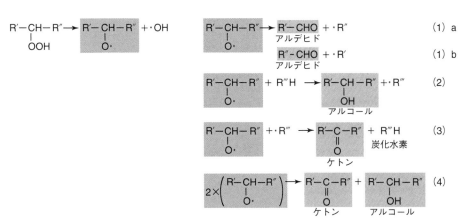

図12・5 ヒドロペルオキシドの分解により生じる二次生成物

るカルボン酸などを生じる（図 12・5）．これらの反応生成物のほか，エポキシド（$-\overset{\overset{\displaystyle O}{}}{C}-\overset{}{C}-$）やエーテル化合物（$-\overset{}{C}-O-\overset{}{C}-$），また重合して多量体なども生成する．

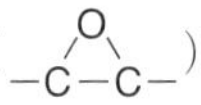

生成した化合物が揮発性でにおいをもつ場合は，自動酸化した油脂あるいは食品中の脂質の酸化臭の原因物質となる．この酸化臭は自動酸化のきわめて初期でも感じられ**戻り臭**とよばれる．自動酸化が進むと強い酸化臭（**酸敗臭**），**オフフレーバー**が生成する．分解生成物のうち，酸敗臭への寄与の程度が大きいものは，**2,4-ジエナール**や**2-エナール**など閾値（いきち）の低いものである．オレイン酸，リノール酸，リノレン酸より生じるアルデヒド類を表 12・1 に示す．

酸敗臭は，つんとする刺激臭で，ふつう，ごく少量で感知されるが，香辛料を添加した食品では気づきにくい場合もある．

オフフレーバー: 元来食品に含まれておらず，調理・加工・保存などによって生じる望ましくないにおい．

表12・1　不飽和脂肪酸ヒドロペルオキシドの分解により生成するアルデヒド

	$-OOH$ の位置	$-C=C-$ の位置		生成するアルデヒド[†]	
オレイン酸ヒドロペルオキシド	8	9, 10		$C_8H_{17}CH=CHCHO$	
	9	10, 11		$C_7H_{15}CH=CHCHO$	2-デセナール
	10	8, 9		$C_8H_{17}CHO$	
	11	9, 10		$C_7H_{15}CHO$	
リノール酸ヒドロペルオキシド	9	10, 11	12, 13	$C_5H_{11}(CH=CH)_2CHO$	
	13	9, 10	11, 12	$C_5H_{11}CHO$	2,4-デカジエナール
リノレン酸ヒドロペルオキシド	9	10, 11	12, 13　15, 16	$C_2H_5CH=CHCH_2(CH=CH)_2CHO$	
	12	9, 10	13, 14　15, 16	$C_2H_5(CH=CH)_2CHO$	
	13	9, 10	11, 12　15, 16	$C_2H_5CH=CHCH_2CHO$	
	16	9, 10	12, 13　14, 15	C_2H_5CHO	

†　反応式は図 12・5 中の(1)a(1)bによる．

12・3・2　油脂の加熱酸化

揚げ物をする温度（120〜180 ℃）で油脂を長時間加熱した場合，酸化反応は低温における自動酸化と同様にラジカル機構で進むが，自動酸化反応とは異なり，生じた過酸化物は熱で分解するため蓄積せず，重合して多量体を形成したり，低分子化合物へ分解したりする反応が主となる．このため，加熱時間とともに酸素吸収量の増加，二重結合の減少（ヨウ素価の減少），平均分子量の増加がみられ，泡立ち，粘性が増加し，酸，アルコール，アルデヒドなどの揮発性物質が生成する．アルデヒドのなかでは刺激臭をもつ**アクロレイン**[*1]が加熱酸化油に特徴的な揮発性化合物である．

*1 アクロレインの生成については §14・4 参照.

CH₂＝CH−CHO
アクロレイン

12・3・3　油脂の加水分解

食品素材中にはシュウ酸，リンゴ酸，酒石酸などの有機酸が含まれている．また，揚げあがりをよくするために揚げ物の衣に重曹（$NaHCO_3$，アルカリ）を入れることもある．これらの酸やアルカリがあると，揚げ物を調理中に油が食品から出る水と反応し脂肪酸とグリセロールに分解する（加水分解）．油脂の加熱温度が高いとき，また長時間加熱したときには，加水分解によって生じたグリセロール 1 分子から 2 分子の水がとれアクロレインが生じる[*2]．

生じた脂肪酸の量は加熱による重合の程度と比例するので，**酸価**（遊離脂肪酸の量）を測定して，重合の程度を知る目安とする．

*2 換気の不十分な調理場で，大量に長時間揚げ物をしたときに起こる"油酔い"はおもに刺激性の強いアクロレインによるとされている．

12・4　糖類の変化

12・4・1　還元糖の自動酸化

　還元糖は**α–ヒドロキシカルボニル基**（CHO-CHOH-，-CHOH-CO-）を含み**ヘミアセタール環状構造**とアルデヒド，ケトンの鎖状構造が一定の比で存在する[*1]．アルデヒド型，ケトン型はエノラートイオンを経てエンジオールと平衡にある（図12・6）．エンジオールは強い還元力を示し，酸素酸化を受ける．すなわち，自動酸化を受けるということである．エンジオールが自動酸化を受けると過酸化水素，ヒドロキシルラジカル，スーパーオキシドを生成する．これらの酸素種は活性酸素なので，食品成分や生体成分と反応すると考えられる．

[*1] 図5・4参照.

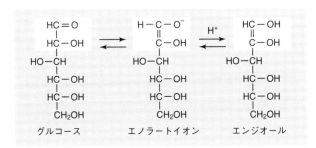

図12・6　グルコースの鎖状構造

12・4・2　糖類の加熱酸化

　グルコースやフルクトースなどのカルボニル基をもつ単糖やオリゴ糖はアミノ基をもつ化合物と**アミノ–カルボニル反応**[*2]を起こし褐色化合物を生じる．食品の調理・加工時にしばしば見受けられるこの反応は，加熱によって促進されるが，室温あるいは冷蔵時の温度においても徐々に起こる変化である．なお，この反応で生じる種々の中間体のうちで，還元性の高い**レダクトン**（図12・7）は活性酸素を生成する．また，グルコース，スクロースなどの糖や糖の濃厚溶液を100℃以上で加熱すると**カラメル化反応**が起こり，褐色に着色するとともに，カラメル様香気の発生を伴う．

[*2] §13・3・1参照.

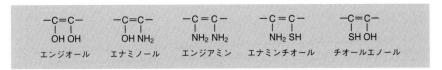

図12・7　レダクトン　エンジオール型の構造をもち強い還元性を示す物質をレダクトンという．図に示したような部分構造をもつ物質をさす．

12・5　タンパク質・アミノ酸の変化

12・5・1　タンパク質・アミノ酸の酸化

　タンパク質は活性酸素によって容易に酸化される．システイン，メチオニン，ヒスチジン，トリプトファン，プロリン，リシン残基は酸化を受けやすいアミノ酸残基である．アミノ酸残基に修飾が起こるばかりでなく，タンパク質のラジカルが形

成され，タンパク質どうしが架橋を形成して重合する．また，一方で，ペプチド結合が分解し低分子化する．脂質過酸化物（ペルオキシド）によって重合するときは，過酸化物の分解産物であるアルデヒドを取込む場合もある．このような変化・変性は，食品の物性を変えたり，栄養価の低下をまねいたりすることになる．

　生体内ではこのように酸化されたタンパク質を修復する酵素が存在するが，加工食品では変性したタンパク質を元通りにする系はない．

12・5・2　タンパク質の加熱変化

　a. 凝固・沈殿　　タンパク質溶液を加熱すると，しばしば水溶性タンパク質が凝固する現象がみられる．これは加熱により運動が激しくなった水分子の作用によるものである．すなわち，折りたたまれていたポリペプチド鎖の安定な構造の中に熱運動する水分子が入り込み，そこにつくられていた水素結合を切りポリペプチド鎖をほぐす（図12・8）．ほぐされたポリペプチド鎖は引き伸ばされた形をとり，疎水性側鎖が水と接触するようになる．このような状態ではタンパク質の水に対する溶解度が下がり，凝固・沈殿するようになる．また，引き伸ばされた形のタンパク質では，反応性の側鎖が表面に現れ分子間で新しく結合が生じることも沈殿する理由である．

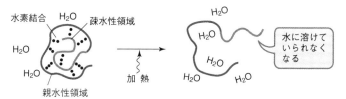

図12・8　タンパク質の加熱変性

　b. リシノアラニンの生成　　タンパク質の加熱変化が栄養上問題となるものに，**リシノアラニン**残基の生成がある（図12・9）．シスチン残基から生成する**デヒドロアラニン**残基とリシン残基が反応して生じるもので，反応に使われて有効性リシン量が低下し，タンパク質の栄養価が下がる．セリン残基も，そのヒドロキシ基がグリコシド結合をしている場合やリン酸エステルになっている場合にはデヒドロアラニンとなり，リシノアラニン残基を生じる．この変化は高アルカリ，高温下で著しいが，加熱処理のみによっても生じる．

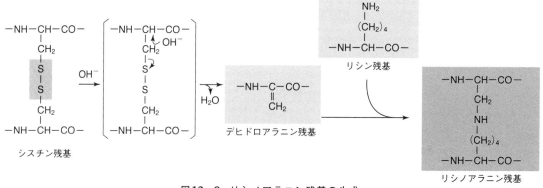

図12・9　リシノアラニン残基の生成

■ 12・6　食品由来の酸化生成物とその反応

a. 食品の褐変　　不飽和脂肪酸を含む油脂が酸化すると，風味が悪くなるばかりでなく栄養価が低下し，さらには毒性まで生じるようになる．不飽和脂肪酸由来の過酸化物は必須脂肪酸の栄養価を低下させるうえに，共存するタンパク質と反応し複合体をつくったり酸化されやすい側鎖と反応したりしてタンパク質の栄養価を下げる．また，過酸化物の分解生成物であるカルボニル化合物，特に 2-エナール，2,4-ジエナールなどの不飽和アルデヒドはアミノ酸，ペプチド，タンパク質などのアミノ基と反応してアミノ・カルボニル反応を起こし，褐変物質を生じる．

魚は，[エ]イコサペンタエン酸（EPA）やドコサヘキサエン酸（DHA）のような不飽和度の高い脂肪酸[*1]からなるトリアシルグリセロールを含むので，油は容易に自動酸化して過酸化物を生成する．この過酸化物が分解して生じた不飽和カルボニル化合物が，魚臭の生臭さの原因物質であるトリメチルアミン[*2]やアンモニアを塩基触媒としてアルドール縮合し，各種褐変中間体を生成する．この褐変中間体のカルボニル化合物は種々のアミノ化合物とアミノ-カルボニル反応を起こして褐色色素を生成する．生じた色素が魚油の油焼け現象で生じる着色化合物である[*3]．

b. 小麦粉の自然褐色（たいしょく）　　酵素リポキシゲナーゼ作用によりリノール酸，リノレン酸より生じたヒドロペルオキシドは β-カロテンの酸化に関与する．β-カロテンの二重結合は共役しているためリポキシゲナーゼの基質とはならない．しかし，不飽和脂肪酸が共存すると不飽和脂肪酸由来のペルオキシルラジカルと反応して分解し褪色する．小麦粉の自然褐色はこの作用によるものである．

c. 香気の生成　　ヒドロペルオキシドの分解生成物である cis-3-ヘキセナール，ヘキサナールなどの揮発性アルデヒド類は果実，野菜の**青臭いにおい**の生成に関与している[*4]．

d. そうめんの物性変化　　そうめんの貯蔵中に，製造時めん線[*5]に塗布した植物油の酸化が起こり，酸化物が主としてタンパク質と反応してそうめんの物性に変化を起こす．この結果，そうめん特有の弾力性と歯切れのよさが生まれる．

e. アスコルビン酸の酸化　　アスコルビン酸は空気中の酸素により容易に酸化され酸化型アスコルビン酸となり，さらに加水分解されてジケトグロン酸となる．このジケトグロン酸は α-ジカルボニル化合物で反応性に富み室温でも分解し種々の中間体を生じるが，さらに重合して褐変物質を生成する[*6]．

*1 脂肪酸については §7・1・1 参照．

*2 トリメチルアミンの構造と生成については図10・29 参照．

*3 魚油の油焼けについては §13・3・2b 参照．

自然褐色: 長期保存などにより色素成分が分解して色を失うこと．

*4 アルデヒド類の生成については §10・3・3 a(ii) 参照．

*5 そうめんは，棒状の小麦粉原料を引き伸ばし，"めん線"とよばれる状態までにする．その工程で，めんがくっつかないよう植物油を使う．

*6 アスコルビン酸の褐変については §13・3・2c 参照．

■ 12・7　食品成分の酸化を促進する因子とその制御

12・7・1　酸化の促進因子

油脂の自動酸化は化学反応であるので，**反応温度**が高いほど酸化速度は速くなる．また，**光**，特にエネルギーの大きい紫外線は，水素ラジカルの引き抜き，過酸化物の分解などによりラジカルを生成するので酸化を著しく促進する．

光増感酸化反応では，紫外光から可視光の広範囲にわたる波長の光線の照射が反応の成立を左右する．増感剤によって生じる**一重項酸素**もまた光増感酸素酸化の不可欠な因子である．

さらに**金属イオン**は過酸化物を分解しラジカルや活性酸素を生じる．食用油脂や

油脂食品に混在する鉄や銅などの遷移金属,畜肉,魚肉に含まれているヘマチン化合物は**自動酸化反応の触媒**となる.

ⅰ)金属イオン: 鉄や銅などの**遷移金属イオン**は次式(M: 遷移金属,Fe^{2+}やCu^{2+}など)で示したように,ヒドロペルオキシドを分解しアルコキシルラジカル(RO・)や,ペルオキシルラジカル(ROO・)を生じるので自動酸化促進因子となる.荷電数にかかわらず触媒作用があるが,低電荷のイオンの方が活性が強い.

$$M^n + ROOH \longrightarrow M^{n+1} + RO\cdot + OH^-$$
$$M^{n+1} + ROOH \longrightarrow M^n + ROO\cdot + H^+$$

また,スーパーオキシドが還元されて生じた過酸化水素に鉄イオンが作用すると強力な活性酸素種であるヒドロキシルラジカル(・OH)を生じ酸化反応を促進する.

二価鉄,三価鉄ともに触媒作用があるが,三価鉄の反応性は小さい.

$$H_2O_2 + Fe^{2+} \longrightarrow HO\cdot + OH^- + Fe^{3+}$$

ⅱ)ヘマチン化合物: ミオグロビン,ヘモグロビンなどの**ヘム色素**の鉄が3価になった**ヘマチン化合物**は図12・10に示すように,脂肪酸ヒドロペルオキシドを分解してアルコキシルラジカルを生成するとともに,未変化の脂肪酸から水素ラジカルを引き抜きアルキルラジカルを生じる.このように,1分子のヒドロペルオキシドから2分子のラジカルを生じることになるので自動酸化反応の触媒活性が高い.なお,食肉の色の固定のために用いられる亜硝酸塩と反応したミオグロビンは**ニトロシルミオグロビン***となりヘム色素の鉄が固定されているので触媒活性を示さない.

* ヘム色素と食肉の色については§10・1・3b参照.

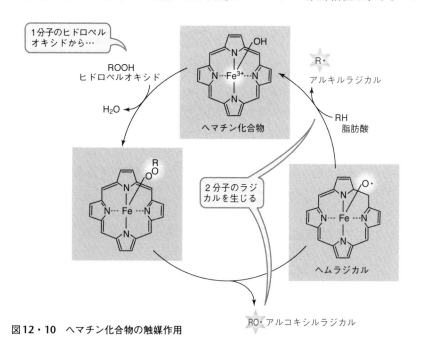

図12・10 ヘマチン化合物の触媒作用

12・7・2 酸化の抑制因子

酸化を防止するには,酸化促進因子を除くことが必要である.酸化速度を抑えるために低温にする,暗所に置いて光をさえぎる,**キレート剤**で金属イオンを固定す

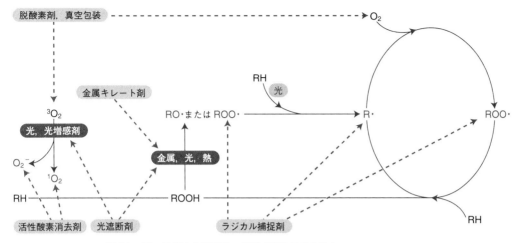

図 12・11　油脂の自動酸化, 光増感酸化反応の防止

るなどの方法がある. また, 真空包装, **脱酸素剤**などを用いてできるだけ酸素を除くとよい. さらに, 酸化反応によって生じる**ラジカルの捕捉剤**, 光増感反応により生成する一重項酸素やその他の活性酸素の消去剤などの抗酸化剤を食品に添加することも有効である (図 12・11).

 ## 12・8　抗 酸 化 剤

　抗酸化剤とは脂質の酸化を防止する物質のことである. 種々のものが動植物に含まれることがわかっているが, 植物起源のものが圧倒的に多い. 植物が光合成を行うときにはクロロフィルによって活性酸素やラジカルが生じる. 植物のもつ抗酸化剤は, これらによる膜脂質の過酸化を防ぐための防御機構であると考えられている.

12・8・1　ラジカルの捕捉
　抗酸化剤の機能には**ラジカル捕捉**, **活性酸素消去**, ヒドロペルオキシド分解, 金属イオン不活性化などがある.
　ラジカル捕捉剤とは, ラジカルに水素原子を与えて非ラジカル化するもののことである.

$$\underset{\text{ラジカル}}{\text{X}\cdot} \quad + \quad \underset{\substack{\text{ラジカル}\\\text{捕捉剤}}}{\text{AH}} \longrightarrow \text{XH} \quad + \quad \text{A}\cdot$$

　食品中の脂質酸化は一般にはフリーラジカルを中間体とする自動酸化反応によって進行する*. **ラジカル捕捉剤**は自動酸化反応の連鎖 (増殖) 段階で生じるペルオキシルラジカルに優先的に水素ラジカルを供与し, 未変化の脂質から水素が引き抜かれ連鎖反応が進行するのを止める役割をもつ.

＊　§12・3 参照.

$$\underset{\substack{\text{脂質ペルオキシル}\\\text{ラジカル}}}{\text{LOO}\cdot} \quad + \quad \underset{\substack{\text{ラジカル}\\\text{捕捉剤}}}{\text{AH}} \longrightarrow \text{LOOH} \quad + \quad \text{A}\cdot$$

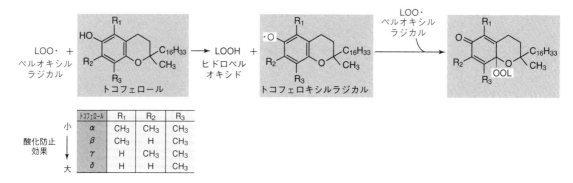

図12・12　トコフェロールによるペルオキシルラジカルの捕捉

したがって，効率の良いラジカル捕捉剤とは，

① 脂質ペルオキシルラジカルとの反応性が高く，脂質ペルオキシルラジカルと未変化の脂質との反応性を上まわること．

② 生じた捕捉剤ラジカルが安定で，脂質から水素ラジカルを引き抜かないこと．

③ 脂溶性であること．

などの性質を兼ね備えたものである．これに当てはまるものはフェノール性ヒドロキシ基をもつ化合物である．最も代表的な天然のラジカル捕捉剤は**トコフェロール（ビタミンE）**である（図12・12）．トコフェロールには，α, β, γ, δ の4種類があり，酸化防止効果は $\delta > \gamma > \beta > \alpha$ の順である．トコフェロールはラジカル捕捉作用のほかに，一重項酸素（$^1O_2$）の消去作用もあり光増感酸素酸化の防止にも有効である．

　トコフェロール以外のラジカル捕捉剤となるフェノール化合物には，クエルセチン，ケンフェロールなどがあり広く植物に配糖体として含まれている[*1]．また，茶のカテキンやその没食子酸エステル，ゴマのセサモール，ハーブ，スパイスに含まれるフェノール性化合物（オイゲノール，チモールなど）などもある．このほか，リン脂質やアミノ・カルボニル反応により生成されるメラノイジンにも抗酸化作用がある．

*1 抗酸化作用のあるフェノール化合物については図16・5参照．

12・8・2　活性酸素の消去

　光増感反応で生じる一重項酸素の強力な消去剤は**カロテノイド**である．カロテノイドは一重項酸素からエネルギーを受取り，酸素を基底状態の三重項に戻す．受取ったエネルギーは熱として放出し，自らは化学変化しない．このようにカロテノイドは一重項酸素を物理的に消去するので損失することなく高い効率で機能することができる．トコフェロールも物理的消去を行うが効率はカロテノイドよりは低い．カロテノイドの一重項酸素捕捉活性[*2] はリコピン＞アスタキサンチン＞α-カロテン＞β-カロテンの順である．

　基底状態の酸素が一電子還元を受けて生じたスーパーオキシドは食品成分と直接反応することはあまりない．しかし，過酸化水素を経てきわめて活性の高いヒドロキシルラジカルを生じ食品を劣化させる（e：電子，M：遷移金属）．

*2 カロテノイドの抗酸化性については §10・4・1および表10・14参照．

$$\cdot O_2^- \xrightarrow{e + 2H^+} H_2O_2 \xrightarrow{M^{n+}} \cdot OH + OH^- + M^{n+1}$$

ヒドロキシルラジカルの反応性は非常に高く，ほとんどの成分と非特異的に直ちに反応する．反応活性が高いため，寿命が短く，発生箇所と少しでも離れた分子には達しない．このため，この活性にラジカルに有効な消去剤は知られていない．

12・8・3　金属イオンの不活性化

食品に含まれる鉄や銅などの遷移金属はヒドロペルオキシドや過酸化水素を分解してラジカルを生じたり，酸素を活性化したりするので，酸化反応を著しく促進する．したがって，これらの金属イオンをキレートする物質は酸化防止剤となる可能性がある．しかし，脂質の自動酸化では，ラジカル連鎖反応が主体となるため，ラジカル捕捉剤がない場合にはキレート剤を加えて金属を捕捉しても酸化防止の効果は薄い．このため，**金属キレート剤**は抗酸化剤の相乗剤と位置づけられている．

食品に用いられる金属キレート剤には，クエン酸，酒石酸，リンゴ酸などのオキシ多価カルボン酸，リン酸，フィチン酸（イノシトールのリン酸エステル），フラボノイドなどのポリフェノール化合物などがある．

12・9　その他の酸化抑制法や加工技術

酸化剤である酸素の除去は，食品の酸化による劣化防止の最上の方法である．酸素を除去するために，**真空包装**，**ガス置換**，**脱酸素剤**の使用などの方法がある．

真空包装は通常 5〜10 Torr* 程度に脱気して包装する．ガス置換包装とは包装内の空気を窒素や二酸化炭素で置換したものである．包装材としてナイロン，アルミ箔，塩化ビニリデン樹脂などが使われる．脱酸素剤は酸素吸収剤ともいわれ，食品とともに包装材で密封し包装系内の酸素を除去するもので鉄粉を原料にしたものが使われている．この方法は包装系内をほぼ完全な無酸素状態（酸素濃度 0.01％）に長期にわたって保つことができる．また，食品の形状を選ばない，大がかりな装置が不要などの利点があり広く用いられている．

包装材に自動酸化や光増感酸化を誘起する紫外光や可視光の吸収剤を入れる試みもある．しかし，可視光を吸収できる包装材料は吸収波長に特有の色を示すので使用可能な食品はある程度限定される．紫外光を吸収する物質は各種プラスチックに添加して使われている．

このほか，食品添加物として用いられてきた合成抗酸化剤である**ブチルヒドロキシアニソール**（BHA）や**ジブチルヒドロキシトルエン**（BHT）は，1940 年代に開発され 1950 年代から米国や欧州で使用が開始された．トコフェロールのような天然抗酸化剤よりも，100〜1000 倍の抗酸化力を脂質に対して示す．一方で，きわめて高用量の使用において，胃などへの発がん性が 1980 年代に入って危惧され，現在の日本では使用できる食品などの制限，食品使用量などの最大限度が厳しく定められている．国内の食品会社のなかには使用を忌避する動きがすでにあり，米国 FDA（医薬品食品局）では乳幼児食への使用を禁止している．こういった背景から，天然抗酸化剤の探索が活発に行われるようになった．しかし，天然物であればどのようなものでも安全というわけではない．また，たとえ食品起源の抗酸化剤であっても微量成分を濃縮して用いる場合には安全性が検証されなければならない．

金属キレート：カニのはさみを意味するギリシャ語，Chela（chely）に由来する．1 個の分子またはイオンのもつ 2 個以上の配位原子が金属イオンをはさむように配位して環構造をつくり，金属イオンを不活性化させる作用をもつ化合物．フラボノイド化合物の一種であるクエルセチンのキレート作用を下図に示す．

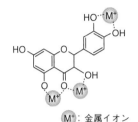

M⁺: 金属イオン

*　1 Torr は標準大気圧の 1/760 の圧力．
　　1 Torr = 101325/760 Pa

塩化ビニリデン樹脂：塩化ビニリデン（1, 1−ジクロロエタン）を主成分とし，塩化ビニル，酢酸ビニル，アクリロニトリルなどと共に重合させてつくった樹脂．

$CH_2=CCl_2$
　塩化ビニリデン
$CH_2=CHCl$
　塩化ビニル
$CH_2=CHOCOCH_3$
　酢酸ビニル
$CH_2=CHCN$
　アクリロニトリル

BHA:
butylhydroxyanisole

BHT:
butylated hydroxytoluene

13 食品成分の変化

食品は脂質，タンパク質，糖質，ビタミンなど複雑な構成成分からなり，貯蔵，加工，調理の過程で変化が起こりうる．活性酸素や加熱などによる酸化反応は，おもに食品の劣化をまねく場合が多い[*1]．同じく，酵素的あるいは非酵素的な食品成分の変化に伴い，酸化や退色，着色，褐色化（褐変）などの品質劣化をまねく場合がある．一方で，酵素的あるいは非酵素的な変化により食品の性質や品質が向上する場合もあり，加工や調理に利用されている．

*1 酸化による食品の劣化については第12章を参照.

13・1 酵素による酸化還元

酸化還元酵素は，酸化酵素（オキシダーゼ）と還元酵素（レダクターゼ），またはその両方を触媒する酸化還元酵素（オキシドレダクターゼ）に分類される．貯蔵などにより食品中に内在する酸化酵素が制御されることなく働くと，食品成分の酸化や劣化につながる．

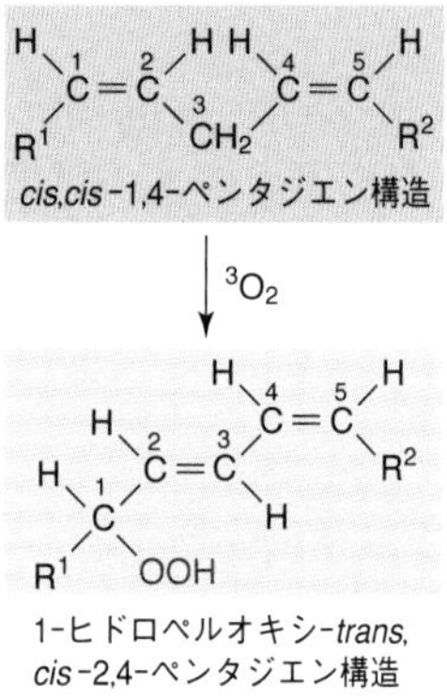

13・1・1 リポキシゲナーゼ

cis,cis-1,4-ペンタジエン構造

$^3O_2$

1-ヒドロペルオキシ-trans, cis-2,4-ペンタジエン構造

図13・1 リポキシゲナーゼの作用

リポキシゲナーゼは不飽和脂肪酸を酸化する鉄（非ヘム鉄）を含む酵素である．種々の野菜や穀物種子などに存在するが，マメ科植物，特に大豆の種子に多く含まれている．また，動物組織，微生物にも存在する．リポキシゲナーゼは，リノール酸や α-リノレン酸，アラキドン酸などの cis,cis-1,4-ペンタジエン構造をもつ脂肪酸やそのエステルに分子状酸素を導入し，1-ヒドロペルオキシ-trans,cis-2,4-ペンタジエン構造とする反応を触媒する（図13・1）．生成したヒドロペルオキシドは分解して低分子アルデヒドなどになり，オフフレーバーの形成につながる．豆乳の青臭みやキュウリの新鮮な緑の香りをひき起こす低分子アルデヒド（豆乳ではヘキサナール，キュウリではノナジエナール）はリポキシゲナーゼの作用で生じたものである[*2]．また，ヒドロペルオキシドはカロテンやクロロフィルを酸化的に退色し，栄養価の低下につながる．

*2 青葉様の香りの生成については図10・24参照.

13・1・2 ポリフェノールオキシダーゼ

ジャガイモやリンゴの皮をむいて放置すると褐変する．これは植物組織が損傷を受け，細胞内に局在している酵素が液胞に含まれるフェノール性化合物に接触して酸化し，褐色の色素を生じるためである．この着色反応のことを**酵素的褐変反応**という．反応を触媒する酵素は**ポリフェノールオキシダーゼ**（または**フェノールオキシダーゼ**）と総称され，カテコラーゼ，チロシナーゼ，ラッカーゼなどの銅を含有

する酵素が含まれる.

　食品成分中のモノフェノール化合物は，クレソラーゼ活性によりo-ジフェノール化合物（カテコール類）に酸化され，さらにカテコラーゼ活性によりo-キノンになる（図13・2）.チロシナーゼやラッカーゼなどは，この両方のオキシゲナーゼ活性を有し，マッシュルームやレタスなどの切断後の褐変に関与する.これらの反応で生じたキノン類は反応性に富み，非酵素的に縮合，重合を起こして褐色物質となる.また，キノン類は酸化力が強いため，アントシアニンやフラボノイド色素を酸化的に退色する.アスコルビン酸と共存するとアスコルビン酸は酸化されるが，キノンはジフェノールに還元されるので褐変反応は一時的に阻害される.

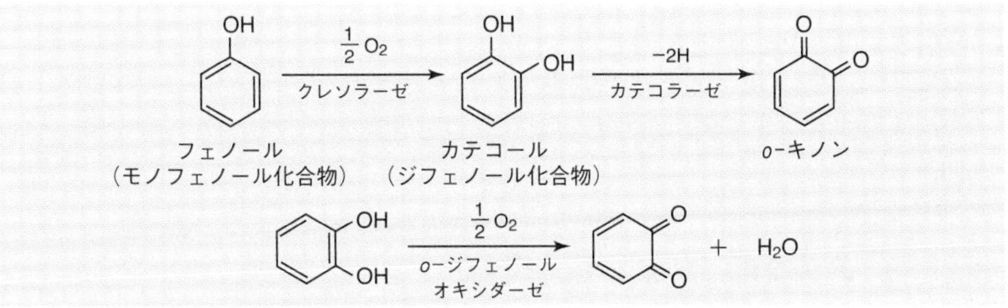

図13・2　ポリフェノールオキシダーゼの作用

　植物には基質となるフェノール性化合物が含まれる.表13・1に代表的なポリフェノール基質とそれを含む食品例を示す.クロロゲン酸，カテキン類，カフェ酸，チロシンなどの酵素的褐変は，各基質により異なる色調を与える.多くの野菜や果実では褐色系の色調となり食品の劣化をまねくことが多い.一方，紅茶の製造において，発酵に伴い微生物中のポリフェノールオキシダーゼにより茶葉は赤橙色となる.茶葉に多く含まれるエピガロカテキンとエピカテキンおよびその没食子酸エステルに，ポリフェノールオキシダーゼが作用すると赤橙色のテアフラビン*が生成する.

* テアフラビンの構造は
図26・2参照.

表13・1　ポリフェノールオキシダーゼの基質とそれを含む食品

基　質	構　　造	食　品
クロロゲン酸	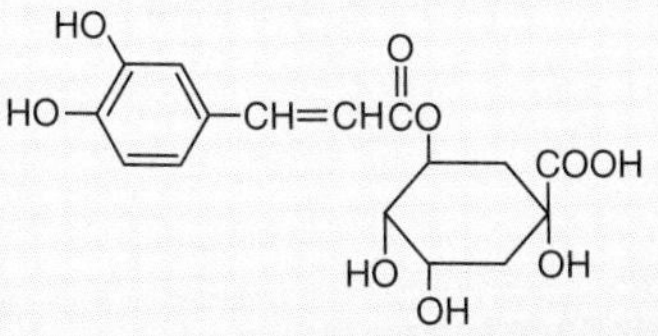	コーヒー豆，カカオ豆，リンゴ，モモ，ナシ，ナス，トマト，サツマイモ，ジャガイモ，きのこ，ゴボウ
カテキン類	図16・5を参照	茶葉，カカオ豆，リンゴ，モモ，ナシ，イチゴ，レンコン，ヤマノイモ
カフェ酸	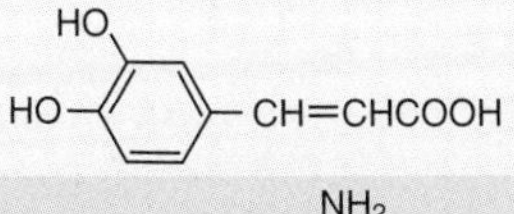	サツマイモ，カカオ豆，ブドウ
チロシン	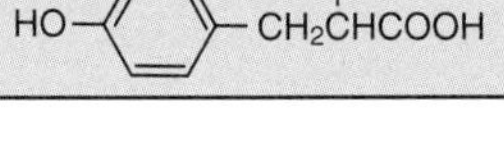	ジャガイモ，ビート，きのこ

　a. ポリフェノールオキシダーゼによる褐変反応の抑制　　酵素的褐変反応を抑制するには，酵素の加熱不活性化や酸素の除去などが考えられる.しかし，生鮮食

品の加工時に空気と遮断することは困難な場合が多いため，実際には酵素反応を抑制する以下の ①〜④ のような方法が用いられる.

① 加熱処理により酵素を不活性化させる. ポリフェノールオキシダーゼは比較的熱に対する抵抗性があり，完全失活には 80 ℃ で 10〜20 分を要する. 食品に対しては，80 ℃ で 3 分程度加熱して不活性化を行う.（例: 野菜のブランチング処理）

② クエン酸,酢酸などを添加して pH を 3 以下に下げ酵素反応を抑える（例: リンゴポリフェノールオキシダーゼの最適 pH＝4.2〜5.8. pH 3 では不活性）. クエン酸はポリフェノールオキシダーゼの活性中心である銅のキレート剤としても働く.

③ 亜硫酸，アスコルビン酸，チオール類（システイン，グルタチオンなど）などの還元剤を添加して酵素反応を阻害する（例: かんぴょうは亜硫酸処理により褐変防止をしている）.

④ NaCl などの酵素阻害剤を添加する. Cl イオンは銅のキレート剤として働き，酵素活性を阻害する（例: 皮をむいたリンゴを食塩水につけると褐変を防止できる）.

13・1・3 アスコルビン酸オキシダーゼ

* アスコルビン酸の褐変については §13・3・2c 参照.

L−アスコルビン酸を酸素で酸化してデヒドロアスコルビン酸にする酵素*. キュウリの皮など植物に広く存在する.

13・1・4 ペルオキシダーゼ

アスコルビン酸，グアヤコール，プロトヘムなどを過酸化水素で酸化する反応を触媒する. 西洋ワサビ，その他の植物に存在する.

13・1・5 アルコール脱水素酵素

エタノールとアセトアルデヒド間の酸化還元反応にたずさわる. 酵母，高等植物，肝臓に含まれる.

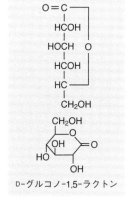

D−グルコノ−1,5−ラクトン

13・1・6 グルコースオキシダーゼ

D−グルコースを酸素で酸化してグルコノラクトンとする酵素. 卵アルブミンや乾燥卵中から微量のグルコースを除きアミノ・カルボニル反応による褐変を防止できるため，食品工業で使われている.

13・2 酵素による加水分解

13・2・1 炭水化物の分解

a. アミラーゼ

1) α−アミラーゼ: デンプンの α−1,4 結合を任意に加水分解し，デキストリン，マルトースを生成する. 動物，植物，微生物に広く存在しデンプンの糖化に利用される.

2) β−アミラーゼ: デンプンの非還元性末端より，α−1,4 結合をマルトース単位で加水分解し β−マルトースを生成する. 大麦，小麦などの穀類，豆類，サツマイモなどに含まれている.

3）グルコアミラーゼ: デンプンを非還元性末端よりグルコース単位に加水分解する. 微生物中に見いだされており, グルコースの製造に利用される.

4）イソアミラーゼ: アミロペクチンやグリコーゲンのα–1,6結合を加水分解する. 動物, 高等植物, 微生物に見いだされている.

b. ペクチン分解酵素　　ペクチナーゼはペクチンを分解する酵素の総称である. 果実・野菜では成熟とともにペクチンエステラーゼ（またはペクチンメチルエステラーゼ）が働き, ペクチンのメチルエステルが加水分解され, ペクチン酸とよばれるポリガラクツロン酸になる. また, ポリガラクツロナーゼはポリガラクツロン酸のα–1,4結合を加水分解し低分子化する. このため, この酵素が働くと果実は軟化する[*1]. 食品工業では果汁の清澄化に利用される（微生物が生産するペクチンリアーゼも利用されている）.

*1 軟化しにくい完熟トマトは, ポリガラクツロナーゼの作用を遺伝子組換え操作により制御したものである.

c. 工業的に利用されている炭水化物関連の酵素

1）グルコイソメラーゼ: グルコースの一部をフルクトースに変換し, ブドウ糖果糖液糖などの異性化糖を生成する酵素.

2）フルクトース転移酵素: ショ糖にフルクトース1〜3分子をβ–2,1結合させフラクトオリゴ糖を生成する酵素.

3）シクロデキストリン合成酵素: シクロデキストリンやカップリングシュガーを生成する酵素.

4）グリコシルトレハロース生成酵素: トレハロース（グルコース2分子がα–1,1結合した二糖類）を生成する酵素.

13・2・2　脂 質 の 分 解

中性脂肪のエステル結合を加水分解する酵素を**リパーゼ**という. このため, リパーゼが作用すると脂肪酸が生じ食品の酸価が上昇する. 乳脂肪にリパーゼが作用すると, 酪酸やヘキサン酸, オクタン酸などの低級脂肪酸が遊離し酸敗臭を生じるようになる.

13・2・3　タンパク質の分解

タンパク質のペプチド結合を加水分解する酵素は**プロテアーゼ**とよばれる. プロテアーゼはうま味や苦味をもつペプチドやアミノ酸を生成する. チーズ熟成中には, 4個のプロリン（Pro）を含む苦味ペプチド Pro - Phe - Pro - Gly - Pro - Ile - Pro が生成する. また, 大豆タンパク質やカゼインをペプシン, トリプシンで加水分解したものにも苦味ペプチドが存在する. 酵素分解した魚肉タンパク質中にはN末端にグルタミン酸をもつうま味ペプチドが存在する. 苦味ペプチドは疎水性のアミノ酸残基やプロリン残基を, うま味ペプチドはグルタミン酸残基を多くもつ場合が多い. パパイヤ中のパパイン, イチジク乳汁中に含まれるフィシン, パインアップル中のブロメラインなどの植物プロテアーゼはコラーゲン, エラスチンなどの硬タンパク質をよく分解するので食肉の軟化に使われる.

13・2・4　ヌクレオチドの分解

食肉, 魚肉は死後, 生体内のATPにATPアーゼおよびミオキナーゼ[*2]が作用し

*2 ミオキナーゼは

$$2\,ADP \rightleftharpoons AMP + ATP$$

の両方向に関与するが, 熟成時（死後）においてはADP分解方向へ進む.

てAMPを生成する（図13・3）．AMPデアミナーゼはこのAMPに働き，うま味成分であるIMPを生じる．生成したIMPは5′-ヌクレオチダーゼの作用によってリン酸がはずれイノシンとなり，さらにヒポキサンチンに分解される．イノシンやヒポキサンチンにはうま味がなく，これらが多くなった鶏肉や魚肉は“活きのよさ”が失われる．鶏肉のIMPは熟成3日ごろまで増加し，以降減少する．

　このように，食肉，魚肉のうま味の一成分であるIMPは酵素作用によって生じるので，うま味の点から考えれば，これらの食品はIMP量が多いときが食べごろとされる．なお，イカ，タコ，貝などではAMPデアミナーゼがないのでIMPはつくられず，うま味成分はAMP，アミノ酸，ペプチド，有機酸などである．

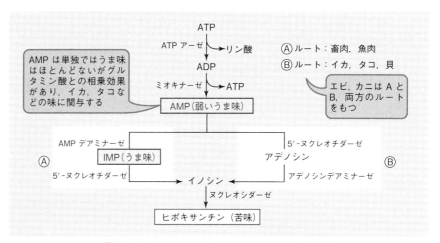

図13・3　ATPより5′-イノシン酸（IMP）の生成

■ 13・3　非酵素的な食品の変化（非酵素的褐変反応）

　食品の調理・加工時に，色調が変化して褐色に着色する現象を**褐変**といい，この変化に関与する化学反応を褐変反応という．褐変反応は酵素が関与する酵素的褐変反応[*1]とそうでない非酵素的褐変反応に大別される．

　非酵素的褐変反応の主要なものに**アミノ–カルボニル反応**がある[*2]．このほか，糖類が単独で加熱褐変するカラメル化反応，アスコルビン酸の褐変反応などがある．褐変反応は着色物質を生じるばかりでなく，揮発性物質の生成を伴うので香気の点からも重要である．

*1 酵素的褐変反応については§13・1参照．

*2 この反応は最初の研究者Maillardの名にちなみメイラード（ほか，マイヤールあるいはマイヤー）反応ともいわれる．

13・3・1　アミノ–カルボニル反応

a. アミノ–カルボニル反応の食品学的意義　　食品の加工・貯蔵・調理中に起こるアミノ–カルボニル反応は，食品の製造・調理時の加熱工程で，パンや焼き菓子，コーヒーなどに好ましい褐色の色調や，香ばしい芳香を与える．また，味噌や醤油の製造時，醸造に伴う褐色色素を形成する．その一方で，醤油が長期間の保存で黒色に変化したり，炊いた飯を長時間保温すると黄みを帯びたり，そうめん，凍り豆腐，魚の干物などが褐変したりするなど，望ましくない反応も起こる．

　アミノ–カルボニル反応生成物である褐色色素**メラノイジン**や還元性を示すレダクトン類は抗酸化性，活性酸素消去作用，抗変異原性，発がん抑制作用などの機能

性をもつ．この反面，反応中間体であるジカルボニル化合物は変異原性を，アクリルアミド[*1]やヘテロサイクリックアミン[*2]は発がん性を示すことが知られている．また，反応性に富む ε-アミノ基をもつリシン残基が多く損失することから食品の栄養価が低下する[*3]．

b. アミノ-カルボニル反応機構（図 13・4）　　アミノ-カルボニル反応はアミノ基とカルボニル基が反応し窒素配糖体を生成することに始まる．これに続く種々の反応で不安定なレダクトン中間体を生じ，さらに，これらの中間体が重合し褐色色素メラノイジンを形成する．一般に反応過程は初期段階，中期段階，終期段階の三つに分けて考えられる．おおむね，初期段階は糖とアミノ酸（またはアミノ基）からシッフ塩基（窒素配糖体）が生成し，さらにはアマドリ化合物が生成する段階，中期段階はアマドリ化合物がデオキシオソン類を介して，種々のカルボニル化合物に変化する段階，終期段階は生成したカルボニル化合物がさらにアミノ酸（またはアミノ基）と反応し，着色物質や香気成分などへ変化する段階である．

また，アミノ基をもつ物質としてアミノ酸，ペプチド，タンパク質のほか，アミン，アンモニア，リン脂質（ホスファチジルエタノールアミン）などがある．反応速度が速いアミノ酸としては，リシンやアルギニン，β-アラニンがあり，タンパク質においてはリシンの ε-アミノ基が重要となり，アルギニン残基も反応する．カルボニル基をもつ物質として単糖，還元性二糖のほか脂質の酸化で生成するカルボニル化合物（特に α, β 不飽和のカルボニル化合物は反応性が高い）などがある．同じく反応速度が早い単糖としては，キシロース，リボースなどの五炭糖類につづいて，フルクトース，グルコースなどの六炭糖類があり，二糖類のショ糖の反応性はこれらより劣る．

これらのなかで，最も一般的で広く見受けられる反応は，アミノ酸やタンパク質と還元糖との間の反応例である．以下，糖をグルコースとして説明する．

① **初期段階**: アミノ基とカルボニル基（鎖状構造グルコースのアルデヒド基）の縮合によって**シッフ塩基**（−C＝N−）とよばれる**窒素配糖体**を形成する．窒素配糖体の二重結合が転位し（アマドリ転位），アミノレダクトンやアミノケトンを生成する．この生成物を**アマドリ化合物**（**アマドリ転位生成物**）という．

② **中期段階**: 初期段階で生じたアマドリ化合物は，ケト・エノール互変異性により二つのエノール型**アミノレダクトン**（1,2-エナミノールまたは 2,3-エンジオール）となり還元性をもつ反応性の高い物質へと変化する．中期段階では，これらレダクトン類の酸化的脱アミノ反応や脱水反応，脱アミノ反応が起こり，それぞれ**グルコソン**，**3-デオキシグルコソン**（**3-DG**），**1-デオキシグルコソン**（**1-DG**）などが生成する．さらに，中期反応では 3-DG の脱水反応がつづいて 5-ヒドロキシメチルフルフラールが生成し，1-DG から炭素鎖の短縮したメチルグリオキサール，1-ヒドロキシ-2,3-ブタンジオン，ジアセチルなど，非常に反応性が高い**ジカルボニル化合物**が生成する．中期段階で生じたオソン類も α-ジカルボニル化合物であり，これら酸化型レダクトンは反応性に富む．

③ **終期段階**: 中期段階で生成した各種の中間体が単独で，あるいは窒素化合物と縮合を起こし褐色の高分子重合体である**メラノイジン**を形成する．この反応機構は複雑であってまだ十分には解明されていないが，メラノイジンは酸素，窒素を含む高分子化合物であることが知られている．

*1 アクリルアミドについては §14・3 参照．

*2 ヘテロサイクリックアミンについては §14・2b 参照．

*3 §12・6a 参照．

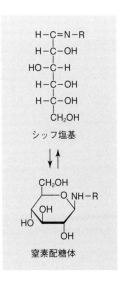

シッフ塩基

窒素配糖体

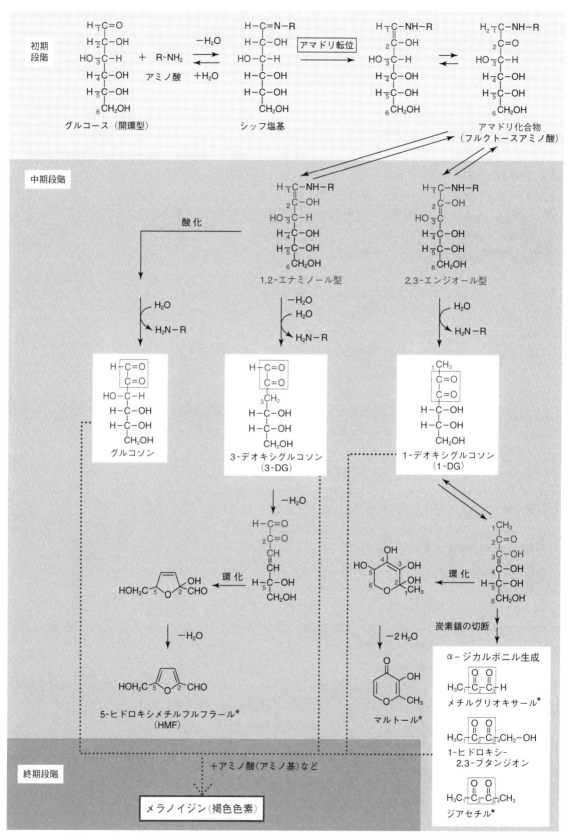

図 13・4　糖（グルコース）とアミノ酸によるアミノ-カルボニル反応　★印は香気に寄与する成分.

c. 加熱香気の生成　　食品を加熱すると，香ばしい加熱香気を生じることがあ
る．この加熱香気は**焙焼香**ともいわれ，主成分は食品に含まれる糖とアミノ酸など
が反応することによって形成された低分子化合物である．したがって，加熱香気の
主たるものはアミノ–カルボニル反応によって生じる揮発性化合物である．これに
は，食品の主要成分である五炭糖・六炭糖の炭素骨格構造をそのまま保存して生成
したマルトール，フラネオール，フルフラール，フラノンなどの甘い焦げ臭がする
化合物や，炭素鎖が開裂してできる活性の高いメチルグリオキサール（刺激臭），ジ
アセチル（バター臭），ヒドロキシアセトンなどのカルボニル化合物とアミノ酸から
生じるピロール，ピペリジン，チアゾールやストレッカー分解で生成するアルデヒ
ド類，さらにストレッカー分解で生じたアミノレダクトンが2分子縮合・環化して
形成されるピラジン類などがある．

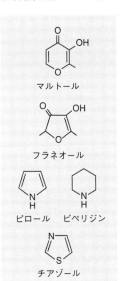

マルトール

フラネオール

ピロール　　ピペリジン

チアゾール

① **ストレッカー分解**：アミノ–カルボニル反応の中期段階で生じたオソン，3–デオ
キシオソン，不飽和オソン，1–デオキシオソンなどの α–ジカルボニル化合物と
α–アミノ酸が反応すると α–アミノ酸は酸化的脱炭酸を受けて炭素数がもとの
アミノ酸より1個少ないアルデヒドになる（図13・5）．このアルデヒドが低分
子揮発性化合物であると特有の強いにおいをもつものが多く，加熱香気に関与す
る（図13・5下表）．一方，ジカルボニル化合物に転移したアミノ基はエナミノー
ルとなり，還元性を示すようになる．また，加熱香気にはストレッカー分解に
よって生じるアルデヒド化合物のみならず，アミノ–カルボニル反応の中間体が
二次反応によって生じる化合物も寄与する．

② **ピラジン類の生成**：焙焼香をもつ化合物のなかでピラジンは閾値が低いという
特徴をもつ．このピラジンは α–ジカルボニルとアミノ酸によってできたアミノ
レダクトンである種々のアミノケトンが縮合・環化してジヒドロピラジンを生
じ，さらに脱水素されて生じるとされている（図13・5）．

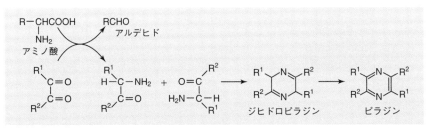

アミノ酸	生成するアルデヒド	におい
ロイシン	(CH₃)₂CHCH₂CHO　3–メチルブタナール	チーズを焼いたにおい
フェニルアラニン	C₆H₅CH₂CHO　　　フェニルアセトアルデヒド	花様
メチオニン	CH₃SCH₂CH₂CHO　メチオナール	醤油，じゃがいも様

図13・5　ストレッカー分解により生成するアルデヒドとそのにおい

13・3・2　その他の非酵素的褐変反応

a. カラメル化反応　　グルコースやショ糖などの糖を100℃以上に加熱する
と，溶解した後，赤褐色から暗褐色に変わる．この反応をカラメル化反応という．
反応は酸，アルカリの存在下で急速に進行する．エノール化，脱水，開裂，重合が
関与しているものと考えられるが詳細な反応機構は解明されていない．カラメル化

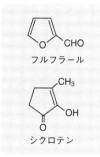

フルフラール

シクロテン

反応は香気の生成を伴い，グルコースからヒドロキシメチルフルフラール（図13・4参照）やフルフラールが，スクロースからはシクロテンが生成する．

b. 水産加工品の褐変　水産加工品，特に脂質含量の高い魚で加工・貯蔵中に起こる油の褐変現象は"油焼け"とよばれ，油の自動酸化反応とアミノ-カルボニル反応が関与していると考えられている．魚油は高度不飽和脂肪酸に富みきわめて酸化されやすいうえに，魚に共存する Fe^{2+} を含むミオグロビン，ヘモグロビンの触媒作用によっていっそう酸化されやすい．このため，ヒドロペルオキシドおよびその分解産物であるカルボニル化合物が蓄積しやすい．このカルボニル化合物，特に α, β 不飽和のアルデヒドは魚臭の原因物質であるトリメチルアミンやアンモニアを塩基触媒としアルドール縮合を起こし重合する．重合の程度にもよるが，重合物は黄色〜褐色を呈する．しかし，アルドール縮合による重合だけでは油焼けにみられる濃い褐色にはならない．アルドール縮合によって生じた種々の褐変中間体がアミノ酸などのアミノ基供与体とアミノ-カルボニル反応を起こして褐色色素を形成するものとされている．

c. アスコルビン酸の褐変　アスコルビン酸は酸素によって酸化されデヒドロアスコルビン酸となり，さらに加水分解されて α-ジカルボニル化合物である 2,3-ジケトグロン酸となる（図13・6）．デヒドロアスコルビン酸は酸化型レダクトンであり，α-アミノ酸と反応して褐変する．この褐変現象には紅変現象が先立って起こり赤色色素が形成される特徴がある．また，アスコルビン酸や生成した α-ジカルボニル化合物からも，複雑な反応を経て褐変現象が起こる（図13・4参照）．

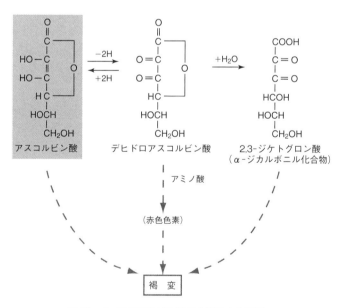

図13・6　アスコルビン酸の分解による褐変

13・4　褐変に影響を及ぼす要因とその抑制

　非酵素的褐変反応に関与する要因としては，以下のものがあり，それぞれの要因をもとに褐変を抑制することができる．

a. 温　度　一般の化学反応と同様，高温であればあるほど反応速度は大となり，10 ℃ 上昇すると褐変速度は 3〜5 倍となる．したがって食品を低温（0〜+10 ℃）に保つことでかなりの褐変防止効果が得られる．−20 ℃ 以下では，アミノ−カルボニル反応やアスコルビン酸の褐変反応はほとんど抑えられる．油脂の酸化による褐変は −20 ℃ 以下においても冷凍焼け現象を起こして進むので，動物性食品やうどんの表面を氷の皮膜で覆う方法（グレーズ処理）などによって抑制する．

b. pH　多くの食品は pH 3〜8 であり，アミノ−カルボニル反応は pH が大きくなるほど反応速度が大きくなる．還元糖を加熱した場合は酸性（pH 2 以下）あるいはアルカリ性（pH 8 以上）で褐変しやすい．ただし，食品では pH を調整することが難しい場合が多い．

c. 酸　素　100 ℃ 以上で加熱する場合は酸素の影響は少ないが，低温になるほど酸素の影響が大きくなる．真空包装，ガス置換，酸素透過性のない包装材の使用，脱酸素剤の封入などにより酸素を遮断する方法がある．

d. 水　分　食品の水分が 10〜15% のとき，褐変が最も速く進む．乾燥食品の場合は水分活性 0.6〜0.8 のとき，褐変が顕著である．また，脂質に富む食品は酸化しやすい．脂質が褐変に関与する場合は，水分活性がおよそ 0.3 のとき脂質の酸化が抑えられ褐変も抑制されるが，それ以上でもそれ以下でも促進される*．

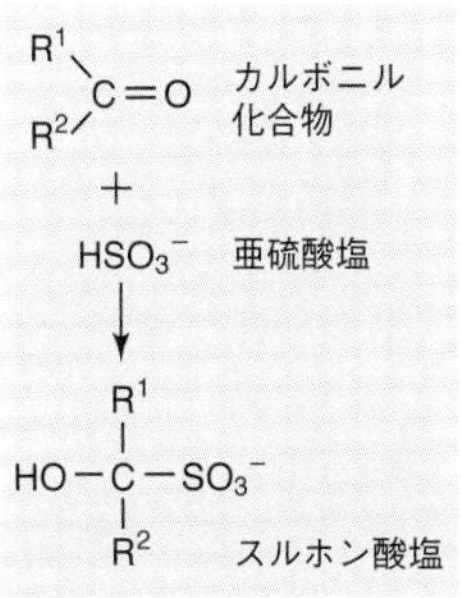

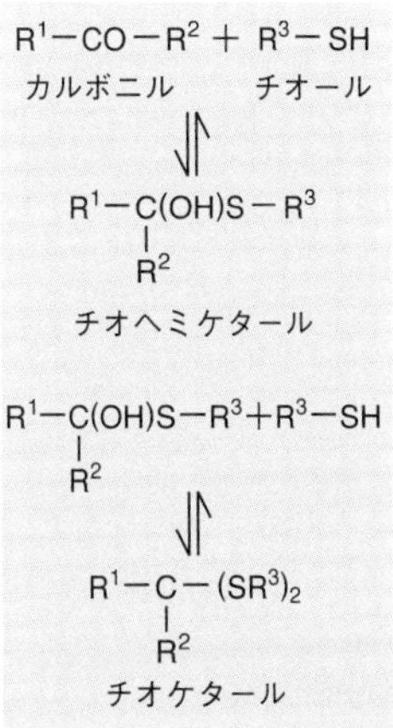

e. 無機イオン

金属イオン：一般に鉄や銅などの金属はレダクトンの酸化を触媒するので，アミノ−カルボニル反応やアスコルビン酸の褐変を促進する．食品製造時に鉄分の少ない水を使用するなど，重金属イオンの混入を避ける．

陰イオン：有機酸のアニオンやリン酸塩のアニオンは，pH 3〜8 でアミノ−カルボニル反応を促進する．

f. 反応阻害剤

亜硫酸およびその塩：ワインなどに食品添加物として添加されている．亜硫酸塩はカルボニル化合物やその窒素配糖体と付加物をつくってスルホン酸塩を形成する．亜硫酸は，アルドースに対してアルドン酸まで酸化し褐変を抑制するが，食品のフレーバーを悪くするうえに，安全性にも問題があるとの指摘があり，ワインにおいてもビオワインのような亜硫酸塩無添加を表示した商品も出ている．

チオール化合物：アミノ酸であるシステインやグルタチオンなどの利用が試行されている．チオール化合物は還元糖とチオアセタール，チオケタールを形成できる．また，反応過程で生じるラジカル消去剤としても働き，褐変反応を抑制する．

g. 基質の除去　乾燥卵白・全卵の製造時に，アミノ−カルボニル反応の基質となるグルコースを乾燥前に発酵法などによって除去する．

冷凍焼け：冷凍貯蔵中に食品の表面の氷が昇華して水分が失われ乾燥する結果，食品成分が酸素と触れるようになり，脂質やミオグロビンの酸化，脂質の関与するメイラード反応による着色などの現象が重複して起こり食品の表面が褐色化し焼けたような外観を呈する現象．

* 水分活性と脂質酸化については，図 4・3 参照．

$$R^1, R^2 \ \ C=O \quad カルボニル化合物$$
$$+$$
$$HSO_3^- \quad 亜硫酸塩$$
$$\downarrow$$
$$HO-\overset{R^1}{\underset{R^2}{C}}-SO_3^- \quad スルホン酸塩$$

$$R^1-CO-R^2 + R^3-SH$$
カルボニル　　チオール
$$R^1-\overset{}{\underset{R^2}{C}}(OH)S-R^3$$
チオヘミケタール
$$R^1-\overset{}{\underset{R^2}{C}}(OH)S-R^3 + R^3-SH$$
$$R^1-\overset{}{\underset{R^2}{C}}-(SR^3)_2$$
チオケタール

14 成分間反応から生成する有害成分

食品の加工や調理の過程で行われる加熱や加圧，混合などの操作に伴い，食品中の成分間反応により人体に有害な成分（たとえば変異原物質や発がん物質など）が生成していることがある．このような有害成分を**誘起有害成分**という．化学物質の微量分析技術が進歩し，生体に及ぼす影響の研究が進められるにつれ，これまで見逃されていた成分間反応からの有害成分が問題となっている．

14・1 ニトロソ化合物

肉製品の加工において発色剤として利用される**亜硝酸ナトリウム**は，肉中のアミン類（特に第二級アミン）と反応して，**N-ニトロソアミン類**という発がん物質を生成する（図14・1）．肝臓や肺に発がん性を示すニトロソ化合物は，魚肉製品やくん製品に蓄積される可能性がある．

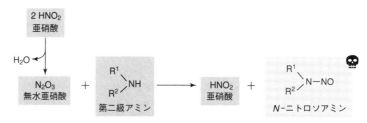

図14・1　N-ニトロソアミンの生成

日本で生産される野菜類に含まれる**硝酸塩**（おもに化学肥料由来）は，微生物や口腔内細菌によって還元され，**亜硝酸**に転換される．この亜硝酸は生体内（特に胃の中）で，同時に摂取した食品中のアミン類と反応してニトロソアミン類を生成すると考えられている．

14・2 加熱により生成する有害成分

a. ベンゾ[a]ピレン　くん製肉製品やかつお節，焼き魚，または排気ガスなどに含まれる発がん物質として**ベンゾ[a]ピレン**（**BP**）がある．DNA中のグアニジン残基と結合して強い変異原性を示す．このような発がん性の危険性がある物質は，構造的に**多環式芳香族炭化水素**（**PAH**）に属していることが多い．

b. ヘテロサイクリックアミン　焼き魚，焼き肉のこげ部分やアミノ酸の加熱分解物の中には，強い変異原性を示す一連の**ヘテロサイクリックアミン類**が含まれ

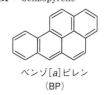

BP: benzopyrene

ベンゾ[a]ピレン
（BP）

PAH: polycyclic aromatic hydrocarbon

ている．Trp-P-1（トリプ-P1），Trp-P-2（トリプ-P2），IQ（アイキュー），MeIQ（メチルアイキュー）などがその代表例である（図14・2）．ヘテロサイクリックアミンの生成にはアミノ-カルボニル反応が関与している．またこれらは体内に取込まれた後，薬物酸化酵素（第一相解毒酵素群など）によりアミノ基が酸化され，不安定なヒドロキシアミン体となり，活性酸素を発生し，DNA切断や修飾などの傷害に関与していると考えられている．

薬物酸化酵素: 薬物などの異物を摂取したときに各臓器で誘導される代謝酵素の一群．おもに脂溶性の高い物質を水溶化する（尿などへ排出しやすくなる）ためにヒドロキシ化や脱メチルなどの反応を触媒する酵素が多い．

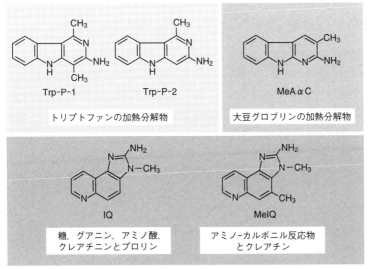

図14・2　加熱分解によって生成する発がん物質

14・3　アミノ-カルボニル反応により生成する有害成分

アミノ-カルボニル反応*で生成するヒドロキシメチルフルフラール（HMF）は，コーヒー，味噌，醤油などで検出され，その変異原性が確認されている．さらに，メチルグリオキサールやグリオキサールといった不安定なアミノ-カルボニル反応中間体にも変異原性がある（図13・4参照）．

食品をディープフライ（高温の油で揚げる調理法または過加熱）すると α-ジカルボニル化合物が生成する．α-ジカルボニル化合物と食品中のアミノ酸（特にアスパラギンとメチオニン）は，アミノ-カルボニル反応などを経て**アクリルアミド**に変化する（図14・3）．2002年，米国のFDA（食品医薬品局）がディープフライ食品中のアクリルアミド含量の調査を命じ，フライドポテトや調理フライなどに高濃

* アミノ-カルボニル反応機構については §13・3・1 b 参照．

変異原性と発がん性: 食品の安全性確認のための一次試験として，微生物を用いた簡便な変異原性試験（エームス試験やRecアッセイなど）がある．変異原性を示す食品のすべてが発がん性を示すわけではなく，また，発がん性を示す食品は必ず変異原性を示すわけでもない．よって，変異原性はあくまでも可能性の一つの指針として捉えるべきである．

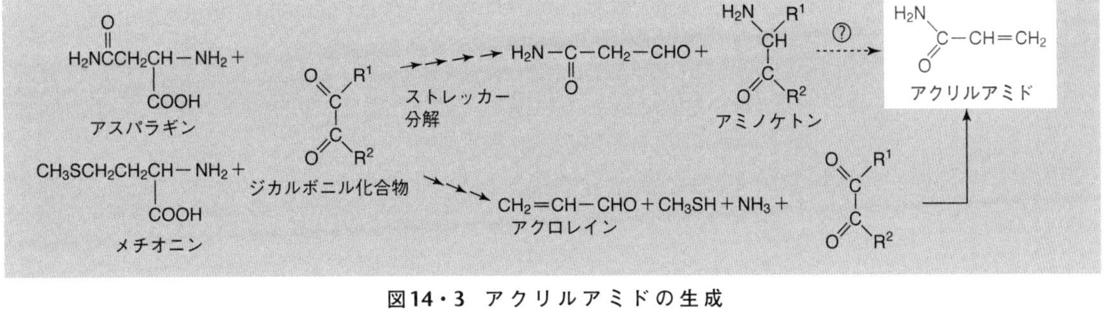

図14・3　アクリルアミドの生成

TDI（tolerable daily intake）：耐用一日摂取量（有害成分の場合）

ADI（acceptable daily intake）：一日摂取許容量（食品成分などの場合）

* ヒトが生涯にわたって継続摂取した場合に，健康に悪影響を及ぼす恐れがないと推定される1日当たりの摂取量（質量/日・体重kg）．

度のアクリルアミドが存在するという結果を報告した．アクリルアミドは発がん性のある化学物質である．健康への影響が懸念されているものの，実際に人が通常の食事から摂取している最大アクリルアミド量における明確な発がん性は現時点で認められていない．ある種の野菜の天ぷらやフライであっても，フライドポテトを大きく上回るアクリルアミドが生成する．有害成分ではあるが，その有害成分の耐用一日摂取量（TDI）など*を慎重に考慮して判断しなければならない．

14・4　油脂（脂質）の加熱により生成する有害成分

脂質酸化により生成する有害物質と同じく，油脂を加熱すると有害なアルデヒド類（特に不飽和結合をもったアルデヒド類）が生成する．加熱油脂中からはさまざまな揮発性のアルデヒド類が生成し，なかでも**アクロレイン**は特に毒性が高いアルデヒドである．アクロレインは揚げ物による胸やけの原因物質であり，生体に対する強い毒性が知られている．アクロレインは脂質過酸化物からよりも，加熱によるグリセロール部分の脱水反応からおもに生成してくる（図14・4）．アクロレインは，発がん性が認められている**アクリルアミド**生成に関与する有害成分でもある．

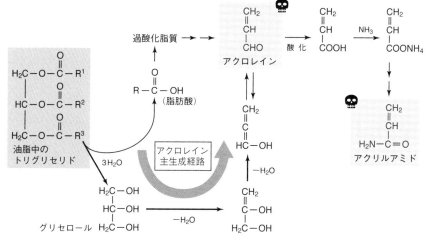

図14・4　加熱油脂中のアクロレイン生成経路

OHC–CH₂–CHO
マロンジアルデヒド

CH₃(CH₂)₄–C–C=C–CHO
4-ヒドロキシ-2-ノネナール

生成した4-ヒドロキシ-2-ノネナールの二重結合はほとんどがトランス型となる．

脂質酸化により生成する有害成分

食品中の不飽和脂肪酸は，自動酸化により種々の有害アルデヒド成分などを生成する．過酸化反応で生成した**過酸化物（ヒドロペルオキシド）**は，生体内においても有害性を示す．酸化分解物である**マロンジアルデヒド**は，強い発がん性を示す物質である．おもに高度不飽和脂肪酸の酸化により生成する**4-ヒドロキシ-2-ノネナール**や**アクロレイン**などのアルデヒドは生体毒性に関与しており，タンパク質やDNAとの付加化合物形成を介した生理機能低下や障害をひき起こす．さらには疾病や老化に関与している**酸化ストレス**の主要な一因でもある．

第 IV 部
食品の機能性

15 疾病と食品の機能性

食品のもつ機能としては，栄養供給源としての機能である "一次機能" と嗜好性である "二次機能" がよく知られている．しかし，食品には栄養供給とか嗜好性とは別に，疾病の予防や健康の維持・増進といった生体の調節機能に関与する成分があり，これを食品の "三次機能" とよんでいる． **医食同源（薬食同源）** という言葉があるように，古くから人は医も食も源は同じと考え，循環器系，免疫系，消化器系などの変調によって起こる疾病を防御するだろう食品成分の存在を理解していた．もちろん，一次機能，二次機能，三次機能を示す食品成分は互いに交差するものがある．たとえば，β-カロテンはプロビタミンとしての栄養機能（一次機能）と野菜や果物の色としての嗜好機能（二次機能），そして抗酸化作用のような生体調節機能（三次機能）を併せもつ．

15・1 機能性の分類

15・1・1 生体調節機能の定義

ヒトの体（器官や細胞）は外部環境の変化を感知し，常に生体の**ホメオスタシス**を維持し，みずからの生命活動を一定に保とうとしている．何らかの理由によりこのホメオスタシスが保てなくなった状態が病気であり，ホメオスタシスが維持されている状態が健康であるということになる．生命活動を乱す要因には，避けることのできない老化があり，また外部からは感染や外傷などがある．さらに，食生活，喫煙，飲酒，運動，睡眠などの生活習慣要因が生体のホメオスタシスに大きな影響を与えている．食品中には，ヒトの生理系統に対して何らかの作用を及ぼす物質が存在し，生理系統が正常に機能しなくなるのを未然に防いだり，それらの機能を向上させる働きをもつことがわかっている．食品がもつこの機能を**食の生体調節機能**と定義する．

15・1・2 生体調節機能の評価方法と疫学的手法

食品中の生体調節機能をもつ成分は，素材に元来含まれている場合と，加工や調理などに伴って生成（または変化）する場合，消化や吸収代謝の過程で生成する場合に分類される．食品成分の生体調節機能の判定には，実際の作用や影響を及ぼす部位特異的な機能評価のために，種々のモデル実験系が用いられている．これらには，簡便な試験管での実験から培養細胞系や臓器レベルまでの評価方法（***in vitro***

ホメオスタシス（恒常性）： スタシスは状態の意味．米国の生理学者 W.B. Cannon が命名した言葉．体内の各器官が外部環境や自身の運動などによる変化に応じて，体温や血流量などの体内環境をある一定の範囲に保っている状態をさす．現在では，精神状態の安定や疾病に罹患しにくい健康な状態を維持していることまでを含めて，恒常性という言葉が使われている．

***in vitro* 試験と *in vivo* 試験：** 無細胞系や培養細胞といった，実際の生物そのものを使わない機能評価系の試験を *in vitro* 試験，生物個体まるごと（実験動物またはヒト）を利用した場合を *in vivo* 試験，また，試験試料投与後に実験動物の臓器や器官を取出して，生体外で機能性の評価を行う場合を *ex vivo* 試験という．

介入試験(intervention study)
医師の指導のもと，各研究
機関に定められた規則の管
理下における，ヒトへの投
与試験のことをさす．被験
者へ事前に十分な説明とリ
スクを提示する必要があ
り，ヘルシンキ宣言（介入
試験に関する国際的な会議で
の決議事項）に則した試験
計画を立てることが望まれ
ている．

試験）がある．最終的には，動物を用いた経口投与試験やヒトでの**介入試験**による臨床的な確認（***in vivo* 試験**）が必要である．

食品または食品成分ががんや糖尿病，高血圧などある種の疾病を予防するという事象に関しては，古くから調査研究がなされている．これらの生理効果を証明するための一つの研究手法として**疫学的手法**がある．*in vitro* 試験は安価かつ迅速で再現性に優れるものが多い反面，生体において本当に効果があるのかどうか不明な点が残る．*in vivo* 試験は生体を用いた実験なので，得られた結果の信ぴょう性は *in vitro* 試験よりも高い．しかし，実験の手順が煩雑であったりばらつく傾向が強く，さらに実験が長期間に及んだり費用がかさむといった欠点がある．一方，疫学的手法では掲げた原因と結果の因果関係がはっきりしないこともあるが，それでも実際にヒト（集団）でみられた効果を統計的な処理のもとで評価したデータの信ぴょう性は高い．これまでの食の機能性研究は，疫学的研究が発端となったものが多い．

疫学研究の手法には，無作為割付臨床試験，コホート研究，症例対照研究（表15・1）などがある．研究結果は相対危険度やオッズ比という形で表現される場合が多い．たとえば無作為割付臨床試験において"1日に 200 g 以下の野菜しか食べない人の大腸がん罹患率の相対危険度が5"という結果が出た場合，"1日に 200 g 以上野菜を食べる人に比べ，食べない人の大腸がんになる可能性が5倍である"ことを意味する．また，データの統計学的な信頼性に関しては**95% 信頼区間**が幅広く利用される．たとえば，"95% 信頼区間が相対危険度 3.0〜5.0"とデータ表示されている

表 15・1　おもな疫学研究の種類と内容　疫学研究は，薬剤の投与など，研究対象に対して積極的にある操作や処置を行う介入試験と，直接には何もしない，食事アンケートなどの調査を中心とした観察研究に分類できる．

	信頼性	種　類	内　容
無作為割付臨床試験	最も高い	介入試験	試験対象者をくじ引きなどで2群に分け，片方の群には被験試料を与える．もう一方の群にはプラセボ（外見や味は試料とまったく同じで生体に対して何も作用しないとわかっている物質）を与える．一定期間の観察後，発病率などに関して2群の間で有意差があるかどうかを判定する．自分がどちらの物質を飲んでいるのかはまったく知らされないのがふつうであり，研究者や医者自身も知らない場合もよくある．後者の場合は，**二重盲検**とよばれ，試験の精度はさらに向上する．
コホート研究	2番目に高い	観察研究	前向き研究と後向き研究に分類される． **前向き研究**では，健康人に参加してもらい研究対象とする疾病に関連する生活様式のデータ（喫煙や食生活など）を採取する．その後，参加した集団の疾病発生状況の追跡調査を行い，発病者に特有の生活様式があるかどうかを解析する． **後向き研究**の場合はすでに疾病などが発生している時点を基準とし，その原因と考えられる過去の状況を事後的に調べたうえでその後の様子を観察する．たとえば，チェルノブイリの被曝者を観察集団とし，その被爆状況などを調査したうえでその後の白血病の発生率を一般集団と比較するような場合である．
症例対照研究	3番目に高い	観察研究	疾病罹患患者の生活様式をさかのぼって調査し，これを健康集団と比較する（年齢や性別などの分布を統一して行う）ことによって，疾病要因となる生活様式を検索する．この手法の欠点は，患者が自分の生活様式を過去にさかのぼって思い出すため，現実以上に過大評価・過小評価してしまうことが危ぐされることである．たとえば，アルコール中毒症患者が飲酒量を過大に申告してしまうことなどがある．

場合，"同じ研究をもう一度行えば相対危険度が3.0〜5.0の範囲に収まる確率が95%である"ことを示す．再現性が得られる確率が95%未満である場合には統計学的には意味のないデータとされる．当然，試験対象人数が増えるほど信頼区間は狭くなり，再現性に優れたデータを得ることができる．

近年，食品の機能性についても多くの臨床試験・疫学研究の論文が発表され，それらの多くは国際的な**学術論文データベース**[*1]に収載されている．これに従い，データベースから抽出された関連論文の研究結果を，論文の質評価や批判的吟味をしながら取りまとめる**システマティックレビュー（SR）**という手法が注目されるようになった．特に，ランダム化並行群間比較試験（RCT）のような信頼度の高い実験計画のもとで行われた研究論文をベースに実施されたSRの結果は，食品の機能性（効能）を評価するうえで有用と考えられている．2015年から始まった**機能性表示食品**（第18章を参照）の開発にあたっては，実際に自らヒト試験を行うことなく，SRの結果のみをもって製品の機能性の根拠とすることが許されている．それにより開発のための時間短縮・費用軽減が可能になり，機能性表示食品の届け出件数は急速に増大した．

15・1・3　生体調節機能の分類

食品の生体調節機能は，その目的に応じて多岐に分類されるが，現在定まった分類法は存在しない．概して列記すると，

① 機能別
② 対応症候別
③ 効果の認められた器官や組織や細胞別
④ 成分や化学構造別

などがある．本書では，疾病別の分類と成分別（および作用機構）の分類に基づいて解説するが，たとえば抗酸化成分のように，一つの生体調節機能成分が単に抗酸化の枠にとどまらず，抗動脈硬化や抗がんなど多種類の機能を併せもつ場合がある．また，抗動脈硬化を示す食品成分がただ一つではなく多数報告されているように，一つの機能に対して複数の生体調節機能成分がある場合が普通である．

これまでの研究について，器官系統別に分類した機能，推定作用機構，含有食品を表15・2に示す（第16章"食品中の三次機能成分"も参照）．ここに記載した食品成分はいずれも，科学的な実験研究に基づいて疾病予防などの可能性が期待されるものである．しかし，特定保健用食品[*2]に指定されたものを除き，ヒトでの実証が済んでいないあるいは十分でないものが多い．

15・2　生活習慣病と食生活

日本人の三大死因は**がん，心疾患，脳血管疾患**であり，死因全体の半数以上を占める．他の主要先進国もこの傾向にあり，最終的な死因としては大きくこの三つがあげられる．しかし，糖尿病などの場合，死因に糖尿病と記録されることはまずなく，たとえば合併症である腎不全や**循環器系疾患**（心筋梗塞，脳梗塞など）が直接的死因となる．死因の統計には現れないが，糖尿病は命にかかわる病気といえる．糖尿病のように個人の生活習慣と密接に関係している疾病を**生活習慣病**とよび，現

*1　米国国立医学図書館のMEDLINE，日本の医学雑誌刊行会の医中誌Web，科学技術振興機構（JST）のJDream Ⅲなどがよく知られている．

SR: systematic review

RCT: randomized controlled trial

*2　特定保健用食品については§2・5および第17章を参照．

表 15・2　器官系別の代表的な生理機能成分　★印は特定保健用食品に指定されているもの（2021 年 2 月現在）

器官系	機能	成分	推定作用機構の例	分布
消化器系	整腸	乳酸菌・ビフィズス菌★	腸内細菌叢の改善，腸管機能改善	発酵乳
		食物繊維★	腸内細菌叢の改善，腸管機能改善	穀類種皮，加熱デンプン分解物
		オリゴ糖★	腸内細菌叢の改善，腸管機能改善	大豆，甜菜，乳
		高グルタミンペプチド	腸管細胞の活性化	小麦タンパク質分解物
	血糖値上昇抑制	難消化性デキストリン★	糖質の消化吸収の遅延	加熱デンプン分解物
		小麦アルブミン★	アミラーゼの阻害	小麦
	血中脂質濃度低下	重合ポリフェノール★	膵リパーゼの阻害	ウーロン茶
		グロビンペプチド★	膵リパーゼの阻害	血液タンパク質分解物
	血中コレステロール濃度低下	大豆タンパク質・ペプチド★	食事由来コレステロール・胆汁酸を結合し排出	大豆
		キトサン★	食事由来コレステロール・胆汁酸を結合し排出	カニ，エビの殻
	カルシウム吸収促進	カゼインホスホペプチド★	腸管内でのカルシウム可溶化	牛乳タンパク質分解物
循環器系	血圧上昇抑制	ペプチド★	ACE（アンギオテンシン I 変換酵素）阻害	食品タンパク質分解物，発酵食品
		酢酸★	アデノシン産生上昇による血管平滑筋弛緩	食酢
		クロロゲン酸★	一酸化窒素（NO）産生上昇による血管平滑筋弛緩	コーヒー，果実
		γ-アミノ酪酸★	交換神経系の抑制	発芽玄米，発酵製品
	血栓防止	[エ]イコサペンタエン酸（EPA）	血小板凝集阻害	魚（油）
		α-リノレン酸	血小板凝集阻害	シソ（油），クルミ（油）
	動脈硬化防止・心血管リスク低減	アリシン	コレステロールの合成抑制，異化促進	ニンニク
		S-メチルシステインスルホキシド★	コレステロールの異化促進	ブロッコリ
		コエンザイム Q10	心筋ストレスの低下，活性酸素生成抑制	各種動植物
	血中中性脂質濃度低下	カテキン★	脂肪酸合成阻害，脂肪酸 β 酸化の促進	緑茶
		EPA/DHA★	脂肪酸合成阻害，脂肪酸 β 酸化の促進	魚（油）
		グルコシルヘスペリジン★	脂肪酸合成阻害，脂肪酸 β 酸化の促進	かんきつ類
		β-コングリシニン★	脂肪酸合成阻害，脂肪酸 β 酸化の促進	大豆
内分泌系	膵機能亢進・インスリン分泌促進	トリプシンインヒビター	コレシストキニン分泌	大豆
		ロイシン	mTOR 経路の活性化	各種食品タンパク質
		イソフラボン	cAMP-プロテインキナーゼ A の活性化	大豆
免疫・生体防御系	感染症予防	乳酸菌・ビフィズス菌	腸内環境の酸性化，自然免疫系の活性化，IgA 産生の亢進	発酵乳
		β-グルカン	受容体を介した免疫担当細胞の活性化	大麦，ビール酵母，キノコ
	抗アレルギー	乳酸菌・ビフィズス菌	経口免疫寛容の誘導	発酵乳
		EPA・DHA	プロスタグランジンの生成制御	魚（油）
		メチル化カテキン	マスト細胞の活性化を抑制	緑茶
	抗炎症	β-カロテン	抗酸化作用	緑黄色野菜
		ジンゲロール	TNF-α 産生の阻害	ショウガ
		クロロゲン酸	NF-κB の活性化を抑制	コーヒー，果実
	抗菌	ラクトフェリン（ラクトフェリシン）	環境中の鉄結合，細菌の細胞膜損傷	牛乳タンパク質（分解物）
		リゾチーム	細菌の細胞壁を破壊	卵白，牛乳
		プロタミン	細菌の細胞膜に結合し機能を阻害	魚類の白子（精巣）
脳神経系	睡眠改善	グリシン	受容体を介して神経に抑制的シグナルを伝達	食品添加物（アミノ酸）
	認知機能改善	ギンコライド	脳における血流改善	イチョウ葉
	行動・認知機能補助	DHA	脳神経細胞の細胞膜流動性の向上	魚（油）
骨系	骨密度・骨強度の改善	牛乳塩基性タンパク質★	骨芽細胞の増殖分化促進，破骨細胞の活性抑制	牛乳
		メナキノン（ビタミン K₂）★	オステオカルシンの活性化	納豆
		イソフラボン★	破骨細胞の活性抑制	大豆
皮膚・筋肉系	皮膚の保湿性改善	グルコシルセラミド★	皮膚でのセラミド代謝関連酵素の発現調節	牛乳，トウモロコシ，コンニャク
		コラーゲンペプチド	皮膚でのヒアルロン酸やコラーゲンの合成促進	畜肉，魚肉の硬組織分解物
	筋損傷の制御	分枝アミノ酸（BCAA）	筋タンパク質の合成促進，分解抑制	食品タンパク質
その他の器官	加齢黄斑変性の予防	ルテイン	黄斑における光ストレス，酸化の抑制	緑色野菜，鶏卵
	前立腺肥大の抑制	植物ステロール	平滑筋緊張緩和作用，エストロゲン様作用	陸生植物油脂
	変形性膝関節症の緩和	グルコサミン	関節での炎症抑制	エビ，カニ
その他の細胞系など	がん抑制・抗酸化	アリシン	プロモーション抑制	ニンニク
		ジンゲロール	プロモーション抑制	ショウガ
		グルコシノレート	イニシエーション抑制，解毒酵素誘導	アブラナ科野菜
		レンチナン	がん細胞増殖抑制	シイタケ
		フラボノイド類	抗酸化	野菜，穀類，豆類，茶類
		カロテノイド類	抗酸化	緑黄色野菜

代社会では重要な問題となっている．特に日本においては食の欧米化に伴い，糖尿病や脂質異常症のような生活習慣病の罹患者数が急速に増加している．これらはいずれも加齢に伴い増加することから，日常生活における食環境が発症に大きな影響を与えていると考えられている．

疾病の発症には内因（遺伝的要因）とさまざまな外因（生活習慣を主とする環境的要因）が密接に関係している．食品の機能性研究では，疾病に対する栄養的な側面からの抑制（予防）効果に着目し，特に生活習慣病の発生を予防しようと試みるものが多い．ここでは，食の機能性研究を理解するために必要な疾病に関する事柄を，代表的な生活習慣病である循環器系疾患，糖尿病，がんを取上げ，各疾病についての概略と食生活との関連についてまとめる．

15・2・1 循環器系疾患

a. 循環器系疾患とは 心疾患(狭心症，心筋梗塞など)や脳血管疾患(脳出血，脳梗塞など)，高血圧，動脈硬化，血栓症などの総称を**循環器系疾患**という．2018年度の日本人の死因別調査結果では，死因の4分の1以上が心臓疾患と脳血管疾患となっている．高血圧と動脈硬化，血栓症も，最終的な死因としては心疾患や脳血管疾患として記録されることがほとんどであり，幅広い血管病と解釈されている．

b. 高 血 圧 動脈血圧が持続的に上昇した病状をさし，**本態性高血圧**（一次性高血圧）と**続発性高血圧**（二次性高血圧）に分類される．

ⅰ）本態性高血圧

実際には原因不明の高血圧をさしている．発症の詳細なメカニズムに関しては不明な点も多いが，食塩と腎性因子との関係，すなわち，腎臓における遺伝的なナトリウム代謝調節異常，およびカリクレイン–キニン系，プロスタグランジン系などの腎降圧系の異常が考えられている．

タバコに含まれているニコチンは，血管運動中枢や自律神経に作用して血圧を上昇させる．また大量の飲酒も血圧の上昇をまねくとされている．そのほか，生活習慣や職業，ストレスなどが血圧の上昇に関係するといわれている．

ⅱ）続発性高血圧

代表的な例は**腎性高血圧**である．腎臓の傍糸球体細胞にあるタンパク質分解酵素

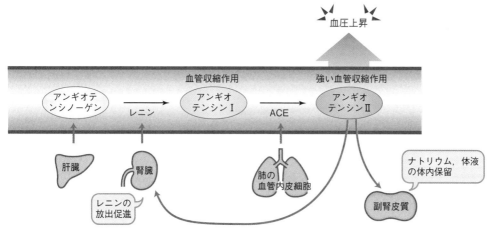

図 15・1 アンギオテンシンによる血圧上昇作用のメカニズム

レニンは，肝臓でつくられるタンパク質であるアンギオテンシノーゲンに作用して**アンギオテンシン I を産生する**（図 15・1）．アンギオテンシン I は血管収縮作用をもつペプチドで血圧を上昇させるが，血管内皮細胞をはじめとするさまざまな細胞の細胞膜に分布する変換酵素（**アンギオテンシン I 変換酵素：ACE**）により C 末端からヒスチジルロイシンが切り離され，血管収縮作用と血圧上昇作用の強いアンギオテンシン II に変わる．このアンギオテンシン II は，副腎皮質にも作用してアルドステロンの分泌を促し，ナトリウムと体液の体内貯留を促進する．また，プロスタグラジン系とカリクレイン-キニン系に作用して，再びレニンの分泌を促す．この一連の反応系は，**レニン-アンギオテンシン-アルドステロン系**とよばれ，腎性高血圧発症の原因である．

アンギオテンシン I 変換酵素（ACE）の阻害物質は，降圧剤として実用化されている*．

c. 動脈硬化と血栓症　　動脈硬化とは，動脈壁が肥厚して変性し，しなやかさを失い機能低下を起こしている動脈の状態をさす．その発症には脂質の沈着を伴う**アテローム性動脈硬化**が主因であることが多く，心筋梗塞や脳梗塞につながる重篤な病変である．動脈硬化発症の原因についてはさまざまな見解がある．遺伝的な要因も発症要因の一つと考えられているが，動物性脂肪や塩分のとりすぎ，喫煙や大量の飲酒なども重要な要因である．肥満や高血圧，糖尿病，高コレステロール血症状態の持続に加え，喫煙やストレス，運動不足などの生活習慣が動脈硬化を促進する危険因子と認識されている．このほか，動脈硬化発症原因として，カルシウム摂取不足時に骨から溶出する過剰のカルシウムと血管内皮組織のエラスチンとの結合なども指摘されている．

動脈硬化では，血管内腔が狭くなっているため血液が流れにくく，内膜面の傷害部分に血栓ができやすい．血管内膜と血流との接触により血小板が活性化し，血小板凝集を伴って血栓ができて血管が閉塞されることもある．**動脈硬化と血栓症**は独立した疾患ではなく，互いにそれぞれの疾患の成因にかかわっており，血管内皮細胞の病態と血小板の機能が発症に重要な働きをしている．血小板は血管損傷部位に粘着，凝集し血餅をつくって出血部位を物理的にふさぐとともに，血液凝固因子を放出して血液凝固を進展させ，止血栓をつくる．止血栓の形成は出血に対する重要な防御機構であるが，動脈硬化時における血栓形成は脳梗塞や心筋梗塞につながることになる．この血小板の機能，特に血小板凝集を抑制する効果が期待される食品成分は，動脈硬化に由来する血栓症（心筋梗塞や脳梗塞など）を抑制できる可能性がある．

15・2・2　糖 尿 病

糖尿病は，**インスリン**作用が不足することによって，慢性の高血糖とこれに付随する種々の代謝異常がもたらされる病態である．

a. 糖尿病の発症原因　　糖尿病には**インスリン依存型糖尿病（1 型糖尿病）**と**インスリン非依存型糖尿病（2 型糖尿病）**の二つの型がある．インスリン依存型糖尿病は若年者に多い糖尿病で，ウイルス感染や自己免疫の異常などにより膵ランゲルハンス島にある β 細胞が破壊され，インスリンの産生，分泌が低下して起こる．患者数は全糖尿病患者の 10% 以下と少ない．これに対し，中年以降の日本人に圧倒

的に多く糖尿病患者の大多数を占めるのが，インスリン非依存型糖尿病で，インスリンは分泌されるがその働きが悪い糖尿病である．遺伝的素因が大きく関与し，糖尿病の家族歴がある人にエネルギーの過剰摂取（特に動物性脂肪の過剰摂取），運動不足，感染，ストレス，妊娠などの環境因子の影響が加わると，加齢とともに発症する．また，肥満者に発症例が多いという調査結果もある．

b. 糖尿病合併症　　糖尿病そのものが直接死因となることは少ないが，高血糖状態を放っておくと全身に神経障害，糖尿病性網膜症，糖尿病性腎症などのさまざまな合併症が現れる．これらの合併症が発生するメカニズムが生化学的に明らかにされてきている．

一つは，グルコースによるタンパク質の糖化（グリケーション）である．ヘモグロビン（赤血球）をはじめ，コラーゲン（血管壁），クリスタリン（水晶体）などの全身のタンパク質が糖化され，タンパク質本来の機能を失って組織の変性を起こす．もう一つは，高血糖下に**アルドース還元酵素**が作動してグルコースをソルビトールへ変換し，細胞内に多量のソルビトールを蓄積することである．この結果，細胞内へ過剰の水分が吸収され，細胞が破壊されるとともに組織の機能障害が起こる（図15・2）．糖尿病患者が感染に弱くなる理由の一つは，活発なソルビトール代謝系をもつ白血球細胞でも，ソルビトール蓄積により細胞が減少し，体全体の免疫能が低下することにある．アルドース還元酵素阻害剤は，糖尿病合併症（糖尿病性白内障，糖尿病性網膜症）の治療薬として用いられている．

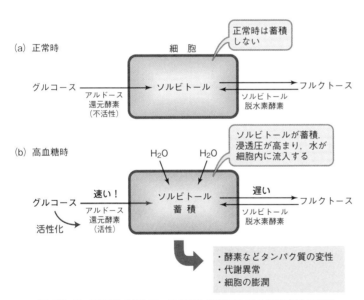

図 15・2　高血糖（グルコース負荷）状態における細胞毒性の発現
（ポリオール経路ともいう）

15・2・3　が　ん

がんの最終的な発症理由は，正常細胞が遺伝的変化を起こすことである．がん化した細胞は，無制御に増殖を始め，移動（転移）する能力を得ると血流にのって病巣（原発巣）から伝播し，さらにそこで増殖する．

a. 発がん二段階説　　がん発症の機構には諸説あるが，その一つの機構とし

て，イニシエーション（初発段階）とプロモーション（促進段階）とよばれるまっ
たく異なる二つの段階が存在すると考えられている．これを**発がんの二段階説**とい
う（図15・3）．イニシエーションでは，イニシエーター（開始物質）がDNAに結
合し，がん遺伝子に不可逆的な構造変化が起こる．プロモーションでは，誘発され
た変異遺伝子をもつ細胞がプロモーター（促進物質）で繰返し刺激されることによっ
て細胞増殖が促進され，前がん状態へ移行し最終的ながん細胞へと変異する（この
最終過程をプログレッションとよぶ）．

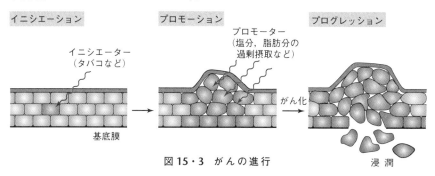

図 15・3　がんの進行

b. 食生活とがん　　1977年，英国政策委員会から"がん発生の2/3が食環境
と喫煙によるものである"という衝撃的な研究報告（"The Cause of Cancer"）が発
表され話題となった．2011年に発表された国立がん研究センターの日本における調
査研究では，食事要因の影響は欧米の推定よりもはるかに小さいとされているが，
これについては，日本人の食事がもともと健康的であることや調査方法の違いによ
ると考えられており，食塩の過剰摂取，高脂肪食，食物繊維不足が発がんとかかわ
ることは間違いないと考えられる．また抗酸化ビタミン類などを十分に摂取してニ
トロソアミンのような食品からの発がん物質生成を未然に防いだり*，摂取してし
まった発がん物質の解毒機能を高めることは発がん予防の戦略となる．
　摂取している食品のなかにも発がんを抑制するものがあるのではないかという考

*　第14章参照．

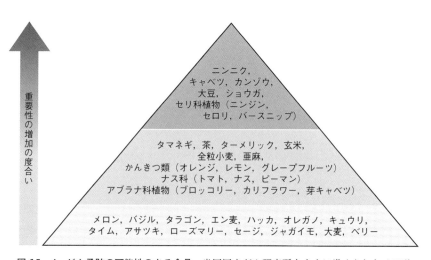

図 15・4　がん予防の可能性のある食品　米国国立がん研究所を中心に進められた"デザ
　イナーフード計画"で，疫学調査の結果からつくられたピラミッド．上位にあるほど，重
　要度が高い．枠の中での順序は，重要度とは関連しない．

えをもとに，1990 年に米国で始まった**デザイナーフード計画**では，植物性食品によるがん予防研究の一つの成果として，がん予防に対する重要度を指標に，野菜や果物，香辛料などをピラミッド型に並べた図が公表された（図 15・4）．

15・3　その他の疾患と食生活

　糖尿病などのいわゆる生活習慣病に加えて，骨粗鬆症や歯周病，関節の障害，眼の疾病などの加齢性疾患も社会の高齢化に伴って増加している．また各種の炎症性疾患も増加している．このような疾患も食生活と深く関係していると考えられる．

15・3・1　骨 粗 鬆 症

　骨は毎日新陳代謝を繰返しており，約 500 mg のカルシウムが骨から溶出し（骨吸収），血液中から同量のカルシウムが供給されて新たな骨形成に利用される（p.171，図 17・1 参照）．カルシウムの摂取量が不足するなどして血液中のカルシウム濃度が低下すると，その濃度を一定に保とうとして，骨からのカルシウム溶出が亢進する．このようにして骨形成／骨吸収のバランスが崩れると，骨量や骨密度が低下し，骨粗鬆症になる．閉経後の女性では女性ホルモンの分泌量が低下するために，骨吸収を担う破骨細胞の活性が上昇し，骨粗鬆症が進行しやすい．

15・3・2　アレルギー・炎症

　免疫系のバランスが崩れると，体内で炎症反応が起こりやすくなる．花粉症に代表されるような眼や鼻のアレルギーはその代表的なものである．しかし，炎症反応は体内のあらゆるところで起こる．腸管は炎症を起こしやすい組織であり，過剰な炎症反応は慢性的な腸炎をひき起こす．歯茎で起こる炎症は歯周病の進行を加速する．血管内での炎症反応は動脈硬化の原因となる．食品成分のなかには炎症物質の産生を促進するものや，免疫細胞の機能を制御するものが見いだされており，炎症が関係する多様な疾病の予防のためには食生活が重要である．

デザイナーフード計画：1990 年米国国立がん研究所が中心となって立ち上げたプロジェクト．主旨は植物性食品中のがん予防に有効な成分を最終的にヒトに投与して評価を行い，作用機序を解明し，さらにがん予防機能をもつ食品や飲料を創出するというものである．有効成分を抽出しサプリメントとして利用するのではなく，あくまで自然の食品の形で食生活に取入れ，がん予防の可能性を求める疫学調査では 37 品目の植物性食品ががん予防の可能性のある食品としてリストアップされた．

16 食品中の三次機能成分

この章では，第15章の表15・2（p.152）に示した三次機能成分のなかから主要なものを取上げ，その性質についてまとめる．

 16・1 整腸作用をもつ成分

便通の不調は必ずしも疾病ではないが，QOLを低下させる要因である．また腸内環境の悪化は，各種の疾病につながっていく可能性があり，腸の調子を整えることは，健康増進上，きわめて重要と考えられる．食品中には，以下のような整腸作用をもつ成分が見いだされている．

a. 生 菌 ある種の乳酸菌やビフィズス菌は生きたまま大腸に到達し，そこで増殖して短鎖脂肪酸（酢酸，プロピオン酸，酪酸）や乳酸などを産生する．それにより腸内環境が酸性化するので，腸内に生息する有害菌（ウェルシュ菌やクロストリジウム属など）の増殖が抑制され，ビフィズス菌などの有益菌の増殖が促進される．短鎖脂肪酸は腸管の平滑筋の運動性を高めるなどして便通改善に役立つ．生きたまま大腸に到達して宿主に有益な影響を及ぼす菌類を**プロバイオティクス**とよぶ．

b. オリゴ糖・食物繊維 オリゴ糖や食物繊維は，腸管内に分泌される消化酵素では分解されない難消化性成分であるが，腸管下部に生息する乳酸菌やビフィズス菌などによって分解・代謝される．すなわち，これらの成分は有益な腸内細菌のエネルギー源となってそれらの増殖を促進し，短鎖脂肪酸などの有益な代謝産物を生み出すことになる．このような性質をもつ難消化性成分のことを**プレバイオティクス**とよぶ．オリゴ糖はもともと乳，大豆などの食品素材から見いだされたが，現在は酵素反応を用いて人工的に製造されるようになり，機能性素材として広く利用されている．加熱処理したデンプンを分解して製造した難消化性デキストリンも整腸作用を示す素材として利用される．

 16・2 栄養素の腸での消化吸収を調節する成分

栄養素の過剰摂取が問題になる先進国では，摂取した栄養素を体内に吸収させないことが，健康増進の一つの戦略になりうる．そのような視点から，栄養素の吸収抑制作用をもつ成分が探索され，利用されるようになった．一方で，不足しがちな栄養素の吸収促進作用をもつ成分の研究・開発もなされている．

16・2・1　消化吸収を抑制する成分

a. 多糖類　　整腸作用をもつ素材として利用されている難消化性デキストリンは，詳細な作用機構には不明な部分もあるが，糖質の腸管吸収を抑制する作用があることが知られている．また，脂質の腸管吸収の過程にかかわる混合ミセルの性質に影響を及ぼすことにより，中性脂質の吸収を抑制するとの報告もある．エビやカニの殻を形成するキチンから製造されたキトサンや，海藻由来多糖類である低分子化アルギン酸ナトリウムなどは，腸管内でコレステロールや胆汁酸を結合することにより，それらの腸管吸収を抑制する．

b. 植物ステロール　　β-シトステロール，スチグマステロールなどの植物ステロール[*1]は，腸管でのコレステロール吸収に必要な混合ミセルに優先的に取込まれることにより，コレステロールの吸収を競合的に抑制することが知られている．なお，植物ステロール自体は腸管上皮細胞から速やかに排出され，体内には吸収されない．

*1 植物ステロールの構造は図7・7参照.

c. タンパク質・ペプチド　　大豆タンパク質やその分解ペプチドは，コレステロールや胆汁酸との結合活性をもち，腸管での吸収を抑制することが知られている．また，血液タンパク質であるヘモグロビンの分解ペプチドには，中性脂質の腸管吸収を抑制するものがある．

16・2・2　消化吸収を促進する成分

食品からのカルシウム吸収率はあまりよくなく，牛乳中のカルシウムで40％，小魚で30％，野菜で20％といわれている．日本では平均的にカルシウムの摂取量が不足しており，カルシウムの腸管吸収を促進する成分の研究は，栄養学的に重要である[*2]．

*2 カルシウムの生体内での役割については§9・2・1a参照.

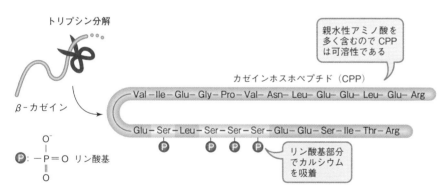

図16・1　カゼインホスホペプチド（CPP）の生成

一般にカルシウムは酸性環境の小腸上部では可溶性であるが，pHが上昇してくる小腸下部ではリン酸などの陰イオンと結合して不溶性になるために吸収されにくくなる．乳タンパク質である**カゼイン**の消化分解物中には，**カゼインホスホペプチド（CPP）**とよばれるリン酸基を多く含むペプチドが発見され（図16・1），このペプチドはリン酸基を介してカルシウムと弱く結合し，その不溶化を防いで腸管における吸収を高める作用があることが報告された．同様の作用は，納豆の糸成分であるポリグルタミン酸にもみられる．

CPP: casein phosphopeptide の略称.

16・3 循環系を調節する成分

16・3・1 血圧上昇を抑制する成分

高血圧は自覚症状がなく疾病認識が低い. 高血圧を予防するためには, 遺伝的なものは別として, 運動, 食事, ストレスの解放など生活習慣の改善が重要であることが指摘されている.

a. ペプチド　血圧を調節するメカニズムは多様であるが, 最も食事と関係が深いのはレニン-アンギオテンシン系である. 生体内で最も強力な血圧上昇作用をもつアンギオテンシンⅡは, 腎臓由来の酵素レニンと血管内皮細胞由来のアンギオテンシンⅠ変換酵素 (ACE) の作用により生成され血中へ放出される[*1].

*1 アンギオテンシンによる血圧上昇のメカニズムは図15・1参照.

in vitro 実験系を用いることによって, 食品タンパク質 (乳, 卵白, 魚肉, 食肉, 大豆, トウモロコシ, 米ぬか, ゴマ, オキアミなど) を各種プロテアーゼにより加水分解して得られたペプチドのなかから ACE 阻害能を示すものが多数見いだされている. そのなかには *in vivo* 実験では血圧上昇抑制効果がないものも多いが, 一部のペプチドには動物実験さらにはヒト試験で効果が確認されている.

b. ポリフェノール　コーヒーなどに含まれるフェノールカルボン酸であるクロロゲン酸や, 果実などに含まれるヒペロシド, イソクエルシトリンなどのフラボノイドは, 血管での一酸化窒素 (NO) 産生を促進するなどのメカニズムで血管平滑筋の弛緩を誘導し, 血圧を低下させる.

16・3・2 動脈硬化を抑制する成分

*2 動脈硬化と血栓症については §15・2・1c 参照.

心筋梗塞などの虚血性心疾患の多くは冠動脈などでのアテローム性動脈硬化[*2]により発症する. 血中における**コレステロール**の増加は低密度リポタンパク質 (LDL) の増加につながり, アテローム性動脈硬化への危険因子となる. また, 活性酸素により LDL が**酸化 LDL**へ変化してはじめて直接血管に障害を与えることが明らかにされている (図16・2) ことから, 動脈硬化予防のためには,

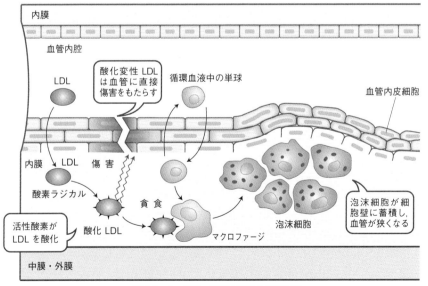

図16・2　LDL の酸化変性と動脈硬化

① 活性酸素などによる酸化 LDL を増やさないこと

② そのためには LDL-コレステロールを増やさないこと

が重要となってくる．LDL やコレステロールを増やさないためには，日常の食事から注意する必要がある．さらに LDL の酸化を防ぐには，抗酸化物質を豊富に含む植物性食品，発酵食品，豆類などの摂取を心がける必要がある*．

a. タンパク質，食物繊維など §16・2 で述べた，腸管でのコレステロール吸収を抑制する食物繊維，植物ステロール，大豆ペプチドなどの食品成分は，食事由来のコレステロール摂取量を低下させるという意味で動脈硬化の抑制にかかわる可能性がある．たとえば大豆のタンパク質である**グリシニン**由来のペプチドは，胆汁酸を結合し，そのまま排泄させる．その結果，不足した胆汁酸を補うために，肝臓におけるコレステロールからの胆汁酸合成が促進し，結果的に体内のコレステロールの量が低下し，動脈硬化の予防が期待される．

b. ポリフェノール ポリフェノールには強い抗酸化性をもつものがあり，それらは動脈硬化の原因となる LDL の酸化を抑制する機能が期待される．また，酸化 LDL を取込んで泡沫化するマクロファージは，炎症部位に集まる性質があるので，炎症反応を抑制する作用をもつポリフェノールは動脈硬化の形成を予防するうえで有用な成分と考えられる．同様の効果は，カロテノイドやその他の抗酸化成分にも期待できる．

* 食品由来の抗酸化物質の摂取により，LDL 酸化が抑制され，動脈硬化を予防する可能性があることは多数報告されている．

16・3・3 抗血栓作用をもつ成分

血液中の血小板は出血（血管が損傷）すると活性化され，細胞膜のリン脂質からアラキドン酸が酵素的に遊離し，プロスタグランジン（PG）を経て，**トロンボキサンA_2（TXA_2）**が生成する（図 16・3）．この TXA_2 が血小板を凝集させて動脈壁に付着させ，血栓を形成して傷口をふさぐ．

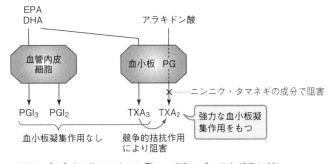

図 16・3 トロンボキサン A_2（TXA_2）の生成と血小板凝集作用

血小板の活性化による TXA_2 の生合成を抑制する作用を**血小板凝集阻害作用**という．血小板凝集阻害活性をもつ食品成分は，TXA_2 の生合成過程のどこかを阻害するもの，または TXA_2 と拮抗的な働きをする TXA_3 を生成するものである．

ニンニクやタマネギは TXA_2 生合成を阻害することによる強い血小板凝集阻害活性をもっている．代表的な活性成分はアホエン，メチルアリルトリスルフィド，ジ

血小板凝集：血小板はヒト血液中に約 15 万〜25 万個/含まれており，アラキドン酸や ADP といった惹起剤（凝集を開始する試薬）で固まりをつくる．ヒト血小板を用いて，簡便に抗血栓効果を試験することができる．

チイン類などの含硫化合物である．一方，EPA や DHA を多く含む魚を食べると TXA₃ の生成が促進され，強い血小板凝集阻害作用があることが明らかにされている．

■ 16・4　脂質代謝系を調節する成分

生活習慣病の改善という視点では，血中中性脂質濃度や体脂肪蓄積量の制御が重要になる．そのために役立つと考えられる脂質代謝系調節作用をもつ食品成分については近年多くの研究がなされ，作用機構も分子レベルで解明されつつある．

a. n−3 系脂肪酸　［エ］イコサペンタエン酸（EPA）やドコサヘキサエン酸（DHA）のような n−3 系脂肪酸は，心血管疾患リスク低減，血圧改善，脳神経系の発達，アレルギー抑制など多様な機能をもつことが報告されているが，血中中性脂質濃度を低下させ，体脂肪蓄積を抑えるという作用についても明確な効果があるとされている．主要な作用機構は，脂質合成や分解にかかわる転写因子であるペルオキシソーム増殖因子活性化受容体 α（PPAR-α）やステロール調節エレメント結合タンパク質-1 c（SREBP-1 c）に作用して，脂肪細胞における脂肪の燃焼（脂肪酸 β 酸化）や肝臓における脂肪酸合成にかかわる酵素の発現を調節することだと考えられている．

b. 緑茶カテキン　緑茶に含まれるエピガロカテキンガレートのようなカテキン類の体脂肪蓄積抑制効果については，ヒト試験，動物試験，細胞を用いた機構解析など多数の研究がある．§16・4 a で述べたような転写因子を介した作用に加え，アデノシン一リン酸キナーゼ（AMPK），CCAAT/エンハンサー結合タンパク質-α（C/EBP-α）などが関与するシグナル伝達系にも作用し，脂質の分解，合成を制御するほか，脂肪細胞の分化や増殖にも影響するなど，多彩な作用機構をもつことが報告されている．

c. カプサイシン　トウガラシの辛味成分であるカプサイシンは体内のエネルギー代謝の亢進をひき起こす．カプサイシンは**副腎髄質ホルモン**（アドレナリンを主体とするカテコールアミン）の分泌を促し，それが脂肪組織上の β−アドレナリン受容体に作用して，脂肪から脂肪酸の遊離分解を促進する．脂肪酸は血液によって全身に運ばれ，末梢組織で燃焼されて体熱産生の亢進が起こる．同様な作用はコショウの辛味成分**ピペリン**，ショウガの辛味成分**ジンゲロール**にもみられる．

■ 16・5　免疫系を調節する成分

環境中からの有害因子（病原菌，アレルゲンなど）の侵入に対し，それを認識して処理したり排除したりするのが免疫系である．免疫系は，樹状細胞やマクロファージ，リンパ球，顆粒球などの多様な免疫担当細胞と，それらが産生する抗体やサイトカインなどの分子によって構成されている．食品のなかには，このような免疫関連細胞や分子の働きに影響する成分が見いだされている．

16・5・1　感染防御力を高める成分
ビタミン C や E のような抗酸化ビタミンは，活性酸素によって影響を受けやすい

カテコールアミン: カテコールにアミンを含む側鎖がついた物質の総称．ホルモンや神経伝達物質として働くアドレナリンやドーパミンの類をさす．

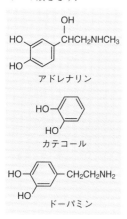

アドレナリン

カテコール

ドーパミン

免疫細胞を守る．ビタミンAはT細胞などの分化や体内での移動性にかかわり，欠乏すると感染が起こりやすくなる．

乳酸菌やプレバイオティクス成分は，腸管免疫系の機能を高め，IgA抗体量を増加させて感染防御に役立つ[*1]．

16・5・2 アレルギーや炎症を抑制する成分

プロバイオティクスやプレバイオティクスはT細胞の分化を制御し，アレルギーを誘導するIgE[*1]の産生を抑えることが知られており，乳酸菌投与で鼻炎やアトピー性皮膚炎の発症が抑制されたというヒト試験の報告もある．

茶葉や野菜・果実のポリフェノール類も，各種のメカニズムで免疫細胞の分化を制御したり，炎症性成分の産生を抑制することが報告されている．

カロテノイド類，ヌクレオチド，$n-3$系脂肪酸にもアレルギーや炎症を抑制する作用がある．

> *1 免疫系の主役の一つである抗体（免疫グロブリン）にはIgA，IgD，IgE，IgG，IgMの5種類がある．IgAは腸管や気道などの粘膜組織に，IgGは血液中に多量に存在し，感染防御などに働く．一方，IgEはアレルギー症状をひき起こす抗体として知られている．

16・6 抗 酸 化 成 分

抗酸化とは酸化を防ぐ，または酸化を抑制することであり，その作用をもつ物質を**抗酸化物質**という（第12章参照）．抗酸化物質は，脂質自動酸化など，食品の劣化反応を抑制するために用いられてきたが，現在では，生体内の酸化ストレスを抑制する機能性物質としても注目されている（図16・4）．

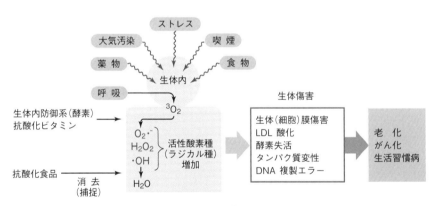

図 16・4 活性酸素，ラジカルによる生体傷害

16・6・1 予防的抗酸化物質

生体内にはフリーラジカルの生成を抑制するスーパーオキシドジスムターゼ（SOD），カタラーゼ，グルタチオンペルオキシダーゼなどの抗酸化酵素があるが，活性酸素の消去作用が強いカロテノイド類[*2]も同様の作用を示す．

> *2 カロテノイドの抗酸化作用については §10・4・1a 参照．

16・6・2 ラジカル捕捉型抗酸化物質

ラジカルを捕捉して[*3]，フリーラジカルを中間体とする脂質の自動酸化にみられるような連鎖開始反応を抑制したり，連鎖成長反応を断つ作用をもつ．食品成分としてはビタミンC，ビタミンE，カロテノイド類がよく知られている．

> *3 ラジカルの捕捉については §12・8・1 参照．

フラボノイド類 （食品中では配糖体として含まれることが多い）

クエルセチン
（タマネギ，ソバ）

ケンフェロール
（イチゴ，ワラビ）

アピゲニン
（パセリ，セロリ）

ミリセチン
（ヤマモモ）

ナリンゲニン
（夏ミカン，かんきつ類）

ダイゼイン
（大豆，豆発酵食品）

リグナン類

セサミノール
（ゴマ）

クロロゲン酸および関連ポリフェノール類

カフェ酸   キナ酸

クロロゲン酸
（コーヒー豆，リンゴなど
野菜や果物全般）

没食子酸（gallic acid）
（野 菜）

エラグ酸
（コーヒー，野菜，発酵食品）

プロシアニジンおよび縮合型タンニン類

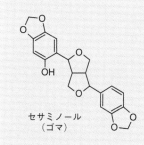

カテキン類

2分子（または3分子）縮合 →

プロシアニジン類（例）
（ワイン，ブドウ果皮）

高分子化 →

縮合型タンニン類（例）

図 16・5　代表的な抗酸化物質

16・6・3　食品成分中のその他の抗酸化物質

現在，抗酸化性をもつ食品成分としてわかっているものにはフェノール類が圧倒的に多い．**ポリフェノール類**（フラボノイド類，リグナン類，プロシアニジン類，タンニンなど），**フェノールカルボン酸類**（クロロゲン酸など）に関しては特に多くの研究がある．そのほか，サポニン，アルカロイド，テルペン類などがある．食品中の抗酸化性フェノール類の構造を図16・5にまとめた．

カテキンは高い抗酸化性をもつ代表的なフラボノイドであるが，茶カテキン類には非常に多くの種類がある＊．抗酸化性だけではなく，抗菌，抗ウイルス，抗アレルギー，脂質代謝改善，抗がん，抗変異原，血圧上昇抑制など多様な生理機能をもっているが，これらの機能の一部は活性酸素・ラジカルによる遺伝子損傷を抑制するというカテキンの抗酸化性に起因していると考えられる．

第二次世界大戦中，英国空軍パイロットの間で"ブルーベリージャムを食べてから夜間飛行訓練に出ると薄明りの中でも物がよく見える"という話が広がったことから，ブルーベリーやブドウ果皮に多く含まれるフラボノイドである**アントシアニン類**には目を良くする機能があると言われるようになった．アントシアニジンやその配糖体であるアントシアニンを主成分として含むビルベリーエキスを用いたヒト試験の結果，その飲用は視力改善や眼精疲労軽減に役立つ可能性が示唆されている．作用機構はまだ明確でないが，網膜における炎症の抑制，視細胞の生存率向上などが起こることが，動物実験や細胞実験において見いだされている．

タンニン：タンニンと総称される苦渋味物質は無色であるが，酸化や金属イオンなどにより茶色〜黒褐色へと変化する不安定な物質群である．タンニンは大きく以下の三つに分類される．

a) ポリフェノールカルボン酸やそのエステル（クロロゲン酸など）．加水分解性タンニンともよばれる．

b) カテキン類やロイコシアニジン類．

c) b) が会合または重合した縮合型タンニンとよばれる比較的分子量の大きいもの．強い渋味と皮をなめす性質がある．

＊　カテキン類の構造については，図26・2を参照．

17 特定保健用食品

17・1 保健機能食品制度の背景

近年，医学の進歩，生活環境の改善，生活水準の向上により日本人の寿命は急速に延び，常に世界の上位を争うようになった．その一方で，食生活などの生活様式も急激に変化して，栄養バランスの不均衡やストレスから生じる疾病が急増し，若年層から高年齢層に至るまで糖尿病，虚血性心臓病，高血圧症，肥満症などの生活習慣病が増加している．最近，医学による治療や治療薬投与をなるべく避けるため，これらの病気を特に日常摂取している食品により個人が予防する"一次予防"の考え方が重要視されるようになってきている．

1991 年に，**特別用途食品**のカテゴリーの一つとして**特定保健用食品**が制定され，2001 年には，新たに制定された**栄養機能食品**と**特定保健用食品**を併せた**保健機能食品**という枠が衛生法施行規則に位置づけられた．特定保健用食品は 2005 年に従来型のものに加えて，規格基準型，疾病リスク低減表示型*，条件付の四つに分類されるようになった．2015 年には保健機能食品を含む食品の表示制度が消費者庁に一元化され，新しい食品表示法および食品表示基準が施行された（§2・5・2 参照）．また，2015 年には**機能性表示食品**の制度がスタートした（§18・3 参照）．機能性表示食品は，栄養機能食品，特定保健用食品とともに保健機能食品の中に組込まれている．

17・2 栄養機能食品

栄養機能食品は 2001 年，厚生労働省が基準を定めたもので，体の健全な成長，発達，健康の維持に必要な栄養成分の補給，補完を目的とした食品である．2009 年からは，特定保健用食品とともに内閣府消費者庁の管轄下に置かれることになった．栄養機能食品として栄養成分の機能を表示できる栄養成分は，2021 年時点で $n-3$ 系脂肪酸，ミネラル 6 種およびビタミン類 13 種である（表 17・1）．以下の基準を満たす食品は国（消費者庁）への個別の許可申請，届出などを行うことなく栄養機能食品として製造，販売することができる．

機能の表示ができるのは 1 日当たりの摂取目安量に含まれる栄養成分量が規格基準の限度量を満たす場合に限られ，栄養成分量の表示を行う場合には，併せてその栄養成分を摂取するうえでの注意事項（表 17・1，注意喚起表示）を表示しなければならない．

＊ §2・5・2bも参照．疾病リスク低減表示を認める関与成分として，カルシウム（歳をとってからの骨粗鬆症になるリスクを低減するかもしれない）と葉酸（二分脊椎などの神経管閉鎖障害をもつ子どもが生まれるリスクを低減するかもしれない）がある．しかし，葉酸のほうは実際に認可されている食品がまだない（2021 年 2 月現在）．

表 17・1　栄養機能食品の規格基準（2021 年 2 月現在）

名　称		栄養成分機能表示（例）	1日当たりの摂取目安量に含まれる栄養成分量		注意喚起表示
			上限値	下限値	
n−3 系脂肪酸		n−3 系脂肪酸は，皮膚の健康維持を助ける栄養素です．	2.0 g	0.6 g	
無機質類（ミネラル）	亜　鉛	亜鉛は，味覚を正常に保つのに必要な栄養素です．	15 mg	2.64 mg	本品は，多量摂取により疾病が治癒するものではありません．一日の摂取目安量を守ってください．†1 腎機能が低下している方は本品の摂取を避けてください．
	カリウム†1	カリウムは正常な血圧を保つのに必要な栄養素です．	2800 mg	840 mg	
	カルシウム	カルシウムは，骨や歯の形成に必要な栄養素です．	600 mg	204 mg	
	鉄	鉄は，赤血球をつくるのに必要な栄養素です．	10 mg	2.04 mg	
	銅	銅は，赤血球の形成を助ける栄養素です．	6.0 mg	0.27 mg	
	マグネシウム	マグネシウムは，骨や歯の形成に必要な栄養素です．	300 mg	96 mg	
ビタミン類	ナイアシン	ナイアシンは，皮膚の粘膜の健康維持を助ける栄養素です．	60 mg	3.9 mg	本品は，多量摂取により疾病が治癒するものではありません．一日の摂取目安量を守ってください．
	パントテン酸	パントテン酸は，皮膚や粘膜の健康維持を助ける栄養素です．	30 mg	1.44 mg	
	ビオチン	ビオチンは，皮膚や粘膜の健康維持を助ける栄養素です．	500 μg	15 μg	
	ビタミン A†2	ビタミン A は，夜間の視力の維持を助ける栄養素です．ビタミン A は，皮膚や粘膜の健康維持を助ける栄養素です．	600 μg	231 μg	†2 妊娠 3 カ月以内または妊娠を希望する女性は過剰摂取にならないよう注意してください．
	ビタミン B$_1$	ビタミン B$_1$ は，炭水化物からのエネルギー産生と皮膚や粘膜の健康維持を助ける栄養素です．	25 mg	0.36 mg	
	ビタミン B$_2$	ビタミン B$_2$ は，皮膚や粘膜の健康維持を助ける栄養素です．	12 mg	0.42 mg	
	ビタミン B$_6$	ビタミン B$_6$ は，タンパク質からのエネルギー産生と皮膚や粘膜の健康維持を助ける栄養素です．	10 mg	0.39 mg	
	ビタミン B$_{12}$	ビタミン B$_{12}$ は，赤血球の形成を助ける栄養素です．	60 μg	0.72 μg	
	ビタミン C	ビタミン C は，皮膚や粘膜の健康維持を助けるとともに，抗酸化作用をもつ栄養素です．	1000 mg	30 mg	†3 血液凝固阻止薬を服用している方は本品の摂取を避けてください．
	ビタミン D	ビタミン D は，腸管でのカルシウムの吸収を促進し，骨の形成を助ける栄養素です．	5.0 μg	1.65 μg	
	ビタミン E	ビタミン E は，抗酸化作用により，体内の脂質を酸化から守り，細胞の健康維持を助ける栄養素です．	150 mg	1.89 mg	†4 本品は胎児の正常な発育に寄与する栄養素ですが，多量摂取により胎児の発育が良くなるものではありません．
	ビタミン K†3	ビタミン K は，正常な血液凝固能を維持する栄養素です．	150 μg	45 μg	
	葉　酸†4	葉酸は，赤血球の形成を助け，胎児の正常な発育に寄与する栄養素です．	200 μg	72 μg	

 ## 17・3　特定保健用食品

17・3・1　特定保健用食品の法的位置づけ

　特定保健用食品は健康増進法第 26 条に規定されている消費者庁長官が許可する特別用途食品の中に位置づけられている．特別用途食品は，"販売に供する食品につき，乳児用，幼児用，妊産婦用，病者用等の特別の用途に適する旨の表示をしようとする者は，消費者庁長官の許可を受けなければならない"と規定されている．

　特定保健用食品の定義は，"食生活において特定の保健の目的で摂取する者に対し，その摂取により当該保健の目的が期待できる旨の表示を許可されたものをいう"とされている．　2020 年 4 月現在，特定保健用食品の表示が許可されている食品は1073 品目にのぼる（表 17・2）．

表 17・2 保健機能別の特定保健用食品の分類 (2020 年 4 月現在, 1073 品目, 一部重複)

保健機能 (表示内容)	許可食品数
お 腹 (おなかの調子を整える)	317
血 圧 (血圧が気になる方に)	103
血清コレステロール (コレステロールが気になる方に)	119
血 糖 (血糖値が気になり始めた方に)	310
血中脂質 (血中脂質や体脂肪が気になる方に)	181
骨・ミネラル (骨の健康が気になる方に・ミネラルの吸収を助ける)†	46
歯・歯茎 (むし歯の原因になりにくい・歯や歯茎を丈夫で健康にする)	87
肌 (肌の乾燥しがちな方に)	2

† 疾病リスク低減表示型 (カルシウム) の製品を含む

17・3・2 特定保健用食品の保健の用途別分類

　特定保健用食品には利用者が正しく選択できるように保健の用途が商品のラベルや包装箱に表示されている. 特定保健用食品も食品である以上, おいしく安価であることが重要である. また, 医薬品ではないので速効性はない. 効き目が穏やかで副作用の心配がなく安心して日常的に利用できることが重要である. 代表的な特定保健用食品の成分と用途を表 17・3 に示す. 特定保健用食品で認められている保健の用途には以下のようなものがある.

　a. おなかの調子を整える食品　　制度がスタートして以来, 特定保健用食品の販売実績の半分以上を占める. "関与するおもな成分 (機能成分)"は乳酸菌やビフィズス菌などの**生菌類**, **オリゴ糖**, **食物繊維類**の 3 種類で, "便通を改善すること*1"を目的としている. **プロ (プレ) バイオティクス**とよばれるこれらの食品成分は, 腸内細菌叢を改善し, ヒトに有用な"善玉菌"の割合を高めることから, 便秘や下痢の症状を緩和することが期待できる.

　腸管内の乳酸菌は, 外来の病原菌による腸管感染や有害菌の増殖を抑制する. オリゴ糖は腸内の有用細菌によって分解利用 (資化) されるが, 分解 (発酵) 産物として生じる短鎖脂肪酸が腸内環境を酸性化する. その結果, 有用菌である乳酸菌類が増加する. 短鎖脂肪酸には, 腸のぜん動運動を活発化させるなど多くの生理的効果も報告されている. 水に不溶あるいは難溶性の食物繊維は排便量を増加させる. また保水性に優れているため便を柔らかくして排便されやすくする. 一方, 水溶性の食物繊維は, オリゴ糖と同様に腸内細菌によって分解利用されることで効果を発揮するといわれている.

　b. 血圧が高めの方の食品　　この用途に認められているおもな成分は各種のペプチドである. これらはアンギオテンシン I 変換酵素阻害作用をもつため過度の血圧上昇を抑制すると考えられている*2. 種々の食品を酵素的に分解して得られるこれらのペプチドの作用は比較的弱い. 同様の効果をもつ薬剤と比べるとそのIC_{50}値*3 は桁違いに大きいため, 血圧を必要以上に低下させるという副作用の心配がない.

　神経系を制御することによって血圧上昇を抑制する食品, 血管内皮における平滑筋の弛緩を誘導する特定保健用食品も商品化されている.

　c. コレステロールが高めの方の食品　　血清コレステロールを低下させるには, コレステロールや胆汁酸の腸管吸収を低下させる, 肝臓でのコレステロールの異化を促進するなどの方法がある. **食物繊維**, **植物ステロール**, **大豆タンパク質**,

*1 現行法では, "便秘の症状を改善する"というと医薬品の機能となってしまうため, 表示には使用できない.

プレバイオティクス: 腸内の有用菌の増殖を高める化合物.
プロバイオティクス: 摂取により宿主に健康上有益に作用する生菌.

*2 アンギオテンシン I 変換酵素と血圧上昇の関連については図 15・1 参照.

*3 酵素活性を完全に阻害する濃度の半分の値. この値が大きいほど阻害効果は低い.

表17・3　代表的な特定保健用食品の分類・成分・表示・商品形態の例（2021年2月現在）

成分別分類	関与する成分例	許可を受けた表示例	商品形態例
食物繊維・多糖類	難消化性デキストリン，ポリデキストロース，サイリウム種皮由来の食物繊維，小麦ふすま，寒天由来の食物繊維	食生活で不足しがちな食物繊維が手軽に摂れ，便通を改善します．	シリアル，清涼飲料水，粉末ゼリー，魚肉練り製品，即席みそ汁，洋生菓子，即席めん，米飯類
	難消化性デキストリン	糖の吸収を穏やかにするので，食後の血糖値が気になる方の食生活の改善に役立ちます．	茶系飲料，清涼飲料水，即席みそ汁，乾燥スープ，乾めん，米飯類，
	低分子アルギン酸ナトリウム，キトサン，サイリウム種皮由来の食物繊維	コレステロール値が高めの方や気になる方の食生活の改善に役立ちます．	粉末清涼飲料，ビスケット類，即席めん
オリゴ糖	大豆オリゴ糖，キシロオリゴ糖，フラクトオリゴ糖，乳果オリゴ糖，イソマルトオリゴ糖，ガラクトオリゴ糖，コーヒー豆マンノオリゴ糖	ビフィズス菌を増やして腸内の環境を良好に保ちます．お腹の調子を良好に保ちます．	卓上甘味料，清涼飲料水，乳製品，乳酸菌飲料，コーヒー飲料，乾燥スープ
	コーヒー豆マンノオリゴ糖	体脂肪が気になる方に適しています．	コーヒー飲料
	リン酸化オリゴ糖カルシウム	口内を歯が再石灰化しやすい環境に整え，歯を丈夫で健康にします．	チューインガム
生菌	各種乳酸菌，ビフィズス菌，納豆菌	生きたまま腸内に到達する乳酸菌（菌株名）の働きで，良い菌を増やし，悪い菌を減らして腸内の環境を改善し，おなかの調子を整えます．	発酵乳，乳酸菌飲料，納豆
ペプチド・タンパク質	小麦アルブミン	糖質の消化吸収を穏やかにするので，血糖値が気になり始めた方の食生活の改善に役立ちます．	乾燥スープ
	カゼイン由来ペプチド，サーデンペプチド，ゴマペプチド，海苔ペプチド，大豆ペプチド	血圧が高めの方に適した食品です．	粉末清涼飲料，錠果，乳酸菌飲料，ゼリー，しょう油
	大豆タンパク質	血清コレステロール値が高めの方に適した食品です．	粉末清涼飲料，調製豆乳，発酵豆乳，ハンバーグ，唐揚げ
	グロビン分解物，β-コングリシニン	脂肪の多い食事をとりがちな人の食生活改善に役立ちます．中性脂肪の気になる方に適しています．	清涼飲料水，錠果
	CPP-ACP（乳由来ペプチド分解物）	歯を丈夫で健康にします．	チューインガム
	CPP（カゼインホスホペプチド），乳塩基性タンパク質	丈夫な歯を作るカルシウム供給食品です．骨の健康が気になる方に適した飲料です．	豆腐，清涼飲料水
脂質・ステロール	植物ステロール，植物ステロールエステル	コレステロール値が気になる方の食生活の改善に役立ちます．	調理油，マーガリン，
	EPA/DHA，中鎖脂肪酸	血中性脂肪が気になる方に適します．体脂肪が気になる方や肥満気味の方にお勧めします．	魚肉ソーセージ，清涼飲料水，調理油，ファットスプレッド
ポリフェノール類	グアバ茶ポリフェノール	糖の吸収を穏やかにするので，血糖値が気になる方に適した飲料です．	茶系飲料
	燕龍茶フラボノイド，クロロゲン酸，イソクエルシトリン	血圧が高めの方に適した食品です．	茶系飲料
	茶カテキン	コレステロールの吸収を抑制する働きにより血清コレステロールを低下させるのが特徴です．コレステロールが高めの方の食生活改善に役立ちます．	茶系飲料
	茶カテキン，クロロゲン酸，リンゴ由来プロシアニジン	エネルギーとして脂肪を消費しやすくするので，体脂肪が気になる方に適しています．	茶系飲料，清涼飲料水，
	大豆イソフラボン	骨の健康が気になる方に適しています．	清涼飲料水
無機・金属類	緑茶フッ素	歯の表面を改善し，むし歯の原因となる酸に溶けにくい状態にします．	チューインガム
	クエン酸リンゴ酸カルシウム	ヒトへの吸収性が高く，食生活で不足しがちなカルシウムを摂取するのに適します．	清涼飲料水

S-メチルシステインスルホキシドなどが関与成分（機能性成分）として用いられている.

植物ステロール類はそれ自体は吸収されない分子であるが, コレステロールと構造が似ており[*1], コレステロールの吸収を競合的に抑制する.

*1 植物ステロールの構造は図7・7参照.

大豆タンパク質は, 胆汁酸と親和性の高い画分をもっており, コレステロールの体外への排出を促進するほか, 血清中のコレステロールの担体として働くアポリポタンパク質の合成を抑制するとの報告もある.

d. 血糖値が気になり始めた方の食品   水溶性食物繊維（難消化性デキストリンなど）には, グルコースなどの腸管吸収を物理的に遅らせて, 急激な血糖上昇を抑制する作用をもつものがある. ポリフェノールも関与成分として認定されている.

ポリフェノールは**フェノール性ヒドロキシ基**[*2]を複数もつ分子の総称である. 一般に強い抗酸化性をもつため, 機能性成分となっているものが多い. グァバ茶ポリフェノールは小腸でのグルコースの吸収を抑制する作用をもつことが確認されている. また, 唾液, 膵液中のアミラーゼ（デンプン消化酵素）の活性を阻害する作用をもち, それによってグルコースの吸収を遅らせて急激な血糖値の上昇を防ぐタンパク質（小麦アルブミン）を用いた製品も商品化されている.

*2 ベンゼン環などの環状不飽和化合物である芳香族の水素を置換して結合しているヒドロキシ基.

e. 血中中性脂肪が気になる方の食品[*3]   食物中の脂肪はおもに炭素数16以上の長鎖脂肪酸のトリアシルグリセロールである. 脂肪の消化はおもに小腸内で膵臓から分泌されるリパーゼによって行われ, 消化産物である長鎖脂肪酸と2-モノアシルグリセロールに分解される. これらは小腸で吸収される際にトリアシルグリセロールに再構成される.

*3 脂質の機能性については§7・4参照.

ウーロン茶ポリフェノール重合体, リンゴ由来プロシアニジンなどは腸内において膵リパーゼの作用を抑制するため, 脂肪が消化されにくくなり腸での吸収が抑えられる. **グロビンタンパク質**の分解物は, 腸内での脂肪吸収を抑制するだけでなく, 体内においては, インスリンの働きを活発化することにより脂肪の代謝を促進して脂肪組織への貯蔵を抑制することが報告されている. また**カテキン, 大豆β-コングリシニン, EPA/DHA**などの成分は, 肝臓における脂肪酸合成の抑制, 脂肪組織における脂肪酸のβ酸化（脂肪の燃焼）の促進などを介して, 血中の中性脂肪値の上昇や体脂肪の蓄積を抑えることが示されている.

これ以外にも体脂肪がつきにくい脂質として, **中鎖脂肪酸**を主体とする（または配合された）食用油が認可されている. 一般的な食用油は, 分子の鎖が長い長鎖脂肪酸の含量が高い（炭素数16〜22程度のものが多い）. それよりも炭素数の短い中鎖脂肪酸は肝臓で素早く分解されるために, 長鎖脂肪酸よりもエネルギーになりやすい. したがって, 中鎖脂肪酸含量の高い食用油は体脂肪として蓄積されにくい.

中鎖脂肪酸: 炭素数8〜10程度の脂肪酸をさす. 牛乳, 人乳など乳類やココナッツ油などの飽和脂肪酸として存在することが知られており, カルニチンなどの助けを必要とせずに細胞内へ移行できるため, 容易にミトコンドリアなどへ運搬され, ATP生産などのエネルギー源となる.

f. ミネラル（無機質）の吸収を助ける食品   現代の日本人に特に不足しがちな無機質は, カルシウムと鉄である. カルシウムそのものの形態を吸収されやすい結合型のもの［**クエン酸リンゴ酸カルシウム（CCM）**］に変えたタイプの製品と, 無機質の吸収を促進する作用をもつ成分［**カゼインホスホペプチド（CPP）, フラクトオリゴ糖**］が含まれる製品がある[*4].

*4 カゼインホスホペプチドの機能については§16・2・2参照.

無機質は適正な量を摂取することが望ましく, 不足も過剰も問題になる. 食物繊維は無機質も捕捉して排泄してしまうため, 食物繊維を含む特定保健用食品を利用する際には無機質を多めに摂取するなどの工夫も必要である.

g. 骨の健康が気になる方の食品　　骨形成を担う骨芽細胞を活性化するペプチドが**牛乳の塩基性タンパク質画分**（MBP）中に見いだされた．MBP には骨からのカルシウム溶出をつかさどる破骨細胞の活性を抑制する**シスタチン**も含まれており，この画分は特定保健用食品の関与成分として用いられるようになった．また，骨形成にかかわるタンパク質であるオステオカルシンを活性化する（グルタミン酸側鎖をグルタミル化する）ことが知られている**ビタミン K$_2$** を多く産生する納豆菌が得られ，骨を丈夫にする納豆が開発された．**大豆のイソフラボン**は女性ホルモンと同様に破骨細胞の活性化を抑制することから，骨の健康増進に役立つ成分として特定保健用食品の素材として用いられている（図 17・1）．

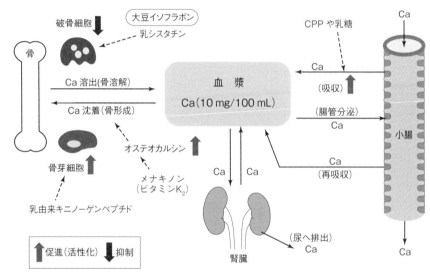

図17・1　生体内でのカルシウムの動態と食品成分

CPP: カゼインホスホペプチド．図 16・1 参照．

h. むし歯の原因になりにくい食品・歯を丈夫で健康にする食品　　この分類は他の"保健の用途"と少し違っている．むし歯は直接生体の機能を調節するわけではないからである．しかし，歯の健康を損なうと，副次的に栄養素の吸収が悪くなったり，食事自体が満足にとれなくなる可能性もある．むし歯になりにくい特定保健用食品には，むし歯菌が利用できない甘味料（**糖アルコール類**）を使用したものと，菌の増殖を抑えるもの（茶ポリフェノール）などがある．

　一方近年は，むし歯予防ではなく，歯の脱灰の抑制あるいは再石灰化を促進して歯を丈夫にするという機能が主流になっており，**カゼインホスホペプチド−非結晶リン酸カルシウム複合体**（**CPP−ACP**），リン酸化オリゴ糖カルシウムなどが特定保健用食品の機能性素材として利用されている．

18 サプリメントと機能性表示食品

健康食品およびサプリメントという用語は，行政的に定義されたものではなく，その解釈は多様である．広義のサプリメントは"不足した栄養成分を補助するための食品"をさし，この場合には第17章で述べたような保健機能食品も含まれることになる．より一般的に認識されていると思われる"特定の成分が濃縮された錠剤やカプセル形態の製品"は狭義のサプリメントといえるだろう．

日本では，サプリメントはあくまで"食品"であり，"医薬品"とは厳密に区別されている．錠剤，カプセル剤，ドリンク剤も認められるが，医薬品と間違えられそうなアンプル剤，注射剤などの形状をしたものは一切許可されていない．

■ 18・1 サプリメントの定義と関連法制

18・1・1 国が制度を創設して表示を許可しているもの

特別用途食品や保健機能食品*が該当する．なかでも栄養機能食品は，ミネラル，ビタミンなどを補給する目的でつくられたもので，タブレットタイプなどで販売されることも多く，狭義のサプリメントにも合致する食品といえるだろう．

* §18・3参照.

18・1・2 国が関与していないもの

いわゆる健康食品のなかには，栄養強化食品（栄養表示基準が制定される以前に使用されていた名称），栄養補助食品（健康食品にかかわる制度の見直しなどに際して使用された名称），さらには栄養調整食品のような名称でよばれるものもあるが，これらはいずれも正確に定義されたものではなく，国が認めたものではないので注意が必要である．

18・1・3 海外でのサプリメント

サプリメント発祥国とされる米国では，いち早くサプリメントを"医薬品"や"食品"と分けて識別した**DSHEA法**が1994年に成立し，非栄養成分を含む自然健康食品市場が拡大した．その結果，米国のサプリメント総売上げは2016年時点で317億ドル（3.4兆円）と推定されている．ちなみに，米国でのサプリメント（dietary supplement）とは，"従来の食品・医薬品とは異なるカテゴリーの食品で，ビタミン，ミネラル，アミノ酸，ハーブ類などを含む，錠剤やカプセルタイプのもの"と定義されている．ヨーロッパでも同様の定義が使われている．

米国では，サプリメントによる死亡事故など，特にハーブ使用による健康障害が頻発したことから規制再検討が早々に行われた．現在では，**WHO/FAO合同食品規**

DSHEA法: Dietary Supplement Health and Education Act（栄養補助食品健康教育）法

格委員会（通称：**コーデックス委員会**）の食品表示部会が策定した表示に関するガイドラインに従った強調表示（claim）が可能となっており，**栄養強調表示と健康強調表示**の二つがある．

こういった米国などでの dietary supplement の動きに対して，日本では日本健康・栄養食品協会で，名称を“健康補助食品”とし，製品に対する 1 日の摂取目安量を含む規格基準を定め，適合したものには **JHFA マーク**[*1] の表示を許可している．

18・2　サプリメントに関する情報と資格

厚生労働省，消費者庁，日本健康・栄養食品協会のホームページから最新の情報と，サプリメント製品回収や摂取によるクレームなどの非常時情報も入手できる．

国立健康・栄養研究所（2015 年に国立研究開発法人 医薬基盤・健康・栄養研究所に改組）において発足した**栄養情報担当者**（Nutrition Representative: **NR**）や，日本臨床栄養協会が主体となった**サプリメントアドバイザー**のような資格の認定制度があり，健康食品などに関する正確な情報・知識を消費者へ伝達する人材育成が行われるようになった．NR は 2012 年に日本臨床栄養協会に移管され，“NR・サプリメントアドバイザー制度”になった[*2]．それ以外にも各種の協会，機構，NPO などが運営する資格認定制度があるが，これらは管理栄養士・栄養士，薬剤師，医師などと違い厚生労働省が管轄する国家資格ではない．

18・3　機能性表示食品制度

ここ 30 年ほどで日本では食品の機能性に関する研究が急速に進み，多くの研究データが蓄積されたが，その成果が機能性の表示を伴って社会に還元される道は特定保健用食品の開発しかなかった．しかし，特定保健用食品の開発には多額の費用がかかり，また国の厳しい審査を受けるため承認までに長い時間を要する．そこで，米国の DSHEA の考え方なども導入して，一定の科学的根拠が存在すると考えられるものは，ある種の機能をうたった食品として販売できるようにする**機能性表示食品制度**が 2015 年 4 月に開始された．機能性表示食品は，① 対象商品として妥当と判断できる，② 安全性の根拠が明確化できている，③ 生産・製造および品質の管理体制が整っている，④ 健康被害の情報収集体制が整っている，⑤ 機能性の根拠が明確になっている（自ら臨床試験をやらなくても研究レビュー＝論文調査をやればよい），⑥ 表示が適切なものになっている，というような要件を満たすと事業者が判断すれば，それに相当する資料を付けて消費者庁に届け出るだけでよい．

提出資料に不備がなければ消費者庁はそれを受理し，そこから 60 日以降には製品を販売できる．国の機関による審査は不要とされる．これによって，厳しい審査を経ることなく，機能性食品を機能性表示付きで販売できるようになった．制度施行後，多くの食品の届け出・受理が行われているが，新しい機能性（効能）や新しい機能性素材を用いた製品がこの制度のもとで登場しつつある．

表 18・1 に機能性表示食品として消費者庁のリストに提示されている製品の機能性分野，製品数，用いられている関与成分の例を示した．すでに特定保健用食品と

栄養強調表示（nutrition claim）：食品が特別な栄養上の特性をもっていることを表現，示唆または暗示するすべての表示．栄養素含有量強調表示と栄養素比較強調表示の二つがある．

健康強調表示（health claim）：食品または食品成分とヒトの健康へのかかわりを表現，示唆または暗示するすべての表示．コーデックスでは，栄養素機能強調表示，高度健康機能強調表示，疾病リスク低減強調表示の三つに分類している．

[*1] JHFA は Japan Health Food Authorization の略．含有成分などの製品規格，製造・加工などの基準，適正な表示・広告の三つの項目について基準を満たした食品であることを認定したマークだが，2020 年から安全性・有効性・品質について個別に審査を行う個別審査型 JHFA 制度も始まった．

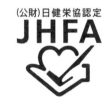

[*2] 下は NR・サプリメントアドバイザー制度のマーク．保健機能食品およびサプリメントの国民への啓発を目的とした人材育成をめざしてつくられた制度．必要な単位数と講演会，講座を修了した者に受験資格が与えられる．

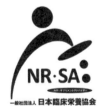

表 18・1 機能性表示食品の機能性分野と受理された商品数（2020 年 5 月現在，3035 品目，一部重複）

	機能性（表示内容の例）	受理数	おもな関与成分
現行の特定保健用食品にもみられる機能性	中性脂肪を抑える・体脂肪を減らす	834	食物繊維，ポリフェノール（カテキンなど），DHA/EPA
	血糖値の上昇を抑える	436	食物繊維，ポリフェノール類（サラシノールなど）
	お腹の調子を整える	363	乳酸菌，ビフィズス菌，食物繊維，オリゴ糖
	血圧を下げる	289	GABA，乳ペプチド，α−リノレン酸，リコピン
	肌のうるおい・弾力を維持する	245	グルコシルセラミド，アスタキサンチン，ヒアルロン酸
	骨の成分を維持する・骨密度を高める	92	大豆イソフラボン，β−クリプトキサンチン
	LDL コレステロール値を下げる	65	大麦β−グルカン，プロシアニジン，リコピン
これまでの特定保健用食品にはない新規な機能性	記憶力の維持・判断力の精度を高める	264	イチョウ葉フラボノイド，L−テアニン，DHA/EPA
	目の黄斑色素量の維持・目の疲労感を改善する	231	ルテイン，アントシアニン，アスタキサンチン
	精神的ストレスを緩和する	182	GABA，L−テアニン，乳酸菌
	睡眠の質を向上させる，夜間の健やかな眠りをサポートする	176	L−テアニン，グリシン，GABA，ラフマ由来ヒペロシド
	膝関節の柔軟性をサポートする，膝関節の違和感を緩和する	153	非変性Ⅱ型コラーゲン，グルコサミン，プロテオグリカン
	日常生活や運動による一過性の疲労感を軽減する	140	イミダゾールペプチド，クエン酸，GABA，還元型 CoQ10
	筋肉量や筋力の低下を抑制する	58	BCAA，HMB カルシウム，クレアチンモノハイドレート
	尿酸値の上昇を抑制する	41	アンセリン，ルテオリン，乳酸菌
	ハウスダストやほこりによる目と鼻の不快感を緩和する	25	メチル化カテキン，ロスマリン酸，乳酸菌
	肝機能酵素値を改善する	9	クルクミン，スルフォラファングルコシノレート
	排尿に行くわずらわしさをやわらげる	1	キナ酸

DHA/EPA: ドコサヘキサエン酸/イコサペンタエン酸，GABA: γ−アミノ酪酸，CoQ: コエンザイム Q，BCAA: 分枝アミノ酸，HMB: 3−ヒドロキシ−3−メチル酪酸

して承認されているものと同様の機能性（生活習慣病予防や整腸など）を標榜した製品が全体の3分の2を占めるが，特定保健用食品にはみられなかった新しい機能性をうたった製品も多数登場している．すなわち，脳や神経系に関する機能，運動に関する機能の改善など，生活の質（QOL）の向上につながると期待される機能性表示食品が，多様な機能性成分を使用して開発されていることがみてとれる．このような多様な機能性表示食品が次々に登場してきた背景には，"過去の発表論文をベースにした SR の結果のみをもって機能性の科学的根拠とできる"という届け出条件がある*．すでに公開されている機能性表示食品の大半が，科学的根拠としてSR を選択しているという事実がこれを裏付けている．しかしながら，実施されたSR の質にはバラつきがあり，実際には十分なエビデンスがあるとはいえないものもあることは否めない．

＊　SR（システマティックレビュー）については第15章参照.

　この制度の最大の特徴は，国によって許可された食品ではなく，あくまでも事業者の自己責任で開発・販売される食品であるということである．届け出書の内容は消費者庁によって公開されるので，外部の第三者がその食品の内容を調査することが可能である．したがって，届け出内容に問題がある場合は，指摘を受ける可能性があり，その場合は消費者庁による調査が入る可能性もある．これらを考慮し，事業者が真摯に製品開発を行い，責任をもって良い製品を社会に送り出すことが大切である．また消費者側は，機能性表示食品制度や受理・公開された各種製品の内容を正しく把握するために，消費者庁のホームページなどを参考に，常に新しい情報を得る努力を怠らないようにする必要がある．

第 V 部

食品の分類と
その特性・評価

19 植物性食品

植物性食品とは一般的に栽培植物体の根，茎，葉，花蕾，種子などを利用する食品群であり，穀類，いも類，豆類，野菜，果実，種子類，きのこ類[*1]，藻類[*1]などである．

主食となる穀類，いも類，豆類はヒトのエネルギー源である炭水化物を豊富に含む．豆類のなかで大豆は良質なタンパク質源でもある．一方，野菜や果実などは水分を90%以上も含むが，ビタミン，無機質，食物繊維およびポリフェノール化合物などが多く含まれ，機能性食品としての観点からも重視されている．以上のように植物性食品には各種の栄養素および機能性成分が存在し，私たちにとって非常に重要な食品群である．

さらに，表19・1に示すように，日本は多くの農産物を輸入している．

19・1 穀 類

"日本食品標準成分表2020年版"によれば，穀類[*2]はイネ科植物のアマランサス，米，小麦，大麦，アワ，エン麦，トウモロコシ，ヒエ，ライ麦などをさす．そのほかに，ソバはタデ科であるが，種子を加工し，めんとして食べている食形態から穀類に入れている．また米，小麦，大麦以外の穀類を雑穀と称している．

世界の穀物の生産量を図19・1に示す．穀物の耕地面積は農地開発と砂漠化の進

*1 きのこ類や藻類は，生物学的には植物ではないが，食品としての利用形態より，便宜的に本書では植物性食品に含めている．

表 19・1 主要国の農産物輸入額[a]

国 名	輸入額〔億USドル〕
米 国	1587
中 国	1346
ドイツ	928
オランダ	718
日 本	708
イギリス	629
フランス	599
イタリア	477

a) 国際貿易開発会議（UNCTAD），2019年より．

日本は農産物の多くを輸入に頼っている

*2 国民一人一日当たりの供給熱量は2400～2500 kcal，そのなかで穀類の占める割合は約36%である．また，一人一日当たりの供給タンパク質量は約79 g，脂質量は約80 gであり，それぞれの穀類の占める割合は24%，および4%である．なお，本章での統計的数値は，2020年8月現在入手可能な直近の値を示している．

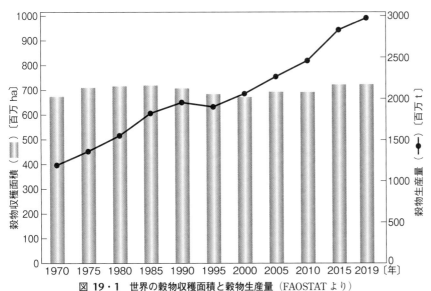

図 19・1 世界の穀物収穫面積と穀物生産量 （FAOSTATより）

表 19・2　おもな穀類の成分表 [a] 〔可食部 100 g 当たり〕

食品名	エネルギー	水分	アミノ酸組成によるタンパク質	脂肪酸のトリアシルグリセロール当量	†利用可能炭水化物(単糖当量)	炭水化物	食物繊維総量	灰分	無機質 ナトリウム	カリウム	カルシウム	マグネシウム	リン	鉄	亜鉛	銅	ビタミン A β-カロテン当量	E α-トコフェロール	B1	B2	ナイアシン	B6
	〔kcal〕				〔g〕				〔mg〕								〔µg〕	〔mg〕				
米																						
玄米（水稲）	346	14.9	6.0	2.5	78.4	74.3	3.0	1.2	1	230	9	110	290	2.1	1.8	0.27	1	1.2	0.41	0.04	6.3	0.45
精白米																						
（水稲）	342	14.9	5.3	0.8	83.1	77.6	0.5	0.4	1	89	5	23	95	0.8	1.4	0.22	0	0.1	0.08	0.02	1.2	0.12
（陸稲）	331	14.9	(7.8)	0.8	(77.6)	74.5	0.5	0.4	1	89	5	23	95	0.8	1.4	0.22	0	0.1	0.08	0.02	1.2	0.12
小 麦																						
玄穀（国産）	329	12.5	9.5	2.5	64.3	72.1	14.0	1.6	2	440	26	82	350	3.2	2.6	0.38	0	1.2	0.41	0.09	6.3	0.35
大麦（押麦）	329	12.7	5.9	1.2	72.4	78.3	12.2	0.7	2	210	21	40	160	1.1	1.1	0.22	(0)	0.1	0.11	0.03	3.4	0.13
トウモロコシ																						
玄穀（黄色種）	341	14.5	(7.4)	(4.5)	71.2	70.6	9.0	1.3	3	290	5	75	270	1.9	1.7	0.18	150	1.0	0.30	0.10	2.0	0.39
ポップコーン	472	4.0	(8.7)	(21.7)	(59.5)	59.6	9.3	3.4	570	300	7	95	290	4.3	2.4	0.20	180	3.0	0.13	0.08	2.0	0.27
ソバ（全層粉）	339	13.5	10.2	2.9	70.2	69.6	4.3	1.8	2	410	17	190	400	2.8	2.4	0.54	(0)	0.2	0.46	0.11	4.5	0.30

a) 日本食品標準成分表 2020 年版より.
† 利用可能炭水化物については §3・1・2 参照.
(   ) は類似食品から推計または計算により求めた値.

> 穀類には炭水化物が多く含まれている

> トウモロコシにはカロテンが含まれている

表 19・3　おもな穀類の利用可能炭水化物含量と組成 [a] 〔g/可食部 100 g〕

食品名	水分	利用可能炭水化物(単糖当量)	デンプン	グルコース	フルクトース	スクロース	マルトース
玄　米	14.9	78.4	70.5	Tr	Tr	0.8	0
小麦（軟質）	10.0	68.4	61.1	0.1	0.1	1.0	0.1
大麦（押麦）	12.7	72.4	65.4	Tr	0.1	0.3	0.1
トウモロコシ	14.5	71.2	63.4	0.2	0.1	1.1	0
ソバ（全層粉）	13.5	70.2	62.7	0.1	Tr	1.1	0

a) 日本食品標準成分表 2020 年版 炭水化物成分表編より.

行により，ほぼ横ばいを推移している．それに対し，生産量は品種改良や栽培技術（肥料や農薬を含む）の向上により過去 50 年間伸び続け，約 3 倍に増加している．日本での穀物総生産量は，約 950 万 t であり，主食用穀物自給率は 58%，飼料用も含めると 29% である．

　おもな穀類の成分を表 19・2 に，利用可能炭水化物含量とその組成を表 19・3 に示す．

19・1・1　米（*Oryza sativa* L.；イネ科）

a. 分 類 と 特 徴

　ⅰ）インディカとジャポニカ（表 19・4）：米は栽培種であるイネの種子（図 19・2）であり，大別するとアジアから世界へと広がった**オリザ・サティバ**（*Oryza sativa*）と，アフリカを中心に栽培されている**オリザ・グラベリマ**（*Oryza glaberrima*）の 2品種がある．現在ではオリザ・サティバが世界的に栽培され，これは**インディカ**と，**ジャポニカ**の 2 品種に分類されている．インドを中心とした東南アジアでおもに栽培されているインディカは，米粒が細長くて，炊いたときぱさぱさしている．一方，

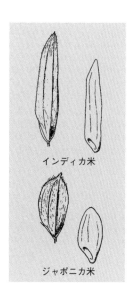

インディカ米

ジャポニカ米

表 19・4 ジャポニカ米とインディカ米の特徴

	ジャポニカ米	インディカ米
粒 形	短粒形	長粒形
長さ/幅の比	1.7〜1.8	2.4〜2.6
おもな産地	日本, 中国, 韓国, 朝鮮, 台湾, 米国. 世界の米生産量の約2割	インド, インドネシア, ベトナム, タイ, 中国南部. 世界で生産されている主流米
アミロース含量	17〜21% (コシヒカリは17%)	24〜31%
アミロペクチンの形態	枝が短い	枝が長い
デンプンの糊化温度	65℃前後	73℃前後
炊飯時の特徴	軟らかく粘りがある	粘りがなく, ぱさぱさ

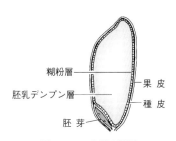

図 19・2 玄米の断面

糊粉層
果皮
胚乳デンプン層
種皮
胚芽

ジャポニカは米粒が丸く, 飯にすると粘りがあり, 日本, ヨーロッパ, 米国で栽培されている.

ⅱ) ウルチ米とモチ米: 日本で生産されている米の99%は**ウルチ米**であり, デンプンの成分であるアミロースとアミロペクチンが約2:8の割合で構成されている. 一方, **モチ米**のデンプンはほぼ100%アミロペクチンである*. モチ米は炊くと粘りが強く, つくともちになる. また, ウルチ米の米粒はガラス質であるが, モチ米は白色であり, 外観からも区別することができる. これら以外に, それぞれの特色をもつ胚芽米, 着色米, 無洗米, 香り米, 酒米なども生産されている.

ⅲ) 水稲と陸稲: イネは, 栽培形態の違いにより, 水田で栽培される水稲と畑地で栽培される陸稲とがある. 陸稲の茎は水稲よりも短く, 葉は少し幅広い. 水稲より悪条件でも生育する. 現在, 陸稲の生産量は米の生産量の0.03%を占める程度である. 飯の食味は水稲よりもうま味が劣り, あられなどの原料として利用されている.

b. 米の成分

1) 水 分: 精白米の水分含量は15〜16%である. 炊飯や米を加工する際, 水分は吸水性や飯の水分含量に影響し, 食味および加工製品の品質管理の面からも重要である.

2) 炭水化物: 玄米中に約78%, 精白米には約83%存在する. ほとんどがデンプンであり, デキストリンやペントザンなどが少量存在している. 利用可能炭水化物は精白米の方が玄米より多い.

3) タンパク質: タンパク質は精白米中に約5%存在する. **グルテリン**が約85〜90%, そのほかにアルブミン, グロブリンで構成されている. アミノ酸価(制限アミノ酸: リシン)は精白米はウルチ米 74, モチ米 72であり, 穀類としては良質なタンパク質である(表19・5). 品種および栽培法によって米のタンパク質含量に差が生じるが, 高タンパク質含量の米は日本人の嗜好には向かないといわれている.

4) 脂 質: 玄米に2.7%, 精白米中に0.9%含まれる. 量は少ないが, 古米臭の生成や日本酒の香りの形成に関与している.

5) その他: 米には**ビタミンB**群が比較的多く含まれるが, 精白するとその8割が失われる.

c. 米の用途と加工品
わが国の米の消費量は約740万tであり, その88%が主食用として利用され, 28万tが加工用に利用されている. おもな加工用としては, 清酒・米菓・味噌・醤油などの原料に使われる.

* 表21・1参照. モチ米でも品種によって2〜3%までアミロースを含む. 日本では2〜3%以下はモチ米といってよいことになっている.

米の生産量: 世界で7億8200万t. 中国が27%, インドが22%を生産. 日本の生産量は1.2%.

胚芽米: 胚芽を残した米.

着色米: 果皮が赤い赤米, アントシアニン色素により紫色の果皮をもつ紫黒米がある. 色素の機能性成分が注目されている. 胚乳部は白色なので, ふつうに精米すると白色米となる.

低アミロース米: アミロース含量5〜15%. 飯米は粘りが強く, 冷えても硬くなりにくい. 白飯, おにぎり, チルド寿司飯, レトルト米飯などに適する.

高アミロース米: アミロース含量25%以上. 飯米は粘りが弱く, 冷えると硬くなる. 調理米, おかゆ, ピラフなどに適する.

低グロブリン米: 米アレルギー原因物質のグロブリン含量が少ない.

香り米: 2-アセチル-1-ピロリンという揮発性物質を含むため独特な香りがある. カレーライス, ピラフ, 調理飯などに利用される.

無洗米: 白米の一種. 精米後, 洗浄, 脱水, 乾燥したもの. あるいはぬかを吸着法などにより取除いたもの. 炊飯時に洗う必要がない.

表 19・5　穀類のタンパク質の不可欠アミノ酸組成 [a] 〔mg/可食部 100 g〕とアミノ酸価 [b]

食品名	イソロイシン	ロイシン	リシン	含硫アミノ酸	芳香族アミノ酸	トレオニン	トリプトファン	バリン	ヒスチジン	第一制限アミノ酸	アミノ酸価
米（玄米）	280	560	270	320	680	270	100	420	190	リシン	80
（精白うるち米）	250	500	220	290	570	230	85	360	170	リシン	73
小麦（強力粉・1等）	440	850	240	500	1000	350	140	520	280	リシン	38
大麦（押麦，乾）	250	500	240	300	600	260	97	350	160	リシン	70
エン麦（オートミール）	590	1100	620	770	1300	500	200	800	350	リシン	89
ソバ（全層粉）	450	800	710	540	860	500	190	630	320		100
トウモロコシ（コーングリッツ）	330	1300	150	410	790	290	44	400	250	リシン	35

a）日本食品標準成分表 2020 年版 アミノ酸成分表編より.
b）FAO/WHO/UNU（2007 年）のアミノ酸評点パターンを用いて算出.

> 穀類の制限アミノ酸はリシンであるものが多い

> そば粉には良質なタンパク質が含まれている

米の加工品の例
ウルチ米：上新粉
　　　　　ビーフン
モチ米：白玉粉
　　　　道明寺粉
アルファ化米：表 5・4，
　　　　図 21・1 参照.

米の加工品は多くの種類が製造されている．アルファ化米（α 化米）は米を炊飯したのち，乾燥させたもので，非常食用として備蓄されている．菓子には，モチ米から作られるあられと，ウルチ米から作られるせんべいがある．米粉はおもに和菓子の原料として利用されている．近年，米粉はグルテンフリーであることが注目されている．"菓子・料理用"，"パン用"，"麺用"に区分されている．

19・1・2　小　麦（*Triticum aestivum* L.；イネ科）

小麦の生産量：世界で 7 億 3500 万 t．主要 4 カ国として，中国，インド，ロシア，米国であり，約 50% を占める．日本の生産量は 100 万 t（0.1%）で自給率 16%.

a. 分類と特徴　小麦は世界で最も多く栽培されている穀物であり，現在世界で栽培されている小麦には多くの種類と品種がある．小麦の栽培種と特徴により分類すると以下のようである．

- 冬小麦と春小麦：秋に種をまいて翌年の初夏に収穫する**冬小麦**，春に播種して秋に収穫する**春小麦**とがある．世界で生産される大部分は冬小麦である．

- 硬質小麦と軟質小麦：粒が固いものを**硬質小麦**といい，タンパク質含量が高く，ガラス質である．この反対の性状の小麦が**軟質小麦**である．

小麦の原産地：中近東から中央アジア付近とされている．小麦の栽培が始まったのは約 1 万年前からといわれ，当時は野生種と栽培種の両方が食べられていたようである．日本には 4〜5 世紀に伝わったと推定されている.

b. 小麦の製粉　小麦粒は味噌，醤油の原料として利用されているが，米のように粒食されることはなく，製粉し小麦粉として利用されている．小麦粒の各部は，外皮 13%，胚芽 2%，胚乳 85% である（図 19・3）．小麦粒を製粉すると外皮，糊粉層，胚芽はふすま（麩）として除かれるため，小麦粉の歩留まりは 70〜80% である．

c. 小麦の成分

1）炭水化物：デンプンが最も多く，胚乳に約 70% 存在する．

2）タンパク質：タンパク質は胚乳に 70% 近く存在している．**小麦粉の特徴**（パンやめんへの適性）は，含まれるタンパク質の性質に基づいている．溶解性に基づき分画したタンパク質組成は，プロラミンタンパク質の**グリアジン**とグルテリンタンパク質の**グルテニン**がほぼ同量含まれ，合わせて 80% 以上で小麦タンパク質の大部分を占めている．小麦粉に水を加えて練ると，グリアジンとグルテニンが絡み合って**グルテン**を形成する．

3）脂　質：脂質は胚芽に多く，リノール酸やビタミン E の含量が豊富である．

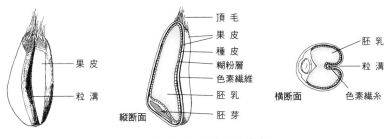

図 19・3　小麦粒の構造

デュラム小麦: 淡黄色の硬質春小麦で, パスタに適している. セモリナとは胚乳が粗粒状であることを示す.

4)　灰　分: 小麦粒の灰分は外皮に多く, 胚乳には少ないので, 小麦粉の品質判定に利用されている (表 19・6). 灰分が多いと, 外皮も混入しているので生地の変色が起こりやすい. 灰分 1 % 前後のものは 3 等粉に振り分けされグルテンやデンプンの製造に使われる.

表 19・6　小麦粉の等級と成分組成 a)（%）

種　類	等　級	水　分	タンパク質	灰　分	おもな用途
強力粉	1 等	14.5	11.0	0.4	パ　ン
	2 等	14.5	11.9	0.5	
中力粉	1 等	14.0	8.3	0.4	め　ん
	2 等	14.0	8.9	0.5	
薄力粉	1 等	14.0	7.7	0.4	菓　子
	2 等	14.0	8.3	0.5	天ぷら

灰分含量は小麦粉の品質を決める

タンパク質含量は生地の弾性の強さに影響する

a)　日本食品標準成分表 2020 年版より.

d. 小麦の用途　　小麦粉のタンパク質含量の違いにより, その適性は異なる (表 19・6). タンパク質含量の高い**強力粉**はパンに適し, **中力粉**はめん類, **薄力粉**は一般菓子に適している. 菓子や天ぷら用に薄力粉が用いられるのは, **グルテンの形成**[*1] をなるべく避けるためである. 小麦粉タンパク質は植物性タンパク質食品として粉末状, ペースト状, 繊維状などに成形され, パンやめんなどの品質改良剤, ソーセージ, かまぼこ, ちくわなどの弾性, 保水性および結着性などの改良剤として利用されている.

*1 小麦粉に水を加えて練ると, グリアジンとグルテニンが絡み合ってデンプンを内部に取込んだ網目構造の弾性のある塊, 生地 (グルテン) ができる. 良質のパンを作るためにはグルテンの量が重視される.

19・1・3　大　　麦（*Hordeum vulgare* L.; イネ科）

a. 分類と特徴　　大麦は一年草または越年草の植物で, 世界最古の栽培植物の一つである[*2]. 大麦には, 穂に粒が縦に 6 列並んで付く**六条大麦**（*Hordeum vulgare* L.）と, 粒が縦に 2 列に並んで付く**二条大麦**（*Hordeum volugare* L. *var. distichon*）がある. 二条種は穂の形からヤバネ麦, またビールの原料として使用されるのでビール麦ともよばれる. 大麦には種子が熟しても穎が子房壁の分泌物のため離れにくい皮麦と, 子房壁の分泌物がほとんどなく, 穎が離れやすい裸麦とがある. 皮麦は耐寒性があるためおもに東海・関東地方以北で栽培されている.

b. 大麦の成分　　主成分は炭水化物であり, アミロース: アミロペクチン（1 : 4）から構成されるデンプンが大部分を占めている.

　　タンパク質は約 10 % 存在し, プロラミンタンパク質のホルデインとグルテリンタンパク質のホルデニンがそれぞれ 40 % ずつを占める. 制限アミノ酸はリシン, アミ

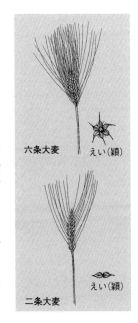

六条大麦　えい（穎）

二条大麦　えい（穎）

*2 日本へは約 2000 年前に導入されたようである.

大麦の生産量: 世界で 1.4 億 t. ロシア, フランス, ドイツなどで多く栽培されている. 日本の生産量は約 20 万 t で, 約 170 万 t を輸入している.

ノ酸価は 70 である（表 19・5 参照）. これらのタンパク質は水と練っても, 小麦粉のような生地（グルテン）は形成されない.

一方, 食物繊維の β－グルカンやポリフェノール化合物を米や小麦よりも多く含むため, 機能性が注目されている.

c. 大麦の用途　大麦の国内消費量は約 180 万 t で, 飼料用（49%）, 加工用（48%）, 純食料用（1.3%）である. 六条大麦の主用途は精白した丸麦, 蒸した後ロールで圧平した押し麦, また縦に二分した引き割り麦として, 米に 1〜2 割混ぜて飯として利用している. また, 麦茶の原料としても利用されている. 二条大麦はビール, 味噌, 焼酎の原料が主用途である.

トウモロコシの生産量: 世界で約 11 億 t. 現在日本では穀物としての栽培はほとんどなく, 未成熟トウモロコシが野菜として約 23 万 t 収穫されている.

*1 コーン油については表 23・1 を参照.

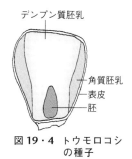

デンプン質胚乳
角質胚乳
表皮
胚

図 19・4　トウモロコシの種子

19・1・4　雑　穀　類

a. トウモロコシ（*Zea mays* L.: イネ科）　トウモロコシはイネ科の一年草である. トウモロコシの種子の胚乳はタンパク質が多く存在する角質胚乳と, タンパク質を含まないデンプン質胚乳とに大別される（図 19・4）. 胚は穀類のなかでは大きい方で, 粒の 12% を占めており, コーン油*1 を採取する. 胚乳に存在するデンプンの性状によりフリント（硬粒）種, スイート種, ポップ（爆裂）種, デント（馬歯）種, ソフト（軟粒）種, ワキシー（糯）種に分類される. 種子の色も白, 黄色, 紫, 赤紫などいろいろあり, 一番多く栽培されているデント種の粒色は黄色である.

成分　トウモロコシ種子の主成分は炭水化物で 71% 含まれる. ほとんどがデンプンで, アミロース：アミロペクチンが 1：3 の割合で構成されている. タンパク質は約 7.5% 含まれており, 主タンパク質であるプロラミンタンパク質（約 50%）のツェインの第一制限アミノ酸はリシン, 第二制限アミノ酸はトリプトファン（アミノ酸価 68）である（表 19・5 参照）. そのほか, グルテリン（約 30%）やグロブリン（約 20%）も含まれる. 脂質は 5.0% 含まれ, 脂肪酸はリノール酸, オレイン酸, パルミチン酸から構成されている. 黄色の粒にはカロテノイドが存在し, ビタミン A 効力がある.

用途　コーンスターチはわが国で利用しているデンプンの大部分を占めている. コーングリッツは胚乳部を割ったもので, ビール, 味噌の原料として使われる. 野菜としてのスイートコーンはスイート種の未成熟なものであり, 冷凍品, 缶詰, 焼きトウモロコシとして利用されている.

ソバの生産量: 日本の収穫量は約 3 万 t で, 中国, 米国, ロシアなどから約 4.7 万 t 輸入している.

*2 そば粉は粘性が低いため, つなぎとして小麦粉, ナガイモなどを混ぜ, そばきり（そば）として使用されている.

b. ソ　バ（*Fagopyrum esculentum* M ᴏᴇɴᴄʜ.; タデ科）　ソバはタデ科に属する一年生草本で, 原産地は中央アジアの冷涼地域である. 種子は三角稜形をしており, 黒褐色で固い外皮が胚乳を包んでいる（図 19・5）.

成分　ソバの主成分は炭水化物であるが, タンパク質は約 10% 存在し, 他の穀類よりも多い. ソバのタンパク質は水溶性のグロブリンやグルテリンが多く, 粘性を示すプロラミンの含量は低い*2. タンパク質のアミノ酸組成はリシンやトリプトファンなどのアミノ酸が多く含まれており, ソバ全層粉ではアミノ酸価 100 と高いが, そば（生）の場合は制限アミノ酸がリシンで, 67 と低くなる（表 19・5 参照）. また, 機能性成分として注目されている食物繊維, 亜鉛, ルチンなどの含量が多い.

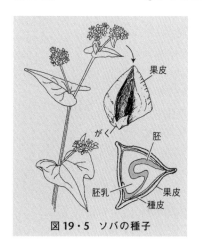

果皮
がく
胚
胚乳
果皮
種皮

図 19・5　ソバの種子

c. その他の穀類

ⅰ）**ライ　麦**：一年生または越年生草本で，西アジアが原産地とされている．種子は小麦に似ているが，小麦粉のような生地を作ることはできない．

成分 ライ麦タンパク質はリシンが小麦粉よりも多く，アミノ酸価は 82 である．

用途 北欧諸国やロシアなどでは黒パン用，ウオッカの原料として栽培している．日本では飼料用として少量栽培されている．

ⅱ）**ア　ワ**：東部アジア原産で，高温乾燥に強く，縄文時代から栽培されている最も古い穀類の一つである．種子は小さく乳白色と黄色の 2 種類がある．現在は岐阜県，熊本県などで少量栽培されている．　用途 米の飯に混ぜたり，団子，菓子用に使用されている．

ⅲ）**ヒ　エ**：インド原産で，耐寒性が強く，やせ地でも栽培が可能である．縄文時代より栽培され，アワとともに当時の主食であった．現在では東北地方，北海道の山間地でわずかに栽培されている．

ⅳ）**キ　ビ**：中央アジアの温帯地方が原産地であり，高温乾燥に強く，やせ地でも生育する．現在，北海道，岡山県，広島県などで少量栽培されている．

用途 団子，菓子などに使用されている．

ⅴ）**アマランサス**：ヒユ科に属する一年生草本で，アンデス地方が原産地である．種子は黄褐色で，直径 1 mm くらいである．玄穀ではタンパク質（11.3％），脂質（5.0％）が比較的多く含まれており，栄養価は優れている．粉にひいたものを小麦粉と混ぜて，菓子，パン，めんなどに利用されている．また，米・麦アレルギー代替食として注目されている．

19・2　い　も　類

いも類は，多年草の植物が根や地下茎に栄養素を貯蔵し，肥大したものである．サツマイモ，キャッサバは根が肥大したものである．ジャガイモ，サトイモは塊茎であり，地下茎に栄養素（デンプン）を蓄え，肥大したものである．いも類の成分を表 19・7 に，利用可能炭水化物含量とその組成を表 19・8 に示す．

19・2・1　ジャガイモ（*Solanum tuberosum* L.；ナス科）

a. 分類と特徴　　ジャガイモはナス科の一年生草本で，冷涼で排水のよい土地に適し，北ヨーロッパでは主食になっている．

日本では現在，北海道が全国生産量の 78％ を占め，品種では**男爵イモおよびメークイン**が代表的である．男爵イモは丸く，デンプン含量が高く粉質で，蒸すとぽくぽくして食味がよく，栽培が容易で収量も多い．メークインは長楕円形で切り口が黄色，粘質で蒸しても煮くずれが少なく，甘味が特徴である．

b. ジャガイモの成分　　主成分は炭水化物で 17～18％ 含まれ，そのほとんどがデンプンである．一般的に単糖類・二糖類は少なく味が淡泊であり，そのため連続して食べても飽きず，主食となる．穀類と比較するとビタミン C（28 mg）が多いことが特徴である．未熟イモや成熟イモの発芽部と緑色部には中

いも類の生産量：世界で栽培されているおもないも類の生産量は，ジャガイモ 3.8 億 t，キャッサバ 2.8 億 t，サツマイモ 1.1 億 t．日本ではジャガイモ 220 万 t，サツマイモ 90 万 t．

ジャガイモの原産地：南米のチチカカ湖周辺であるとされている．16 世紀にスペイン人によりヨーロッパへ伝わった．日本へは 1603 年オランダ人によりジャガタラ（ジャカルタ）から長崎へ導入された．

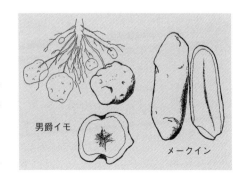

男爵イモ

メークイン

表 19・7　おもないも類の成分表 a)　〔可食部 100 g 当たり〕

食品名	エネルギー	水分	アミノ酸組成によるタンパク質	脂肪酸のトリアシルグリセロール当量	利用可能炭水化物（単糖当量）	食物繊維総量	灰分	無機質 ナトリウム	カリウム	カルシウム	マグネシウム	リン	鉄	亜鉛	銅	ビタミン A β-カロテン当量	A レチノール活性当量	E α-トコフェロール	K	B₁	B₂	ナイアシン	B₆	C
	[kcal]			〔g〕								〔mg〕					〔µg〕		〔mg〕	〔µg〕			〔mg〕		
ジャガイモ（皮なし）																								
（生）	59	79.8	1.3	Tr	17.0	8.9	1	1	410	4	19	47	0.4	0.2	0.09	3	0	Tr	1	0.09	0.03	1.5	0.2	28
（蒸し）	76	78.8	1.5	(0.1)	16.6	3.5	0.9	1	420	5	24	38	0.6	0.3	0.08	5	Tr	0.1	(0)	0.08	0.03	1.0	0.22	11
サツマイモ（皮なし）																								
（生）	126	65.6	1.0	0.1	30.9	2.2	1.0	11	480	36	24	47	0.6	0.2	0.17	28	2	1.5	(0)	0.11	0.04	0.8	0.26	29
（蒸し）	131	65.6	1.0	(0.1)	32.6	2.3	1.0	11	480	36	24	47	0.6	0.2	0.17	29	2	1.5	(0)	0.11	0.04	0.8	0.27	29
（焼き）	163	58.1	1.2	(0.1)	36.7	3.5	1.3	13	540	34	23	55	0.7	0.2	0.20	6	1	1.3	(0)	0.12	0.06	1.0	0.33	23
サトイモ（生）	53	84.1	1.2	0.1	11.2	2.3	1.2	Tr	640	10	19	55	0.5	0.3	0.15	5	Tr	0.6	(0)	0.07	0.02	1.0	0.15	6
ヤマノイモ類																								
イチョウイモ（生）	108	71.1	3.1	0.3	23.6	1.4	1.4	5	590	12	19	65	0.6	0.4	0.20	5	Tr	0.2	(0)	0.15	0.05	0.4	0.11	7
ナガイモ（生）	64	82.6	1.5	0.1	14.1	1.0	1.0	3	430	17	17	27	0.4	0.3	0.10	Tr	(0)	0.2	(0)	0.10	0.02	0.4	0.09	6
コンニャク																								
板コンニャク（精粉）	5	97.3	0.1†	Tr	2.3†	2.2	0.3	10	33	43	2	5	0.4	0.1	0.02	(0)	(0)	0	(0)	(0)	(0)	(0)	0.02	(0)
しらたき	7	96.5	0.2†	Tr†	3.0†	2.9	0.3	10	12	75	4	10	0.5	0.1	0.02	(0)	(0)	0	(0)	(0)	(0)	(0)	0.01	(0)
キャッサバ（デンプン粉）	354	14.2	0.1†	0.2†	(93.8)	(0)	0.2		48	28		6	0.3	Tr	0.03	0	(0)		(0)	(0)		(0)	0	0

a) 日本食品標準成分表 2020 年版より.
† 旧来法でのタンパク質，脂質，炭水化物の値.
（　） は類似食品から推計または計算により求めた値.

〔注記〕サツマイモは炭水化物，カロテン，ビタミン C が豊富である

表 19・8　いも類の利用可能炭水化物含量と組成 a)　〔g/可食部 100 g〕

食品名	水分	利用可能炭水化物（単糖当量）	デンプン	グルコース	フルクトース	スクロース	マルトース
ジャガイモ	79.8	17.0	14.7	0.3	0.2	0.3	0
サツマイモ	65.6	30.9	24.5	0.6	0.4	2.7	0.1
サトイモ	84.1	11.2	8.7	0.3	0.4	0.9	Tr
ナガイモ	82.6	14.1	11.8	0.4	0.5	0.2	Tr

a) 日本食品標準成分表 2020 年版 炭水化物成分表編より.

＊　ジャガイモは休眠する性質があるため，掘り出した後数カ月間は発芽しない. しかし，一定期間を過ぎると植え付けなくとも発芽する. ソラニンの構造は p.111 参照.

枢神経毒の配糖体ソラニンが含まれている＊. まだ小規模であるが，β-カロテンやアントシアニンを多く含む品種が育成され，抗酸化性などの機能性が検討されている.

c. ジャガイモの用途　ジャガイモは年間約 350 万 t 消費され，青果用 28%，加工食品用 25%，でん粉用 32% であり，加工食品用，特にポテトチップス用途が大半を占める.

19・2・2　サ ツ マ イ モ（*Ipomoea batatas* Lam.；ヒルガオ科）

a. 分 類 と 特 徴　サツマイモはヒルガオ科の一年生草本（熱帯では多年生）で，高温で排水の良い土地に適している.　〔貯蔵〕サツマイモの貯蔵の適温は 13〜15 ℃ であり，10 ℃ 以下になると腐敗しやすくなる.

b. サツマイモの成分　　サツマイモの主成分は，水分が約 65％ で他のいもより少なく，炭水化物 31％，タンパク質 0.8％，脂質 0.1％ である．炭水化物のほとんどはデンプンであるが，スクロース，グルコース，フルクトースも数％含んでおり，ジャガイモと比べると甘味が強い．貯蔵や焼きいもにより甘味度が増加するのはデンプンが β-アミラーゼにより糖化するためである．**ビタミン C** もいも類のなかでは多く（29 mg/100 g），加熱してもデンプンに保護されて損失が少ない．食物繊維含量も多い．

サツマイモの機能性の研究も行われており，特に紫サツマイモの抗酸化作用，抗変異原作用などについて検討されている．また，ヒトレベルにおいて肝機能向上作用，血圧上昇抑制作用や便通促進作用などの効果が明らかにされつつある．

黒斑病に侵されたサツマイモは，その部分が黒褐色となり，苦味成分である**イポメアマロン**が形成される．

c. サツマイモの用途　　日本で 1 年間に生産される量は約 86 万 t で，生食用が 48％，加工食品用 9％，でん粉用 16％，アルコール用 24％ がおもな用途である．最近はサツマイモに存在するカロテンやアントシアニンが注目され，ジュースやパウダーに利用されている．

19・2・3　その他のいも類

a. サトイモ（*Colocasia esculenta*（L.）Schott；サトイモ科）　　サトイモはサトイモ科の多年草で，地中の茎が肥大したものである．品種は 30 種ほどあり，親いもを食べる品種（タケノコイモ）と子いもを食べる品種（石川早生），親子兼用（八頭，エビイモ）の 3 種に大別される．　成分　サトイモの主成分は炭水化物（11％）で，ほとんどがデンプンである．サトイモの粘性は多糖類の**ガラクタン**，えぐ味成分は**ホモゲンチジン酸**，生のサトイモのぬめりに触るとかゆくなるのは**シュウ酸カルシウム**による刺激である．最近は食物繊維など三次機能成分も注目されている．

b. ヤーコン（*Smallanthus sonchifolius*；キク科）　　ヤーコンは地下部にサツマイモに似た 200 g 位の塊根を数個形成する．塊根の色は，ピンク，白，黄色，黄紫などがある．食感はナシのようにシャキシャキして歯切れが良く，少し甘味があり，多汁性である．　成分　水分 86％，炭水化物 11％，タンパク質および脂肪は少ない．糖質はフラクトオリゴ糖*がほとんどであり，デンプンは少ない．フラクトオリゴ糖は収穫後，一部がスクロース，グルコース，フルクトースに分解され，甘味が増加する．ポリフェノール化合物は約 200 mg/100 g 含まれ，クロロゲン酸，カフェ酸，3,5-ジカフェオイルキナ酸などが同定されている．　用途　フラクトオリゴ糖を高濃度に含むため，整腸作用や血糖値抑制作用など，機能性食品として利用が期待されている．また，調理特性として，中華風サラダ，煮物，揚げ物に合う．

c. ヤマノイモ（*Dioscorea japonica* Thunb.；ヤマノイモ科）　　ヤマノイモはつる性の多年草で地下のいもを食用とする．いもは茎と根の中間である担根体といわれる部分が肥大したものである．ヤマノイモはつるに付くむかご（肉芽）を利用して栽培する．現在日本で栽培されている品種は**ナガイモ**（長形種，粘りが弱くサクサクしている），イチョウイモ（扇型種，粘りがやや強い），ツクネイモ（塊形種，粘りが強い）に大別される．野生のジネンジョと栽培種のヤマノイモとは別種である．　成分　いも類のなかではタンパク質が 2〜4.5％ と比較的多く含まれているが，主

サツマイモの原産地：中南米地域とされており，メキシコやグアテマラでは紀元前 3000 年ころにはすでに栽培されていた．日本へは 1606 年に中国から導入したのが最初で，幕末のころには主要な作物になった．

サトイモの原産地：熱帯アジアで，日本へは中国を経由し，稲作よりも早く伝搬し，縄文時代にはすでに栽培されていたとされている．

サトイモの生産量：約 15 万 t 生産されており，千葉県，宮崎県，埼玉県が主産地である．

ヤーコンの原産地：ヤーコンはアンデス高地を原産地とする多年草本である．草姿はキクイモに似ており，草丈 1.5〜2.0 m，ヒマワリより小さい黄色の花が咲く．アンデス地方では塊根を生食や加熱調理し，利用している．日本へは 1985 年に導入され，比較的簡単に栽培でき，機能性成分を含んでいることから，地域活性化と相まって，栽培が各地で推奨されている．

ヤマノイモの生産量：ヤマノイモは雲南省が原産地とされ，平安時代の貴族の好物であった．現在では北海道，青森県などで，約 16 万 t 収穫されている．

* フラクトオリゴ糖については §5・2・1a および図 10・14 を参照．

成分はデンプンである．ヤマノイモには**アミラーゼ活性**がある．**粘質物質**の主成分は，高分子量化したマンナンと，糖タンパク質である．ポリフェノール化合物も多く存在している．　用途　ナガイモは生食（とろろ，やまかけなど），揚げ物，菓子などに利用され，ツクネイモはかるかんの原料として利用されている．かるかんの原料としてはジネンジョが最も良いが，生産量が少ない．

d. コンニャク（*Amorphophallus konjac* K. Koch.；サトイモ科）　コンニャクはサトイモ科に属する多年草植物であり，地下茎が肥大したものである．世界的なコンニャクの利用は日本，韓国および中国である[*1]．コンニャクイモはふつう 3 年で収穫され，群馬県がその 9 割を生産している．食用こんにゃくの製造は，生のコンニャクイモを乾燥させ粉にし，水と水酸化カルシウムを混ぜてゲル化し，凝固させたものである．　成分　主成分は**グルコマンナン**[*2]（グルコース：マンノース＝ 1：2）という難消化性の多糖類であるが，腸内微生物により分解され脂肪酸などを生成し，一部利用される．また，マンナンには**血糖値**および**コレステロール**を低下させる作用が認められている．　用途　こんにゃく粉はほとんどがこんにゃく，しらたきおよびゼリーに利用される．

e. キャッサバ（*Manihot esculenta* Crantz；トウダイグサ科）　キャッサバはメキシコとブラジルを原産地とし，2〜3 m になる木状多年生草本で，根が肥大しダリアの根のような塊根を 1 株に 5〜10 個つける．品種は苦味種と甘味種とがある．　成分　苦味種には有毒な青酸配糖体**リナマリン**[*3] が多く含まれているが，大きな塊根をつくるためデンプン含量も約 25％と多く，デンプンの製造に利用されている．甘味種はリナマリン含量が比較的少なく食用にされている．　用途　熱帯・亜熱帯地方では重要な主食である．また，苦味種キャッサバは**タピオカデンプン**の原料として利用されている．タピオカデンプンは糊化（α 化）しやすいデンプンである．

■ **19・3　豆　類**

豆類はマメ科の一年生草本や越年生草本の種子である．豆類の可食部は子葉で，胚乳部はわずかである（p.188，図 19・6）．豆類は穀類と同様に世界の主要な食料源である[*4]．表 19・10 に豆類の成分を示す．豆類はタンパク質や脂質を多く含んでいる大豆や落花生，炭水化物を多く含むアズキ，エンドウなどに大別される．一般的に乾燥している豆類の水分は 15％くらいなので，貯蔵性に富んでいる．

19・3・1　大　豆（*Glycine max*；マメ科）

a. 分類と特徴　大豆は中国北部原産の一年生草本で，日本へは約 2000 年前に導入され，穀類とともに主要な食糧源として利用されてきた．大豆の品種は非常に多く，種皮の色も黄色，黒，緑などがある．一般的な食用品種の種皮は黄色である．種子の大きさにより，大粒種，中粒種，小粒種に分けられ，日本と中国産は大粒種と中粒種が多く，米国産は小粒種が多い．

b. 大豆の成分　大豆は穀類や他の豆類と比較して**タンパク質**と**脂質**に富む優れた食材である．

- 国産大豆の主成分：タンパク質 33％，脂質 19％，利用可能炭水化物 7％
- 米国産大豆の主成分：タンパク質 31％，脂質 20％，利用可能炭水化物 7％

コンニャクの原産地：インドシナ半島（ベトナム付近）であり，縄文時代に日本へ導入され，江戸時代に庶民の間に徐々に広まったといわれている．

[*1] 女子学生を対象としたこんにゃくの嗜好調査によれば，こんにゃくが好きな人 62％，その理由としてテクスチャーが 47％，食べる頻度は月に 1〜3 回が 41％であった．国内では 6.0〜6.7 万 t が生産されている．

[*2] グルコマンナンについては，§5・2・1c 参照．

[*3] 図 11・2 参照．

[*4] 豆類からの日本人一人一日当たりのエネルギー供給率は約 3.6％，タンパク質の供給率は約 8.7％である．豆類全体の自給率は 9％，大豆では 7％である．大豆は和食に欠かせない原料であるがほぼ輸入に頼っている（表 19・9）．

表 19・9　日本の豆類の生産量と輸入量[a]

豆　類	別	量〔千 t〕
大　豆	生産量	211
	輸入量	3236
アズキ	生産量	59
	輸入量	32
インゲンマメ	生産量	13
	輸入量	13
落花生	生産量	12
	輸入量	28.1

[a] 食料需給表，作物統計および貿易統計より．

大豆の生産量：世界で 3.5 億 t で，米国とブラジルで 7 割を占める．

表 19・10　おもな豆類の成分表[a]　〔可食部 100g 当たり〕

食品名	エネルギー	水分	アミノ酸組成によるタンパク質	脂肪酸のトリアシルグリセロール当量	利用可能炭水化物(単糖当量)	食物繊維総量	灰分	無機質 ナトリウム	カリウム	カルシウム	マグネシウム	リン	鉄	亜鉛	銅	ビタミン A β-カロテン当量	レチノール活性当量	E α-トコフェロール	K	B₁	B₂	ナイアシン	B₆	C
	〔kcal〕			〔g〕							〔mg〕					〔μg〕		〔mg〕	〔μg〕			〔mg〕		
大豆(全粒)																								
国産(乾)	372	12.4	32.9	18.6	7.0	21.5	4.7	1	1900	180	220	490	6.8	3.1	1.07	7	1	2.3	18	0.71	0.26	2.0	0.51	3
米国産(乾)	402	11.7	31.0	(19.9)	7.0	15.9	4.8	1	1800	230	230	480	8.6	4.5	0.97	7	1	1.7	34	0.88	0.30	2.1	0.46	Tr
アズキ(乾)	304	14.2	17.8	0.8	46.5	24.8	3.4	1	1300	70	130	350	5.5	2.4	0.68	9	1	0.1	8	0.46	0.16	2.2	0.40	2
落花生[†](乾)	572	6.0	24.0	46.4	10.7	8.5	2.3	2	740	49	170	380	1.6	2.3	0.59	8	0	11.0	0	0.41	0.10	20.0	0.49	0
インゲンマメ(乾)	280	15.3	17.7	1.5	41.8	19.6	3.7	1	1400	140	150	370	5.9	2.5	0.77	6	Tr	0.1	8	0.64	0.16	2.0	0.37	Tr
青エンドウ(乾)	310	13.4	17.8	1.5	42.7	17.4	2.2	1	870	65	120	360	5.0	4.1	0.49	92	8	0.1	16	0.72	0.15	2.5	0.29	Tr
ソラマメ(乾)	323	13.3	20.5	1.3	37.6	9.3	2.8	1	1100	100	120	440	5.7	4.6	1.20	5	Tr	0.7	13	0.50	0.20	2.5	0.41	Tr
リョクトウ(乾)	319	10.8	20.7	1.0	45.4	14.6	3.5	0	1300	100	150	320	5.9	4.0	0.91	150	13	0.3	36	0.70	0.22	2.1	0.52	Tr
ササゲ(乾)	280	15.5	19.6	1.3	40.7	18.4	3.6	1	1400	75	170	400	5.6	4.9	0.71	19	2	Tr	14	0.50	0.10	2.5	0.24	Tr

a) 日本食品標準成分表 2020 年版より.
† 食品成分表では種実類に分類. 大粒種.

大豆, 落花生は脂質を多く含んでいる

エンドウ, リョクトウはカロテンを多く含んでいる

表 19・11　豆類のタンパク質の不可欠アミノ酸組成[a]〔mg/可食部 100 g〕とアミノ酸価[b]

食品名	イソロイシン	ロイシン	リシン	含硫アミノ酸	芳香族アミノ酸	トレオニン	トリプトファン	バリン	ヒスチジン	第一制限アミノ酸	アミノ酸価
大豆(全粒乾)	1700	2900	2400	1100	3300	1600	500	1800	1000		100
アズキ(全粒乾)	920	1700	1600	600	1800	830	240	1100	700		100
落花生(大粒種乾)[†]	970	1800	1000	680	2600	850	280	1200	700	リシン	73
インゲンマメ(全粒乾)	1000	1700	1400	570	1900	950	250	1200	670		100
ソラマメ(全粒乾)	1000	1800	1600	500	1800	990	220	1200	680	含硫アミノ酸	89
ササゲ(全粒乾)	1100	1800	1600	740	2100	940	280	1200	780		100
青エンドウ(全粒乾)	880	1500	1600	550	1700	890	200	1000	550		100

a) 日本食品標準成分表 2020 年版 アミノ酸成分表編より.
b) FAO/WHO/UNU (2007 年) のアミノ酸評点パターンを用いて算出.
† 食品成分表では種実類に分類.

表 19・12　豆類の利用可能炭水化物含量と組成[a]　〔g/可食部 100 g〕

食品名	水分	利用可能炭水化物(単糖当量)	デンプン	グルコース	フルクトース	スクロース	マルトース
大豆(乾)	12.4	7.0	0.6	0	0	5.9	Tr
アズキ(乾)	14.2	46.5	41.7	0	0	0.6	0
インゲンマメ(乾)	15.3	41.8	35.7	0	0	2.4	0
エンドウ(乾)	13.4	42.7	37.0	0	0	1.9	0

a) 日本食品標準成分表 2020 年版 炭水化物成分表編より.

1) タンパク質: 大豆のタンパク質は大部分がグロブリンタンパク質の**グリシニン**と **β-コングリシニン**であり, **リシン**や**トリプトファン**が多く含まれ, 穀類とともに摂取するとアミノ酸の**補足効果**が期待される. アミノ酸価は 100 である (表 19・11). 脂質は不飽和脂肪酸の**オレイン酸**, **リノール酸**, **α-リノレン酸**

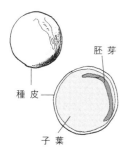

図 19・6　大豆の種子

*1 ラフィノースとスタキオースについては, §5・2・1a 参照.

*2 国産大豆のほぼすべてが食品用になっている.

アズキの原産地: 中国北東部. 中国では古くから栽培され, 日本へは 2000 年前に導入されたといわれている.

落花生の原産地: 南米ボリビアおよびアルゼンチン東北部. アフリカ西海岸を経て中国へ導入され, 約 200 年前に渡来した. それで南京豆ともよばれる. 本格的な栽培は 1874 年に米国から各品種が導入されてからである.

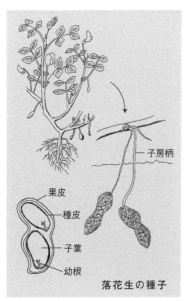

落花生の種子

などが含まれている.

2) **炭水化物**: 完熟した大豆にはデンプンはほとんど存在していない (表 19・12). 炭水化物の主要な成分はスクロース (5.9%), スタキオース (4%), ラフィノース (1%), および食物繊維である. オリゴ糖である**ラフィノース**, **スタキオース**はビフィズス菌の増殖因子である*1.

3) **その他**: 無機質は約 5% 含まれ, カリウム約 2%, リン約 0.5% である. リンの大部分は**フィチン酸**として存在し, 腸内での活性酸素除去効果が期待される. また, ポリフェノール化合物であるイソフラボン配糖体は生活習慣病などに対する予防効果が注目されている.

c. 大豆の用途　消費される大豆の 67% は油脂用である. 食品用には約 96 万 t 使用され, 伝統的加工食品として豆腐・油揚げ 47%, 味噌・醤油 17%, 納豆 14%, 豆乳 5%, 煮豆 3% がある*2. また, 搾油した後の脱脂大豆からタンパク質を分離し, 植物性タンパク質として水産練り製品, ハム・ソーセージなどに利用している.

19・3・2　アズキ（*Vigna angularis* OHWI et OHASHI.; マメ科）

a. 分類と特徴　アズキは一年生草本である. アズキの品種は, 種子の大きさにより小粒から中粒の普通アズキと大粒の大納言, 種皮の色により赤, 白, そのほか, 粒の形により円筒, 楕円などに分類されている. アズキの品質特性として重視されているのは種皮の色, 粒の大きさ, 水分含量であり, 赤色で大粒の大納言は高級アズキである.

b. アズキの成分　アズキの主成分は利用可能炭水化物 (47%) であり, その 60% はデンプンである. その他の炭水化物として**ペントザン**, **ガラクタン**および**スクロース**が含まれている. タンパク質は約 20% 含まれ, その 80% は**グロブリン**である. 脂質は大豆と比べると非常に少なく, 約 2% である. その 25% はリン脂質が占めている. 特殊な成分としては**サポニン**を含んでおり, 便通促進効果がある.

c. アズキの用途　生産量は約 9 万 t で, その 69% はあん用であり, 普通アズキが使用される. その他として甘納豆や赤飯などに使用される. 大納言は粒形を残したまま高級和菓子などに利用される.

19・3・3　落花生（*Arachis hypogaea* L.; マメ科）

落花生は一年生草本で, 開花した後, 子房柄が伸び, 地中で結実する. 品種は小粒のスパニッシュ種と大粒のバージニア種に大別される. 一般的にさやの中に 2 個の種子が結実する.

a. 落花生の成分　脂質が約 45% と多く, 構成脂肪酸は不飽和脂肪酸の**オレイン酸**や**リノール酸**が多い. タンパク質は約 25% 含まれ, その 65% がグロブリンである. 制限アミノ酸はリシンで, アミノ酸価は 73 である. 炭水化物は約 11% (スクロース 5.7%, デンプン 4.3%) 含まれているが, 豆類のなかでは少ない方である.

b. 落花生の用途　落花生は世界的に主要な搾油原料で, 生産量の 50% 前後が使用されている. 小粒落花生はピーナッツバター, 菓子原料であり, 国産の大粒は炒り豆や炒りさや用である.

19・3・4 その他の豆類

a. インゲンマメ（*Phaseolus vulgaris* L.; マメ科） 一年生草本で, 品種が多く, 若さや用（サヤインゲン）, 完熟用, むき実用に大別される. 種皮の色も赤, 白, 黒, 斑点などがあり, 形も球, 楕円, 腎臓形などいろいろである. 成分 インゲンマメ（全粒乾）は炭水化物約42% で, そのなかでデンプンが30〜40% である. タンパク質は約18% 含まれ, その70% はグロブリンである. アミノ酸価は100である. 脂質は1.5% と少ない. また, 食物繊維の含量が高く, 特殊な成分として青酸配糖体リナマリン*が存在しているが, 国内産はその含量が低く, 問題はない. 用途 5.56万t（2012年）が消費され, 種子の色, 形などにより用途が異なる. 金時類は煮豆, あん, 甘納豆に利用され, 白金時は高級白あん, 甘納豆などに利用される. トラマメは煮豆, 甘納豆などに利用されている. 輸入されたインゲンマメは青酸配糖体リナマリンを含むため, さらしあんの原料としてのみ許可されている.

b. エンドウ（*Pisum sativum* L.; マメ科） エンドウは一年生草本で, 国内で栽培されている品種は利用面から種実用（エンドウ）とさや用（サヤエンドウ）に分けられる. エンドウの主産地は北海道で, サヤエンドウは和歌山県, 九州で生産量が多い. 成分 エンドウの子実は炭水化物が43%, タンパク質18%, 脂質1.5% とアズキに似ている. 野菜として食べるサヤエンドウのビタミンC含量は60 mg/100 g と高い. 用途 乾燥種子は煮豆, あん用として利用され, 生豆はグリンピースとして缶詰にされる. サヤエンドウは野菜として利用されている.

c. ソラマメ（*Vicia faba* L.; マメ科） 成分 ソラマメの主成分は炭水化物で約38% と多く, その70% はデンプンである. タンパク質も21% 存在し, 60% がグロブリン, グルテリンおよびプロラミンがそれぞれ30%, 10% 含まれている. 制限アミノ酸は含硫アミノ酸で, アミノ酸価は89である. 特殊成分としてドーパがあり, 酸化酵素の作用により黒変する. 用途 ソラマメは煮豆, 炒り豆, 甘納豆, あん, きんとんなどに利用される.

d. リョクトウ 種子はアズキに似ており, 種皮の色は緑色のものが多いが, 黄色や黄褐色のものもある. ほとんど中国, ミャンマー, タイなどから輸入している. 成分 炭水化物（45%）の主成分はデンプンであるが, 食物繊維のヘミセルロースが約3% 含まれ, これがこしのあるはるさめ製造に重要である. 用途 もやし, はるさめの原料として利用されている.

e. ササゲ アズキに色, 形も似ているが, 豆の端が角ばっていることから大角豆ともいう. 成分 主成分はタンパク質(20%), 炭水化物(41%)であり, グロブリンとデンプンがそれぞれの主構成成分である. 用途 野菜用の品種はさやのまま野菜として利用されている. 種子はあん, 菓子に用いられている. また, 飯に入れて赤飯に利用されている.

■ 19・4 種 実 類

種実類はクリ, クルミのように果皮が硬くなった堅果類（ナッツ）に属するものと, ゴマ, アサの実（麻の実）のような植物の種子を食用とするものの総称である. ドングリなどの堅果類は先史時代の主要な食料であった. 種実類の成分的特徴は一般的に水分が少なく, 貯蔵性に富み, タンパク質, 脂肪が多い. 成分的にはつぎの

インゲンマメの原産地: 中南米. この地域では紀元前から栽培されていた. アメリカ大陸が発見されてから世界中に広まり, 多くの国で栽培されている.

* 図11・2参照.

エンドウマメの原産地: 地中海沿岸から中央アジア地域. 現在の野菜用と子実用品種は英国で育種された. 日本へは江戸時代に導入されたが, 栽培が普及したのは明治以降である.

ソラマメの原産地: 北アフリカからカスピ海辺り. 日本へは8世紀ころ中国を経て渡来した. 肥大したさやの形がカイコのようになるのでかいこ豆ともよばれ, 花やさやが天を向いて付くのでソラマメ（空豆）という.

ように大別される.

　① 水分および炭水化物が比較的多いもの: クリ, ギンナン, ハスの実

　② タンパク質および脂肪が多いもの: アーモンド, クルミ, ゴマ

種実類の構成脂肪酸は不飽和脂肪酸が多く, コレステロールがほとんどない. また, 比較的ビタミン B_1 や鉄が多い.

a. ク リ (*Castanea crenata*; ブナ科)　　クリはブナ科の堅果実で, 世界ではニホングリ, チュウゴクグリおよびヨーロッパグリが栽培されている. ニホングリは日本と朝鮮半島に分布している. 現在栽培しているのはニホングリの改良種で, 2万1000 t (2013 年) 収穫されている. チュウゴクグリは小粒で, 天津甘栗として輸入されている. ヨーロッパグリはフランス, イタリア, スペインで広く栽培されている. 成分 水分は59%, 炭水化物は34% で, 約80% はデンプンである. 収穫直後の糖分は約3% であるが, 貯蔵することにより約6% まで糖分が上昇し, 甘味が増す. クリ果肉の黄色色素は**カロテノイド系色素**で, 1.8 mg/100 g 含まれている. 特に**ルテイン**が多い. 用途 煮物, きんとん, 和洋菓子用など.

b. ク ル ミ (*Juglans* spp.; クルミ科)　　クルミは落葉高木で, イラン付近を原産地とする大粒で, 殻が薄く割れやすく, 世界的に栽培されているペルシアグルミと, 日本に自生する小粒で殻が厚く割れにくいオニグルミやヒメグルミがある. 成分 クルミ (食品, 炒りクルミ) の主成分は脂質 (約71%) で, 構成脂肪酸は**リノール酸, α-リノレン酸, オレイン酸**などの不飽和脂肪酸が多い. タンパク質は約15% 含まれているが, 制限アミノ酸はリシンで, アミノ酸価は56 と低い. 用途 国内で利用されているクルミは多くが米国や中国からの輸入品である. 高級和菓子・洋菓子, パン, 各種料理に利用されている. また, クルミ油は高級食用油, 香油, 化粧用などに利用されている.

c. アーモンド (*Prunus dulcis*; バラ科)　　アーモンドはバラ科サクラ属の落葉高木で, サクラに似た美しい花が咲き, 秋に実を収穫する. 甘味種と苦味種がある. 成分 主要な成分は脂質 (52%) で, 構成脂肪酸として**オレイン酸** (66.9%), **リノール酸** (24.4%) を多く含む. タンパク質は約20% 含まれているが, 制限アミノ酸はリシンであり, アミノ酸価は61 と低い. 種実類のなかでは**α-トコフェロール**含量が 30 mg/100 g と最も高い. 用途 甘味種はナッツとして食用, 菓子の材料として利用されている. 苦味種は製油用とされる.

d. カシューナッツ (*Anacardium occidentale* L.; ウルシ科)　　常緑高木で, ブラジルが原産地で, インド, タンザニアでも多く栽培されている. 白色でまがたま形の種子を食用とする. 成分 主成分は脂質 (48%) で, 構成脂肪酸として**オレイン酸** (59.8%), **リノール酸** (17.5%) が大部分を占めている. 用途 炒って食塩をまぶしてナッツとして食用としたり, 菓子材料に利用する.

e. ギンナン (*Ginkgo biloba* L.; イチョウ科)　　イチョウは中国原産の落葉高木1科1属1種で, 近縁の植物は存在しない. 種子の硬い内皮に覆われた柔らかい胚乳をギンナンという. 成分 種実類のなかでは水分 (約57%) が比較的多く, 炭水化物も 33% 含まれ, 大部分はデンプンである. また, **カロテンとビタミンC** も種実類のなかでは多く含まれている. 用途 ギンナンを食用として利用している国は中国, 朝鮮, 日本などであり, その独特の風味を料理や酒の肴として用いている.

f. ゴ マ (*Sesamum indicum* L.; ゴマ科)　　ゴマは一年生の作物で, 非常に古

クルミの栽培: ペルシアグルミは 2000 年前から栽培され, オニグルミやヒメグルミも古来から食用として利用されていた.

クルミの生産量: 世界で約370 万 t. 日本では約1.9 万 t を輸入しており, その9割以上が米国産である.

アーモンドの原産地: 西南アジア. メソポタミアでは紀元前数千年から食用として利用していたと推定されている.

アーモンドの生産量: 世界で約 320 万 t が生産され, 日本では米国から 9 割以上輸入している.

ギンナン食中毒: ギンナンの多食による, 特に小児に感受性の高いギンナン食中毒が知られている. この毒成分は **4-O-メチルピリドキシン**である.

ゴマの原産地: アフリカのサバンナ地帯. 日本へはシルクロードを経由し, 中国から渡来した. 縄文晩期の遺跡からゴマが見つかっている.

くから利用されてきた. 成分 ゴマの主成分は脂質(53%)で,その構成脂肪酸はパルミチン酸(8.8%),オレイン酸(38.4%),リノール酸(45.6%)などである. タンパク質は約19%含まれ,グロブリンが大部分を占めている. ゴマ油の特徴は抗酸化成分であるリグナン類[*1]が含まれていることである. 用途 ゴマには,脂質含量(50～55%)が高い白ゴマと,少し低い(45～50%)黒ゴマとがあり,前者は搾油用,後者は食用として利用されている. ゴマ油には香りを重視し,製造工程で種子を焙煎する焙煎ゴマ油と,焙煎しないゴマサラダ油とがある. 食用としてはゴマ塩,ゴマ和え,ゴマ豆腐,菓子用として利用されている. 搾り粕は飼料用である.

g. ヒマワリの種子（*Helianthus annuus* L.: キク科） ヒマワリは米国西部が原産地である一年生草本で,生育期間の短い作物である. 成分 ヒマワリ(食品)[*2]の脂質は約50%含まれ,構成脂肪酸はオレイン酸(27%),リノール酸(60%)が大部分である. 種子のリノール酸は寒地ほど多くなる. タンパク質は約19%含まれている. 用途 ヒマワリの種子はスナック用と搾油用に大別され,ふつうの種子は搾油用であり,スナック用は大粒で殻がむきやすく,脂質含量が少ないように改良されたものである.

19・5 野 菜 類

a. 野菜の分類と特徴 野菜は草本植物で副食として栽培されているものの総称である. 日本原産の野菜は,ミツバ,ウド,セリ,フキ,ワサビなど非常に少ないが,これまでに多くの種類が渡来し,栽培されている. 日本食品標準成分表には約130種の野菜が掲載されている.

野菜は食用部位により葉菜類,茎菜類,根菜類,果菜類,花菜類に分類される.

① 葉菜類: 葉を食用とする. キャベツ,ホウレンソウ,レタスなど.
② 茎菜類: 茎を食用とする. アスパラガス,ウド,タケノコ,フキなど.
③ 根菜類: 根を食用とする. ダイコン,ニンジン,ゴボウなど.
④ 果菜類: 果実を食用とする. カボチャ,トマト,ナスなど.
⑤ 花菜類: つぼみ,花弁を食用とする. カリフラワー,ブロッコリーなど.

カロテンが可食部100g当たり600μg以上存在する野菜を**緑黄色野菜**という(表19・13).

b. 野菜の成分 野菜は一般に水分が90%以上あり,保存や食味に大きな影響を与えている[*3]. 利用可能炭水化物はクワイ(24%),レンコン(14%),ゴボウ(10%),ニンニク(24%)などには多く存在するが,多くの野菜は5%以下である. 野菜のタンパク質は2%前後で,遊離グルタミン酸やアスパラギン酸が比較的多く存在している. 大部分の野菜の脂質は0.1～0.2%と少ない.

野菜はビタミンAやビタミンCに富んでいるものが多く,大切な供給源である. また,カロテノイドやフラボノイドには抗酸化作用があり,近年重視されてきている機能性の一つである.

無機質(ミネラル)としてはカリウム,カルシウム,リン,鉄を多く含む(表19・14). 食物繊維は生活習慣病の予防・治療効果が期待されている食品成分の一つであるが,日本人は一日に摂取している**食物繊維**の約37%を野菜から摂取している. 食物繊維を多く含む野菜類を表19・15に示す.

*1 図16・5および図23・1参照.

ヒマワリの生産量: 世界で約5200万tで,主要生産国はウクライナ,ロシア,アルゼンチンなどである.

*2 皮をはいだ実を炒って味つけしたものが食品として出回っている.

表 19・13 おもな緑黄色野菜のβ-カロテン当量[a] 〔μg/100 g〕

名 称	β-カロテン当量
シソ（葉）	11000
ニンジン	8600
パセリ	7400
トウミョウ	4100
シュンギク	4500
ホウレンソウ	4200
西洋カボチャ	4000
ダイコン（葉）	3900
ニラ	3500
コマツナ	3100
ツルムラサキ	3000
カラシナ	2800
クレソン	2700
ミニトマト	960
ブロッコリー	810

a) 日本食品標準成分表2020年版より.

*3 野菜からの水分蒸散量が多いと鮮度が低下する. 水分が5%減少すると鮮度低下の指標とされている.

日本の野菜自給率: 1992年までは90%であったが,2005年頃から約80%前後まで減少している.

表 19・14　生鮮野菜の CaとFe含有量

食品名	Ca〔mg/100 g〕
トウガラシ（葉・果実）	490
パセリ	290
モロヘイヤ	260
カブ（葉）	250
シソ（葉）	230
ケール	220
コマツナ	170

食品名	Fe〔mg/100 g〕
パセリ	7.5
ヨモギ	4.3
ツマミナ	3.3
ダイコンの葉	3.1
ツルナ	3.0
コマツナ	2.8
エダマメ	2.7

a) 日本食品標準成分表 2020 年版 より.

表 19・15　食物繊維含量の多いおもな野菜[a]　〔可食部 100 g〕

食品名	水溶性〔g〕	不溶性〔g〕	総量〔g〕	食品名	水溶性〔g〕	不溶性〔g〕	総量〔g〕
かんぴょう（乾）	6.8	23.3	30.1	芽キャベツ（生）	1.4	4.1	5.5
干しズイキ（乾）	4.8	21.0	25.8	オクラ（生）	1.4	3.6	5.0
切り干し大根	5.2	16.1	21.3	ブロッコリー（生）	0.9	4.3	5.1
グリンピース（生）	0.6	7.1	7.7	セイヨウカボチャ（生）	0.9	2.6	3.5
ゴボウ（生）	2.3	3.4	5.7	ホウレンソウ（生）	0.7	2.1	2.8
ニンニク（りん茎）	4.1	2.1	6.2	タケノコ（生）	0.3	2.5	2.8

a) 日本食品標準成分表 2020 年版 炭水化物成分表編より.

19・5・1　葉 菜 類

a. キャベツ（*Brassica oleracea* L. var. *capitata* L.；アブラナ科）　現在日本では春系，秋冬系，冬系が栽培され，年間を通して市場に出荷されている.

成分　葉の 93% は水分で，タンパク質，脂質は少ない．利用可能炭水化物は 3.5% である．**ビタミン C** は 41 mg/100 g と比較的多く含まれている．キャベツの特徴的な成分は**ビタミン U** で，抗潰瘍因子とされている．またキャベツには**イソチオシアナート類**が存在し，キャベツの風味に寄与している[*]．　用途　おもな用途はサラダ，浅漬け，炒め物，煮物である．ヨーロッパではザワークラウト（刻んだキャベツを乳酸発酵させた漬物）に加工する.

芽キャベツは冷涼地に適した二年生草本で，1 芽球 8〜15 g である．β-カロテン当量 710 μg/100 g，ビタミン C 160 mg/100 g とキャベツよりも多く含み，近年消費が伸びている野菜である．クリスマスや正月用の料理に利用されている．**ケール**は一年生草本で，結球性はなく，キャベツの最も原始的なタイプである．明治初年に導入され，あまり普及しなかったが，近年機能性食品として青汁用の栽培が拡大している．β-カロテン当量（2900 μg/100 g）が多く含まれており，ビタミン C（81 mg/100 g）も比較的多く含む．**コールラビ**もキャベツの仲間であり，茎がカブ

ビタミン U: *S*-メチルメチオニンという含硫アミノ酸.

* キャベツほかアブラナ科植物の風味成分については，図 10・28 参照.

漬　物——日本最古の野菜加工食品

　漬物は神話の時代から酒や醤油のようなものと同様に存在したとされる．日本武尊が東方征伐の際に立ち寄ったとされる愛知県の萓津神社には，漬物の神様が祀られている.

　漬物の基本は**塩漬**であり，日本では古くから海水の天日干しなどにより得た塩や，海藻と煮詰めた藻塩などが利用されてきた．平安時代には漬物の原型が記録として存在し，江戸時代中期から後期にかけて現代につながる漬物の基礎が完成した.

　漬物は製造法により"野菜の風味が主体の新漬け（浅漬け）"，糠漬けなどの"野菜の風味と発酵産物の味の混和した発酵漬物"，たくあん漬けや福神漬けなどの"調味液の味が主体の古漬け（調味漬）"に分類される．近年は冷蔵技術や包装技術の普及により，野菜の風味を生かした浅漬や低塩下漬が主流となっている.

　厚生労働省の"漬物の衛生規範"では，漬物は次のように定義づけられている．"副食物としてそのまま摂食する食品であり，野菜，果実，キノコ，海藻等を主原料として，塩，しょう油，みそ，かす，こうじ，酢，ぬか，からし，もろみ，その他の材料に漬け込んだものをいう"．漬物の原料になる野菜は限られ，生産量の順にダイコン，ハクサイ，キュウリ，漬菜，ウメ，ショウガ，ラッキョウ，ナス，カブ，シロウリ，ニンニク，ワサビなどである．数ある野菜のなかでわずか 15 種類程度で，その多くをアブラナ科野菜が占めている.

　ピクルスに代表される海外漬物は料理の素材の一つという位置づけであることが多いが，日本では副菜（ときには主菜！）として扱われる．塩によって最大限引き出された野菜を楽しむのが漬物であり，これは日本料理の思想そのもので，お新香，香の物，箸休めという言葉で表されるように，受継ぐべき日本の大切な食文化である.

のように球形に肥大したものである．コールはキャベツ，ラビはカブの意味である．わが国ではまだあまり普及していない．ビタミンC（45 mg/100 g）は比較的多い．

b. コマツナ（*Brassica rapa* L. var. *perviridis*；アブラナ科）　　コマツナはアブラナ科野菜の一種である．周年出回っているが，秋に播種し，翌年の1～2月に収穫するものが旬である．　**成分**　カルシウム 170 mg/100 g，鉄 2.8 mg/100 g，レチノール活性当量 260 µg/100 g などミネラルとビタミンAに富んでいる．　**用途**　あくが少ないため，味噌汁，おひたし，炒め物などに用いられる．

c. ハクサイ（*Brassica rapa* L. *pekinensis*；アブラナ科）　　繊維は柔らかく，くせがない．世界的にみてハクサイの栽培が盛んな国は日本，韓国，中国である．日本では春系，夏系，秋冬系が栽培され，約70％は秋冬系である．　**成分**　水分が95％と多く，タンパク質，脂質，炭水化物は少ない．特徴的な成分は**イソチオシアナート類**である．　**用途**　漬物，煮物，鍋物など．キムチには多く利用されている．

d. ホウレンソウ（*Spinacia oleracea* L.；ヒユ（アカザ亜科）科）　　西アジア原産で，現在日本で栽培されている品種は，オランダで品種改良された丸葉の西洋種と，葉に切り込みのある東洋種，これらの品種をかけ合わせた交配種の3種に大別される．西洋種（春まき）は葉肉が厚く，あくが強い．日本人には葉肉が薄く，くせのない東洋種（秋まき）が好まれている．　**成分**　ホウレンソウは表19・13に示すようにカロテン量が多く，**緑黄色野菜**の代表格であり，各種ビタミン，鉄分などが豊富に含まれている．ホウレンソウは元来冬どりの野菜であるため，冬どりのホウレンソウには**ビタミンC**が約 60 mg/100 g 含まれるが，夏どりでは 20～30 mg/100 g である．また，**シュウ酸**や**硝酸**が多く含まれているが，ゆで調理することにより大部分除かれる．最近，シュウ酸の少ない生食用のサラダホウレンソウも栽培されている．　**用途**　浸し物，和え物，鍋物，凍結乾燥品などに利用される．

e. レ タ ス（*Lactuca sativa* L.；キク科）　　原産地は中国から地中海沿岸地域とされ，特定されていない．日本へは江戸時代に中国から導入され，チシャとよばれた半結球性のレタスで，当時は一般的な野菜であり，煮物などに使われていた．食生活の洋風化に伴い，サラダ料理の必需品としてレタスが多く使用されるようになったのは1970年代以降である．　**成分**　レタスは葉の96％が水分で，**特有の苦味**とパリパリした新鮮な感触が好まれている．　**用途**　サラダ，サンドイッチ，炒め物などに利用されている．

f. ネ ギ（*Allium fistulosum* L.；ヒガンバナ科ネギ属）　　中国北西部が原産地であり，日本では古くから薬用，食用として栽培されていた．東洋と日本で多く栽培されている．品種は葉ネギ専用の九条群と根深ネギ専用の千住群に大別され，葉ネギは関西，根深ネギは関東以北で栽培が多い．根深ネギのうち下仁田ネギは太く，辛味が強く生食には適さないが，煮ると柔らかく甘味も強い．葉ネギは葉を刻んで薬味にするのに適す．　**成分**　葉ネギはビタミンCが 32 mg/100 g と比較的多い．ネギ特有のにおいは，前駆体である含硫アミノ酸から酵素的に形成される*．

g. スプラウト類　　スプラウト（sprout）は穀類，豆類，野菜類などの種子を発芽させたものの総称である．これらのなかで，大豆，リョクトウ，ブラックマッペなどを暗所で発芽させたものを“もやし”と称している．種子の状態ではビタミンCはほとんど含まれていないが，発芽時に形成され，ビタミンCのよい供給源である．一方，1990年代にアブラナ科野菜である**ブロッコリースプラウト**に含まれる辛

キャベツの原産地：キャベツは地中海沿岸や大西洋沿岸のケールのような野生種から進化したと推定されている．江戸時代に渡来したが，本格的な栽培は明治以降である．

キャベツの生産量：春系（38万 t），夏秋系（49万 t），冬系（56万 t）．春系は柔らかく，甘味があり生食向きである．

コマツナの生産量：全国で約11万 t 収穫され，茨城県，埼玉県，福岡県が主産地である．コマツナの名称は，江戸時代，現在の東京都江戸川区小松川付近で栽培され始めたことからといわれている．

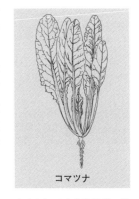

コマツナ

ホウレンソウの生産量：約23万 t．近年交配種の栽培が盛んになり，周年供給が可能になった．

レタスの生産量：約58万 t で，ホウレンソウよりも多い．

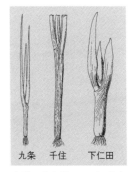

九条　千住　下仁田

ネギの生産量：46万 t 生産されている．

* ネギ属野菜特有の含硫黄におい成分については表10・12および図10・25参照．

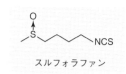

スルフォラファン

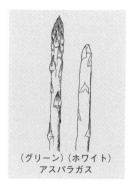

（グリーン）（ホワイト）
アスパラガス

アスパラガスの生産量: 約 2.6 万 t. 1968 年以前はホワイトアスパラガスが多かったが，今日ではグリーンアスパラガスが多く栽培されている．

ウドの生産量: 約 2000 t. 主産地は群馬県，栃木県である．

セロリの生産量: 約 3.2 万 t. 10〜6 月どりの静岡県，5〜11 月どりの長野県が主産地である．

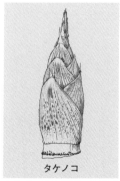

タケノコ

タケノコの生産量: 全国で約 2.4 万 t 生産されており，おもな産地は福岡県，鹿児島県，熊本県，京都府である．

*2 ホモゲンチジン酸については §10・2・6c 参照.

味成分の一種である**スルフォラファン**[*1]に，がん予防効果をもつことが期待できる研究成果が発表された．その後，アブラナ科野菜であるマスタード，レッドキャベツのスプラウトなども市場へ出回ってきた．カイワレダイコンもスプラウトの仲間であるが，高級食材として古くから利用されていた． 用途 もやしは炒め物，汁の実，スープ，和え物，鍋物など．スプラウトはサラダなどの生食に適する．

19・5・2 茎 菜 類

a. アスパラガス（*Asparagus officinalis* L.；キジカクシ科）　アスパラガスは宿根性植物で，地下茎から毎年若芽が発生する．アスパラガスの原産地は東地中海沿岸で，ヨーロッパでは古くから利尿剤や鎮静剤として利用されていた．アスパラガスには緑色の若芽を食用とする**グリーンアスパラガス**と，土をかけて軟白した**ホワイトアスパラガス**がある． 成分 グリーンアスパラガスの β-カロテン当量は 380 μg/100 g であるが，水煮缶詰のホワイトアスパラガスは 7 μg/100 g と少ない．アミノ酸の一種であるアスパラギンはアスパラガスから発見されたものである．アスパラガスは品質劣化の早い野菜の一つであり，水平に置くと，垂直に置くよりもビタミン C とクロロフィル含量が急激に低下する． 用途 おもな用途としては，和え物，サラダ，炒め物，水煮缶詰，冷凍品などに利用される．

b. ウ ド（*Aralia cordata* THUNB.；ウコギ科）　ウドは日本，朝鮮，中国東北部を原産地とする宿根性多年生草本で，数少ない日本で栽培化された野菜の一つである．欧米ではほとんど利用されていない．日本ではウドを軟白栽培し，11〜12 月に収穫する寒ウドと，2〜4 月に収穫される春ウドとに大別される． 成分 ウドは特有の**香りと苦味**があり，**ポリフェノール化合物**の含量が多く褐変しやすい． 用途 香辛野菜として日本料理に添えられたり，和え物，酢の物，サラダなどに利用されている．

c. セ ロ リ（*Apium graveolens* L.；セリ科）　地中海沿岸地域が原産地で，日本へは幕末に導入された．日本では 1960 年代以前までは茎を軟白して収穫していたが，それ以降は茎が緑色のまま収穫するようになった． 成分 特有の香気成分は**フタライド類**である． 用途 サラダ，スープ，煮込み，炒め物などに利用される．

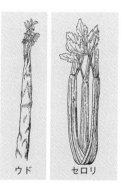

ウド　セロリ

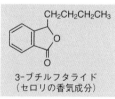

CH₂CH₂CH₂CH₃

3-ブチルフタライド
（セロリの香気成分）

d. タケノコ（*Phyllostachys* spp.；イネ科）　一般に食用とされるタケノコは，孟宗竹の若茎である．ほかに真竹，淡竹，根曲がり竹などが利用されている．孟宗竹は中国が原産地であり，18 世紀に日本へ導入されたといわれている．孟宗竹の収穫期は，3〜5 月であり，太く，肉質が柔らかく，美味である． 成分 新鮮野菜としては，比較的タンパク質が多く，グルタミン酸，ベタインなどのようなうま味物質が含まれている．亜鉛含量は野菜類のなかでも上位である．一方，タケノコのあくは，えぐ味成分の**ホモゲンチジン酸**[*2]および**シュウ酸**による．タケノコの煮汁が冷えて白濁するのは，アミノ酸の**チロシン**が析出するためである． 用途 タケノコは収穫後，鮮度低下が激しいので，すぐに調理・加工する必要がある．収穫直後であればそのまま利用できるが，あくを除くためには，糠を加えてゆで，食用とする．煮

物, 和え物, 吸い物, 炊き込みご飯などに利用されている. また, 水煮缶詰とシナ
チクがおもな加工品である.

e. タ マ ネ ギ（*Allium cepa* L.; ヒガンバナ科ネギ属） タマネギの原産地は中
央アジア. 栽培野菜としては最も古いものの一つである. 品種は中東ヨーロッパ系
の辛味種と, 南ヨーロッパ系の甘味種がある. 日本で多く流通しているのは辛味タ
マネギである. 食用とする部分はりん茎とよばれる部分である. <u>成 分</u> 野菜と
しては利用可能炭水化物(7%)が多いのが特徴である. 生のタマネギを切ると**催涙成**
分や香味成分が形成される[*1]. これはタマネギ中に存在する含硫アミノ酸から酵素
作用により, **S-オキシド**やジスルフィドなどが形成されるためである. また, タマ
ネギには血栓や動脈硬化の予防に効果がある**血小板凝集阻害作用**が認められている.
ほかにクエルセチンなどのフラボノイドも含まれている. <u>用 途</u> オニオンスー
プ, サラダ, ハンバーグステーキ, カレーなどいろいろな料理に使用されている.

f. ニ ン ニ ク（*Allium sativum* L.; ヒガンバナ科ネギ属） 関東以南の暖地系品
種と東北の寒冷地形品種がある. 一般に, 秋にりん片を植え付け, 翌年の夏に地下
の肥大したりん茎を収穫する. 現在, 大きなりん片が5～6個着生する寒冷地形のホ
ワイト六片が最も多く栽培されている. <u>成 分</u> タンパク質4%, 炭水化物24%,
脂質0.5%であり, 炭水化物は多くがフルクトース4分子からなるスコロドースで
ある. 香りは**アリイン**という含硫アミノ酸に, 酵素**アリイナーゼ**が作用して形成さ
れる**アリシン**とアリシンを中間体として生成するジアリルジスルフィドなどの含硫

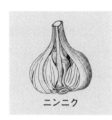

化合物である[*2]. これらは, いくつかの生理作用をもつこと
が知られている. またアリシンは**ビタミンB$_1$**と結合し, 吸収
性のよい**アリチアミン**となる. <u>用 途</u> 各種肉・魚料理, カ
ツオのたたきなどの香辛料. ガーリックパウダーとしての利
用. ニンニクそのものを食べる醤油漬け, 酢漬け, 砂糖漬け
などに利用されている.

g. フ キ（*Petasites japonicus*; キク科） フキは日本原産の多年生草本で, 古
来より食用としてきた. 早春に出るフキの花蕾は"フキノトウ"として食用とされ
る. フキの栽培品種は少なく約80%が愛知早生であり, 全国的に普及している. そ
のほか2m以上にも達する秋田フキなどがある. フキノトウ専用種として八頭とい
う品種がある. <u>成 分</u> フキとして食用にする葉柄は水分が96%と多く, 野菜全体
でも水分の多い方である. 一方, フキノトウは**β-カロテン**当量が
390μg/100gと多く, **クエルセチン**, **タンニン**などのポリフェノー
ル化合物を含んでいる. **フキノトウ**にはアルカロイド系の**苦味成**
分が存在し, 特有のほろ苦さを呈している. これは食欲を増進し,
消化を促進させ, さらに鎮咳効果があるといわれている.

19・5・3 根 菜 類

a. ダ イ コ ン（*Raphanus sativus* L.; アブラナ科） 各地に
多くの品種があるが, 現在は市場が全国化し, 品種も青首総太型の
一代雑種が多くを占めるようになった. ダイコンの生産量は130
万tであり, ジャガイモ, キャベツについで多い. 各地で栽培さ
れている伝統的品種としては, 丸くて20kgにも達する桜島ダイコ

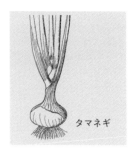

タマネギ

[*1] 図10・26参照.

タマネギの生産量: 約123
万tで, その約80%を北海
道（春まき）, 兵庫県, 佐賀
県（秋まき）で栽培してい
る.

ニンニクの生産量: 全国の
生産量は約2万tであり,
主産地は青森県である. 原
産地は中央アジアとされ,
日本へは奈良時代に導入さ
れたといわれている.

[*2] アリシンの生成につい
ては図10・25参照.

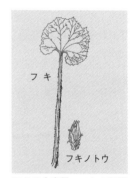

フキ

フキノトウ

フキの生産量: フキの収穫
量は減少傾向であり（約1
万t）, 主要産地は愛知県,
群馬県である.

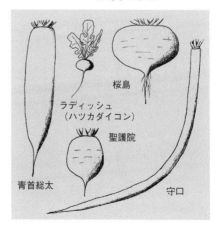

桜島

ラディッシュ
（ハツカダイコン）

聖護院

青首総太

守口

*1 この化合物は分解しやすいので，大根おろしを作る際には食べる直前におろすのが望ましい．p.105 参照．

ニンジンの生産量：約 60 万 t. おもな産地は北海道，千葉県，徳島県．

*2 還元型ビタミン C（L-アスコルビン酸）を酸化型ビタミン C に変化させる酵素．なお，還元型ビタミン C と酸化型ビタミン C の効力は人体内では同等であるとされており，食品成分表のビタミン C は両者を合わせた総量である．

ゴボウの生産量：約 14 万 t. おもな産地は青森県，北海道，茨城県．

*3 クロロゲン酸の構造は図 16・5 参照．

レンコンの生産量：6 万 3500 t で，茨城県，徳島県，佐賀県が主産地である．

*4 ハスは水底の地下茎の節から養分を吸収する根が出ている．そこに酸素を送るための穴が一般的に茎に 10 個，葉柄に 4 個存在している．

カボチャの生産量：全国で約 20 万 t. 生産地は北海道．

ン，太さ 2 cm，長さ 2 m にもなる守口ダイコン，肉質が緻密できわめて辛い辛味ダイコンなどがある．　成分　ダイコンの成分として特徴的なものは，ダイコン特有のにおいと辛味を形成しているイソチオシアナート類である．**4-メチルチオ-3-ブテニルイソチオシアナート**が 90% 以上を占める*1．ダイコンの葉にはビタミン C が 53 mg/100 g，β-カロテン当量は 3900 µg/100 g 含まれている．ハツカダイコン系の赤色色素は**アントシアニン**である．　用途　生食，煮物，漬物などに年間を通して利用されている．

b. ニンジン（*Daucus carota* L.；セリ科）　ニンジンはアフガニスタンの山麓が原産地で，冷涼な気候に適した野菜である．ニンジンの品種は，中国を経て各地へ広まった東洋系と，ヨーロッパへ伝わりオランダで品種改良された欧州系とがある．日本へは 17 世紀ころ中国を経て香りの強い細長い東洋系品種が導入された．その後，短形の欧州系が導入され，品種改良により現在のような香りの弱い五寸ニンジンが生まれた．　成分　ニンジンはカロテンを 8600 µg/100 g 含んでおり，緑黄色野菜の代表格である．カロテノイドのなかで，金時などの東洋系在来種は赤色が強くリコピンを多く含み，欧州系の品種は橙赤色でビタミン A 効力をもつ β-カロテンを多く含んでいる．ニンジン特有の土臭いにおいの成分はメトキシピラジン類である．また，ニンジンは**アスコルビン酸オキシダーゼ**[*2]を含むことが知られている．　用途　煮込み料理，きんぴらごぼう，ジュース，冷凍野菜などに利用されている．

c. ゴボウ（*Arctium lappa* L.；キク科）　ゴボウは多年生草本で，ヨーロッパから中国北部が原産地である．野菜として栽培しているのは日本のみで，現在最も一般的に栽培されている品種は滝野川系である．　成分　ゴボウには**水溶性食物繊維**が 2.3%，**不溶性食物繊維**が 3.4% と食物繊維が多く存在し，整腸作用，抗がん効果などが期待されている．**クロロゲン酸**[*3]が多く含まれ，褐変しやすいが，いくつかの生理作用が期待される野菜である．　用途　きんぴらごぼう，精進揚げ，八幡巻き，柳川鍋，豚汁など広く利用されている．京都特産の堀川ゴボウは茎の中が空洞になっており，その中に具を詰めて煮込む食べ方をする．

d. レンコン（*Nelumbo nucifera* Gaertn.；スイレン科）　レンコンはハスの肥大した地下茎[*4]である．日本へはインド系のものが中国を経て導入された．　成分　レンコンは**デンプン**を主とする炭水化物が 14% 存在し，野菜としては**エネルギー**の大きい食材である．また**ビタミン C** も 48 mg/100 g と比較的多く含まれている．**ポリフェノール化合物**も多く存在しているので褐変しやすい．　用途　レンコンは穴があるため，先の見通しができる縁起物として正月料理や精進料理に使用される．煮物，酢蓮（すばす），穴の中に明太子や辛子を詰めた加工品などに利用されている．

19・5・4 果 菜 類

a. カボチャ（ニホンカボチャ　*Cucurbita moschata* Duch.；セイヨウカボチャ　*Cucurbita maxima* Duch.；ペポカボチャ　*Cucurbita pepo* L.；ウリ科）　カボチャはアメリカ大陸が原産地で，17 世紀ころカンボジアから渡来したのがニホンカボチャである．明治初期に米国から導入したのがセイヨウカボチャで，品種改良を行い全国に普及した．セイヨウカボチャのなかでぽくぽくして甘いものをク

ニホンカボチャ(黒皮)

セイヨウカボチャ(黒皮栗)

ペポカボチャ(金糸瓜)

リカボチャといい，甘味の薄いものをペポカボチャという．ニホンカボチャは肉質が粘質で，煮くずれしにくいので煮物に適している． ⬛成 分⬛ ニホンカボチャは水分（87%），利用可能炭水化物（8%），β-カロテン当量 730 µg/100 g およびビタミンC が 16 mg/100 g 含まれ，エネルギーは 41 kcal/100 g である．一方，**セイヨウカボチャ**はエネルギーを 78 kcal/100 g 産生し，水分（76%），炭水化物（17%），β-カロテン当量 4000 µg/100 g およびビタミン C が 43 mg/100 g 含まれている． ⬛用 途⬛ 煮物，汁もの，スープやパイの材料．種子も食用とされている．

b. ト マ ト（*Lycopersicon esculentum* MILL.；ナス科） 原産地はペルー，エクアドル，ボリビアの高原地帯である．日本でのトマトの利用は生食することが多く，トマト特有の匂い，酸味が少なく，甘味度の高い品種が多く栽培されている． ⬛成 分⬛ 果実中の糖はほとんどがグルコースとフルクトース（果糖）である（表 19・16）．酸はおもにクエン酸である．普通トマトの糖度は 3% くらいであるが，13% にも達するような品種も栽培されている．また，**遊離グルタミン酸**が豊富に存在しており，欧米ではトマトを肉や魚の調味料として使用している．果実の色はカロテノイド系の**リコピン**がおもな成分で，7～8 割を占めている[*1]．その他の色素は**キサントフィル**，**β-カロテン**である．リコピンはヨノン環をもっていないため[*2]，プロビタミン A としての作用はないが，強い抗酸化作用がある．リコピンに関する動物実験や疫学調査などから，リコピンのがん予防効果が期待されている． ⬛貯 蔵⬛ 完熟トマトの貯蔵適温は 0 °C であるが，未完熟トマトの貯蔵適温は 10～20 °C である． ⬛用 途⬛ トマトは生食する以外に，煮込み，シチューなどの料理に利用されている．加工品としては，ケチャップ，ジュースなど広く利用されている．

c. ナ ス（*Solanum melongena* L.；ナス科） インド東部が原産地．関東以北では卵形，関西および西日本では長形，北陸では丸形ナスが多く栽培されていたが，現在では長形ナスが全国的に普及している． ⬛成 分⬛ 表皮の色は一般的に**アントシアニン**により黒紫色であるが，アントシアニンのない白色，緑色のナスもある．アントシアニン系色素の**ナスニン**は鉄イオンなどがあると安定な**キレート**を形成する[*3]．ナス特有の**渋味成分**は**クロロゲン酸**で，この成分の含有量がナスの味を特徴づけるといわれている．またナスを切ったまま放置すると褐色になるのは，このクロロゲン酸が酸化され，褐色色素を形成するためである．また，ナスの機能性として，抗変異原性，抗酸化作用などが報告されている． ⬛貯 蔵⬛ **低温障害**を受けやすく，貯蔵適温は 10 °C 前後である． ⬛用 途⬛ ナスは揚物，炒め物など油を使った料理によく合う．これは油がナス独特の渋味成分をマスクするために，甘味を強く感じるようになるからである．味噌汁の具，各種漬物などに広く利用されている．

d. キュウリ（*Cucumis sativus* L.；ウリ科） キュウリは一年生のつる性草本植物である．原産地はインド北部からネパール付近で，日本へは中国から 10 世紀ころに導入された．当時のキュウリは苦味が強くあまり食用にされていなかったが，明治時代に中国から別の品種が導入され，各地で栽培・品種改良され，苦味のないキュウリへと品種改良されてきた． ⬛成 分⬛ キュウリの苦味成分はトリテルペン化合物である**ククルビタシン類**[*4]であるが，現在市場に出荷されているキュウリにはほとんど**苦味成分**は含まれていない．キュウリの食味の特徴は歯切れ，みずみずしさ，香気によるとされる．おもな香気成分は *trans, cis* -2,6-ノナジエナールや *trans, cis* -2,6-ノナジエノールである[*5]． ⬛貯 蔵⬛ **低温障害**を受けやすく，貯蔵適温は

トマトの生産量: 73.7 万 t. ハウス栽培なども全国に普及し，トマトは周年供給されている．

表 19・16 トマトの糖と有機酸含量[a]〔g/100 g〕

	トマト	ミニトマト
グルコース	1.4	2.1
フルクトース	1.6	2.4
クエン酸	0.4	0.6

a) 日本食品標準成分表 2020 年版 炭水化物成分表編より．

[*1] 表 10・15 参照．

[*2] リコピンの構造は表 10・2，抗酸化性は §10・4・1 参照．

ナスの生産量: 30.7 万 t.

[*3] ナスを漬物にする際，退色を防ぐためにミョウバンや鉄クギなどが利用されている． p.133 欄外参照．

キュウリの生産量: 56 万 t で，野菜ではレタスについで国内 10 位の生産量である．キュウリは世界各国で栽培されているが，国民一人当たりの年間消費量は約 8 kg で，世界一といわれている．

[*4] ククルビタシンの構造は図 10・16 参照．

[*5] 図 10・24 参照．

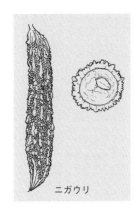

ニガウリ

10〜13℃である．　用途　サラダ，酢の物，味噌和えなどとして生食される．その
ほか，漬物用として利用されている．

e. ニガウリ（*Momordica charantia* L.；ウリ科）　　ニガウリは熱帯アジア原産
の一年生つる性植物で，主産地の沖縄ではゴーヤーという．収穫する果実は長さ20
〜30 cm の未熟果で，独特の苦味があり，これがニガウリの特徴的な風味となって
いる．在来種は苦味が強いが，近年苦味の弱い品種が育成され，市場が全国的に拡
大している．　成分　果肉にはβ-カロテン当量 210 μg/100 g，ビタミン
C 76mg/100 g が比較的多く含まれ，ビタミンCはキュウリよりも多い．**苦味成分**
は**ククルビタシン類**の一つのモモルデシンであり，食欲増進効果などさまざまな生
理作用があるといわれている．　用途　炒め物，塩もみ，酢の物，味噌味の煮物，塩
漬け，ジャム，ゼリーなど広く利用されている．

f. ピーマン（*Capsicum annuum* L.；ナス科）　　ピーマンの学名はトウガラシ
と同じで，辛味がなく果実の大きいものをさす．ピーマンの品種改良は米国で行わ
れ，19世紀にカリフォルニア・ワンダーという品種が生まれた．日本でも辛味がな
く，果実の小さいシシトウガラシが育種されたが，ピーマンとは区別されている．
これまでは果実が緑色である未熟なものを収穫していたが，近年，完熟させたベル
型・大型・肉厚でカラフルなパプリカが市場に定着してきた．　成分　**緑色未熟果**
のピーマンは炭水化物 3%，β-カロテン当量 400 μg/100 g，ビタミンE（α-トコ
フェロール）0.8 mg/100 g，ビタミンC 76 mg/100 g であるが，**完熟果実**では炭水
化物 5%，β-カロテン当量 1100 μg/100 g，α-トコフェロール 4.3 mg/100 g，ビタ
ミンC 170 mg/100 g と大幅に増加する．また，**完熟果実**の**赤色色素**の主成分はカ
ロテノイドの**カプサンチン**＊である．　貯蔵　最適貯蔵温度は約10℃で，約5℃に
なると低温障害を受ける．　用途　サラダ，炒め物など広く利用される．

19・5・5 花 菜 類

a. カリフラワー（*Brassica oleracea* L. var. *botrytis* L.；アブラナ科）　　ハナヤサ
イともいい，花のつぼみと茎の部分を食用とし，つぼみは白色が一般的であるが，
緑や黄緑色もある．　成分　ビタミン**C**が81 mg/100 g と多い．　用途　ゆでた後，
グラタン，ソテー，シチュー，サラダなどに利用する．新鮮なものは薄切りして，
サラダとして生食する．

b. ブロッコリー（*Brassica oleracea* L. *italica* PLEN.；アブラナ科）　　カリフラ
ワーとブロッコリーの相違は世界的には明確ではない．日本では花蕾が白くて一塊
のものをカリフラワー，緑色の花蕾が分化しているものをブロッコリーとよぶ．
成分　タンパク質は 4%，β-カロテン当量 900 μg/100 g，ビタミンC 140 mg/100 g
と多く含まれており，栄養素に富んだ野菜である．生理作用をもつ**イソチオシア
ナート**も含む．　用途　サラダ，グラタン，炒め物などに利用される．

■　19・6 果 実 類

a. 果実類の分類　　一般的に果実類には樹木に結実する実と，スイカ，イチゴ
のような草本植物の果実も含めている．果実が形成されるとき，子房の発育した果
実を真果，子房およびそれ以外の組織が果実を形成しているものを偽果（ぎか）という．果

ピーマンの原産地：西イン
ド諸島，メキシコ．ナス科
野菜のなかでも生育に最も
高温を必要とする．

ピーマンの生産量：14.7万
t．茨城県，宮崎県，高知県
が主産地である．

＊　カプサンチンの構造は
表10・2参照．

カリフラワーの原産地：地
中海東部．日本へは明治初
期に導入されたが，本格的
に栽培され始めたのは
1960年代以降である．

カリフラワーの生産量：2
万t生産され，主産地は茨
城県，徳島県，熊本県であ
る．

ブロッコリーの原産地：地
中海沿岸で，紀元前2000年
ころローマ人が野生のキャ
ベツのつぼみや茎を食べた
のが始まりといわれている．

ブロッコリーの生産量：日
本へは明治初期にカリフラ
ワーと同時に導入され，一
般的に普及したのはカリフ
ラワーより10年遅れてか
らである．その後，ブロッ
コリーの消費が伸び，現在
では14.5万t生産され，1.5
万t米国から輸入されてい
る．

果実類の自給率：38%で，
国民一人一日当たり87.6 g
の果実類を摂取している．

実は可食部の形態によって仁果類，準仁果類，漿果類，核果類，堅果類（種実類），さらに熱帯果実類に分類されている.

　世界の果実類の生産量を表 19・17 に示す.

b. 果実類の成分

1）水　分：果実類の特徴として水分含量が 80～90％ のものが多く，水分はみずみずしさ，新鮮さなどに大きく影響している．しかし水分が多いことで保存性が低下し，変質・腐敗しやすくなる.

2）甘味成分：甘味は果実類の重要な要素である．糖類がその主成分で，5～20％ 含まれている（表 19・18）．糖類の主体はグルコース，フルクトース，スクロースである．デンプンは未熟な果実中に含まれているが，一般的に成熟すると分解される．バナナは果物のなかではデンプン含量が多い（3.1 g/100 g）．果実が成熟してくると軟化してくるのは，水に不溶性のプロトペクチンが酵素作用により水溶性のペクチンに変化するからである.

3）酸味成分：有機酸は 0.1～3.2％ 含まれ，**クエン酸**，**リンゴ酸**，酒石酸などが主成分である（表 19・19）．果実類は甘味と酸味の調和がその品質を決定する最も大きな要素である.

表 19・17　世界の果実類生産量[a]

果実名	生産量〔千 t〕
バナナ	115,737
スイカ	103,975
リンゴ	86,142
ブドウ	79,186
オレンジ	75,538
マンゴー・マンゴスチン・グァバ	55,384
パインアップル	27,924
メロン類	27,352
モモ・ネクタリン	24,453
ナ　シ	23,734

a）FAO STAT（2018, 2019）より集計.

表 19・18　おもな果実の糖組成[a]〔g/可食部 100 g〕

果実名	水 分	利用可能炭水化物（単糖当量）	スクロース	グルコース	フルクトース	ソルビトール
オウトウ（サクランボ・米国産）	81.1	13.7	0.2	7.0	5.7	2.2
プルーン	86.2	10.8	1.7	5.5	3.3	0.7
モモ	88.7	8.4	6.8	0.6	0.7	0.3
カキ（甘がき）	83.1	13.3	3.8	4.8	4.5	－
ウンシュウミカン（じょうのう・普通）	86.9	9.2	5.3	1.7	1.9	－
リンゴ（皮むき）	84.1	12.4	4.8	1.4	6.0	0.7
ニホンナシ	88.0	8.3	2.9	1.4	3.8	1.5
パインアップル	85.2	12.6	8.8	1.6	1.9	－
バナナ	75.4	19.4	10.5	2.6	2.4	－
ブドウ（皮つき）	81.7	17.0	0	8.4	8.7	0

a）日本食品標準成分表 2020 年版 炭水化物成分表編より.

表 19・20　おもな果実のビタミン C とカロテン含量[a]〔mg/100 g〕

果実名	ビタミンC	β-カロテン当量
アセロラ	1700	370
グァバ	220	600
レモン	100	26
カキ（甘ガキ）	70	420
キウイフルーツ	71	53
イチゴ	62	18
ネーブルオレンジ	60	130
パパイヤ	50	480
パインアップル	35	38
メロン（露地）	25	140
マンゴー	20	610
バナナ	16	56
オウトウ[†]	10	98
スイカ	10	830
モ　モ	8	5
リンゴ	4	15

a）日本食品標準成分表 2020 年版より.

† さくらんぼのこと.

表 19・19　おもな果実の有機酸組成[a]

果実名	酸量（%）	おもな有機酸
イチゴ	0.8	クエン酸（87.5%），リンゴ酸（12.5%），酒石酸，シュウ酸
ネーブルオレンジ	0.9	クエン酸（89%），リンゴ酸（11%）
グレープフルーツ	1.1	クエン酸（大部分），リンゴ酸，フェルラ酸
レモン	3.2	クエン酸（94%），リンゴ酸（3%）
キウイフルーツ	2.0	クエン酸（50%），リンゴ酸（10%），キナ酸（40%）
パインアップル	1.0	クエン酸（67%），リンゴ酸（22%）
ブドウ	0.6	酒石酸（57%），リンゴ酸（29%），シュウ酸，クエン酸
リンゴ	0.5	リンゴ酸（大部分），酒石酸，クエン酸，コハク酸

a）日本食品標準成分表 2020 年版 炭水化物成分表編より.

4) 香気成分: 果実類を特徴づける重要な成分であり, アルコール, カルボニル化合物, 有機酸, エステル, テルペンなどが主成分である (§10・3・3参照).

5) 色素成分: 果実類の色も熟度, 鮮度を判断する重要な要素で, クロロフィル, アントシアニン, カロテノイド, フラボノイドなどが主成分である.

6) その他: 無機成分は**カリウム**が多く, 果実類を多くとることは生体でのナトリウムとのバランスに寄与している. ビタミンC (表19・20) やポリフェノール化合物も比較的多く含まれている.

19・6・1 仁 果 類

ナシ, リンゴ, ビワなどがここに属する. 子房の外側の花床, 花弁, がくの付着している部分が発達・肥大して果肉になった偽果である.

a. リンゴ (*Malus pumila* MILL. var. *domestica* SCHNEID.; バラ科)

日本での栽培品種はつがる, 王林, ジョナゴールド, ふじ, 紅玉, 陸奥, 北斗など多数あるが, ふじの生産量が最も多い. 　**成分**　果実の外観や色には差異があり, 水分は平均84%, 炭水化物は13%存在し, その大部分は糖分である. 糖分の組成は**フルクトース**49%, **グルコース**11%, **スクロース**39%, ソルビトール5%である. 未熟な果実にはデンプンが含まれている. **有機酸**は約0.5%存在し, 品種間により差が大きい. 有機酸は**リンゴ酸**がほとんどである. **ペクチン**は1.0～1.5%含まれ, ジャムやゼリーの原料として重要である. 無機質は**カリウム**が主成分であり, ビタミン類は少ない. リンゴ特有の香気成分は2-メチルブタン酸エチルおよびヘキサナールなどである.

　貯蔵　長期保蔵にはふじが適しており, 低温貯蔵とCA貯蔵により, 周年出荷が可能となった.

　用途　リンゴは生食および果実飲料, 缶詰, ジャム, ゼリー, リンゴ酒, リンゴ酢などに広く加工利用されている.

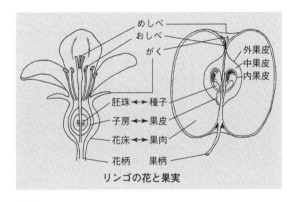

リンゴの花と果実

（図中ラベル）めしべ / おしべ / がく / 外果皮 / 中果皮 / 内果皮 / 胚珠→種子 / 子房→果皮 / 花床→果肉 / 花柄 / 果柄

b. ナ シ (*Pyrus* spp.; バラ科)

ナシはニホンナシ, セイヨウナシ, チュウゴクナシの3種類がある.

大正時代に長十郎と二十世紀がニホンナシの代表品種となり, 現在ではみずみずしい幸水, 豊水などの品種が栽培されている. 果皮の色が茶褐色のものを赤ナシ (幸水, 豊水) といい, 緑がかったものを青ナシ (二十世紀) という. **セイヨウナシ**の果実は樹についている状態では熟さない. 収穫後2～4週間追熟するとデンプンがなくなり, 糖や香気が増加する. おもな品種はラ・フランス, ル・レクチェなどである. **チュウゴクナシ**は日本では栽培されていない. 　**成分**　ニホンナシの果実にはざらざらした**石細胞**があり, これは**リグニン**, **ペントザン**から形成されている. 幸水, 豊水などの品種は石細胞が少なく良好な食感である. 水分は88%, 糖分は8～12%で, 一般的に糖分が11%以上あれば甘いと評価される. 糖分は**フルクトース**が最も多く (約47%), **スクロース**, **ソルビトール**, **グルコース**の順である. 有機

リンゴの原産地: 中央アジアで約4000年前から栽培されていたと推定されている. 日本へ導入されたのは江戸時代であるが, 本格的な栽培は1872年米国から旭, 紅玉などの品種を導入してからである.

リンゴの生産量: 75.6万t. 青森県, 長野県, 山形県が主産地.

CA(controlled atmosphere)**貯蔵**: 貯蔵室内のガス組成を, 大気よりもN_2, CO_2濃度を上げ, 果実の呼吸を抑制し, 品質を維持する方法.

ナシの生産量: ニホンナシ23.2万t. 幸水33.4%, 豊水22.6%, 新高7.95%, 二十世紀6.55%. セイヨウナシ2.7万t で. 主産地は山形県.

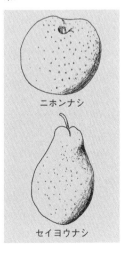

ニホンナシ

セイヨウナシ

酸は約 0.1％ 含まれる．セイヨウナシは水分 85％，糖分 9％ である．セイヨウナシの糖分は**フルクトース**が 65％，ついで**ソルビトール**，**グルコース**などが含まれている．果肉は緻密で特有の芳香があり，アルコール類，エステル類，アルデヒド類から形成されている．　**用途**　ニホンナシは生食向きであるが，果実飲料などにも利用されている．セイヨウナシはねっとりした舌触りとともに香気があり，加工原料としての需要が伸びている．

19・6・2 準仁果類

　子房の発達・肥大した真果で，子房の内果皮が果肉になったものである．果実中心部に種子がある点が仁果類と似ているので準仁果類という．カキとかんきつ類がこれに属する．かんきつ類は内果皮が袋状になり，その中の多汁質部を食用としている．かんきつ類は種類が非常に多く，日本での果実類生産量の 50％ 以上を占めている．

　a．カ キ（*Diospyros kaki* Thunb.；カキノキ科）　　カキの品種は非常に多いが，利用面から大別すると**甘ガキ**と**渋ガキ**に分類される．　**成分**　果実の水分は 83％ と比較的少ない．糖分は 13％ で，スクロース（29％），グルコース（37％），フルクトース（34％）である．有機酸は少なく，ほとんどリンゴ酸であり，クエン酸，酒石酸などが微量存在している．**β–カロテン**当量（420 μg/100 g）および**ビタミン C**（70 mg/100 g）は比較的多く含まれている．ペクチンは 0.5〜1.0％ 含まれ，熟してくると水溶性ペクチンが増し，果実は軟化する．果皮の色素はカロテノイドとアントシアニンである．渋味は**タンニン**で，未熟な果実に多く含まれている．渋ガキには 0.8〜1.0％ 可溶性タンニンが含まれている*．甘ガキ中のタンニンは不溶性で渋味を呈さない．　**用途**　生食，干し柿，カキ酢，ようかんなどに広く利用されている．

　b．ミ カ ン（*Citrus unshiu* Marc.；ミカン科）　　ウンシュウミカンを一般にミカンとよんでいる．ウンシュウミカンの特徴は果皮が薄くてはがれやすく，種がないことである．現在栽培されている品種は 9 月ころ収穫する極早生ウンシュウ，10 月ころの早生ウンシュウ，11 月下旬に収穫する普通ウンシュウに大別される．関東以南の地域が栽培に適し，果実類のなかで最も収穫量が多い．

　成分　ウンシュウミカンの水分は 87％ 前後で，糖分 7〜9％，有機酸 0.8〜1.1％ である．**糖分**の約 60％ が**スクロース**で，フルクトース 21％，グルコース 19％ である．酸は**クエン酸**が 85〜90％ であり，リンゴ酸 5〜7％，その他コハク酸などを含む．**β–クリプトキサンチン**含量が多く（1700 μg/100 g），β–カロテン当量は 1000 μg/100 g である．**ビタミン C** もある（32 mg/100 g）．その他の機能性成分としては発がん抑制効果が認められている**リモノイド類**が含まれている．　**用途**　生食用および果実飲料，缶詰などに利用されている．生鮮食品では初の機能性表示食品である．

　c．オレンジ（*Citrus sinensis* Osbeck.；ミカン科）　　オレンジはふつうオレンジ，ネーブルオレンジ，ブラッドオレンジ（果肉が赤く着色している），無酸オレンジに大別される．オレンジは世界で最も生産量が多いかんきつ類である．

　成分　水分は 86〜89％ で，糖分は 7〜11％ であり，その約 50％ はスクロース，ついでフルクトースとグルコースが同量含まれている．有機酸は 0.7〜1.2％ 存在し，

ニホンナシの原産地：日本中部以南と揚子江沿岸と推定されている．日本でのナシ栽培の記録は古く日本書紀（720 年）にみられる．

セイヨウナシの原産地：カスピ海沿岸と推定されており，紀元前から欧州で広く栽培されていた．特にフランスが栽培に適しており，品種改良が盛んに行われた．現在米国，フランス，英国，中国で多く栽培されている．日本への導入は明治初期．

カキの原産地：日本および中国が原産地である．日本でのカキの利用は有史以前からで，日本の代表的な果実である．

カキの生産量：約 21 万 t で，甘ガキと渋ガキの生産量比は約 1：1.2 である．おもな産地は和歌山県，奈良県，福岡県．甘ガキは耐寒性が弱く，東北地方以北での栽培には向かない．

＊　渋ガキの脱渋法として，炭酸ガスやアルコール法が行われている．§10・2・6 b 参照．

ウンシュウミカンの生産量：約 77 万 t．愛媛県，和歌山県，静岡県が主産地．

ウンシュウミカンの原産地：鹿児島県長島町である．

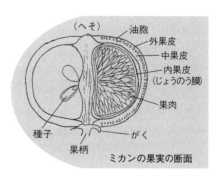

ミカンの果実の断面

クエン酸が最も多く，つぎにリンゴ酸である．**ビタミン C はバレンシアオレンジ**で 40 mg/100 g，**ネーブルオレンジ**で 60 mg/100 g である．　**用途**　生食，果実飲料に広く加工されている．

d. グレープフルーツ（*Citrus paradisi* MACF.；ミカン科）　グレープフルーツは果実がブドウの房のように樹になるのでこの名前が付けられた．世界のおもな産地は米国，イスラエル，中国などである．日本ではすべて輸入している．

成分　グレープフルーツのおもな成分は，水分（89%），糖分（6〜7%），有機酸（1.0〜1.4%），ビタミン C（36 mg/100 g）である．苦味成分は**ナリンギン**[*1] であり，約 0.03% 含まれている．またグレープフルーツの特徴ある香気成分は**ヌートカトン**[*2] である．グレープフルーツの果肉に含まれる**フラノクマリン類**[*3] は，薬物代謝酵素を阻害し，一部の**血圧降下剤**などの薬効を増強させる作用が指摘されている．**用途**　生食および果実飲料として広く利用されている．

e. レモン（*Citrus limon* BURM. f.；ミカン科）　レモンは耐寒性が弱いので世界でも温帯および熱帯地方で栽培されている．果実の形，色は品種により異なるが，主要な品種の形は楕円形で，色は黄色のものが多い．　**成分**　果汁の水分は 90.5% で，**クエン酸**が 4.2〜8.3%（pH 2.1〜2.5）と非常に多いのが特徴である．糖分は少なく 2〜4% である．ビタミン C は約 50 mg/100 g 含まれている．レモンの香りの特徴はメチルエピジャスモナートやシトラールなどである．レモン果汁には**ペクチン**が多い．　**用途**　生食用および濃縮果汁，ペクチン粉末の原料などに広く利用されている．

19・6・3　漿果類

ブドウのように果肉が柔らかく，多汁質の果実を漿果類（しょうか）という．

a. ブドウ（*Vitis* spp.；ブドウ科）　ブドウはアジア原産のヨーロッパブドウと北アメリカ原産のアメリカブドウがあり，ワイン用の品種はヨーロッパブドウが多い．日本の品種は生食用が 85% であり，巨峰，デラウエア，マスカットベリーなどが栽培されている．ブドウの実にはふつう 4 個の種子が形成されるが，ジベレリン処理すると種なしブドウができる．　**成分**　水分は 84% であり，糖分が 12〜17% に達し，**グルコースとフルクトース**が主であり，**スクロース**は約 0.5% である．**有機酸**は 0.6〜1.2% で，品種により差が大きく，なかでも**酒石酸**が多く，つぎに**リンゴ酸**である．果皮の色素は**アントシアニン**で，ワインの品質にとって重要な成分である．　**用途**　日本では生食用が主である．ワイン，果実飲料，干しぶどうなどに広く利用されている．

b. イチジク（*Ficus carica* L.；クワ科）　可食部は花床の発達した果肉とその内部に密集する花である．栽培品種は 17 世紀中国から導入された東洋種，1902 年アメリカから導入した西洋種がある．果実の収穫時期により秋，夏および秋・夏兼用と多くの品種があり，秋果は品質が良好である．　**成分**　果肉部の水分は約 85%，糖分が約 11% 含まれている．糖分はグルコースとフルクトースで，スクロースは微量である．有機酸は 0.1% 前後で少ない．無機成分はカリウム（170 mg/100 g）が最も多い．果実，茎から出る乳液には**タンパク質分解酵素**（フィシン）が含まれている．これは肉の軟化剤として利用されている．　**用途**　生食用，乾果，砂糖漬け，ジャムなどに利用されている．

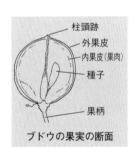

柱頭跡
外果皮
内果皮（果肉）
種子
果柄

ブドウの果実の断面

19・6・4 核 果 類

子房が発達した真果，果皮は外果皮で，果肉は中果皮である．内果皮は硬い核となり，中に種子が形成される．モモ，ウメ，オウトウなどがこれに属する．

a. モ モ (*Amygdalus persica* L.；バラ科)　品種には果肉が白色系と黄色系に大別され，**白色系は生食用**，**黄色系は加工用**である．果皮に毛のない品種はネクタリンという．　成分 水分が 89 %，糖分は 8.4 % で，スクロース 81 %，フルクトース 8 %，グルコース 7 %，**ソルビトール約 3 %** が含まれている．有機酸は 0.2～0.5 % 含まれ，リンゴ酸とクエン酸がおもな酸である．モモの甘い芳香は**ラクトン類**である．　用途 生食用，シロップ漬け缶詰，ジャムなどに加工されている．

b. ス モ モ (*Prunus salicina* LINDL.；バラ科)　ヨーロッパ系，アジア系，アメリカ系に大別されるが，日本のスモモはアジア系であり，原産地は中国である．欧米では乾果専用のスモモを**プルーン**とよぶ．　成分 水分は 86～89 %，糖分は 10～11 % であり，グルコースが最も多く，つぎにフルクトース，スクロース，キシロースなどが含まれている．有機酸は約 1.3 % で，リンゴ酸とクエン酸がおもな酸である．**プルーンにはソルビトール**が多く含まれているため**整腸効果がある**[*1]．用途 生食用，乾果，缶詰，果実飲料，果実酒などに広く利用されている．

c. ウ メ (*Prunus mume* SIEB. et ZUCC.；バラ科)　実用の品種は約 50 種で，小ウメ，中ウメ，大ウメに分類されている．　成分 水分は 90 %，**有機酸**が 4～5 % と果物のなかでは含量が多く，**クエン酸**がおもな酸である．ウメの種子には配糖体である**アミグダリン**が含まれ，酵素的に**ベンズアルデヒド**と**青酸**を生成する[*2]．ベンズアルデヒドは梅干しや梅酒を特徴づけている香気成分である．ベンズアルデヒドは酸化されると**安息香酸**となり強い抗菌作用がある．　用途 梅干し，梅漬，果実酒，ジャム，果汁飲料，ゼリー，ようかんなど広く利用されている．

d. オウトウ (サクランボ) (*Cerasus avium* L.；バラ科)　オウトウ (サクランボ) はセイヨウミザクラの果実で，6 月下旬から 7 月に収穫される．品種は**甘果オウトウ**と**酸果オウトウ**に大別され，現在日本で栽培されている品種は生食用に適した甘果オウトウがほとんどである．酸果オウトウは欧米で栽培され，リキュールやジャムなどに利用されている．日本で栽培されているおもな品種は，果皮の薄い佐藤錦や高砂，果皮がやや厚いナポレオンなどである．　成分 水分は 83 %，糖分13～16 % であり，**グルコース**，**フルクトース**および**ソルビトール**である．有機酸は約 0.4 % で，リンゴ酸が主要な酸である．果皮の色素は**アントシアニン系色素**である．　用途 生食用および缶詰，砂糖漬けなどに広く利用されている．

19・6・5 熱 帯 果 実 類

熱帯地域で収穫された果実類で，近年輸入量が増加している．

a. バ ナ ナ (*Musa* spp.；バショウ科)　バナナは **93 kcal/100 g** のエネルギーを産生し，栄養価が高い．アフリカの一部の国では主食にしている．生食用バナナは樹上で熟させるか，未熟果を追熟させるとデンプンが糖化する．料理用バナナは熟してもデンプンは糖化しない．　成分 未熟果にはデンプンが 20～23 % 存在するが，完熟果では 1～3 % まで減少し，糖が約 20 % 近くまで増加する．糖分はスクロース 57 %，グルコース 14 %，フルクトース 13 % である．バナナには**ポリフェノール化合物**が多く含まれており，未熟果の渋味の要因であるが，熟すると不溶性

モモの原産地: 中国・華北の高原地帯．日本での栽培の歴史は古く，古事記や日本書紀に記録がある．

モモの生産量: 11.3 万 t. 主産地は山梨県，福島県，長野県．

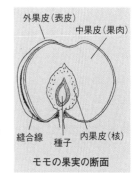

外果皮 (表皮)　中果皮 (果肉)

縫合線　種子　内果皮 (核)

モモの果実の断面

スモモの生産量: 2.3 万 t. 主産地は山梨県，和歌山県，長野県．

*1 オリゴ糖の整腸作用については §10・4・2a 参照．

*2 図 11・1 参照．

ウメの原産地: 中国．日本へは 751 年ころに導入された．ウメは花ウメと実ウメに大別され，花ウメは鑑賞用である．

ウメの生産量: 約 11 万 t. 主要な産地は和歌山県，群馬県，奈良県など．

オウトウの原産地: コーカサス地方．冷涼で比較的降水量の少ない地域に適する．

オウトウの生産量: 約 1.8 万 t. 主産地は山形県，北海道である．

バナナの原産地: 東南アジアの高湿地帯である．現在バナナは北緯・南緯 20° の地域で広く栽培されている．

になるので渋味を感じなくなる. 【用途】国内で消費されているバナナはほとんど輸入品で, 未熟果を 20 ℃ 付近の室で**追熟**し, 出荷している. 生食用, 乾燥バナナ, 果実酒などに広く利用されている.

b. パインアップル（*Ananas comosus* MERR.; パインアップル科）　南アメリカが原産地で, 乾燥に強く, 多数の小花が集まり, 発達・肥厚した花床の部分が食用となる. 【成分】水分 85%, 糖分 12〜13% で, **スクロース 72%, フルクトース 16%, グルコース 13%** である. 有機酸は約 1% で, クエン酸, リンゴ酸がおもな酸である. ビタミン C は約 35 mg/100 g で, 各成分とも品種, 産地により変動が大きい. パインアップルの果実, 茎, 根には**タンパク質分解酵素（ブロメライン）**が多く含まれ, 医療や食品に利用されている. 【用途】生食用, 缶詰, ジュース, 果実酢など広く利用されている.

c. アボカド（*Persea americana* MILL.; クスノキ科）　アボカドの果皮の色は緑, 紫, 褐色などで厚く, 果実の形もナス形, タマゴ形などいろいろである. 【成分】アボカド果実は他の果実と比較すると成分が大きく異なる. 水分 71%, タンパク質 1.6%, **脂質 16%** と, 脂質含量が大変多いのが特徴である. 100 g 当たりビタミン B_1 0.1 mg, ビタミン B_2 0.2 mg, ビタミン C 12 mg であり, 178 kcal/100 g のエネルギーを産生する. このため "森のバター" ともいわれている. 脂肪を構成する脂肪酸の 80% は不飽和脂肪酸である. 【用途】生食用で, バターのようにパンに塗る, サラダに利用するなどされている.

d. マンゴー（*Mangifera indica* L.; ウルシ科）　果実はタマゴ形, まがたま形, 長楕円形などで, 果皮の色は緑, 黄橙色, 赤黄色などで固く, 大きさも 100 g から 2 kg といろいろである. 果肉は黄色で, 熟すると甘酸っぱくなり, 特有の芳香がある. 【成分】マンゴーは品種, 産地などにより成分の差異が大きい. 水分 82%, 糖分約 14%, 有機酸 0.15〜0.35%, **ビタミン C 20** mg/100 g である. 果実としては酸の量が低い. **β-カロテン**当量は高く, 610 µg/100 g である. マンゴーは熟すとスクロースの含量が増加する. 【用途】生食用, シロップ漬け, 缶詰, 果汁飲料, ジャム, 乾果などに利用されている.

クライマクテリック・ライズ

　ある種の果実は未熟の状態で収穫し, その後グルコース, フルクトース, 芳香成分などが形成され, 色の変化や果実の軟化, 酸味の減少などが起こり, 果実は完熟する. これを**追熟**という. 一部の果実は成熟・老化することに伴い, 呼吸量が一時的に急激に増加することがみられる. これを**クライマクテリック・ライズ**という. この現象をひき起こす成分としてエチレン（$CH_2=CH_2$）が重要である. バナナ, キウイフルーツ, メロン, セイヨウナシ, リンゴなどは**クライマクテリック型**果実である. 一方, ブドウ, サクランボ, かんきつ類などは, 呼吸量の増加現象がみられず, **非クライマクテリック・ライズ型**果実という.

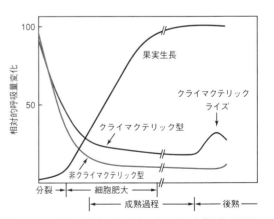

図 19・7　果実の呼吸のクライマクテリック[伊藤三郎編, "果実の科学", 朝倉書店 (1996) の p.25, 図 2・2 より改変]

パインアップルの生産量: 日本では沖縄で栽培されており, 約 7000 t 収穫され, 約 18 万 t が輸入されている.

アボカドの原産地: コロンビア, エクアドル, メキシコ南部. 樹高 7〜20 m に達する常緑高木である.

マンゴーの原産地: インドおよびマレー半島. 樹高 20 m にもなる常緑高木である.

e. その他の熱帯果実　キウイフルーツは中国が原産地であるが，ニュージーランドで広く栽培され，果実がその国の国鳥であるキウイに似ていることからキウイフルーツと名付けられ，これが一般化した．緑肉種が多いが，近年黄肉種も多くみられるようになった[*1]．　成分　糖分は約 10% で，グルコース（39%）とフルクトース（42%）が大部分であり，スクロース（15%）は少ない．さらに，ソルビトールやイノシトールを少量含む．有機酸は**追熟**すると 0.8% 前後となり可食に適するようになる．また，ビタミン C は 71 mg/100 g 含まれている．果肉には**タンパク質分解酵素（アクチニジン）**が含まれている．　用途　生食，サラダ，フルーツサンドなど多様である．

　パパイヤは熱帯アメリカ原産で，果実の大きさ（長さ）は 15〜30 cm，重さ 0.5〜8 kg と差が大きい．果実は熟すると軟化し，リナロールを主成分とする特有の香気があり，果肉の色は淡黄色または橙赤色になる．　成分　β-カロテン当量は完熟 480 µg/100 g，未熟 120 µg/100 g である．ビタミン C は熟度による差は小さく，45〜50 mg/100 g である．　用途　果肉には**タンパク質分解酵素であるパパイン**が含まれ，肉の軟化，ビールの安定剤などに利用されている．

　レイシ（ライチ）は中国原産で，果実は球形または楕円形，大きさは 3 cm 前後であり，果肉は白色半透明である．　成分　果肉は糖（13〜17%）と酸（0.20〜0.64%）のバランスがよく，みずみずしくてほのかな香りがあり美味である．香気成分は酢酸エチルやテルペンがおもな成分である．　用途　生食が主であるが，シロップ漬け，果実酒などにも利用されている．

19・6・6　その他の果実

a. イ チ ゴ（*Fragaria* × *ananassa* Duch.；バラ科）　イチゴは多年生草本で比較的冷涼な気候に適し，温帯から亜寒帯におよぶ広範囲の地域で栽培されている．食用としている果肉は花床が発達した部分で，その表面の黒い粒が植物学上の果実である．現在はビニールハウスの普及と品種改良により栽培が拡大し，**女峰，とちおとめ，とよのか，さちのか**などの品種がある．　成分　水分 90%，糖分 6% で，スクロース，グルコース，フルクトースがおもな構成糖である．有機酸は約 0.8% 含まれ，クエン酸が主である．**ビタミン C** は 62 mg/100 g と多い．色素はアントシアニンの**ペラルゴニジン**[*2] が 85% を占めている．　用途　生食用，ジャム，果実飲料などに広く利用されている．

b. ス イ カ（*Citrullus lanatus*；ウリ科）　スイカの品種は果肉色，果形，果皮色，果実の大きさによって分類される．最も一般的な品種は，果肉が赤く球形で，果皮はしま模様で中ぐらいの大きさである．食味は糖度と果肉の質が重要で，シャリシャリ感のする果肉が重視されている．　成分　水分 90%，糖分 8%，**リコピン**を多く含み，β-カロテン当量は 830 µg/100 g である．糖分はスクロース，グルコース，フルクトースである．　用途　おもに生食される．

c. メ ロ ン（*Cucumis melo* L.；ウリ科）　1925 年に導入された温室メロンは，日本で高級ネットメロンとして定着した．高級ネットメロンは**マスクメロン**とよばれ，果実臭がじゃ香（musk）であるメロンの総称である．　成分　水分 88%，糖分 9%，カリウム 340 mg/100 g，β-カロテン当量 33 µg/100 g，ビタミン C 18 mg/100 g などが含まれている．　用途　生食用，果実飲料として広く利用されている．

[*1] ビタミン C 含量は黄肉種の方が多い（140 mg/100 g）．

イチゴの原産地：現在栽培されているイチゴは，18 世紀中ころオランダで南アメリカ産のチリーイチゴと北アメリカ産のバージニアイチゴとの交配から生まれた．

イチゴの生産量：16.5 万 t 主産地は栃木県，福岡県，静岡県．

[*2] ペラルゴニジンの構造は図 10・7 参照．

スイカの原産地：熱帯アフリカ．一年生のつる植物である．

スイカの生産量：約 32 万 t．おもな産地は熊本県，千葉県，山形県．

メロンの原産地：インド．一年生つる植物である．

メロンの生産量：約 16 万 t．おもな産地は茨城県，北海道，熊本県である．

19・7　きのこ類

きのこは糸状菌類の仲間である担子菌や子嚢菌のつくる大きな子実体である*1. 子実体は胞子をつくる生殖器官で, 高等植物では花, 胞子は種子に相当する.

きのこの成分は種類により異なるが, 一般的に野菜に類似している (表19・21). 野菜と比較すると**ビタミンB, D群**, および**ナイアシン**が多い. また, カルシウムは少なく, カロテンやビタミンCはほとんどない. 最近注目されている食物繊維が比較的多く含まれている. **糖はトレハロース*2**, グルコース, マンニトールがおもなものである. トレハロースはグルコース2分子がα-1,1結合した非還元糖で, 爽快な甘味を呈する. シイタケ, マツタケ, ブナシメジ, ナメコなどにはトレハロース含量が多い. 近年, きのこに含まれるβ-グルカンなどの高分子化合物に抗腫瘍活性などの薬理効果が報告されている.

a. シイタケ（*Lentinula edodes*；キシメジ科）　野生では春と秋にブナ, クヌギ, ナラなどの広葉樹の枯れ木に生育する. 傘の直径は5〜10cmで, 表面は褐色である. 現在ほだ木による栽培で周年生産されている. 収穫時期により2種類に分けられ, 冬から春の寒い時期に生育した傘の開く前の肉厚のシイタケを**ドンコ**といい, 高級品である. また春や秋に温度が高くなり傘の開いたものを**コウシン**という.

成分　水分90%, タンパク質2.0%, 脂質0.2%, 炭水化物6% (うち**食物繊維**5%) である. **エルゴステロール** (プロビタミンD_2) が多く含まれており, 日光を照射するとビタミンD_2*3に変わる. 干しシイタケの特有の香気成分は**レンチオニン***4であり, うま味成分として**5′-グアニル酸**が含まれている*5. またシイタケには抗腫瘍効果があり, 活性成分は**β-グルカンのレンチナン**である. **用途**　生シイタケは焼き物, 炒め物, 天ぷらなど, 干しシイタケはスープ, 煮物などに広く利用されている.

b. マツタケ（*Tricholoma matsutake*；キシメジ科）　マツタケは日本の野生きのこの代表で, 特有の香りと食感をもつ. 主として赤松林の傾斜が緩やかで, 排水のよい土地に成育する. マツタケは木の細根

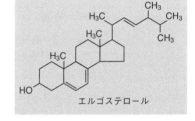
エルゴステロール

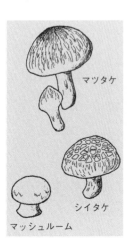
マツタケ

シイタケ

マッシュルーム

表19・21　おもなきのこのビタミン, 食物繊維およびトレハロース含量[a]〔可食部100g当たり〕

種類	水分	ビタミン						食物繊維総量	トレハロース
		カロテン	D	B_1	B_2	ナイアシン	B_6		
		〔μg〕		〔mg〕				〔g〕	〔g〕
エノキタケ (生)	88.6	0	0.9	0.24	0.17	6.8	0.12	3.9	0.7
シイタケ (生)	89.6	0	0.3	0.13	0.21	3.4	0.21	4.9	0.4
ブナシメジ (生)	91.1	0	0.5	0.15	0.17	6.1	0.09	3.5	1.0
ナメコ (生)	92.1	0	0	0.07	0.12	5.3	0.05	3.4	1.9
マイタケ (生)	92.7	0	4.9	0.09	0.19	5.0	0.06	3.5	−
マッシュルーム (生)	93.9	0	0.3	0.06	0.29	3.0	0.11	2.0	Tr
マツタケ (生)	88.3	0	0.6	0.10	0.10	8.0	0.15	4.7	1.3

a) 日本食品標準成分表2020年版より.
−: 未分析

> きのこは野菜と比較すると, カロテンはほとんど含まないが, ビタミンDの供給源である

に寄生して成育するため，まだ人工栽培はできていない．傘の直径は 8～15 cm く
らいで，表面は灰褐色である．日本以外に中国，朝鮮半島にも分布している．
　成分　水分 88％，タンパク質 1.2％，脂質 0.2％，利用可能炭水化物 1.6％，食物繊
維 4.7％ である．マツタケ特有の香気成分はケイ皮酸メチルと **1-オクテン-3-オー
ル**[*1] 〔$CH_3(CH_2)_4 CHOHCH=CH_2$〕である．　用途　土瓶蒸し，吸い物など日本料
理に使用される．

　　c.　マッシュルーム（*Agaricus bisporus*；ハラタケ科）　　マッシュルームは 17
世紀にフランスで人工栽培に成功し，世界的に栽培されている．傘の直径は 5～
10 cm くらいで，成育が進むと球形から平らに開いてくる．傘の色に**ホワイト
系**と**ブラウン系**のマッシュルームがある．世界的にはホワイト系のマッシュルーム
の生産が多く，淡泊な味である．ブラウンマッシュルームの方が濃厚な味である．
　成分　他のきのこと比較するとマッシュルームは水分が多い．　用途　スープ，
サラダ，バター炒めなどに広く利用されている．

　　d.　エノキタケ（*Flammulina velutipes*；タマバリタケ科）　　野生のエノキタケ
は晩秋から冬にかけて広葉樹の枯れ木に発生する．傘の直径は 5～8 cm になり，表
面は褐色で，ぬめりがある．現在市販されているものは，おがくず床などにより人
工栽培したものである．傘の直径は 5～8 mm くらいで茎が細長く，黄白色である．
　成分　水分 89％，タンパク質 1.6％，脂質 0.1％，利用可能炭水化物 1.0％，食物繊
維総量 3.9％ である．　用途　汁の実，鍋物などに広く利用されている．

19・8　藻　　類

　藻類は水中で光合成を行う単細胞あるいは多細胞で，葉，茎，根の区別のない隠
花植物である．食用藻類の多くは海水産の海藻で，淡水産のものは少ない．藻類は
含まれる色素により藍藻類（スイゼンジノリ，スピルリナなど），緑藻類（アオサ，
アオノリ），褐藻類（コンブ，ワカメ，ヒジキなど），紅藻類（アマノリ，テングサ
など）に分類される．
　藍藻類の色はクロロフィル *a* およびフィコビリン，さらにカロテンから形成され
ている．紅藻類はクロロフィル *a*, *b*，フィコエリトリンおよびカロテン，褐藻類は
クロロフィル *a*, *b*，フィコキサンチンおよびカロテン，緑藻類はクロロフィル *a*,
b，カロテンおよびキサントフィルである[*2]．
　日本人は藻類を古くから乾物や寒天の材料として利用してきたが，近年アルギン
酸や抗腫瘍成分の原料としても重視されている．
　　a.　アマノリ（*Pyropia* spp.；ウシケノリ科）　　ノリは**紅藻類**でアマノリ属[*3] に
属する海藻の総称であり，日本人は古くから利用してきた．**アサクサノリ**の形は一
般的に笹の葉状で長さ 5～15 cm，幅 5～10 cm，紫紅色か紫緑色である．日本近海
に分布するアマノリ属は，アサクサノリ，ウップルイノリ，スサビノリなど約 20 種
類が知られている．　成分　ノリはタンパク質が非常に多く食用海藻類のなかで最
も栄養的に優れたものである．焼きのりは，水分 2.3％，**タンパク質 32％**，脂質
2.2％，食物繊維 36.0％，無機質 4.2％，**β-カロテン当量 27,000** μg/100 g，α-トコ
フェロール 4.6 mg/100 g，ビタミン C 210 mg/100 g，ビタミン B_{12}　58 μg/100 g で
ある．ノリのうま味成分は L-グルタミン酸，L-アスパラギン酸，5′-グアニル酸お

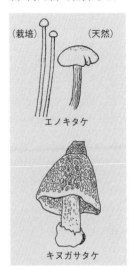

*1　**マツタケオール**ともよ
ばれる．

マッシュルームの生産量:
6800 t．おもな産地は千葉
県，岡山県，茨城県など．

エノキタケ

キヌガサタケ

海藻類の採集量・生産量:
日本の海藻類の収穫量は
46.6 万 t．ノリ 28 万 t，コ
ンブ 3.4 万 t，ワカメ 5.1 万
t である．現在日本で食用
としている海藻は約 70 種
あり，市場へ出荷されるの
は約 20 数種である．

*2　ポルフィリン系色素に
ついては §10・1・3 参照．

*3　アマノリ類は秋から冬
にかけて成長し，放出され
た胞子は貝の中で糸状体と
なって夏を越し，秋に成育
して葉状になる一年生藻類
である．

ノリの養殖:　ノリの養殖は
江戸時代から始められ，現
在のノリはほとんどが養殖
である．

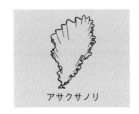

アサクサノリ

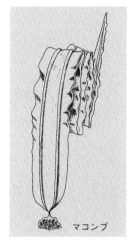

マコンブ

ワカメの養殖: 現在市場に出荷されているワカメの95%は養殖もので, 主産地は宮城県, 岩手県, 徳島県.

* ワカメは冬から春にかけて成育し, 夏になると茎に肉厚のヒダが生じる. これを芽かぶとよび, 胞子を形成する部分である.

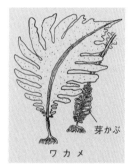

芽かぶ

ワカメ

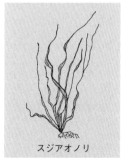

スジアオノリ

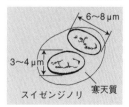

6～8 μm

3～4 μm

スイゼンジノリ   寒天質

よび **5′-イノシン酸**などである. 香気成分はおもにジメチルスルフィドである. 青みを帯びた黒色の光沢があり, 香りの高いものが良質である. （用途）焼きのり, 味付けのりなどに広く利用されている.

b. コンブ（*Saccharina* spp.; コンブ科） コンブは**褐藻類**に属し, 宮城以北の寒海域に成育し, 北海道沿岸が主産地である. 外観上, 根, 茎, 葉と区別されるが, 組織的には同一である. 葉状の部分は 2～6 m で, 長いものでは 20 m にも達する. コンブは多年生で, 2 年ものを夏季に収穫する. 食用とされるおもなコンブはマコンブ, オニコンブ（ラウスコンブともいう）, リシリコンブ, ミツイシコンブ（ヒダカコンブともいう）, ナガコンブ, ホソメコンブの 6 種類である. （成分）乾物中に**アルギン酸, フコイダン, ラミナリン, マンニトール**などの炭水化物が約 64 %, ヨウ素, カルシウム, ナトリウム, カリウムなどの無機質が約 10 % 含まれている. エキス中の多くは L-**グルタミン酸**で, その他**アスパラギン酸, タウリン**などである. （用途）だしの材料, 煮物, 削りこんぶ, 塩こんぶなど広く利用されている.

c. ワカメ（*Undaria pinnatifida*; チガイソ科） **褐藻類**に属するワカメは本州各地に分布し, 褐色, 緑褐色の柔らかい葉の一年生の海藻である. ワカメは北方系の**ナンブワカメ**と, 南方系の**ナルトワカメ**に大別される. ナンブワカメは葉と**芽かぶ***が離れており, 形も細長い. （成分）生ワカメの成分は, 水分 89 %, タンパク質 1.4 %, 脂質 0.1 %, 食物繊維 3.6 %, 無機質（カリウム, ナトリウム, カルシウムのほか, ヨウ素を含む）1.6 %, β-カロテン当量 940 μg/100 g, ビタミン C 15 mg/100 g である. ワカメの**粘質物質**の一つである**フコイダン**は難消化性多糖で**血小板凝集阻害作用**が認められている. （用途）生ワカメは灰干しわかめ, 湯通し塩蔵わかめなどに加工し, 味噌汁の具, 酢の物などに広く利用されている.

d. アオノリ（*Enteromorpha* spp.; アオサ科） **緑藻類**に属する日本産のアオノリは約 15 種あり, どの種も食用となるが, スジアオノリは高級品である. スジアオノリは青緑色から黄緑色で, 太さ 0.5～1 mm, 長さ 20～40 cm のものを収穫する. 四万十川の天然ものは貴重である. （成分）アオノリ類は乾物でタンパク質 20～30 %, 食物繊維約 35 %, 無機質 8～9 % である. ナトリウムとカリウムの含量が高い. 緑藻類は特有の香気があり, これは**ジメチルスルフィド**（**DMS**, CH_3SCH_3）によるものである. DMS は**ジメチル-β-プロピオテチン**（**DMPT**）から酵素的に生成する. DMPT には強い抗潰瘍作用がある. （用途）アオノリはふりかけ, 薬味, つくだ煮などに広く利用されている.

e. スイゼンジノリ（*Aphanothece sacrum*; クロオコッカス科） **藍藻類**に属する**淡水産**の藻である. 熊本県の水前寺池で発見され, 現在福岡県甘木市の黄金川だけに自生している貴重なノリである. 清流に成育する暗緑色から青緑色をした寒天状の 20～30 cm 塊で, 板状にした乾燥品とする. 春と秋が良質なスイゼンジノリの収穫期である. （用途）乾燥品は水で戻し, 酢の物, 刺し身のつま, 汁の実などにする.

20 動物性食品

20・1 食肉類（獣鳥肉類）

　食肉とは，一般に，家畜（牛・豚・羊・めん羊・馬など），家禽類（鶏・七面鳥・アヒル・ウズラなど），家兎肉および鯨肉などの骨格筋を食用に適するように加工処理したものをいう．広い意味では，舌や心臓・肝臓・腎臓などの臓器および脂肪を含む場合もある．食肉には，60〜90％の水分が含まれているが，これを除くとおもな成分は，タンパク質や脂質，無機質であり，そのほかにもビタミンなどが豊富に含まれ，人体の成長と健康の維持に欠かせない食品である．獣鳥肉類は調理や加工などに幅広く利用・応用され，食肉加工品（ハム・ソーセージ・ベーコンなど）の重要な食品素材でもある．

20・1・1 食肉の構造

　牛肉・豚肉および鶏肉などの食肉の組織は，基本的に同じ構造である（図 20・1）．食肉になるのはおもに筋肉であり，筋肉は平滑筋と横紋筋に分けられる．平滑筋は消化管や血管の管壁を構成している．横紋筋は骨格筋と心筋に分けられる．食肉として利用されるのはおもに骨格筋である．骨格筋の最小単位は筋原繊維である．筋原繊維が多数集まって束状になったものが筋繊維（筋細胞）の中に詰まっている．筋原繊維と筋原繊維の間は液状の筋漿（細胞質にあたる）で満たされている．筋繊維は円柱状で周囲を筋内膜で覆われている．筋繊維がさらに数十から数百本集まって筋周膜で覆われて筋束という小さな束をつくる．この筋束が多数集合して周囲を結合組織（筋上膜）で覆われ，血管やリンパ管，神経組織，脂肪組織を包み込んで個々の独立した筋肉を形成している．

　a. 筋原繊維　筋原繊維は位相差顕微鏡で観察すると明るい部分（I 帯）と暗い部分（A 帯）が規則正しく繰返されてできていることがわかる．これが筋肉の横しま，つまり横紋筋の"横紋"である．A 帯の中央に H 領域があり，I 帯の中央部に Z 板がある．Z 板と Z 板の間が筋原繊維の最小単位で筋節とよばれ，太いフィラメントのミオシンと細いフィラメントのアクチンを主成分とした 20 種以上のタンパク質からできている．I 帯はアクチンフィラメントのみで一部が Z 板と結びつき残りは A 帯のミオシンフィラメントの間に入り込んでいる．この入り込む割合が筋肉の収縮の強さと関係している．

　b. 肉質と結合組織　筋繊維の太さ，すなわち断面積が小さい肉ほどきめが細かく肉質が柔らかい．筋束を包み，筋繊維どうしや，筋繊維と神経や脂肪組織などを束ねているのが結合組織である．結合組織の発達している肉は固い．結合組織は

内臓肉と筋肉の種類: 内臓肉は畜産副生物ともいわれ，レバー，はつ，たん，ひも，しまちょうなどが食される（p.215 "牛内臓の別名"の表を参照）．レバーは肝臓細胞，はつは心筋，たんは横紋筋，ひもとしまちょうは平滑筋に相当する．

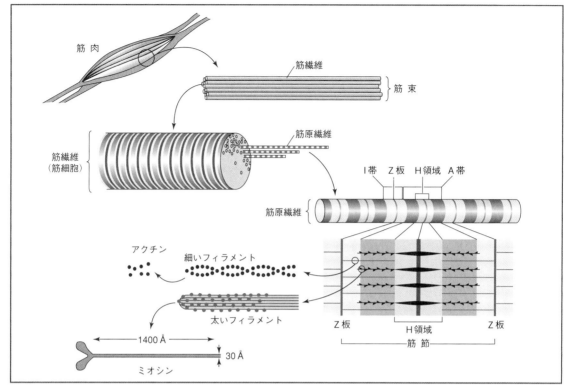

図 20・1 筋肉の構造 組織，細胞から分子レベルまで示した．

家畜の種類や運動量，性別，月齢，肉の部位などによって異なる．

c. 脂肪組織　　脂肪は一般に皮下や内臓組織の周囲，腹腔に沈着しやすく，筋肉の内部組織には沈着しにくい．しかし家畜を特別に肥育すると脂肪が筋肉内部まで細かく全体に分散して沈着する．これがいわゆる"霜降り肉"である．和牛では霜降り肉が高く評価されており，霜降り肉になりやすい黒毛和種牛が選ばれるうえに，餌の配合やストレス低減による食欲増進など，飼い方にさまざまな工夫がなされている．

20・1・2 死後硬直と熟成

a. 死後硬直の仕組み　　と畜した直後の動物の筋肉は柔らかいが，しばらくすると筋肉が一時的に固くなる．この現象を**死後硬直**という（図20・2）．動物が死に心臓が停止し組織に酸素が供給されなくなると，筋肉中のグリコーゲンが解糖により分解されて乳酸が生成され，筋肉の pH が7付近から最大5.5くらいまで低下する．pH の低下と同時に ATP（アデノシン5′-三リン酸）が分解していく．ATP の減少に伴い，筋原繊維を構成するアクチンとミオシンが結合してアクトミオシンが生じ，筋肉は収縮して固くなって死後硬直が始まる．死後硬直中の肉は固く，保水性も低く，食用や加工に適さない．と畜から最大硬直期まで，豚は12時間，牛は24時間，鶏は2〜3時間である．死後硬直期を過ぎると，筋肉は少しずつ柔らかくなってくる．これは，筋肉に内在する酵素によって筋肉タンパク質が分解されることがかかわっている．このような酵素によるタンパク質の分解を**自己消化**という．自己

消化が進み，肉質が柔らかくなってくると細菌が繁殖しやすくなり，腐敗を助長するようになるので，通常 $0〜5℃$ の低温で保存する．

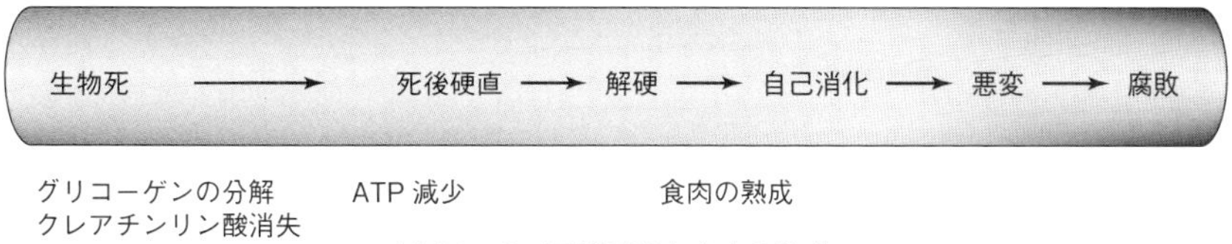

グリコーゲンの分解　　　ATP 減少　　　　食肉の熟成
クレアチンリン酸消失
図 20・2　死後硬直と食肉の熟成

b. 食肉の熟成　硬直した肉を低温で貯蔵しておくと肉は徐々に柔らかくなり，エキス分も増加し，保水性が回復し，うま味が強くなる．と畜解体した食肉は一定期間貯蔵し，解硬させてから食用とする．これを肉の**熟成**という．死後硬直時の食肉は，筋肉が固く収縮している状態だが，熟成すると肉自体のもつ酵素による自己消化や Ca^{2+} によって筋原繊維構造が弱くなるため肉が柔らかくなる．同時にタンパク質や ATP が分解されて，うま味成分のアミノ酸や 5′-イノシン酸が増加する*．5′-イノシン酸は筋原繊維構造を弱めて肉が柔らかくなることにも貢献している．また，アミノ酸の増加は，アミノ-カルボニル反応を通して，熟成した肉の香りの向上にも貢献する．

　熟成期間は肉の種類によりさまざまである．鶏肉は $0〜1℃$ の冷蔵庫で，ほぼ 12 時間で熟成が終わり，その後 24 時間程度が一番おいしく食べられる．一方，牛肉は約 10 日，豚肉は約 3〜5 日かけて熟成させると柔らかくなり味と香りがよくなる．

20・1・3　食肉の成分

　食肉の成分は，家畜の種類・品種・栄養状態・月齢および性別などで異なる．食肉の成分で最も多いのは水分であり，ついでタンパク質，脂質，灰分の順である．タンパク質は 15〜20% で，脂質は 0.7〜40% 程度である．脂質の含量は，水分と逆相関の関係にあり，脂質含量の高い肉は，その分だけ水分含量は少なくなる．表 20・1 に，食肉の代表的な部位の成分値を示す．

　a. タンパク質　食肉タンパク質は，各種塩溶液に対する溶解度や組織中の存在位置によって，筋漿タンパク質（筋形質タンパク質），筋原繊維タンパク質，肉基質タンパク質に分けられる．

　筋漿タンパク質は筋繊維の中の筋漿中に存在する水可溶性のタンパク質で，全筋肉タンパク質の約 30% を占める．**筋形質タンパク質**ともいわれる．ミオグロビン，解糖系酵素，ATP 生成に関係する酵素などの球状タンパク質がある．色素タンパク質のミオグロビンは，筋肉細胞中で酸素の貯蔵にかかわっている．ミオグロビン含量が高い肉ほど赤みが強くなっている．

　筋原繊維タンパク質は全タンパク質の 50〜60% を占める塩可溶性タンパク質である．ミオシン，コネクチンなどの繊維状タンパク質とアクチン，トロポニン，トロポミオシンなどの球状タンパク質がある．ミオシンは，アクチンとともにアクトミオシンというタンパク質複合体を形成し，筋肉の収縮や，死後硬直および解硬などに関与する．

　肉基質タンパク質は全タンパク質の 10〜20% を占める，水，塩，希酸，希アルカリに不溶性のタンパク質である．結合組織や筋内膜，筋周膜，および腱などを構成

*　図 13・3 参照．

牛肉の熟成による香りの生成：牛肉を熟成するとアミノ-カルボニル反応によるものとは別の好ましい香りが生じることが知られており，牛肉熟成香といわれている．和牛肉に特有な甘いコクのある香りの和牛香はこの仲間である．

牛肉の熟成期間：霜降りの和牛肉のなかには，空気中で 1〜2 カ月かけて熟成され表面にかびがはえるほどになるものもある．脂の少ない赤身の牛肉のドライエイジングでは 30〜40 日熟成される．ドライエイジングとは牛肉を真空包装せずに空気中で熟成させる昔ながらの熟成法である．

表 20・1　各種食肉の部位中の一般成分〔可食部 100 g 当たり〕

食品名	エネルギー〔kcal〕	水分〔g〕	アミノ酸組成によるタンパク質[†1]〔g〕	脂肪酸のトリアシルグリセロール当量〔g〕	炭水化物[†2]〔g〕	灰分〔g〕	ビタミン A[†3]〔μg〕	ビタミン E[†4]〔mg〕	ビタミン B$_1$〔mg〕
牛肉（和牛，脂身つき）									
か　た	258	58.8	17.7[†]	20.6	2.0	0.9	Tr	0.4	0.08
サーロイン	460	40.0	(10.2)	(44.4)	4.9	0.5	3	0.6	0.05
ば　ら	472	38.4	(9.6)	45.6	6.0	0.5	3	0.6	0.04
も　も	235	61.2	(16.2)	16.8	4.8	1.0	Tr	0.3	0.09
ヒ　レ	207	64.6	(16.6)	13.8	4.0	1.0	1	0.4	0.09
豚肉（大型種，脂身つき）									
か　た	201	65.7	18.5[†]	14.0	0.8	1.0	5	0.3	0.66
ロース	248	60.4	17.2	18.5	3.0	0.9	6	0.3	0.69
ば　ら	366	49.4	12.8	34.9	2.2	0.7	11	0.5	0.51
ヒ　レ	118	73.4	18.5	3.3	3.7	1.2	3	0.3	1.32
鶏肉（成鶏）									
もも（皮つき）	234	62.9	(17.4)	18.3	0.8	0.7	47	0.1	0.07
鶏むね（皮つき）	229	62.6	(15.5)	16.5	4.7	0.7	72	0.2	0.05
鶏ささ身	105	73.2	24.6[†]	0.8	0.3	1.1	9	0.1	0.09
マトン（脂身つき）									
も　も	198	65.0	18.8[†]	13.6	1.8	0.8	7	1.3	0.14
馬赤肉	102	76.1	17.6	2.2	3.1	1.0	9	0.9	0.10
鯨赤肉	100	74.3	19.9	0.3	4.5	1.0	7	0.6	0.06
ウサギ赤肉	131	72.2	18.0	4.7	4.1	1.0	3	0.5	0.10

a）日本食品標準成分表 2020 年版より.
　†1　†をつけたものは旧来法でのタンパク質の値. （　）は類似食品からの推計または計算値.
　†2　差引き法による利用可能炭水化物. 　　　†3　レチノール活性当量. 　　　†4　α-トコフェロール量.

加齢と肉の固さ: コラーゲンは，筋肉に内在するタンパク質分解酵素の作用を受けにくい. 加齢に伴い，あるいは運動が激しいほどコラーゲンの量は多くなり，また，分子内あるいは分子間の架橋が形成されるため，肉は固くなる.

口溶け: 口の中で各種の食品が溶ける感覚のこと. チョコレートやバター・マーガリンなどでは，非常に重要な概念である. 食品を構成する各種の脂肪酸組成が大きくかかわる性質である.

*1 各脂肪酸については表 7・2 参照.

*2 食品のコレステロール含量については表 7・4 参照.

*3 **抽出物の利用:** 関節や結合組織あるいは鶏冠にはウロン酸の一種であるヒアルロン酸が含有されており，化粧品の原料にも使われたりしている.

するタンパク質であり，コラーゲン，エラスチン，レティキュリンなどの硬タンパク質がそれにあたる. 肉基質タンパク質は，すじ肉に多く肉の固さの要因となる. コラーゲンは加齢に伴って多くなり，構造が丈夫になるため，肉は固くなる.

食肉のタンパク質には多くのアミノ酸が含まれており，なかでも不可欠アミノ酸がバランスよく多量に含まれる. また，食肉のタンパク質は植物性タンパク質と比べてアミノ酸価も優れており，他の動物性タンパク質と比べても体に取入れやすい.

b. 脂　質　食肉中の脂質は，大きくは蓄積脂質と組織脂質に分けられる. 蓄積脂質は皮下，内臓周囲および筋間に，中性脂肪として存在する. 組織脂質は，細胞成分としてのリン脂質，糖脂質，コレステロールとして存在している. 食肉中の脂質には飽和脂肪酸が多く含まれるので，融点が高く固まりやすい. また飽和脂肪酸と不飽和脂肪酸との含有比によって，いわゆる**口溶け**が違う. 飽和脂肪酸が多く，融点が高い油脂ほど口溶けは悪くなる*1. たとえば，牛脂の融点は 40〜50 ℃と高く，多価不飽和脂肪酸（リノール酸，リノレン酸）が牛脂に比べて多い鶏脂は 30〜32 ℃と低い.

食肉などの動物性脂肪には飽和脂肪酸が多く含まれているが，コレステロール含量*2 の高い肉種もある. 特に，肝臓（レバー）は，いずれの獣鳥肉でもコレステロール含量が一般部位の食肉よりも高い（表 20・2）.

c. 炭 水 化 物　食肉中の炭水化物含量は低く，だいたい 1 % 以下であり，そのほとんどはグリコーゲンの形で存在する. 筋肉中のグリコーゲンは筋肉の収縮のエネルギー源として用いられる. その他の成分としては，グルコースやフルクトースがあり，結合組織*3 や軟骨にはコンドロイチン硫酸なども含有されている.

表 20・2　各種食肉中のコレステロール含量[a]　〔mg/ 可食部 100g〕

食肉の部位	コレステロール含量	食肉の部位	コレステロール含量	食肉の部位	コレステロール含量
和牛（脂身つき）		**豚肉**（大型種）		**鶏肉**（成鶏）	
かた	72	かた	65	手羽	140
かたロース	89	かたロース	69	むね	86
リブロース	86	ロース	61	もも	90
サーロイン	86	ヒレ	59	ささ身	52
ヒレ	66	ばら	70	肝臓	370
ばら	98	もも	67		
もも	75	そともも	69	**参考**　全卵	370
そともも	68	肝臓	250	卵黄	1200
ランプ	81	ロースハム	40		
肝臓	240	ベーコン	50		

a) 日本食品標準成分表 2020 年版より.

d. ビタミン　　食肉中には，ビタミン A, C は少なく，ビタミン B 群が多く含まれる．特に，**豚肉にはビタミン B_1** が他の動物肉の数倍含まれ，B_1 のよい給源となる．肝臓中にはビタミン A, C も豊富に含まれている．

e. 無機質　　食肉中の無機質は，だいたい 1% 以下程度であり，カリウム，リン，硫黄などが多く，カルシウムは少ない．**鉄分**は割合に多く，特に，肝臓は鉄分の給源として重要である．筋肉色素のミオグロビンや肝臓の血管に残存する血色素のヘモグロビンに含まれる鉄はヘム鉄とよばれ，腸から吸収されやすいことが知られている．

f. エキス成分　　以上述べた以外の成分をまとめてエキス成分ということがあり，食肉のうま味に影響する成分が多い．エキス成分としては，アミノ酸，ペプチド，ヌクレオチド，有機酸などが代表例である．このうち，ジペプチドの**アンセリンとカルノシン**は抗酸化性と抗疲労効果，アミノ酸の一種の**カルニチン**は脂肪の燃焼を助けるというように三次機能をもつとされている成分も含まれている[*1]．

*1 アンセリンとカルノシンの構造と機能については §6・5・1 参照．カルニチンについては表 6・2 参照．

g. 食肉の色素　　と畜，放血した食肉にはヘモグロビンは少ないため，食肉の色は主として筋肉に含まれる**色素タンパク質**の**ミオグロビン**による．筋肉中のミオグロビン含量は動物の種類や部位，月齢により異なる．馬肉や牛肉は豚肉や鶏肉に比べミオグロビンが多く肉色が濃い．ミオグロビンは鉄イオンを含む**ヘム色素**[*2] で，この酸化還元反応により食肉の色が変化する．かたまり肉の段階ではミオグロビンが空気に触れにくいため，内部は暗赤色をしているが，薄切り肉になると酸素と接触し，**オキシミオグロビン**が生成することで鮮やかな赤色に変わっていく．鮮やかな赤色も時間が経つにつれ，褐色になる．これはオキシミオグロビンが**メトミオグロビン**に変化したためである．

*2 ミオグロビンの変化については §10・1・3 b 参照

　食肉は加熱すると褐色になるが，食肉加工では発色剤を添加して赤色を保つことが多い．発色剤として使われている食品添加物には，亜硝酸ナトリウム，硝酸ナトリウム，硝酸カリウムがある．ミオグロビンは発色剤と反応して**ニトロシルミオグロビン**となり，さらに加熱されることで熱に安定な赤色の**ニトロシルミオクロモーゲン**へと変化する．これが，ハムやベーコンあるいはソーセージなどの赤い色である．発色剤を添加しない場合は，工程中の加熱によりミオグロビンが**メトミオクロモーゲン**に変化し，褐色になる．

20・1・4 食肉の種類と特徴

a. 食肉の部位　　家畜をと畜したのち，皮をはぎ，頭部と四肢端および尾部を切除し，内臓を除いた骨つきの食肉のかたまりを**枝肉**という．枝肉は，筋肉・脂肪・骨の各組織によって構成されている．これらの各部位は，家畜の成長に伴って平均的に発達するのではなく，各部位によって成長の度合いは異なる．一般的に，枝肉重量が一定以上になると筋肉と骨の増加の割合は低下し，脂肪が増加する傾向がある．これは，家畜の種類を問わないが，どのくらいでその割合が変化するかについては，家畜の種類でだいたい一定である．また，家畜の雌雄や月齢，あるいは去勢の有無などによって，微妙に成長の度合いは変化する．

b. 牛 肉　　日本の食肉専用の品種には，黒毛和種，褐毛和種（あかげ），日本短角種，無角和種（以上が和牛とよばれる）がある．このほか，乳用種のホルスタイン種あるいはホルスタイン種に黒毛和種をかけあわせた雑種を肥育して肉用にする場合がある．外国の食肉専用種にはヘレフォード，アンガス，およびそれらの雑種などがある．輸入牛肉には凍結して輸入されるフローズンビーフと，真空包装して−2〜0 ℃に保持して輸入されるチルドビーフなどがある．生後 10 カ月未満の幼齢牛の肉を仔牛肉といい，6 カ月未満はビール，6 カ月以上 9 カ月未満のものをカーフとよぶ．このように呼び名を変えるのは成長過程で脂質，タンパク質，水分などの組成比が変動し（図20・3），風味が変わるためである．

国産牛肉とは: 国産牛肉とは，国内で飼われた和牛とホルスタイン種およびそれらの雑種に加えて，外国の食肉専用種を国内に運んで一定期間肥育した牛の肉のことをいう．

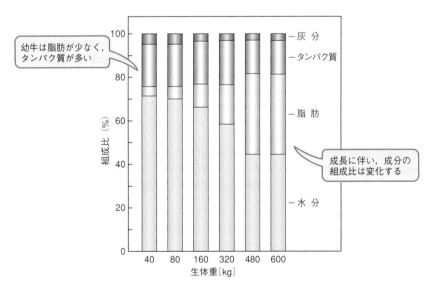

図 20・3　肉牛の成長に伴う生体の組成比［星野忠彦ほか著，
"食品組織学"，光生館(1998)より］

食品成分表には，小売用食肉の部位別（図20・4）に牛肉のかた（肩），かたロース，リブロース，サーロイン，ヒレ，ばら，もも，そともも，およびランプの9部位の成分が示されている．

和牛の脂肪: 和牛の肉質は筋肉中に網目状に細かく脂肪が交雑して，いわゆる霜降り肉を形成して柔らかいのが特徴で，こういった特徴は外来種や輸入牛には一般的にみられない．

牛肉は，サーロイン，ロースとばらで脂肪が多く，水分とタンパク質が少ない．一方，ヒレやももは，脂肪が少なく，水分およびタンパク質が多い．特有の芳香をもっており，その断面は赤紫色であるが，空気にさらすと鮮赤色になる．表20・3に牛肉各部位の特質と利用法についてまとめた．内臓類も大部分利用される．

表 20・3　牛肉各部位の肉質と利用

部 位	肉 質	利用法
か た	すじが多く，肉質は粗く固い．	カレー，シチュー，すきやき，ひき肉
かたロース	脂肪交雑(霜降り)の最も入りやすい部分で，柔らかく風味が優れている．	ステーキ，すきやき，バター焼き
リブロース	肉のきめが細かく，柔らかく風味が優れている．	ステーキ，ロースト，すきやき，バター焼き
サーロイン	牛肉の部位のうちでは最高の肉質．	ステーキ，ロースト，すきやき，バター焼き
ヒ レ	最も柔らかい部分で，肉のきめが細かく，風味が特に優れている．	ロースト，ステーキ
ば ら	すじが多く少し固いが風味はよい．	煮込み，シチュー
も も	赤身が多く柔らかく風味がよい．	ステーキ，すきやき，バター焼き
そともも	赤身が多く，やや固い．	煮込み，シチュー，ステーキ，すきやき
ランプ	きめ細かく柔らかで，赤身が多い．	ステーキ，ロースト，すきやき

牛内臓の別名

舌	：たん	第1胃：み　の
心臓	：はつ	第3胃：せんまい
肝臓	：レバー	小　腸：ひ　も
腎臓	：まめ	大　腸：しまちょう
胃腸	：し　ろ	

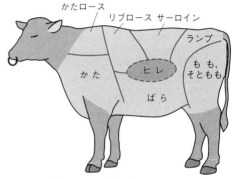

図 20・4　牛肉の部位と肉の名称

c. 豚　肉　　豚は，野生のイノシシを育種・改良して家畜化したものである．食肉となる豚には，バークシャーのほか，デュロック（茶），ランドレース（白），大ヨークシャー（白），ハンプシャー（白黒混合）などがある（かっこ内は豚の毛の色）．一般に豚は，通常生後6カ月，体重110 kg 程度で食肉用に供される．豚肉はふつうは淡紅色で，部位によっては灰紅色のところもある．

豚枝肉は，ヒレ，ロース，もも，かた（肩），ばらの5部位に分割されるが，豚肉小売品質基準では，図20・5のようにかた，かたロース，ロース，ヒレ，ばら，ももおよびそとももの7種の部位表示がある．各部位の肉質と利用法について表20・

日本の豚肉生産種の主流：繁殖能力と肉質を重視して，ランドレースと大ヨークシャーの間の子の雌にデュロックの雄をかけあわせた子，つまり三元交配の雑種が豚肉生産の主流である．これが銘柄豚の一部に用いられている"三元豚"の名前の由来である．

黒豚：黒豚は"純血のバークシャー種"と定義されている．その名の通り足先や鼻などを除いて毛が黒い．肉がきめ細かく柔らかで味にコクがあるのが特長であり鹿児島県や宮崎県などで生産されている．

表 20・4　豚肉各部位の肉質と利用

部 位	肉 質	利用法
か た	肉のきめがやや粗いが，味はよい．	煮込み，カレー，ひき肉
かたロース	肉のきめは少し粗いが，風味がよい．	トンカツ，ソテー，焼肉，煮込み
ロース	すじが少なく柔らかく，風味に優れる．	トンカツ，ロースト，ステーキ，水たき
ヒ レ	最も肉のきめが細かく柔らかで，淡白な風味をもち，脂質はほとんど含まれていない．	トンカツ，ソテー，焼肉，煮物
ば ら	脂質層が多く三枚肉ともよばれ，きめはやや粗い．	角煮，シチュー，カレー，豚汁
も も	筋肉間には脂質がほとんどなく，赤身肉できめはやや粗い．	トンカツ，ソテー，焼肉，煮込み
そともも	肉のきめがやや粗い．	煮込み，ロースト，ひき肉

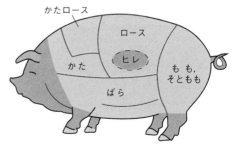

図 20・5　豚肉の部位と肉の名称

4 に示した. 豚肉は牛肉に比べて, 霜降りは少ないが, 肉は柔らかい. 牛と同様に内臓も大部分利用される*.

d. 鶏　肉　日本で飼育されている肉用鶏は, 大きく**ブロイラー**と**地鶏**の 2 種類に大別できる. ブロイラーはブロイル（broil）専用の若鶏を意味する言葉だが, 一般に成長効率のよい品種や飼育方法で大量生産される**肉用若鶏**を総称してブロイラーとよんでいる. 鶏肉の脂質は, 牛肉や豚肉とは異なった脂肪酸組成をしており, 飽和脂肪酸が少なく不飽和脂肪酸が多い（表 20・5）.

手羽は, 鶏の翼の部分をさす（図 20・6）. 胸肉に続く手羽元と手羽先に分けられる. 手羽先は, 第 1 関節で切断した先の部分で, さらに手羽中と先端の手指の部分に分かれる. **胸肉**は, 鶏の胸にある部分の肉で, ほとんど浅胸筋（大胸筋ともいう）からなる. 肉色は薄い. 皮を除くと脂質が少なく, 淡白で柔らかく用途が広い. 皮つきの胸肉は, 皮下脂肪があるため, 脂質含有量が多い. **もも肉**は, 脚からももの付け根にかけての部分で, 鶏が運動するときによく使われる筋肉が多いためか肉色は濃く, 赤身ともよぶ. すじがあり胸肉に比べやや固い. 胸肉と同様, 皮つきだと皮下脂肪がついているため脂質含有量が多い. **ささ身**は, 鶏の深胸筋（第二胸筋ともいう）にあたる部位で, 両胸肉の内側の胸骨に沿って 1 本ずつ付いている. タンパク質含量（%）は, 鶏肉中で最も高く, 脂質はほとんど含まれていない.

表 20・5　各種食肉の脂肪酸組成 [a]

食　肉	脂質含量[†] 〔g/100 g〕	脂肪酸 〔g/100 g〕		
		飽和	一価	多価
牛（かた, 脂身つき）	20.6	7.12	11.93	0.66
牛（かた, 赤肉）	11.2	4.01	6.22	0.44
牛（ばら）	45.6	15.54	26.89	1.12
馬	2.2	0.80	0.99	0.29
鯨（赤肉）	0.3	0.08	0.11	0.06
豚（かた, 脂身つき）	14.0	5.25	6.50	1.65
豚（ばら, 脂身つき）	34.9	14.60	15.26	3.50
鶏もも（皮つき, 成鶏）	18.3	5.67	9.00	2.78
鶏むね（皮つき, 成鶏）	16.5	5.19	8.20	2.37
鶏ささ身	0.8	0.23	0.27	0.22

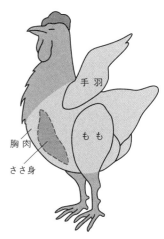

a）日本食品標準成分表 2020 年版 脂肪酸成分表編より.
†　脂肪酸のトリアシルグリセロール当量.

図 20・6　鶏肉の部位と肉の名称

e. 羊　肉　日本で消費される羊肉のほとんどは輸入であり, 輸入量は, 1980 年には枝肉換算 15 万 7000 t となり, 冷凍のマトン（成羊）肉を主体にしてニュージーランドから輸入された. その後, 輸入量はほぼこの水準で推移しているが, 1989 年ころから, より高級な子羊肉（ラム, 生後 1 年未満の羊の肉の総称）や冷蔵肉の輸入割合が増加した. ラムは柔らかく良好な風味をもつため, 好んで食べられるが, マトンは独特の臭い（4-メチルオクタン酸と 4-メチルノナン酸による）があるため, 加工用に消費されることが多い.

f. 馬　肉　日本で食べられる馬肉は, 国産より輸入ものの方が多く, 米国やカナダからの輸入が多い. 海外では, 欧州での消費量が多く, なかでもフランスの消費量が多く, タルタルステーキなどで食べられている. ミオグロビン含量が多いため, 切断直後の馬刺しの肉は, 空気に触れるときれいな桜色になる. 馬肉が桜肉と

よばれるのはそのためである．不飽和脂肪酸の割合が大きいため脂質の融点が低く[*1]，口の中でとろける感覚が好まれ，馬刺として食べられることが多い．

g. ウサギ肉 肉色は淡赤色で，筋肉繊維は細く柔らかいうえに結着性が強いため，他の畜肉などのつなぎ肉として食肉加工（ソーセージなど）の原料として利用される．日本では日常の料理に使われることはあまりないが，その食感は少し固い鶏肉という感じで臭みはほとんどない．

h. 鯨 肉 鯨肉は，一般的に赤味を帯び柔らかく味がよい．使用される部位は肉のほか，内臓，本皮，畝（うね），尾羽に至るまで，頭の尖端から尾まで食用となる．尾肉は牛豚のロースに匹敵する部分で最も味がよい．鯨肉はタンパク質含有量がミンククジラの赤肉の例でいえば 24.8%，尾肉では 23.9% と獣鳥の中では特に多く，大変質のよいタンパク質を含んだ食品である．

i. ジビエ ジビエとはフランス語で“（狩猟の）獲物”を意味し，ゲームミートともいわれる．野生動物に由来する肉で，世界の食肉生産量のわずか 0.6% にすぎない．しかし，近年日本では，増えすぎたシカやイノシシなどの野生動物が農業被害を与えるため，駆除されてその肉がジビエとして利用され始めている．

20・1・5 食肉の利用と加工

a. 日本農林規格（JAS）制度と食品表示法 食肉の加工は，基本的には JAS 制度に則して行われ，食品表示法に基づく表示をされて販売される．

1) **JAS 制度**: JAS 制度では“農林物資の規格化等に関する法律”（JAS 法）に基づき，加工食品の品質が規格として定められている．たとえば，ロースハムとはどのようにして製造されるものであるのかや，香味が良好で異味異臭がないこと，粗タンパク質含量は 18% 以上であること，など細かく規定されている．個々の規格で定められた品質に基づいた格付（検査）に合格した製品にマークをつけることができる．JAS 制度はその格付を受けるか否かは製造業者の意志に委ねられている任意のものである．食肉製品については，ハム類，ソーセージ，ベーコン類などに関する通常の規格と，熟成ハム類，熟成ソーセージ類，熟成ベーコン類などに関する特定 JAS 規格がある．

2) **食品表示法**: 2015 年 4 月 1 日に施行された新しい法律で，それまでの JAS 法，食品衛生法，健康増進法の義務表示の部分を一つにしたものである．この法律では，加工食品の栄養表示が義務化され，ナトリウムの表記も食塩相当量に変わったほか，表示項目が見直されて，アレルギー表示や原材料と食品添加物の区分などのルールが変更された．

具体的な表示項目は品目ごとに異なるが，一括して表示する事項が決められている（図 20・7）．

① 名 称: JAS 法で定められた名称を表示する（商品名ではない）．
② 原材料名: 使用した原材料すべてを使用量の多いものから順に記載する．アレルゲンになる物質がある場合はそれを表示する（これは最後に一括して表示してもよい．たとえば，“一部に小麦，卵，乳成分を含む”など）．添加物以外の原材料と添加物を明確に区分するために記号 /（スラッシュ）で区分する．
③ 原料原産地名[*2]: 使用した原材料で最も多い原材料の原産地を表示する（“国産”，“カナダ”など）．

---

*1 各脂肪酸については表 7・2 参照.

ウサギ肉: フランスなどの肉屋では，牛肉・豚肉・鶏肉などに混じって，ウサギ肉も皮をはがれたそのままの姿で陳列されており，一般家庭でも使われている.

捕鯨: 戦後，日本の食料供給に鯨肉が果たした役割は大きかった．従来は特定の地域でのみ消費されていた鯨肉がほとんど全国的に普及した．1962 年には生産量は 22 万 t を超えたが，この年から鯨肉の輸入が行われるようになった．1988 年に商業目的のための捕鯨は禁止になっていたが，2020 年 7 月に再開された．しかし流通量はまだ多くない.

JAS: Japanese Agricultural Standard の略称.

*2 2017 年 9 月に義務化された．2022 年 3 月まで移行措置期間．輸入品については原産国を表示.

(a)

名　称	ロースハム（スライス）
原材料名	豚ロース肉（カナダ），食塩，砂糖，リン酸塩（Na） 調味料（アミノ酸等），酸化防止剤（ビタミンC） 発色剤（硝酸K，亜硝酸Na），香辛料
内容量	100 g
賞味期限	○○. ○○. ○○
保存方法	10℃以下で保存してください
製造者	○○○ハム株式会社　西宮工場 兵庫県西宮市○○○○○○

(b)

エネルギー	326 kcal
タンパク質	12.4 g
脂　　質	28.1 g
炭水化物	5.9 g
ナトリウム	590 mg
食塩相当量	1.5 g

図 20・7　ロースハムの表示例 (a) と栄養成分表示例 (b)

消費期限と賞味期限: 消費期限は，食品を一定の方法で保存したときに品質劣化で安全性を欠くような恐れがない期限のこと．弁当，生菓子など長く保存できない食品に表示してある．賞味期限は，食品を一定の方法で保存したときに，品質の保持が十分可能でおいしく食べられる期限のこと．肉製品，一般の菓子，缶詰など保存のきく食品に表示してある．

ハムの部位: 豚肉の枝肉の"背"がロース，"腹"がばらである．ロースはいわゆる"背筋"の部分で，高価に取引されるので，ロースがたくさんとれる胴長で大型の豚が開発されてきた．

塩漬: 肉を保存するために単に食塩を添加するのは"塩漬け"だが，発色剤を混在させて肉色の赤色化を伴う場合は"塩漬（キュアリング）"という．塩漬の効果としては，ボツリヌス菌の繁殖抑制，風味の改善および脂質の酸化抑制もある．

ソーセージの太さ: 元来はウインナーは羊腸，フランクフルトは豚腸，ボロニアは牛腸に詰めたものだったが，現在では太さで区別される．日本農林規格によると，ウインナーは直径20 mm 未満，フランクフルトは 20 mm 以上～36 mm 未満，ボロニアは 36 mm 以上となっている．

④ 内容量: 内容重量をグラムまたはキログラム単位で明記する．

⑤ 賞味期限: おいしく食べられる期限．

⑥ 保存方法: "10℃以下で保存すること"などを記載する．

⑦ 製造者: 製造者の氏名（法人の場合はその名称）およびその所在地を記載する．

⑧ 栄養成分表示: その食品 100 g（あるいは包装の単位）当たりのエネルギー，タンパク質，脂質，炭水化物，ナトリウム，食塩相当量が表示されている．

b. 代表的な加工食品

ⅰ）ハム，ベーコン

ハムとは本来，豚のもも肉を大きな塊のまま塩漬したものを意味するが，日本では広く豚などの肩肉やロース肉，ばら肉などを原料に，塩漬，くん煙・湯煮してつくった製品をハムとよぶ．塩漬によって，肉の中のミオシンが溶け出し，加熱したときに水を保つネットワークをつくるとともに，小肉片を接着させる糊として働く．こうして保水性，結着性が向上し，ハムらしい食感を与える．プレスハムは，豚のほか各種畜肉を加えてつなぎ合わせたもので，寄せハムともいわれる．また，畜肉のほか魚肉（50% 以下）が添加されたものを混合プレスハムとよぶ．

ボンレスハムは文字通り"骨抜きのハム"という意味で，原料は豚もも肉である．ロースはロースハムに加工され，ばらはふつうはベーコンに加工される．市販のベーコンで赤身が多いものは豚肩ロースを使ったショルダーベーコンのことが多い．

ハムの製法はふつうは，塩漬，くん煙，湯煮（または蒸煮），という工程だが，最後の湯煮をしないものが，生ハムであり，ベーコンも最後の湯煮工程がない．しかし，最近では，**くん液**という，くん製，塩漬の風味をつけるための調味液（ピックル液）を"注射"するものがほとんどである．多くの針がついた機械で，くん液を肉の内部に注入する．このとき，重合リン酸塩（結着剤）や，亜硝酸塩（発色剤，ミオグロビンと反応して安定な赤色のニトロシルミオグロビンに変化する）が添加される．こうして，本来の塩漬やくん煙の工程にかかる時間を大幅に短縮する．また，副原料として豚肉以外を使用したものも最近多く見受けられる．

ⅱ）ソーセージ

ハムもソーセージも作り方はほぼ同じだが，ハム（プレスハムを除く）が塩漬した豚肉の部位肉をそのまま使うのに対し，**ソーセージ**は塩漬した豚肉やその他の肉類を細く切り，豚脂や香辛料を加えて，よく練り合わせてケーシングに詰めたものである．ケーシングというのは，ソーセージを詰める入れ物のことで，本来は動物の腸が用いられるが，最近では人工のケーシング（不可食性のポリ塩化ビニリデン

やセルロース，可食性のコラーゲンなど）が使われることが多い．

　iii）その他の食肉加工品

　コンビーフは，塩漬牛肉のことである．牛肉以外の畜肉を用いた場合には，**ニューコンビーフ**という品名を表示することに定められており，原料肉の種類名を併せて書くことになっている．そのほかにも，牛肉味付・鶏肉水煮・油漬・やきとり・ランチョンミート・マトン焼肉・チキンボールなど，多数の食肉加工品がある．

> **ランチョンミート**: 缶詰用に加工した豚肉．戦後，米軍によってもたらされたランチョンミートが，いつしか沖縄のふるさとの味になった．

20・2　卵　　類

　鶏卵は人間の体に必要な栄養素をバランスよく含んでおり，特にタンパク質のアミノ酸組成などの点で優れた食品である．1種類でこれだけ栄養的に豊富な食品は卵と牛乳以外には見当たらない．卵は，ふ化前の幼鶏を形成するために必要な栄養成分をすべて備えており，骨格に必要なカルシウムとリンも豊富で，脳や全身の細胞をつくるのに必要な脂質やタンパク質などが十分に含まれている（表20・6）．

表 20・6　卵とそのほかの代表的な食品の成分比較[a]　〔可食部 100g 当たり〕

栄養成分[†]	全卵	牛乳	牛肉（もも）	豚肉（もも）	魚肉（サンマ）
タンパク質〔g〕	11.3	3.0	(16.2)	(16.9)	16.3
脂　質〔g〕	9.3	3.5	16.8	9.5	22.7
炭水化物〔g〕	0.3	4.7	(0.5)	(0.2)	(0.1)
カルシウム〔mg〕	46	110	4	4	28
リン〔mg〕	170	93	160	200	180
ビタミン B_1〔mg〕	0.06	0.04	0.09	0.90	0.01
ビタミン B_2〔mg〕	0.37	0.15	0.20	0.21	0.28

a）日本食品標準成分表 2020 年版より．
† タンパク質はアミノ酸組成による値，脂質は脂肪酸のトリアシルグリセロール当量，炭水化物は利用可能炭水化物（単糖当量）．（　）は類似食品からの推計または計算値．

表 20・7　鶏卵の需給状況[a]

年度	生産量〔千 t〕	輸入量〔千 t〕	輸出量〔千 t〕	自給率〔%〕
1985	2160	39	0	98
2000	2535	121	0	95
2005	2469	151	1	94
2010	2506	114	1	96
2015	2544	114	3	96
2018	2628	114	7	96

a）農林水産省，"食品需給表（2020）"より．

20・2・1　生産と消費

　国民一人当たりの鶏卵の生産と消費量は，日本が世界中で最も多い．これまで卵の消費量が多かった欧米諸国で下がっているのに対して，日本の消費量はほぼ横ばいである（表20・7）．一方で，卵アレルギーへの対処も問題となっている．

20・2・2　卵の種類

　卵といえば一般には鶏卵をいうが，ほかの家禽類の卵も利用される．

　ウズラは鶏と同じくキジ科に属する鳥である．日本の卵用のウズラは小型で成体重は雄 100 g，雌 120 g くらいで，産卵数は年間 300 個前後と鶏とほぼ同じである．ウズラ卵は，ゆで卵にしたときに殻がむきやすく，外食・中食産業で広く利用されているが，生産量そのものは，鶏卵の比ではない．**アヒル**の卵は一般の食生活上で，そのまま焼いたり，ゆでたりということはあまりないが，中華料理の代表的な前菜の一つであるピータンの原料である．

20・2・3　鶏卵の構造

　鶏卵の構造は，卵殻と卵殻膜，卵白，卵黄からなる（図20・8）．その割合はだいたい一定しており 1:6:3 である．

a. 卵 殻　卵殻は，厚さ 0.3 mm 前後で，産卵直後は表面が輸卵管から分泌された粘液で覆われているが，産卵後乾燥して付着し，**卵殻クチクラ**となる．このクチクラのため，新鮮な卵の殻の表面はざらざらしている．クチクラは，微生物が卵殻を通って侵入するのを防ぐ役目を果たす．卵殻の主成分は炭酸カルシウムで，ほかに炭酸マグネシウム，リン酸カルシウム，その他微量の有機物，微量の水分が含まれている．卵殻には**気孔**とよばれる多数の小孔があり，この気孔が胚の呼吸に必要な酸素を取入れ，内部で発生した炭酸ガスを排泄するガス交換を行っている．

卵殻の内側には**卵殻膜**がある．卵殻膜は，強い繊維質の物質である．卵殻膜の主成分はタンパク質で，**外卵殻膜**と**内卵殻膜**の 2 層からなっており，卵殻に密着しているが，鈍端では少し離れてすき間をつくっている．この空間を**気室**とよぶ．気室は，産卵直後ではほとんどみられず，時間の経過とともに大きくなる．

b. 卵 白　卵白は，粘度の低い**水様卵白**と粘度の高い**濃厚卵白**よりできており，水様卵白は，さらに**内水様卵白**と**外水様卵白**の 2 層に区分される．その構成割合は，外水様卵白 25%，濃厚卵白 50〜60%，内水様卵白とカラザが 15〜25% である．卵白の固形物含有量は約 12% で，その大部分はタンパク質である．**カラザ**は，卵白の中に卵黄の表面から卵の尖端および鈍端に向かって，白い糸のような形でねじれて存在している．

カラザの役割: カラザは，卵黄をハンモックのように卵の真ん中に吊り下げる役目をしている．

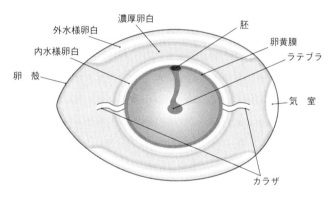

図 20・8　卵 の 構 造

c. 卵 黄　卵黄は，ラテブラ，胚盤，淡色卵黄層，濃色卵黄層，卵黄膜からなり，水分が約 50% で，残りは脂質やタンパク質でできている．卵黄は，表面を薄い**卵黄膜**で覆われている．新鮮な卵の卵黄膜ほど，強くて張りがあり，黄身が盛り上がっている．卵黄の上半球表面の中心に直径 2〜3 mm の白い斑点があり，これは，有精卵では胚盤，無精卵では卵子の卵核があったなごりである．胚盤の下から卵黄の中心に向かって，細長く白色に近いように見える部分を，**ラテブラ**という．卵黄は，単一の同質な球状ではなく，**濃色卵黄**と**淡色卵黄**が交互に同心円状（同心球状）になった複数の層からできている．

20・2・4　鶏 卵 の 成 分

卵には，タンパク質やカルシウム，鉄分など，ビタミン C を除くほぼ全部の栄養素が含まれており，また人体がつくることができない不可欠アミノ酸もバランスよく含んでいる（表 20・8）．

表 20・8　卵に含まれる各種アミノ酸[a]〔mg/100 g〕
赤字は不可欠アミノ酸.

アミノ酸	全卵	卵白	卵黄
グリシン	430	380	480
アラニン	720	630	810
イソロイシン	660	560	830
ロイシン	1100	910	1400
リシン	940	730	1200
メチオニン	410	420	390
フェニルアラニン	660	630	680
トレオニン	640	510	850
トリプトファン	190	170	230
バリン	820	740	950
ヒスチジン	340	290	430
アルギニン	840	610	1200
プロリン	510	390	660
セリン	1000	810	1500

a) 日本食品標準成分表 2020 年版 アミノ酸成分表編より.

a. タンパク質　　鶏卵には，多くのタンパク質が含まれている．特に卵白に多く，卵の全タンパク質の約 64％ を含んでいる．卵白に含まれる主要なタンパク質を表 20・9 に示す．

卵黄のタンパク質の大部分は，脂質と結合したリポタンパク質であり，高密度リポタンパク質（HDL）と低密度リポタンパク質（LDL）として存在している．LDL は，乳化性に関与しているといわれている．

良質のタンパク質とは，不可欠アミノ酸を不足なく含有するものをさす．卵は，全卵中に 9 種類の不可欠アミノ酸をバランスよく含む理想的なアミノ酸成分をもち，タンパク質価という点で，最も優れた食品とされている（表 20・8 参照）．

HDL: high-density lipoprotein

LDL: low-density lipoprotein

卵のアレルゲン: 特に卵白にあると考えられている．卵白中のオボアルブミン，オボムコイド，リゾチーム，オボトランスフェリンにアレルゲン活性があると報告されている．

表 20・9　主要な卵白タンパク質[a]

タンパク質名	含量(%)	等電点	分子量(K)	性　質
オボアルブミン	54	4.5〜4.8	45	胚の分化，成長制御
オボトランスフェリン	12〜13	6.0	78〜80	金属イオンを結合し静菌作用
オボムコイド	11	4.8	21	トリプシンの作用を阻止[†]
リゾチーム	3.5	10〜11	14.3	溶菌性
オボムチン	2〜4	4.0〜5.0	α 254, β 400〜700	卵白と卵黄膜のゲル状構造の保持
オボインヒビター	0.1〜1.5	5.1〜5.2	48	トリプシン，キモトリプシン，麹菌プロテアーゼの作用の阻害
アビジン	0.05	10.5	67	ビオチンを結合

a) 渡邊乾二編, "食卵の科学と機能—発展的利用とその課題", アイ・ケイコーポレーション (2008)
†　ヒトのトリプシンに対しては阻害作用なし.

卵とごはん: 米のタンパク質の不可欠アミノ酸のうち，第一制限アミノ酸はリシンであり，卵はこれを補う．味噌汁の中に卵を落としたり，生卵をごはんにかけるという食べ方は，栄養学的に理にかなっている．

b. 脂　質　　鶏卵中の脂質は，ほとんどが卵黄に含まれている（表 20・10）．脂質のなかで栄養学的にあるいは食品学的に問題となるのはコレステロールとリン脂質（レシチン）[*1] である．

鶏卵の**コレステロール**の含有量は多く，卵黄中に約 1.2％（全卵 100 g 中に 370 mg）含まれる（表 20・2 参照）．そのうち約 84％ は遊離のコレステロールで，残り 16％ はエステル型のコレステロールである．一方で，鶏卵には，コレステロールの動脈壁への沈着を抑える不飽和脂肪酸（リノール酸など）が多量に含まれている．また，卵黄に多く含まれているレシチンは，いわゆる善玉コレステロールの量を増加させるのに役立っており，通常の摂取量では，人体へのコレステロールの蓄積に卵黄のコレステロールはほとんど問題ないとされている．

*1 リン脂質については §7・1・3 a 参照.

c. その他の成分　　卵には，ビタミン C を除けばほとんどのビタミン類が含まれている．卵白には水溶性ビタミンしか存在しないが，卵黄には水溶性・脂溶性のビタミンが含まれている．また，リン，カルシウム，鉄分などの無機質もまんべんなく含まれている（表 20・10 参照）．

卵黄の黄色い色は，**カロテノイド色素**[*2]（黄色トウモロコシ，パプリカなどに含まれているキサントフィル）による．動物はこのカロテノイドを合成できないので，卵黄の黄色は飼料由来である．ちなみに，卵の栄養成分のうち，餌の影響で変化するものは，ヨウ素（ヨード）など無機質の一部と各種のビタミン含量，脂肪酸組成のなかの不飽和脂肪酸の構成比である．タンパク質，脂肪，コレステロール，水分などの基本成分は変化しない．

*2 カロテノイドの構造は表 10・2 参照.

表 20・10　鶏卵中の栄養成分[a]　〔100 g 中〕

| | エネルギー〔kcal〕 | 水分〔g〕 | タンパク質[†1]〔g〕 | 脂質[†1]〔g〕 | コレステロール〔mg〕 | 炭水化物[†1]〔g〕 | 無機質 | | | | | | | ビタミン | | | | | | | |
							Na〔mg〕	K〔mg〕	Ca〔mg〕	Mg〔mg〕	P〔mg〕	Fe〔mg〕	Zn〔mg〕	A[†2]〔µg〕	D[†3]〔µg〕	E[†4]〔mg〕 α-	γ-	K〔µg〕	B₁〔mg〕	B₂〔mg〕	C〔mg〕
全卵	142	75.0	11.3	9.3	370	0.3	140	130	46	10	170	1.5	1.1	210	3.8	1.3	0.5	12	0.06	0.37	0
卵黄	336	49.6	13.8	28.7	1200	0.2	53	100	140	11	540	4.8	3.6	690	12.0	4.5	1.6	39	0.21	0.45	0
卵白	44	88.3	9.5	0	1	0.4	180	140	5	10	11	Tr	0	0	0	0	0	1	0	0.35	0

a) 日本食品標準成分表 2020 年版より.
†1　タンパク質はアミノ酸組成による値. 脂質は脂肪酸のトリアシルグリセロール当量. 炭水化物は利用可能炭水化物（単糖当量）.
†2　レチノール活性当量.　†3　ビタミンD活性代謝物を含む.　†4　α-および γ-トコフェロールの成分値.

20・2・5　鶏 卵 の 特 性

　卵黄に含まれるレシチンは, 本来混ざり合わない水と油を細かい粒子で分散させ, 混ざり合った状態にする作用をもつ. この作用を**乳化**といい, これを応用したのがマヨネーズである. また, 卵は撹はんすると泡立つが, 鶏卵特有の固くて安定した泡立ちは卵白によるものであり, スポンジケーキやカステラなどに利用されている（**起泡性**）. 卵白と卵黄に含まれるタンパク質の種類はかなり違うため, 卵白と卵黄の熱凝固の温度は異なる. 卵を加熱すると, 卵黄より卵白の方が早く凝固（**ゲル化**）するが, 80 ℃ くらいにならないと完全に固まらない. 卵黄は固まり方は遅いが, 70 ℃ 以上の温度を保てばほぼ完全に固まる. 温泉卵はこの性質を利用して作る. また塩や酢には凝固性を強化する働きがある. 卵の乳化性・起泡性・ゲル化を応用した食品は非常に多い（表 20・11）.

温泉卵の作り方: 卵白は58～80 ℃ で固まり始め, 80 ℃ 以上で完全に凝固する. 卵黄は 64～70 ℃ で完全に熱凝固する. 70 ℃ くらいの温度で加温すると温泉卵ができる.

表 20・11　鶏卵の三大特性

特　性	性　　質	利用例
凝固性	熱を加えるとタンパク質の変性により, 凝固する性質のことで, 多くの調理に利用される.	卵焼き, ゆで卵, 茶碗蒸しなど
起泡性	撹はんすると泡立つ性質のこと. 特に, 卵白は撹はんすることでよりクリーム状になる.	メレンゲ, ケーキなど
乳化性	互いに混ざり合わない二つの液体（水と油など）の一方を他方に分散させることを乳化（エマルション）という.	マヨネーズ, アイスクリーム, 乳化剤など

20・2・6　鶏 卵 の 鮮 度

ゆで卵のむきやすさ: ゆで卵にしたときに薄皮がむけにくい卵は新鮮な卵である. 新鮮な卵ほど, 含まれている炭酸ガスが多く, ゆでられると膨張し殻に押しつけられるからである.

　鶏卵の**鮮度**の一般的な見分け方にはつぎのようなものがある.
① 新鮮な卵の殻の表面は, クチクラのためにザラザラしている.
② 卵全体のきめが細かく, なめらかで光沢があり, 必要以上に汚れていない.
③ 割ったときに卵黄がこんもりと盛り上がっている.
④ 濃厚卵白がたっぷりあり厚みがあって透き通っており, 割ったときに殻から離れにくい.

　鶏卵の鮮度を簡便に見分ける方法として, **卵黄係数**がある.

$$卵黄係数 = \frac{卵黄の高さ〔mm〕}{卵黄の直径〔mm〕}$$

見た目でいえば，卵黄が丸く高ければ新鮮度が高いといえる．だいたいの判定基準では，新鮮な卵の卵黄係数は 0.442〜0.361，古い卵の卵黄係数は 0.30 以下である．

卵の品質を数値で示す，より正確な方法としては，**ハウユニット（HU）**がある．ハウユニットは，濃厚卵白の形態変化に，重量変化を組合わせて"濃厚卵白の劣化度を表す指標"で，つぎの計算式によって算出される．

$$ハウユニット（HU）= 100 \log(H - 1.7\,W^{0.37} + 7.6)$$
$$H: 濃厚卵白の高さ〔mm〕, \quad W: 卵重〔g〕$$

この式からわかる通り，HU 値は鶏卵の濃厚卵白の高さが劣化とともに低くなっていくことから，品質を判定するものである．濃厚卵白の高さの値は，大きい卵の方が当然高くなるので，サイズの大小にかかわらず同じ基準で比較できるように**卵重**の要素が加味されている．ハウユニットの数値が大きいほど，卵の内部品質がよく，新鮮であり，産卵直後の卵の HU 値は 90 前後を示す．HU 値が 60 以下になると古い卵とみなされる．

20・2・7 鶏卵の利用

a. 加工卵 外食業務用，加工用に用いる場合，殻付卵のままでは作業性に優れていないため，あらかじめ割卵し殺菌した**液卵**として使用されることが多い．消費の増加に伴い，卵の用途も大きく増加し，その内容も著しく多様化してきている．特に，液卵・凍結卵・乾燥卵などの**加工卵**の生産が増加した（表 20・12）．これら加工卵は，製菓，製パン，乳製品，肉製品などさまざまな加工食品の原料として広く用いられているだけでなく，付加価値の高い医薬品原料としての特定の卵成分を分離精製する際の原料にもなっている．また，加工卵製造の際に廃棄物として出る大量の卵殻の利用面についても，企業サイドの研究が行われリサイクルの道が開かれつつある．

割卵には手割りと自動割卵機による機械割りがある．手割りは能率が悪く，小規模の工場で行われることがあるが，規模の大きい工場ではほとんどが自動割卵機による機械割りである．割卵された卵は，割卵機で卵黄と卵白に自動的に分けることが可能で，目的に応じて液状全卵・液状卵白・液状卵黄などとして処理される．液卵は冷却タンク内で混合均一化され，濾過後，液卵は殺菌工程に入る．殺菌後，液卵は直ちに0〜10℃ に冷却され，缶やプラスチック容器，紙カートン容器などに入れられて消費者（二次加工業者）に配送される．

b. 加工卵の利用 加工用，業務用として消費される卵の多くは，マヨネーズに代表されるドレッシング類や，製菓・製パン類などに用いられている．さらに医薬品・皮膚クリーム・栄養剤・界面活性剤として卵成分が利用され，レシチンを素材とする**リポソーム**はがんの治療薬などの担体として期待されている．卵加工は，ドレッシング類やカステラなどの卵製品の原料調製としての加工である**一次加工**と，卵製品を製造するための加工である**二次加工**に分類される．新鮮殻付卵を割卵し，卵殻と卵殻膜を取除き，中身だけを取出したものを一次加工用として用い，二次加工用としての卵製品には，マヨネーズなどのドレッシング類，ケーキやカステラなどの製菓や，パンなど，そのほかにも医薬品としてのリゾチーム，レシチンなどがある．

HU: Haugh unit の略．米国の L.Haugh が，1937 年に考案した単位．ハウ単位ともいう．

ハウユニットの利用：米国の規格では，HU 値 72 以上が AA 級，60〜72 未満が A 級，31〜60 未満が B 級，31 未満が C 級（低級品位）と格付けされており，日本でも，米国の基準に合わせて利用されている．

表 20・12 加工卵の分類

液 卵	液状全卵 液状卵白 液状卵黄
凍結卵	冷凍全卵 冷凍卵白 冷凍卵黄
乾燥卵	乾燥全卵 乾燥卵白 乾燥卵黄
濃縮卵	加糖濃縮全卵 加糖濃縮卵白 加糖濃縮卵黄

卵の大きさ：鶏の種類や季節によっても違うが，年齢の影響が大きい．若い鶏は小さな卵を産み，採卵期間の終わりごろの鶏は大きな卵を産む．

■ 20・3 乳　　類

　　人類が牛やヤギや馬などの乳を飲み始めたのは，約1万年前ごろといわれている．哺乳類がこの世に生を受けて最初に食べる食べ物が乳であり，しばらくは乳のみで成長する．牛乳には，良質なタンパク質や脂質，カルシウムなど，哺乳類である牛が成長するのに必要な栄養成分が豊富に入っている（表20・6参照）が，ヒトの乳はタンパク質と灰分が少なくラクトースの割合が高いなど，牛乳とは成分組成が少し異なる．

20・3・1　牛乳の成分

　　a. タンパク質　　牛乳には，タンパク質が約3%含まれており，代表的なものは**カゼイン**と乳清タンパク質（**ホエー**）である（表20・13）．これらは，消化されやすく，栄養的にも大変優れている．カゼインは牛乳タンパク質の75〜80%を占める．単一のタンパク質ではなく表20・13に示したように4種類の混合物である．牛乳中では，α_sカゼインとβカゼインの複合体のサブミセルとコロイド性リン酸カルシウムが結合して集団となり，その周りを親水性のκカゼインの多いサブミセルが覆うようにして，直径30〜300 nmほどの微粒子となっている．これをカゼインミセルという．カゼインは，**レンネット**[*1]の作用で凝固する．レンネットにはタンパク質分解酵素のキモシンが含まれ，この作用によりκカゼインが特異的に加水分解を受け，その結果，牛乳のカゼインミセルが破壊されて凝固するためである．この原理を利用してつくられるのがチーズである．ホエーは牛乳タンパク質の約20%を占める．これも数種類のタンパク質からなり，主成分はβラクトグロブリンである．また，ヨーグルトはカゼインの**等電点沈殿**[*2]を応用してつくられる．

　　b. 脂質　　牛乳の脂質は乳脂肪といわれる小さな脂肪球の形で1 mL中に約

[*1] 仔牛の第4胃から水で抽出した粗酵素製品．タンパク質分解酵素のキモシンを約90%含む．

[*2] カゼインの等電点はpH 4.6である．

[*3] ラクトフェリンは人乳での濃度が他の乳より高く，鉄の代謝，殺菌，抗ウイルス作用などの多彩な機能をもつ．なお，ラクトフェリンとよく似た名前のラクトフォリンは，脱脂乳中の熱安定な糖タンパク質のことである．

表 20・13　牛乳中のタンパク質の成分と割合[a)]

タンパク質	割　合（%）
全タンパク質　（3.0 g/100 mL）	100.0
全カゼイン	78.8
α_sカゼイン	38.2
βカゼイン	28.3
κカゼイン	10.0
γカゼイン	2.4
全ホエー	21.2
βラクトグロブリン	9.7
αラクトアルブミン	3.6
血清アルブミン	1.2
免疫グロブリン	2.1
ラクトフェリン[*3]	わずか
リゾチーム	わずか
その他	4.6

a) 保坂秀明編，"食品製造・流通データ集"，産業調査会事典出版センター(1999)より．

表 20・14　人乳と牛乳の主要栄養成分比較[a)]
〔100 g当たり〕

栄養成分		人　乳	牛　乳
エネルギー		61 kcal	61 kcal
主要栄養素	タンパク質	0.8 g	3.0 g
	脂質	3.6 g	3.5 g
	炭水化物	(6.7 g)	4.7 g
無機質	灰　分	0.2 g	0.7 g
	カリウム	48 mg	150 mg
	カルシウム	27 mg	110 mg
	リン	14 mg	93 mg
	マグネシウム	3 mg	10 mg
ビタミン	ビタミンA[†]	46 μg	38 μg
	ビタミンK	1 μg	2 μg
	ビタミンB$_1$	0.01 mg	0.04 mg
	ビタミンB$_2$	0.03 mg	0.15 mg
	ビタミンB$_{12}$	Tr	0.3 μg
	パントテン酸	0.50 mg	0.55 mg

牛乳は無機質，特にカルシウムのよい供給源である

a) 日本食品標準成分表2020年版より．
† レチノール活性当量．（ ）は英国成分表より推計．

60 億個分散している．このため脂肪分解酵素作用が有効に働くので消化吸収率が非常に高い．脂肪球の 98% はトリグリセリドで，そのほかに少量のリン脂質を含む．リン脂質はレシチンとケファリンで，脂肪球の内側に存在し，牛乳中のエマルションを安定化させる乳化剤として働いている．

c. 炭 水 化 物　　牛乳には炭水化物は 4.8% 含まれるが，このうち 99.8% は**ラクトース（乳糖）**[*1] である．ラクトースは哺乳動物の乳に特有のもので，ほのかな甘味を与えるとともに幼児期の脳細胞の発達に欠かせないものである．また，カルシウムの吸収を助け，鉄の吸収を促進する．人乳に含まれるラクトースの量は，哺乳動物のなかで最も多い[*2]．

d. 無 機 質　　牛乳は人乳の成分に近いが，**カルシウムの量は牛乳の方が 4 倍近く多く**，カルシウムの補給に適している（表 20・14）．コップ 1 杯の牛乳にカルシウムが 200 mg も含まれていることに加えて，牛乳に含まれるタンパク質やラクトースなどの働きで，カルシウムの**吸収率は 50~70%** と高い．野菜類のカルシウムの吸収率が約 20%，小魚類が約 30% なので，その吸収率の高さは際立っている．

e. ビタミン　　牛乳に含まれる重要なビタミンは A と B$_2$ である．ビタミン A はレチノールとよばれ，子どもの成長を促進し，目を健康にするのに必要である．牛乳に含まれる**β-カロテン**はバターを黄色にしている原因の色素であり，体内でビタミン A に変換される．ビタミン B$_2$ は，栄養分の代謝を高め食欲を増進させて成長促進作用を行うなどの働きがある．B$_2$ は 200 mL 中に約 0.3 mg 含まれている．そのほか，骨や歯の構成成分としてカルシウムやリンと結合した状態で使われる**ビタミン D** も若干量含まれており，カルシウムが吸収されるときに重要な働きを行っている．

20・3・2　牛乳アレルギーとラクトース（乳糖）不耐症

a. アレルギー　　牛乳アレルギーは，経口摂取した牛乳に含まれるタンパク質がアレルゲンとなり多様な症状を示す食物アレルギーである．アレルギー反応を誘起しやすいのは，カゼインやラクトグロブリンなどである．一般に牛乳アレルギーは乳幼児期に発症するが，牛乳を食品から完全に排除するなどの適切な処置を行うことで，多くは学童期までに耐性が得られ，牛乳を摂取してもアレルギーが起こらないようになる（軽症例を含めると成人までもち越す例もある）．

b. ラクトース（乳糖）不耐症　　牛乳には，ラクトース（乳糖）が 4.8% 程度含まれている．ラクトースはそのままでは体内へ吸収されず，小腸の上皮細胞に存在する**ラクターゼ**によってグルコースとガラクトースに分解されてから吸収される．人によってはラクターゼの活性が低いか，またはほとんどない場合があり，ラクトースが消化できないため下痢をしてしまう．これを**ラクトース（乳糖）不耐症**とよぶ．日本人の 10 人に 1~2 人はラクトース不耐症といわれている．赤ちゃんは乳なしでは生きていけないのでラクトース不耐症はほとんどなく，離乳後にラクターゼの活性がしだいに低下する[*3]．乳を飲む必要がなくなるからラクターゼの活性が低下するのか，逆に強制的に離乳を迫る成長のメカニズムなのか定かではないが，ラクトース不耐症の人は加齢とともに増加し，30~40 歳の年代に最も多い．なお，チーズやヨーグルトは，その製造工程中に微生物によってラクトースが消費されるため，ラクトース不耐症の人が食べても一般的には下痢をすることはない．

*1 ラクトースの構造は図 5・8 参照．

*2 ヒトは体の成長速度の割合に対し，脳の発達速度がとても速い．脳や神経の発育には糖質が分解されてできるガラクトースが欠かせないといわれ，人乳にラクトースがたくさん含まれているのも，こういったことに起因するのかもしれない．また，人乳が牛乳よりタンパク質や無機質が少ないのは，ヒトが牛より成長速度が遅いからかもしれない．

カルシウムの効能: カルシウムは骨や歯の形成，血液の凝固，ホルモンの分泌，免疫機能などに深くかかわり，さらに神経の興奮を抑えるので，イライラや情緒不安定を防ぐのにも効果的である．

*3 ラクターゼ活性の低下の度合いは人種間で差があり，黄色人種や黒色人種は活性が低下しやすく，欧米の白色人種は低下しにくい．

20・3・3 飲 用 乳

a. 飲用乳の種類　"乳" とは，以下の食品群のうちのいずれかに該当するものと，食品衛生法に基づく "乳及び乳製品の成分規格等に関する省令（乳等省令）" により定められている（表 20・15）.

　　生乳，牛乳，特別牛乳，生山羊乳，殺菌山羊乳，
　　生めん羊乳，成分調整牛乳（低脂肪牛乳，無脂肪乳），加工乳

表 20・15 に示すように，牛から搾った生乳を加熱殺菌した，生乳 100% のものを牛乳とよぶ. 牛乳には，水や無機質など生乳以外のものを加えたり，生乳が原料の乳製品でさえも加えてはいけない. また，牛乳の乳脂肪分の組成は季節や牛の状態により変化する. 牛乳の乳脂肪分を一定に保つ調整を行っていない牛乳には "成分無調整" と表示をすることになっている.

　"加工乳" とは，生乳・バター・クリーム・脱脂粉乳などの乳製品を原料として加工したもので，生乳を原料としなくてもよいことになっている. 濃厚型とは，無脂乳固形分や乳脂肪分を原材料の組合わせによって多くしており，無脂乳固形分が 8.5% 以上，乳脂肪分が 3.8% 以上に調整されていれば "濃厚" や "特濃" という表示が許されている. 低脂肪型とは，乳脂肪分を少なくしたもので，脱脂粉乳の使用割合が多くなれば，低脂肪型となる.

b. 殺菌処理　牛乳や乳製品は乳等省令で加熱殺菌することが規定されている. 現在国際的には，

- 62〜65 ℃ で 30 分加熱殺菌する低温殺菌（LTLT 法）: 要冷蔵
- 75 ℃ で 15 秒殺菌する高温殺菌（HTST 法）: 要冷蔵
- 120〜130 ℃ で 2〜3 秒加熱する超高温瞬間殺菌（UHT 法）: 要冷蔵

などいくつかの方法があるが，日本の牛乳はふつうは超高温瞬間殺菌で処理されている. 超高温瞬間殺菌してさらに無菌充填したものは LL 牛乳といい，常温でも保存できるが，味は若干落ちる場合が多い.

LTLT: low temperature long time

HTST: high temperature short time

UHT: ultra high temperature

LL: long life

表 20・15　乳等省令による "乳" の規格 [a]

名　称	定　義	成分規格	
		乳脂肪分	無脂乳固形分
生　乳	搾乳したままの牛の乳.		
牛　乳	直接飲用に供する目的またはこれを原料とした食品の製造もしくは加工の用に供する目的で販売（不特定または多数の者に対する販売以外の授与を含む. 以下同じ.）する牛の乳.	3.0% 以上	8.0% 以上
特別牛乳 [†]	牛乳であって特別牛乳として販売するもの.	3.3% 以上	8.5% 以上
成分調整牛乳	生乳から乳脂肪分その他の成分の一部を除去したもの.	—	
低脂肪牛乳	成分調整牛乳であって，乳脂肪分を除去したもののうち，無脂肪牛乳以外のもの.	0.5% 以上 1.5% 以下	8.0% 以上
無脂肪牛乳	成分調整牛乳であって，ほとんどすべての乳脂肪分を除去したもの.	0.5% 未満	
加工乳	生乳，牛乳もしくは特別牛乳またはこれらを原料として製造した食品を加工したもの.（成分調整牛乳，低脂肪牛乳，無脂肪牛乳，発酵乳および乳酸菌飲料を除く.）	—	8.0% 以上

a）乳等省令より.
†　全国数箇所の施設が許可を受けて製造している. 牛乳より濃厚である.

20・3・4　乳 製 品

乳製品とは，表 20・16 の食品群のうちのいずれかに該当するものと，乳等省令により定められている．

a. クリーム　　乳等省令でいう**乳固形分**とは，牛乳に含まれる固形成分であり，水分を除くタンパク質，ラクトース（乳糖），無機質そして乳脂肪分が含まれる．**乳脂肪分**とは，牛乳を遠心分離して得られるクリームと脱脂乳のうち，クリームのことをさす．脂肪球を砕いていない牛乳を放置すると，上の方に脂肪分の多い層ができる．脂肪分の多い層だけをとったものが生クリームである．生クリームを強く撹はんすると，水分と脂肪が分離する．こうしてできた脂肪のかたまりがバターである．

表 20・16　乳等省令による "乳製品" の規格[a]

名　称	条　件
クリーム	生乳，牛乳または特別牛乳から乳脂肪分以外の成分を除去したもの．
バター	生乳，牛乳または特別牛乳から得られた脂肪粒を練圧したもの．
バターオイル	バターまたはクリームからほとんどすべての乳脂肪以外の成分を除去したもの．
チーズ	ナチュラルチーズおよびプロセスチーズ．
ナチュラルチーズ	乳，バターミルク（バターを製造する際に生じた脂肪粒以外の部分をいう．以下同じ），クリームまたはこれらを混合したもののほとんどすべてまたは一部のタンパク質を酵素その他の凝固剤により凝固させた凝乳から乳清の一部を除去したものまたはこれらを熟成したもの．このほか，乳などを原料として，タンパク質の凝固作用を含む製造技術を用いて製造したもの．
プロセスチーズ	ナチュラルチーズを粉砕し，加熱溶融し，乳化したもの．
濃縮ホエー	乳を乳酸菌で発酵させ，または乳に酵素もしくは酸を加えてできた乳清を濃縮し，固形状にしたもの．
アイスクリーム類	乳またはこれらを原料として製造した食品を加工し，または主要原料としたものを凍結させたものであって，乳固形分 3.0% 以上を含むもの（発酵乳を除く）．
濃縮乳	生乳，牛乳または特別牛乳を濃縮したもの．
脱脂濃縮乳	生乳，牛乳または特別牛乳から乳脂肪分を除去したものを濃縮したもの．
無糖練乳	濃縮乳であって直接飲用に供する目的で販売するもの．
無糖脱脂練乳	脱脂濃縮乳であって直接飲用に供する目的で販売するもの．
加糖練乳	生乳，牛乳または特別牛乳にショ糖を加えて濃縮したもの．
加糖脱脂練乳	生乳，牛乳または特別牛乳の脂肪分を除去したものにショ糖を加えて濃縮したもの．
全粉乳	生乳，牛乳または特別牛乳からほとんどすべての水分を除去し，粉末状にしたもの．
脱脂粉乳	生乳，牛乳または特別牛乳の乳脂肪分を除去したものからほとんどすべての水分を除去し，粉末状にしたもの．
クリームパウダー	生乳，牛乳または特別牛乳の乳脂肪分以外の成分を除去したものからほとんどすべての水分を除去し，粉末状にしたもの．
ホエーパウダー	乳を乳酸菌で発酵させ，または乳に酵素もしくは酸を加えてできた乳清からほとんどすべての水分を除去し，粉末状にしたもの．
タンパク質濃縮ホエーパウダー	乳を乳酸菌で発酵させ，または乳に酵素もしくは酸を加えてできた乳清の乳糖を除去したものからほとんどすべての水分を除去し，粉末状にしたもの．
バターミルクパウダー	バターミルクからほとんどすべての水分を除去し，粉末状にしたもの．
加糖粉乳	生乳，牛乳または特別牛乳にショ糖を加えてほとんどすべての水分を除去し，粉末状にしたものまたは全粉乳にショ糖を加えたもの．
調製粉乳	生乳，牛乳もしくは特別牛乳またはこれらを原料として製造した食品を加工し，または主要原料とし，これに乳幼児に必要な栄養素を加え粉末状にしたもの．
発酵乳	乳またはこれと同等以上の無脂乳固形分を含む乳等を乳酸菌または酵母で発酵させ，糊状または液状にしたものまたはこれらを凍結したもの．
乳酸菌飲料	乳等を乳酸菌または酵母で発酵させたものを加工し，または主要原料とした飲料（発酵乳を除く）．
乳飲料	生乳，牛乳もしくは特別牛乳またはこれらを原料として製造した食品を主要原料とした飲料．

a）乳等省令より．

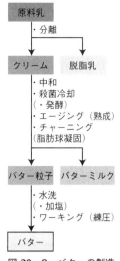

図 20・9 バターの製造

b. バター　牛乳に含まれる乳脂肪を凝集して固めたものを通常バターとよんでいる. バターの栄養成分を表 20・17 に示す. バターの種類は, 発酵バターとフレッシュバターに大きく分けることができる. **発酵バター**は, クリーム状から乳脂肪を濃縮した段階で乳酸菌を添加し, 発酵させたものである（図 20・9）. 焼くことによって独特のコクと香りを引き出せることから, 特に菓子類ではクッキーに, パン類ではクロワッサンなどに利用されている. **フレッシュバター**（未発酵バター）には, 有塩と無塩があり, 有塩は, 重量当たり 1～2% の食塩を添加しているので, バター自体に適度な塩味があり, 保存性にも優れている. 無塩は食塩が添加されていないので, 菓子やパンなどの原材料として幅広く利用されている.

表 20・17 バターと各種チーズの栄養成分〔可食部 100g 当たり〕[a]

名　称	エネルギー〔kcal〕	水 分〔g〕	タンパク質[†]〔g〕	脂質[†]〔g〕	炭水化物[†]〔g〕	脂肪酸〔g〕 一価不飽和	脂肪酸〔g〕 多価不飽和
バター（有塩）	700	16.2	0.5	74.5	0.6	17.97	2.14
エダムチーズ	321	41.0	(29.4)	22.6	(0)	4.94	0.53
カテージチーズ	99	79.0	13.2	4.1	0.5	1.00	0.13
クリームチーズ	313	55.5	7.6	30.1	2.5	7.40	0.89
チェダーチーズ	390	35.3	23.9	32.1	(0.4)	9.09	0.81
プロセスチーズ	313	45.0	21.6	24.7	0.1	6.83	0.56

a) 日本食品標準成分表 2020 年版より.
† タンパク質はアミノ酸組成による値, 脂質は脂肪酸のトリアシルグリセロール当量, 炭水化物は利用可能炭水化物（単糖当量）.（ ）は推計値.

c. チーズ　**ナチュラルチーズ**と**プロセスチーズ**に大きく分けられる. ナチュラルチーズは, 牛などの乳を各種の微生物（**スターター**）を用いて凝固させてつくる. 凝固した乳をカード（凝固乳）とホエー（乳清）に分け, カードに塩と乳酸菌などを加えて一定期間置いて仕上げる（熟成）. チーズは**熟成**させると, 菌や酵素の働きでタンパク質が分解されてアミノ酸ができるとともに種々の香気成分もできておいしくなる. ナチュラルチーズは, チーズを熟成させる微生物や酵素が生きて活動しているため, 温度や湿度の影響を受けながら常に変化を続け, チーズの種類によって食べごろの時期が違ってくる. カードの加圧の強弱や熟成のさせ方, 微生物の種類や原料乳の違いなどによってさまざまなチーズがある.

　プロセスチーズは 1 種類または 2 種類以上のナチュラルチーズを加熱溶解し, 重合リン酸塩などの**結着剤**を加えて固めたものである. 加熱によって細菌や酵素の働きが止まり, 熟成がそれ以上進まないため長期の保存ができ, 品質を一定に保つことができる. 箱形, 扇形, 棒状, 粉末状, スライス状のものなどさまざまな形の製品が作られており日本で生産されるチーズの大半はこのタイプである. チーズの栄養成分は表 20・17 を参照.

d. アイスクリーム　アイスクリームは, 牛乳に生クリーム, 甘味料などを加えて冷やし固めたものである. 原料を低温殺菌した後, 混合し, 5 ℃ 程度まで冷却し, 冷凍庫に入れてさらに冷却する. 乳等省令に"アイスクリーム類"の定義がある. 表 20・18 は, 成分規格についての基準である.

　農林水産省にも"アイスクリーム類の JAS"があるが, これは乳等省令をもとに品質などについてさらに細かい基準を定めたものである.

重合リン酸塩: 重合リン酸塩は, 結着剤として非常に有効なため, 各種の食品に用いられている. リンとカルシウムのバランスはカルシウムの吸収率に影響するので摂取量に注意した方がよい.

表 20・18　アイスクリームと氷菓の成分の違い[a]

区　分	種類別	成分規格	
		乳固形分	うち乳脂肪分
乳製品 （アイスクリーム類）	アイスクリーム	15.0% 以上	8.0% 以上
	アイスミルク	10.0% 以上	3.0% 以上
	ラクトアイス	3.0% 以上	
一般食品	氷　菓	上記以外のもの	

a）乳等省令より.

e. 練　乳　　練乳には，ショ糖を加えない**無糖練乳（エバミルク）**と，ショ糖を加えた**加糖練乳（コンデンスミルク）**がある．ほかには脱脂粉乳を利用した無糖脱脂練乳や，加糖脱脂練乳に分類される．

f. 粉　乳　　乳等省令では，**全粉乳**は牛乳からほとんどすべての水分を除去して粉末状にしたもの，**脱脂粉乳**は“牛乳の脂肪分を除去したもの”からほとんどすべての水分を除去して粉末状にしたもの，と定義されている．規格では乳固形分を95% 以上含むことが定められていて，全粉乳はそのうち乳脂肪分を 25% 以上含むことになっている．

家庭用のいわゆるスキムミルクは，正確にいうとインスタント・スキムミルクパウダーで，易溶性脱脂粉乳である．クリームにラクトースなどを加えて乾燥したものを，粉末クリームまたはインスタントクリームパウダーといい，法律上は“乳等を主原料とする食品”に属する．乳脂肪の代わりに植物油などを用い，同様の製品形態にしたものも市販されており，法律上は一般食品である．これらを総称して，クリーミングパウダーまたはクリーミーパウダーとよんでいる．こうした製品はコーヒーや紅茶の風味をよくするために用いられる．特別の規格はない．

g. 発　酵　乳　　ヨーグルト*が初めてできたきっかけは，誰かが飲み残した家畜の乳を器に入れたまま放っておいたものが自然発酵してできたと考えられている．現在では乳等省令によって発酵乳の一つに位置づけられ，牛乳・乳製品を乳酸菌または酵母で発酵させ独特の風味を出したもので，つぎのように，乳酸菌数まで細かく規定されている．

発酵乳は，“乳またはこれと同等以上の無脂乳固形分を含む乳等を乳酸菌または酵母で発酵させ，糊状または液状としたもの，または，これらを凍結したもの”と乳等省令で定義されており，発酵乳の無脂乳固形分は 8.0% 以上で，生きた乳酸菌（または酵母）を 1 mL 中 1000 万個以上含む．

ヨーグルトは，乳原料をヨーグルト用乳酸菌（*Lactobacillus bulgaricus*, *Streptococcus thermophilus* など）で発酵させて作る（乳酸菌を併用すると，共生作用により互いの増殖が促進される）．乳酸菌が発酵で乳酸を生産することにより，牛乳が酸性となり，等電点現象でカゼインが沈殿凝固する．乳原料だけで添加物を一切加えていない凝固状のプレーンヨーグルトと，甘味料や香料などを添加してゼラチンや寒天でプリン状に固めたハードヨーグルトがある．

ヨーグルトは手軽にバランスよく栄養をとれる優れた食品だが，ビタミンCと食物繊維は含んでいない．牛乳に比べてタンパク質やカルシウムがより消化吸収されやすい形になっていることと，ラクトースの一部が酵素で乳酸に変化しているため，牛乳で下痢しやすい人（ラクトース不耐症）でも食べられる点が特徴である．

*　“ヨーグルト”は古代トルコ地域で使われていた呼び名である．ブルガリアでは，キセロ・ムリヤコ（＝酸っぱいミルク），サウジアラビアでは，ラクダの乳を発酵させたレバン，モンゴルではタラクといった名前で日常的に食されている．

長寿の食べ物ヨーグルト：ブルガリアやバルカン，コーカサス地方は長寿国としても知られ，“健康と若さの秘訣は長寿食・ヨーグルトにある”という説もある．

カスピ海ヨーグルト：カスピ海の長寿村のヨーグルト．一般的なヨーグルトと違って粘りけがあり，酸味が薄く食べやすい．冬でも加温なしで発酵する菌種が使われている．（ロイコノストック菌，グルコノバクター桿菌，クレモリス菌）

腸内細菌とヨーグルト：われわれの腸内には約100兆もの細菌が生息している．その中で健康を左右し，良い働きをする菌の代表がビフィズス菌である．腸の働きを促進して便秘の予防に役立つほか，有害菌の発生を抑制し，解毒作用の働きをする肝臓の負担を軽減するなどさまざまな働きをしている．

健康効果を高めたヨーグルト：発酵乳の製造に欠かせない乳酸菌の *Lactobacillus bulgaricus* と *Streptococcus thermophilus* は腸内に定着しないため，プロバイオティクス（§17・3・2a参照）としての働きは弱い．そこで，腸管由来のビフィズス菌やアシドフィラス菌などを足したヨーグルトが，日本で多く製造されている．なお，ビフィズス菌やアシドフィラス菌などの腸管由来の乳酸菌のみで製造したヨーグルトは不味とされている．

h. 乳酸菌飲料　　乳酸菌飲料はヨーグルトを希釈して香りをつけたものである．ヨーグルトは一般に固形食品の形態だが，乳酸菌飲料は嗜好的な要素があるため市販品の種類も容器の型もさまざまであり，生菌のまま飲むものと，加熱殺菌して砂糖の入ったものとがある．一般的な作り方としては，乳原料に乳酸菌を加えて発酵し，生じたカード（凝乳）を砕き，これに果肉や甘味料などを加える．果肉入りなどのソフトヨーグルト，カードを均質機でさらに細かく砕いて液状にした乳酸菌飲料，アイスクリーム用冷凍庫で空気を混入保持して凍結したフローズンヨーグルトなどがある．

発酵乳では，各種栄養成分が乳酸菌により消化されやすい形に分解されており，特にタンパク質の一部はペプチドやアミノ酸に変化し，牛乳と比較すると約2倍くらい消化吸収がよくなっている．また，牛乳はカルシウム摂取に有効な食品であるが，乳酸菌飲料などになることでカルシウムと乳酸が結びつき，乳酸カルシウムとなってさらに吸収されやすい形になっている．

i. 乳 飲 料　　"乳飲料"とは，生乳や乳製品を原料として，乳製品以外の果汁やコーヒー抽出液，香料，カルシウム，鉄などを加えたもの．そのほか，コーヒーや果汁によって嗜好性を高めた嗜好タイプ型乳飲料やカルシウムや鉄分，ビタミンなどの成分を添加して，特定の栄養素を強化した栄養強化型乳飲料などもある．

■ 20・4　魚　介　類

魚肉と畜肉とを比較すると，成分的，生理学的特性に大きな違いがある．畜肉の一般成分は部位によって変動するのに対して，魚肉は，同一種でも季節，飼料生物，漁獲場所や年齢などの影響を受ける成分変化が大きい．たとえばマサバ全魚体中の脂質量は，産卵期の夏は数％なのに対し，秋から冬にかけて20％以上にもなる．また魚肉は畜肉に比較して結合組織が少なく，肉質が柔らかいので，生食が可能である．また，魚肉は，［エ］イコサペンタエン酸（EPA）やドコサヘキサエン酸（DHA）といった多価不飽和脂肪酸を多量に含み，これらの成分は生活習慣病などの予防に効果があるということも明らかになってきた．

日本は周囲を海に囲まれ，昔から魚介類をタンパク源として利用してきた（表20・19）．近年，200海里内漁業規制をはじめ，沿岸・河川の汚染など，人間側の都合で自然環境が変わり，日本近海の魚介類資源の減少は著しく，近海魚に代わって養殖魚や遠海魚（外国産）が多くなった．

20・4・1　魚肉の筋肉の構造

a. 筋肉の構造　　食用とされる筋肉は骨格筋で，筋原繊維が集まってできた筋繊維の束で構成されている．体側筋ではこの束が集まって筋節となり規則正しく並んでいる．魚の筋肉は背骨の両側に短い筋節が重なり合っている．筋節とは薄い結合組織の筋隔によって接合されている（図20・10）．加熱すると筋節は凝固するのに対し，接合部はゼラチン質に変化するためはがれやすくなる．筋肉そのものの構造は，基本的には一般の畜肉（図20・1参照）と同様だが，われわれが一般に食べる魚の部位は，筋肉の**体側筋**である．

表 20・19　世界の漁業生産量トップ 10 と世界総計（2018 年）[a]

国　名	生産量〔千 t〕
中　　国	80966
インドネシア	22033
イ ン ド	12414
ベトナム	7500
ペルー	7312
ロ シ ア	5321
米　　国	5225
フィリピン	4357
バングラデシュ	4277
日　　本	4240
トップ 10 合計	153,645
世界総計	211,906,372

a）グローバルノート・国際統計・国別統計（2020）より．

b. 血 合 肉　　魚の体側筋には**普通筋**と**血合筋**（**血合肉**）があって（図20・10），一般には，血合筋が多い魚を赤身魚，一方，少ない魚を白身魚とよぶ（表20・20）．また，イワシやサバなどは魚体が青く見えるので，青魚ともよばれる．血合筋（肉）は側線の直下の赤褐色の筋肉で，普通筋に比べ脂質や色素成分，結合組織を多く含む．血合筋はマグロやカツオなどの回遊魚に多いが，どちらの筋肉が多いかによって運動性が異なる．

20・4・2　魚介類のおもな成分

　魚介類の成分は，季節による変動が大きい．特に変動を受けやすいのは，水分と脂質である．そのため，畜肉と違って魚肉には"旬"がある．旬の魚を称して"脂ののった魚"などと言うように，季節によって水分と脂質が拮抗的に変動することが多い．

　a. タンパク質　　魚肉タンパク質は，畜肉と同様に溶解性の違いから最も水溶性の高い筋漿（筋形質）タンパク質（20〜35％），塩溶性が高い筋原繊維タンパク質（60〜75％），不溶性の筋基質タンパク質（2〜5％）の3種類に分類される．魚肉は筋基質タンパク質が少なく，筋原繊維タンパク質が多い．

　筋漿タンパク質は，筋細胞間あるいは筋原繊維間に存在し，解糖系の酵素やクレアチンキナーゼ，ミオグロビンなどからなっている．

　魚肉筋肉の収縮は畜肉と同様，筋原繊維タンパク質を構成する太いフィラメント（ミオシン）と細いフィラメント（アクチン）の滑り合いによって起こる（図20・1参照）．アクトミオシンは，この二つが重合したもので，かまぼこはアクトミオシンのゲル化を利用した水産練り製品である．

　肉基質タンパク質は，筋隔膜・筋細胞膜および血管などの結合組織の構成成分で，おもにコラーゲンとエラスチンおよびコネクチンなどからなっている．コラーゲンは，繊維状のタンパク質で，水とともに加熱すると可溶性のゼラチンに変化する．エラスチンは，コラーゲンに類似するが，酸やアルカリおよび熱に安定である．コラーゲン，エラスチンなどの含有量は畜肉よりも少なく，筋肉は柔らかい．これが，刺身として食べられる理由ともなっている．

赤色筋と白色筋：ミオグロビンを多く含む筋肉を赤色筋，含量の低い筋肉を白色筋ということがある．白身魚に多い普通筋の白色筋は血管に乏しく疲労しやすい．持続性はないが，動きは強い．ヒラメやハタが砂の中や岩影から獲物をじっと待って，瞬時に動くことができるのは白色筋のためである．逆に，赤色筋には多くの血管が通い，動きは緩慢だが持続力がある．赤色筋には酸素を貯蔵するミオグロビンとATP産生に関与するシトクロムが多いためである．カツオやマグロが長時間，活発に遊泳できるのは赤色筋が多いからである．

刺身：刺身は，魚特有の硬質なテクスチャーを特徴としている．このプリプリしたテクスチャーは筋肉組織中の結合組織によって担われている．また，筋肉中のコラーゲン含量が多いほど歯ごたえがある．

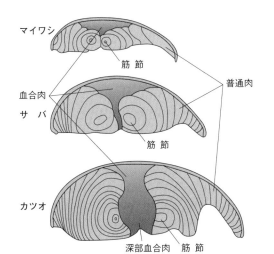

図20・10　魚類の筋肉の構造

表20・20　赤身魚と白身魚の成分比[a]　（％）

種 類	魚種と部位		水 分	タンパク質	脂 質	灰 分
赤身魚	マサバ	血合肉	73.6	19.4	4.9	1.1
		普通肉	75.8	23.6	0.8	1.4
	マイワシ	血合肉	70.0	15.9	12.8	1.0
		普通肉	72.0	23.1	2.9	1.4
白身魚	タ ラ	血合肉	77.8	18.6	2.5	1.1
		普通肉	78.4	19.9	0.5	1.3
	オヒョウ	血合肉	62.0	11.3	27.3	0.8
		普通肉	77.7	14.5	7.0	1.1

a）保坂秀明 編，"食品製造・流通データ集"，産業調査会事典出版センター（1999）より．

b. 脂　質　たとえばクロマグロの赤身といわれる背肉の脂質は 0.8% なのに対し，トロといわれる腹肉（脂身）では 23.5% も含まれる．また，アジ，マグロ，カツオなどの回遊魚では脂質含量の季節変動が大きい．魚肉の脂肪酸組成は，多価不飽和脂肪酸が多く含まれている点に大きな特徴がある（表 20・21）．特にサバ，サンマ，イワシなどには［エ］イコサペンタエン酸（EPA）が多く含まれ，また，カツオ，マグロなど大型の青魚の眼窩脂肪にはドコサヘキサエン酸（DHA）が高濃度に含まれている．これら高度不飽和脂肪酸には血中のコレステロール値を下げたり，血栓の形成を抑えたりする効果が知られ，心筋梗塞や狭心症，脳卒中などの動脈硬化症予防効果が期待されている．

表 20・21　魚介類脂質の脂肪酸含量 a)

魚　類	脂質含量 † 〔g/100 g 可食部〕	脂肪酸〔g/100 g 可食部〕				
		飽和	一価	多価	EPA	DHA
アユ（天然）	1.9	0.65	0.61	0.54	0.09	0.06
マアジ	3.5	1.10	1.05	1.22	0.30	0.57
マイワシ	7.3	2.55	1.86	2.53	0.78	0.87
マサバ	12.8	4.57	5.03	2.66	0.69	0.97
ウナギ（養殖）	16.1	4.12	8.44	2.89	0.58	1.10
カツオ（春獲り）	0.4	0.12	0.06	0.19	0.04	0.12
（秋獲り）	4.9	1.50	1.33	1.84	0.40	0.92
クロマグロ（赤身）	0.8	0.25	0.29	0.19	0.03	0.12
（脂身）	23.5	5.91	10.20	6.41	1.40	3.20
スケトウダラ	0.5	0.12	0.08	0.27	0.07	0.17
マダイ（天然）	4.6	1.47	1.59	1.38	0.30	0.61

a) 日本食品標準成分表 2020 年版 脂肪酸成分表編より．
† 脂肪酸のトリアシルグリセロール当量．

*1 カリウムは摂取した余分なナトリウム分を体外に排出する働きをする．

*2 亜鉛が不足すると味覚感度が低下することが知られている．

*3 セレンも，最近ヒトにとって必須の微量元素であることが示された．生体内抗酸化システムに重要な役割をもつことが知られている．

c. 無機質　魚肉には一般的にカリウム*1 やカルシウムが豊富に含まれ，さらに赤身魚や血合肉あるいは貝類は鉄分を豊富に含有している．赤身魚に鉄分が多いのは，ミオグロビン含量が高いためで，ミオグロビンやヘモグロビンに含まれる**ヘム鉄**は，非ヘム鉄に比べて吸収率が高いので，鉄分の給源として大変優れている．亜鉛*2 はニシン，イワシ，ハマグリ，アサリなどに多く含まれている．また，セレン*3 の含有量が高い魚肉も多い．

d. ビタミン類　魚類には，各種ビタミンを大量に含有している魚種が多い（表 20・22）．たとえば，**ビタミン A** はヤツメウナギ，ウナギ，アナゴ，ギンダラなどに多く，特にヤツメウナギにはニンジンの 6 倍も含まれている．また，アユの内臓“うるか”など，魚類の内臓はビタミン・無機質の宝庫である．

そのほか，ビタミン B_1 やビタミン D あるいはビタミン E 含量も魚全般に多いので，おもに脂溶性ビタミンの給源として魚は大変優れている．特に，赤身魚および血合肉にこれらのビタミン含量は高い．

e. エキス成分　エキス成分とは，タンパク質やグリコーゲンあるいは色素，ビタミンなどを除いたもので，魚の風味・うま味の主体となる重要な成分である．遊離アミノ酸，低分子ペプチド，ヌクレオチドなどの非タンパク態窒素化合物と有機酸類などがエキス成分に含まれる．

*4 トリメチルアミンオキシドについては図 10・29 参照．

サメやエイなどの魚類は，筋肉中に尿素と，**トリメチルアミンオキシド***4 を数 % 含んでおり，これらは細菌の酵素で分解されてアンモニアとトリメチルアミンにな

表 20・22 魚肉と食肉のビタミン含量 a) 〔可食部 100 g 当たり〕

食品名	ビタミン A† 〔μg〕	ビタミン D 〔μg〕	ビタミン B1 〔mg〕	ビタミン B2 〔mg〕
ヤツメウナギ（生）	8200	3.0	0.25	0.85
ウナギ（養殖・生）	2400	18.0	0.37	0.48
マイワシ（生）	8	32.0	0.03	0.39
マサバ（生）	37	5.1	0.21	0.31
マダイ（天然・生）	8	5.0	0.09	0.05
牛肉（和牛・かたロース・赤肉）	3	0	0.07	0.21
豚肉（大型種・ロース・赤肉）	4	0.1	0.80	0.18
牛肝臓	1100	0	0.22	3.00
豚肝臓	13,000	1.3	0.34	3.60

a) 日本食品標準成分表 2020 年版より．
† レチノール活性当量．

る．トリメチルアミンオキシドは海産動物の筋肉に広く分布しており，鮮度の低下とともに増えてくるトリメチルアミンは，生ぐさ臭をもたらす．また，魚肉に含まれる脂肪酸やタンパク質も，酵素作用や酸化により分解し異臭成分を発するようになる．

カニに含まれているエキス成分は 100 種類以上もあるが，カニらしい味を出す要の役割をしているのは，ほんの数種類のアミノ酸と核酸関連物質，無機質である．また，ウニの味の主体となっているのはメチオニン*1 などのアミノ酸である．

タウリン*2 は魚の血合肉やイカ，タコ，貝類およびノリなどに多く含まれている．含硫アミノ酸の一種で，脂質代謝改善作用などの生理機能の研究が進められている．

貝類や日本酒のうま味成分は**コハク酸**である．ひれ酒のおいしさは，日本酒に含まれるコハク酸と，ひれに含まれる**イノシン酸**の相乗作用による．

f. 色素成分　タイなどの表面の色は，**カロテノイド系のアスタキサンチン**やルテインである．青くみえる魚の色はビタミンの仲間のプテリンという蛍光色である場合が多く，タチウオの銀色は，核酸塩基のグアニンである．エビやカニの色素はカロテノイド系色素のアスタキサンチンを主として，その他数種のカロテノイドが含まれている．カロテノイドは，淡黄色，黄色，オレンジ色から紅色に至る色を呈する．生きているエビの色素は，アスタキサンチンとタンパク質が結合した形で存在しており，緑，紫，褐色などの色をしている．加熱によってタンパク質が熱変性して，カロテノイドのアスタキサンチンとの結合が切断され分離される．その結果，アスタキサンチンは酸化されて**アスタシン***3 となり，赤色になる．サケ科魚類の筋肉の赤色は，餌であるエビやカニなど甲殻類由来のアスタキサンチンである．

g. 毒性成分　魚類のなかには毒をもつものが多数存在する*4．

20・4・3　魚介類の死後変化と鮮度判定

魚介類が死に心臓が停止すると，**グリコーゲン**の嫌気的分解が起こり，乳酸が生成・蓄積され pH が低下する．これによって，**ATP** の分解に関与する酵素にも影響し ATP が減少し，死後硬直*5 を起こす．一般に硬直前か硬直中を活きが良いといい，軟化したものを活きが悪いという．

鮮度の判定法には，五感によるものと，化学的な測定法がある．化学的測定法に

*1 メチオニン単独では苦いが，メチオニンはウニ独特の味を引き出す役割をしており，ウニのエキスからメチオニンを除いてしまうと，エビやカニのような味になってしまう．

*2 タウリンについては表 6・2 参照．

アスタキサンチンの生理活性：アスタキサンチンは，血中において悪玉コレステロールが活性酸素によって酸化され血管壁に付着するのを防ぎ，さらに血管壁に付着した悪玉コレステロールを取除く作用がある．

*3 アスタシンについては §10・1・4c 参照．

*4 海産物の有毒成分については §11・1・2a 参照．

*5 §20・1・2 参照．

はさらににおいの強さを化学的に測定する方法と，自己消化の程度を測定する方法（K値測定法）とに分けられる．魚類の場合，ATP は死後，

$$ATP → ADP → AMP →イノシン酸（IMP）→イノシン（HxR）→ヒポキサンチン（Hx）$$

*1 図 13・3 参照.

ATP：アデノシン三リン酸
ADP：アデノシン二リン酸
AMP：アデノシン一リン酸
IMP：イノシン酸（イノシン 5′-一リン酸）
HxR：イノシン
Hx：ヒポキサンチン
AdR：アデノシン

の順に酵素反応によって分解される*1．硬直期の魚はイノシン酸を蓄積してうま味に富み刺身に適する．硬直期から解硬期になるとイノシン酸の分解が進み，イノシンやヒポキサンチンとなり，身は柔らかくなり味も低下する．この変化を化学的に定量し，K値として鮮度判定に用いる．**K値**は，ATP 関連化合物総量に占めるイノシンとヒポキサンチン量を百分率で表したものである（図 20・11）．つまり，分解終末物質二つが総量に占める割合のことで，この値が高いということは鮮度が落ちているということになる．

K 値	魚の状態
0～10%	死殺直後の魚
10～20%	刺身としても適当
20～30%	新鮮な魚
30～40%	煮焼き用
40～60%	腐敗の兆候
60%～	腐敗

$$K 値 = \frac{HxR + Hx}{ATP + ADP + AMP + IMP + HxR + Hx} \times 100$$

図 20・11   K 値と魚の状態と，K 値の計算方法

一方，イカやタコなどの頭足類の筋肉における死後の ATP 分解は，主としてアデノシンを経由する．

$$ATP → ADP → AMP →アデノシン（AdR）→ HxR → Hx$$

ただし，魚類と同様にイノシン酸を経由する系も存在する．また，AMP 以降の分解は魚類よりも速く進む．

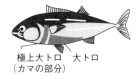

*2 マグロの部位と名称

極上大トロ（カマの部分）　大トロ

赤身

中トロ

大トロ

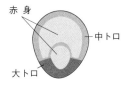

*3 サメのひれはいわゆる “フカヒレ”として用いられる．サメ肉は，おもにはんぺんの原料として利用されている．

サメのコラーゲン：コラーゲンはヒレ，軟骨，骨，血管，皮膚などに分布し，加熱すると分解してゼラチン化する．コラーゲンやコンドロイチンは，細胞の新陳代謝に必要な物質である．

20・4・4 魚介類の種類

食品材料とされる魚介類の数は非常に多く，生息場所もいろいろである．生息域や生物学的特徴から，食用魚類は ① 海水産魚類（遠洋回遊魚類，近海海洋魚類，沿

表 20・23   海産食用魚類の分類と所属する魚の代表例

分 類	種 類	特 徴
遠洋回遊魚	マグロ類*2（クロマグロ，メバチ，ビンナガ，キハダ），カジキ類（マカジキ，メカジキ），カツオ，板鰓（ばんさい）類（サメ，エイ）*3	北洋，赤道水域，インド洋，大西洋などの海域を回遊している大型魚．
近海回遊魚	アジ類（マアジ，ムロアジ，シマアジ，ブリ，カンパチ），サンマ，ニシン，サバ類（マサバ，ゴマサバ），イワシ類（マイワシ，カタクチイワシ，ウルメイワシ）	おもに日本海を回遊している青皮の魚．赤身肉か，やや赤身がかった身．血合肉が多い．
沿岸魚類	スズキ類（スズキ，イサキ），キンメダイ，アマダイ，フグ類（トラフグ，ショウサイフグ）	日本沿岸に生息し回遊している．ほとんどが白身肉である．
底棲魚	ヒラメ，カレイ類（マガレイ，アカガレイ，シタビラメ），タイ類（マダイ，クロダイ），タラ類（マダラ，スケトウダラ），メルルーサ	海底または岩礁にすむ．ほとんどが白身肉．

岸海洋魚類，底棲魚），② 遡・降河回遊魚，③ 淡水魚，④ その他の海産動物，に大別される．

a. 海 水 産 魚 類　　代表的な魚を生息場所により分類し，種類と特徴を表 20・23 にまとめた．

b. 遡・降河回遊魚　　産卵のために海から川へ移動する魚にサケやマス類，アユ*1 などがある．一方，産卵のために川から海へ移動する魚としてウナギが知られている．ウナギ*2 は，タンパク質，脂肪のほかにビタミン A，B_1，B_2，カルシウム，リンなどを豊富に含んでいる．特にビタミン A の量は多い．

c. 淡 水 魚　　川，湖沼などの淡水にすむ魚で，コイ，ドジョウ，ヒメマス，ニジマス，ヤマメなどが食材として利用されている．

d. その他の海産動物　　魚類以外に甲殻類・十脚類（エビ，カニ，シャコ），軟体動物（貝類，イカ，タコ），棘皮動物（ウニ類，ナマコ類），原索動物（ホヤ）などがある．

ハマグリ，アサリ，シジミなどの食品成分は，メチオニンなどの不可欠アミノ酸やビタミン B_2，B_{12}，鉄（ハマグリの佃煮には特に多い），カルシウム，タウリンおよびグリコーゲンなどが魚類に比べて多いが，脂肪は少ない．アワビにはアルギニンが多い．カキには，グリコーゲンやビタミン A 含量が多いほか，銅，鉄，ヨウ素を多量に含んでいる．エビ，カニの甲羅から，動物性の食物繊維であるキトサンが処理・抽出され利用されている．

20・4・5　魚介類の加工品

水産物は，水分含量が 70% 前後と高く，また水分含量の低いものでは脂質が多く含まれ，かつその脂肪酸組成には多価不飽和脂肪酸が多いため酸化などの品質劣化をまねきやすい．また魚介類の筋肉組織は脆弱で，体表に細菌も付着しているため，常温保存では鮮度の低下が著しい．一方，魚介類は一般に，一度に大量に漁獲されることが多いため，何らかの形で保存し有効利用するための工夫がなされてきた（表20・24）．

*1 アユの香気成分については§10・3・3b(ii)参照．

*2 日本でウナギの養殖が始まったのは明治初期である．養殖ウナギの約50%は輸入物である．

かば焼き: ウナギのかば焼きという食べ方は日本特有のものである．長い串に魚を口から尾の方に刺して焼いていた形が，水辺のかばの穂に似ていることからかば焼きとよばれた．

表 20・24　魚介類のおもな加工品

種　類	加工品の例
練り製品	かまぼこ，ちくわ，魚肉ソーセージ
干し製品	
素干し	するめ，田造り
塩干し	アジ，イワシ，フグ，からすみ
煮干し	アワビ，イワシ，エビ，いりこ
焼き干し	アユ，フナ，ワカサギ
くん製	サケ，マス，イカ，タコ，ニシン
節　類	かつお節，さば節など
塩蔵品	カズノコ，タラコ，イクラ，キャビア
塩　辛	イカ，カツオ，このわた，うるか
魚醤油	しょっつるなど
缶　詰	マグロ，カツオ，イワシ，サケ，イカ，貝類
冷凍品	各種加工冷凍品，鮮魚冷凍品，調理冷凍品

21 成分抽出素材

成分抽出素材とは，各種の食品原料から，いろいろな成分を抽出して二次的に食品の素材として開発されたものである．この章では，デンプンのほか，ゼリー形成素材や，大豆タンパク質などを解説する．

■ 21・1 デ ン プ ン

21・1・1 デンプンの性質

デンプンは植物が光合成したもので，植物の根や種子などにデンプン粒として貯蔵される．化学的には炭水化物の一つで，多糖類に分類される．デンプン粒は分子どうしが水素結合などで寄り集まったもので，この**生**デンプンのままでは水に溶けにくく，消化もされにくい．これに水を加えて加熱すると，分子がほぐれて**コロイド状態**になる．この変化は**糊化（α化）**[*1]とよばれる．糊化すると，デンプン分子一つ一つが水分子に取巻かれた状態になるため，消化もされやすい（図21・1）．このように糊化したものを急速に乾燥すると，**老化（β化）**せず，糊化デンプンのまま保存される．せんべいやインスタントラーメンなどはこれを応用したものである．

デンプンを加水分解するとグルコースが得られる．デンプンはグルコースが多数つながった構造をしており，グルコースが α-1,4 結合で直鎖状につながったデンプンを**アミロース**，グルコースが α-1,4 結合および α-1,6 結合で枝分かれ状につながったデンプンを**アミロペクチン**という[*2]．ふつうは，アミロースとアミロペクチンの両方が植物に含まれているが（表21・1），モチ米，モチトウモロコシはアミロペクチンだけしか含まず，もち特有の粘り気の要因になっている．

*1 §5・1・3aも参照．

*2 図5・9，図5・10参照．

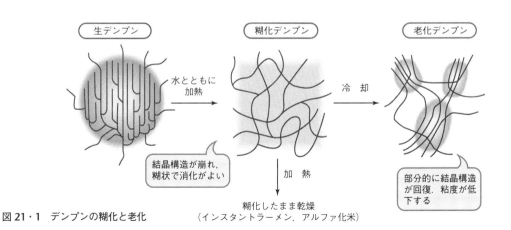

図 21・1 デンプンの糊化と老化

表 21・1　デンプンの種類と特性および食品への用途[a]

起源素材		アミロースとアミロペクチンの割合（%）		平均粒径〔μm〕	糊化温度〔℃〕	特性	食品への用途
		アミロース	アミロペクチン				
コーンスターチ	トウモロコシ	25	75	16	62～72	他のデンプン粒より小さくそろっており，白色度が高い．糊化安定性が高い．	水あめ，ビール原料，プリンなどの凝固剤，糖化原料（ブドウ糖）
ワキシーコーンスターチ	モチトウモロコシ	0	100	15	63～72	糊化しやすく，ゲルの保存安定性に優れる．	スープ，ソース，冷凍食品など
ばれいしょデンプン	ジャガイモ	25	75	50	59～68	凸レンズ型で粒径が大きい．糊化温度が低く，糊液の粘度，透明度が高い．粘度安定性は低い．	水産練り製品，即席めん，春雨・葛切り，ボーロ菓子など
甘しょデンプン	サツマイモ	19	81	15	60～78	糊化分散しやすいので，糖化原料に用いられる．	糖化原料（ブドウ糖），春雨，ラムネ，わらびもち
米デンプン	ウルチ米 モチ米	19 0	81 100	5 2～10	61～77.5 58～80	市販デンプンでは最も小さいため，滑らかな触感．白玉粉はモチ米由来の粗米デンプン．	打ち粉，だんごやぎゅうひ（白玉粉，上新粉，もち粉）
小麦デンプン	小麦	30	70	25	58～64	糊の粘度安定性に優れ，老化が低い．粒子はそろっていない．	水産練り製品（柔らかめ），菓子など
タピオカデンプン	キャッサバ	16～17	83～84	20	58.5～70	アミロペクチンが多いため，モチ米デンプンに類似．粘着性や接着性に優れ糊化した際，吸水膨張性が高い．	デザート（タピオカパール）
サゴデンプン	サゴヤシ	27	73	40	70～78.5	糊化温度や粘性はばれいしょデンプンに近く，ゲル化しやすさはコーンスターチに類似．アミロース含量が高く，糊化した際に老化が早い．	デザート（サゴパール），糖化原料（ブドウ糖）

a）数値データは“でん粉の適材適所”，（独）農畜産業振興機構公表資料（2010）より．

21・1・2　デンプンの種類と用途

　表21・1に代表的なデンプンを示した．トウモロコシの種子からとったデンプンをコーンスターチといい，モチトウモロコシのデンプンはワキシーコーンスターチという．種子を亜硫酸水に浸し，粉砕して胚芽を分離したものをさらに粉砕し，沈殿させたデンプンを脱水・乾燥して製品にする．デンプン類のなかでも純度が高く，純白で無臭であり，粒子も細かい．食品工業用原料として幅広く使われている．家庭用では，片栗粉などと同じ用途で使われることが多い．ばれいしょデンプンは，水産練り製品（かまぼこ，ちくわなど），加工食品（即席めん，スナック菓子，ボーロ菓子，片栗粉*，ぎょうざの皮ほか）など用途が多様である．これら以外にも，米，小麦，サツマイモ，クズ，緑豆，サゴなどのデンプンがある．また，エスニック・アジアンデザートとして親しまれているタピオカパールは，キャッサバから作られるタピオカデンプンを加工したものである．

*　カタクリは，北国で雪解け後の4～6月に渓流沿いの木陰に，上品な淡い紫紅の花をつける．この根から作るのが本来の片栗粉だが，少量しかとれないので今この名で売られているものはほとんどがばれいしょデンプンである．

21・2　ゼリー形成素材

　ジャムに使われる**ペクチン**やようかん類に用いられる寒天，ゼリーに使用する**ゼラチン**などは，水に溶かして加熱や冷却を行うと**ゲル化**（凝固）する性質がある．

この働きを利用してさまざまな食品を作ることができる.

　増粘安定剤は，"水に溶解または分散して粘調性を生じる高分子物質"のことで，糊料ともよばれ，食品添加物として扱われることが多い．液体のものをゼリー状に固める作用（ゲル化）を目的に利用されるものが**ゲル化剤**，少量でも粘度が高いものを**増粘剤**，粘性を高めて食品成分を均一に安定させる効果を期待するものを**安定剤**とよぶ．

　最近はゲル化剤の種類や用途も広がり，独特な物性を利用した新しい食品が数多く登場している．フルーツゼリーでも固さ，柔らかさ，なめらかさ，歯ごたえ，のどごしといった**物理的特性（テクスチャー）**を重視した製品も多く，ゲル化剤によって工夫がなされている．また増粘剤や安定剤は，ドレッシングやソースなどの調味料やさまざまな加工食品に用いられている．特に，高齢化に伴い近年増えてきた嚥下が困難な人たち向けの食事にゲル化・増粘安定素材が工夫利用され，誤嚥を防ぎ飲み込みやすい安全な食事の提供に大きく貢献している．

21・2・1　ゼラチン

　ゼラチンは，動物の骨や皮に多い**コラーゲン**を加熱抽出した，動物性タンパク質である．ゼラチンの原料には，一般に牛骨，牛皮，豚皮などが使用されているが，コラーゲンは繊維を形成しているため水に不溶性であり，希酸，希アルカリにもほとんど溶けない．そのためゼラチンを製造する際には，このコラーゲンを酸またはアルカリで前処理したのち，熱加水分解して可溶化することが必要である．

　煮魚の煮汁が冷えてゼリーのように固まったものを煮こごりというが，これは魚のコラーゲンが加熱によって，ゼラチンとして煮汁に溶け出したために起こる．また，固い肉を煮込むと柔らかくなるのは，コラーゲンがゼラチン化するからである．

21・2・2　寒　　天

　寒天は，テングサやオゴノリなどの紅藻類の粘液質を凍結・乾燥したものである．おもに多糖類の**アガロース**とアガロペクチンからなっている．アガロース分子は，ガラクトースを基本単位として構成されている．寒天が熱水に溶け，冷やすと固まってゼリー状になるのは，このアガロースの分子どうしが絡み合って三次元の網目構造をつくり，その中に水を取込んで離さないからである．また，寒天は約80%が**食物繊維**からなっており，あらゆる食品のなかで食物繊維の含有量が一番多い．寒天は，和菓子，ヨーグルト，マヨネーズなどに使われている．

21・2・3　カラギーナン（カラゲニン）

　カラギーナンは寒天と同様に，紅藻類から抽出したガラクトースやその硫酸エステルなどからなる多糖類である．抽出する海藻の種類により3種類あるが，ゼリー類に用いられるのは，κカラギーナンである．寒天のように熱可逆性のゲルをつくるが，寒天より透明度が高く，口ざわりがゼラチンに近いのが特徴である．一方融解温度は40〜45℃とゼラチンより高いので扱いやすく，かつ，キウイフルーツやパインアップルなどタンパク質分解酵素をもつ果実にもそのまま利用できることから果実ゼリー製品などに広く利用されている．また，カリウムイオンやカルシウムイオンでゲル化したり，ミルクカゼインとの相互作用でゲル化するなど多様な物理的

ゼリー菓子が固まらない？：生のパインアップル，キウイフルーツなどを使っていないだろうか？これらの果物には強力なタンパク質分解酵素が含まれているため，ゼラチン分子が分解して固まる力を失ってしまう．これらの果物を使用するときは，前もって加熱し，酵素を失活させておくとよい．

寒天は食物繊維の王様：昔から，子どもが便秘になると寒天やところてんを食べさせたりもしていたくらいに親しまれてきた食品の一つである．

性質があるので，ゼリー以外にもプリン，ジャムなどのゲル化剤，ソース類の増粘安定剤，ハム，ソーセージの品質改良剤などその用途は非常に広い．

21・2・4　増粘安定剤

増粘剤や**安定剤**は粘りやとろみをつけることで食味の改善を促したり，乳化安定性を高める働きがある．表21・2におもな増粘安定剤を示す．それぞれ調理特性やテクスチャーに特徴があり，料理によって使い分けられている．

表21・2　食品に用いられるおもな増粘安定剤

増粘剤・安定剤	起源・特徴	使用用途
カルボキシメチルセルロースナトリウム（CMC）	セルロースの誘導体．水に容易に溶ける．	アイスクリーム，ドレッシングなど
キサンタンガム	微生物由来の多糖類．低濃度で高粘度を示す．喫食時の粘りが少なくのど越しがよい．	ドレッシング，たれ，嚥下補助食品など
カードラン	微生物由来の多糖類．加熱条件により異なる性質のゲルを形成．	うどんやもちの煮くずれ抑制など
ジェランガム	微生物由来の多糖類．耐酸性，熱不可逆性．強いゲル形成．	果汁ゼリー，グミなど
グアーガム	マメ科種子由来の多糖類．冷水でも水和性がよい．冷凍耐性がある．粘り感が強い．	ドレッシング，ソース，嚥下補助食品など
アルギン酸ナトリウム	海藻抽出多糖類由来．水に溶けて粘調液をつくる．カルシウムイオンの添加により熱に安定なゲルとなる．	たれ，ソース，アイスクリーム，人口いくらなど

21・3　大豆タンパク質

　大豆にはタンパク質が豊富に含まれている（100 g中，約34 g）．不可欠アミノ酸の量も肉類にひけをとらないことから"畑の肉"ともいわれる．大豆タンパク質の特徴は，リシンが多く，メチオニンが少ない点である．

　食生活指針や食事バランスガイドによると，大豆料理は肉，魚，卵とともに主菜に分類されており，これらをバランスよく1日に3〜5サービングとることが推奨されている．ゆでた大豆100 gには，約15 gのタンパク質が含まれている．これは，牛肉にほぼ匹敵する量である．

　大豆は皮が固く，調理加工に工夫をしないと，大豆タンパク質の優れた性質を活用できない．そこで，大豆から有用なタンパク質だけを調製した**大豆タンパク質**が開発され，品質改良，増量の目的で冷凍食品や加工肉，タンパク質強化された栄養補助食品など幅広く利用されている．大豆タンパク質には，粒状大豆タンパク質，濃縮大豆タンパク質，分離大豆タンパク質，繊維状タンパク質などがあり，製造方法や用途が異なる．粒状大豆タンパク質は，大豆から得られたタンパク質を主原料として粒状またはフレーク状に成形し，かつ肉様の組織をもつものであり，分離大豆タンパク質は，大豆から抽出後に分離してタンパク質純度を高め乾燥した粉末で，使用用途が広い．

ご飯と味噌汁: 米にはリシンが少なく，メチオニンが多い．米のご飯と大豆加工食品としての味噌汁という日本の伝統的な朝食の組合わせは，アミノ酸組成のバランスという観点から，理にかなっているといえる．

進化した大豆タンパク食品: 大豆タンパク食品を食べた食感あるいは風味は，食肉とかなり違うと言われていた時期もあったが，今では食肉との識別ができないところまで技術が進んでいる．

調　味　料

　調味料は，料理の調味に使う材料である．おもなものには，砂糖，塩，酢，醤油，味噌などがある．料理への味付けを目的としたもので，和食の味付け手順では，"さしすせそ"と称される場合もある．調味料は，それ自身が食品であったり，食品添加物であったりなど，多種多様である．また，調味料の由来や製法も多岐にわたる．原料から味の成分を抽出し，より純化・精製した砂糖や食塩，醤油・味噌などの発酵食品，あるいは，さまざまな材料成分をブレンドしたマヨネーズ，ウスターソースやケチャップなどのように煮詰めて味成分を濃縮させたものなど，現代の食生活においては，調味料のない食卓は考えられない．

　以下，調味料を便宜的に，① 砂糖などの甘味料，② 塩などの塩味料，③ 酢などの酸味料，④ うま味調味料，⑤ その他の調味料のように分類し，各調味料について解説する．

22・1　甘　味　料

　現在使われている甘味料にはさまざまな成分がある（図22・1）．最も代表的な甘味料の成分は**スクロース（ショ糖）**だが，エネルギー摂取量の低減やう蝕予防，腸内環境の改善など使用目的に合った甘味料が開発されてきた．

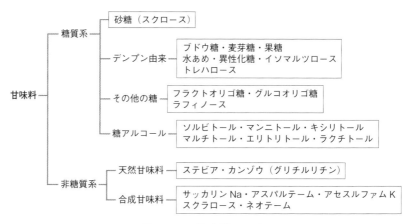

図 22・1　甘味料の分類

22・1・1　砂　　糖

砂糖は，インドが原産地でサッカラとよばれ，主音を中国語"ショ（庶）"と音訳

し，甘いことから "糖" を加えて，化学上純粋なものをショ糖（スクロース）とよんでいる．

　原料作物はサトウキビとテンサイがあげられる．原料を圧搾・浸出させて得た液を，加熱・濃縮して結晶化させ，遠心分離器で結晶と糖みつに分離する[*1]．結晶の大きさによって最も細かい上白糖，より大きなざらめ糖に大別される．ほかに加工糖として氷砂糖・角砂糖・粉砂糖などがある（表22・1）．

　料理や菓子に甘味をつけるために必要な砂糖だが，きれいな焼き色を付ける，親水性によるデンプンの老化防止，防腐効果などさまざまな働きをしている．

*1 分みつ糖という．糖みつを分離していないものを含みつ糖という．黒砂糖は含みつ糖の代表例である．

表22・1　砂糖の種類と特徴

分 類	種 類	特 徴	用 途
砂 糖	黒砂糖	サトウキビの搾り汁を濃縮して製造される．精製度が低いためあくが強く，反面，こくのある甘みと独特の香りがある．	利休まんじゅうの皮や蒸しパン，みつなど．
	上白糖	一般に砂糖といわれるもの．しっとりとして，溶けやすく，甘みが強い．	菓子全般に使われ，生地もしっとりと仕上がる．
	三温糖（さんおんとう）	上白糖のように精製されていない黄褐色の砂糖．	
	和三盆	日本の伝統的な製法で作られた四国特産の白砂糖．細かく切ったサトウキビの搾り汁を何度もあく抜きし，上澄みを水で白くなるまで盆の上で三回とぐことから和三盆とよばれる．淡いクリーム色の細かい結晶で適度な湿り気と口溶けのよさ，上品な味と香りをもつ．	高級和菓子の甘味料として使われる．
	ざらめ	結晶の大きさが約2mm角の砂糖．色によって粗糖の黄ざら，赤ざら，精製糖の白ざら，染めざらなどに区別される．一般にスクロースの純度が高く甘みも強い．	和洋製菓原料，乳製品の調味料として使われる．
	グラニュー糖	高級ざらめ糖．結晶粒の大きさはふつうのざらめ糖と上白糖の中間で，細かくさらさらした砂のような感触．糖分約99.8%で溶けやすく，くせのない淡泊な甘さ．	コーヒー，紅茶などの喫茶甘味料や高級菓子類の甘味料に用いられる．
加工糖	パウダーシュガー（粉砂糖）	白ざら糖やグラニュー糖など純度の高い砂糖を細かくすりつぶしたもの．	ケーキ，クッキーのアイシング，洋菓子のデコレーションなど
	角砂糖	加工糖の一種でグラニュー糖に少量の液糖を加えて型に入れ，立方体の形にまとめたもの．	コーヒーや紅茶の甘味料
	氷砂糖	加工糖の一種で，純度99〜99.5%の砂糖溶液から大型結晶を作ったもの．純度が高い．	そのまま食べたり果実酒を作るのにも使われる．

22・1・2　新しい甘味料

　スクロースは，甘味の性質，入手のしやすさ，エネルギー源になる，といった利点がある反面，過剰摂取による問題点が指摘されてきている．このスクロースの欠点を補い，う蝕予防，**インスリン**の節約およびダイエットの三つを目的として代替（用）甘味料が開発されてきた．代替甘味料[*2]は，

　① エネルギーをもつ糖質系（単糖類，二糖類，オリゴ糖類，糖アルコールの順にエネルギー量が少なくなる）

　② エネルギーのない非糖質系

の二つに大別される（図22・1参照）．

　表22・2に代表的な甘味料の性質などを示した．各種の食品加工あるいは医療用など甘味料の用途は非常に広い．

う蝕とミュータンス菌：口の中にいるミュータンス菌はスクロースを基質として多糖のα-グルカンを合成する．粘着性をもつので歯に付着・蓄積し，歯こうを形成する．ここにスクロース，グルコース，フルクトースが入ると歯こう中の細菌により酸が産生しエナメル質を溶かすため，う蝕（むし歯）となる．

*2 甘味料については §10・2・1も参照．

表 22・2　代表的な甘味料のエネルギーと性質

名　称	エネル ギー[1] 〔kcal/g〕	甘味度[2]	風　味	種　類	用　途
スクロース（ショ糖）	3.75	1	自然な甘さ	糖質系	調理，菓子全般
グルコース（ブドウ糖）	3.75	0.6	上品な甘さ	糖質系	菓子，医療用
フルクトース（果糖）	3.75	1.2〜1.5	切れのよい甘さ	糖質系	飲料・食品
ラクトース（乳糖）	3.75	0.2〜0.4	優しい甘さ	糖質系	乳製品・製菓・乳児用製品
マルトース（麦芽糖）	3.75	0.3	優しい甘さ	糖質系	佃煮・飲料・アイスクリーム
ブドウ糖果糖液糖	3.75	0.9〜1.1	さわやかな後引きのない甘さ	糖質系	飲料・冷菓・缶詰・調味料
イソマルツロース	3.75	0.42	自然に近い甘さ	糖質系	栄養補助食品
トレハロース	3.75	—	後引きのない温和な甘さ	糖質系	菓子・パン
ソルビトール	2.6	0.6〜0.7	清涼感のある甘さ	糖アルコール	漬物・佃煮・水産練り製品・菓子
マルチトール	2.1	0.8	砂糖に似た甘さ	糖アルコール	卓上甘味料・飲料・菓子・健康食品
ラクチトール	2.4	0.3〜0.4	まろやかな甘さ	糖アルコール	菓子・水産食肉加工品
エリトリトール	2.4	0.5〜0.8	後引きのない甘さ	糖アルコール	飲料・卓上甘味料・健康食品
キシリトール	2.4	0.8〜1.2	冷涼感のある甘さ	糖アルコール	菓子・歯磨き粉
マンニトール[3]	1.6	0.55〜0.7	清涼感のある甘味	糖アルコール	菓子・佃煮・ふりかけ・らくがん
ステビア	0	200〜400	清涼感のある甘さ	非糖質系	漬物・佃煮・水産練り製品・飲料・ヨーグルト類
グリチルリチン		200〜300	後引きのある甘さ，苦味	非糖質系	佃煮・氷菓・乳製品など
サッカリン Na	0	200〜700	強い甘さ	非糖質系	漬物など
アスパルテーム	4[4]	150〜200	砂糖に似たすっきりとした甘さ	非糖質系	飲料・卓上甘味料・菓子
アセスルファム K	0	180〜200	後引きのない甘さ，苦味	非糖質系	飲料・菓子・漬物など
スクラロース	0	600	砂糖に似た後引きのない甘さ	非糖質系	飲料・製菓・冷菓など
ネオテーム	4[4]	7000〜13000	砂糖に似た甘さ	非糖質系	飲料・菓子・デザートなど

[1]　日本食品標準成分表 2020 年版エネルギー換算係数より．　　[2]　スクロースを 1 として同じ g 数のときの甘味度を示す．
[3]　使用基準あり．　　[4]　使用量が少ないのでエネルギーはほぼ 0 となる．

22・2　塩　味　料

a. 食塩の成分　　食塩は，海水や岩塩から作られ，主成分は塩化ナトリウム（NaCl）である．表 22・3 に海水の塩分組成を，表 22・4 に食塩中の塩化ナトリウム濃度を示した．いずれの食塩も，海水中の塩分の分布とは異なり，塩化ナトリウム濃度が著しく高い．これは製塩の過程で，塩化ナトリウム以外の成分を取除いているためで，この塩化ナトリウム以外の成分をにがりという．

表 22・3　海水中の塩分組成

成　　分	濃　度（%）
硫酸カルシウム	0.138
硫酸マグネシウム	0.210
臭化マグネシウム	0.008
塩化マグネシウム	0.328
塩化カリウム	0.072
塩化ナトリウム	2.669

表 22・4　食塩の塩化ナトリウム濃度[a]

食塩の種類	塩化ナトリウム濃度
精製特級塩	99.7%以上
特級塩	99.5%以上
微粒塩	99.7%以上
食　塩	99%以上
並　塩	95%以上
白　塩	95%以上

a) 日本塩工業会取扱い塩の品質規格より．

塩の自由化: 1997 年から塩事業法が施行され，それまでの塩の専売制度は廃止された．それに伴い，"専売塩"は"生活用塩"に，"特殊用塩"は"特殊製法塩"と名称が変わった．現在の"特殊用塩"は食用以外の一般工業用のうち，用途または性状が特殊なものをさす．

b. 食塩の分類　　食塩には，原料や作り方によりいろいろな種類がある（表 22・5）．日本で流通している食塩のほとんどは海塩である．イオン交換膜法によりつくられた純度の高いものは海水にある無機質をほとんど含まない．海水を天日塩田や釜で濃縮・製塩した純度の低いものは，にがりを含み，まろやかで漬物などによいとされている．

c. 塩化カリウム　　減塩の"塩"とは，塩化ナトリウムのことである．カリウムは，ナトリウムと拮抗して体外にナトリウムを排出する作用がある．食塩に似た塩味をもつ塩化カリウムは，食塩（塩化ナトリウム）摂取量を減らす必要のある患者などに対する"食塩に代わる塩味料"として医療用に用いられている．塩化カリウム含量が高すぎると苦みなどが現れるため，通常は 20〜30％ を上限として添加されている．"野菜をたくさん食べよう"というのも，一つには，野菜中に多く含まれるカリウムに期待している．

表22・5　代表的な塩の原料と製法[a]

原　料		製　　　　法
海　水[*1]	イオン膜立釜	イオン交換膜で海水の塩分を濃縮し，立釜（真空蒸発缶）で結晶化する．日本の食用塩の90％以上がこの製法で作られる．にがりなどを加えた製品もある．
	天日平釜	海水の液滴を作り，風力などで濃縮後，平釜で炊いて結晶化する．にがりを多く残しているものが多い．柔らかく溶けやすい．
	全蒸発塩	海水を液滴とし，噴霧乾燥，あるいは加熱ドラムでほぼ全成分を蒸発乾固したもの．
	天日塩	海水を塩田で太陽の熱と風で蒸発させて結晶にする．大部分が輸入品．不純物が多い．
	天日塩再製	輸入天日塩を溶解し，不純物を除き，立釜，または平釜で結晶化したもの．
岩　塩	採　掘	岩塩鉱から採掘し，土砂と分離し粉砕したもの．すべて輸入品．
	溶解再製	岩塩層に水を入れ，塩水をくみ上げ立釜で結晶化する．すべて輸入品．
湖　塩	採　掘	塩湖で析出した塩を掘り出したもの，あるいは塩湖の塩水を塩田で蒸発させ結晶化する．すべて輸入品．

a）食用塩公正取引協議会HPを参考に作成．

22・3　酸 味 料

酢は，人間が作り出した最古の調味料といわれ，文明発祥の地のメソポタミアにすでにあったとされている[*2]．旧約聖書の中にも酢でつくった飲み物の話があり，日本においても 4〜5 世紀ごろに中国から伝わったとされている．

食酢は，基本的には酢酸菌によって酢酸発酵させて作られる．米から作る米酢の場合には，蒸米にコウジカビを付けてデンプンを糖分に分解した後，酵母で糖分をアルコールに変えてまず酒が作られる．その後，酢酸菌を加えて 30℃ で 1〜2 カ月ほど酢酸発酵させ，熟成，酸度の調整，火入れという工程を経て出荷されるのが一般的である．つまり，食酢は，コウジカビ，酵母，酢酸菌という 3 種類の微生物の力で作られるのである．

日本では米酢，英国ではモルトビネガー，フランスやイタリアではワインビネガー，米国ではシードルビネガーなど，それぞれの国で特有の酢が作られてきた．たとえば，ワインビネガーは，JAS の分類（表 22・6）では醸造酢の果実酢に分類され，規格として酢 1 L 中 300 g 以上のブドウ果汁を使用しなければならない．酸度は酢中に含まれる**有機酸**の酸味成分の割合を示すが，規格では"4.5％ 以上なければならない．"などと記載されており，製造法はブドウ果汁からワインを作り，その

しお公正マーク：食用塩公正取引協議会の審査委員会に，表示が規約に合致していることを認められた商品に限り付けることができる．製品名は塩または食塩で統一．さらに製造方法として，原材料の種類，産地，塩ができるまでの工程を決められた用語で表示することになっている．消費者庁長官と公正取引委員会の認定を受けて，事業者または事業団体が自主的に設定した業界のルール．製造方法や品質の安全性を保証したものではない．

製法表示（義務表示）

製造方法
原材料名：天日塩（95％ メキシコ），海水（5％ 日本） 工程：溶解，立釜

*1 海水を原料とした塩を海塩と表示することもある．

*2 英語では酢をビネガーというが，vin はブドウ酒，egar はすっぱいという意味である．また，酢は（漢字で）酒から作ると書き，酒とは深い関係がある調味料である．

JAS：日本農林規格

後酢酸発酵しワインビネガーとなる.

　食酢の主成分は酢酸であるが,糖分,アミノ酸なども含まれており,まろやかさや味わいを出している.また,醸造酢は甘,辛,酸の味を備えたいわゆるうま味がある.これは,含有される糖分から感じる甘さだけでなく,発酵によって酢酸菌がつくり出す,グルコン酸,コハク酸,アミノ酸,クエン酸など,醸造酢独特の成分がつくり出している風味である.

表 22・6　JAS「食酢品質表示基準」による分類

分　類			原料の定義	特　　徴
醸造酢	穀物酢	米　酢	米が 40 g/L以上	おもに米を原料に作る穀物酢.米のみで作られた場合は純米酢という.
		米黒酢	米が 180 g/L以上	おもに玄米を原料に作る穀物酢.香り,こくとも米酢よりも強い.発酵および熟成によって褐色または黒褐色に着色したもの.
		大麦黒酢	大麦が 180 g/L以上	原料として大麦のみを使用したもの.発酵および熟成によって褐色または黒褐色に着色したもの.
		穀物酢	穀物が 40 g/L以上	1 種または 2 種以上の穀物酢.酒粕,麦,トウモロコシなどの穀物から作る.複数の原料を合わせるのでくせがなく使いやすい.
	果実酢	リンゴ酢	リンゴ果汁が 300 g/L以上	さわやかなリンゴの香りが残っており,ドレッシングに最適.
		ブドウ酢	ブドウ果汁が 300 g/L以上	酸味が強いが,さわやかな香りがある.
		果実酢	果汁が 300 g/L以上	1 種または 2 種以上の果実を使用したもの.柿酢など.
合 成 酢			液体調料	風味は劣るが,安価なので目的に応じて業務用などに使用される.

■ 22・4　うま味調味料

　われわれは以前から,コンブ,かつお節,シイタケのうま味を"だし"として活用してきた.1907 年に池田菊苗はコンブのうま味成分が,L-**グルタミン酸**であることを発見し,翌年にはその発見をもとに初のうま味調味料が商品化された.1913 年に小玉新太郎はかつお節のうま味成分が核酸構成成分の一種である**イノシン酸**のヒスチジン塩であると報告した.うま味成分は日本人によって発見されたのである.

　コンブとかつお節,というようにわれわれは昔からいくつかの"だし"を合わせて使ってきた.コンブのうま味成分のグルタミン酸(アミノ酸系)と,かつお節のうま味成分のイノシン酸(核酸系)を合わせると,うま味が数倍強くなり,おいしい"だし"をとることができる.この効果を"うま味の**相乗効果**"という*.

＊　うま味の相乗効果については,表 10・8 参照.

　グルタミン酸ナトリウムは,日本ではサトウキビの糖みつを原料として作られている.他の生産国では,その国で豊富に採れるイモ・トウモロコシなどのデンプンも原料として使われるが,いずれも,製造法は微生物の働きを利用した**発酵法**である.大豆から醤油,米から日本酒,麦からビールが作られるのも発酵法であり,5′-**イノシン酸ナトリウム**,5′-**グアニル酸ナトリウム**も,デンプンを原料とした発酵法

表 22・7　食品中のうま味物質の含有量

食品名	遊離グルタミン酸[a] 〔mg/100 g〕	食品名	5′-イノシン酸[b] 〔mg/100 g〕	食品名	5′-グアニル酸[b] 〔mg/100 g〕
チーズ	1680	煮干し	863	シイタケ（乾）	156.5
マコンブ	1603	土佐節（二級）	687	マツタケ	64.6
シイタケ（乾）	1060	シラス干し	439	エノキダケ	21.8
シイタケ（生）	71	土佐節（一級）	416	シイタケ（生）	16〜45
トマト	246	カツオ	285	ショウロ	5.8
キャベツ	102	タ イ	215		
ブロッコリー	30	サ バ	215	豚 肉	2.5
タマネギ	21	イワシ	193	牛 肉	2.2
かつお節	23	豚 肉	122	鶏 肉	1.5
スルメイカ	3	牛 肉	107		
鶏 肉	22	鶏 肉	76		
牛 肉	10				
豚 肉	9				

a）山口静子 監修，"うまみの文化・UMAMI の科学"，丸善（1999）より．
b）福場博保，小林彰夫 編，"調味料・香辛料の事典"，朝倉書店（1991）より．

や，酵母を利用した方法で作られている．

　食品中のうま味物質の遊離グルタミン酸は，多くの天然食品に含まれているが，一般に動物性食品よりも，植物性食品に多く含まれている（表 22・7）．また，5′-イノシン酸は，特に動物性食品に多く含まれており，同じく 5′-グアニル酸は，干しシイタケ類に多く含まれる．これらの L-グルタミン酸，5′-イノシン酸，5′-グアニル酸は，おもに塩類の形で存在している．料理には，肉や魚などの動物性の材料と，野菜などの植物性の材料が組合わせて用いられることが多いが，これはうま味を相相乗効果で強めていることになる．

　22・5　その他の調味料

　調味料は，日本の伝統的な味噌・醤油，あるいは海外から伝わったソースやマヨネーズなど，多岐にわたる．ここでは，これらを一括して，その他の調味料としてまとめ，それぞれについて，製造法，用途などについて記す．

世界の味噌や醤油：中国には豆板醤，甜麺醤，蝦醤などがあり，また韓国料理にはコチュジャンは欠かせない．さらに，東南アジアのニョクマム，ナンプラーなどの魚醤など，それぞれがしっかりと根づいて，民族の味覚と食生活のベースになって特徴づけている．

表 22・8　味噌の種類と原料，産地など

種類	味噌の原料	風味	色	主産地
米味噌	大豆，米，塩	甘 味 噌	白	近畿，広島，岡山，香川
			赤	東京
		甘口味噌	淡色	九州
			赤	徳島ほか
		辛口味噌	淡色	関東・甲信越，北陸，その他全国的に分布
			赤	関東・甲信越，北海道・東北，その他全国的に分布
麦味噌	大豆，麦，塩	甘口味噌	淡色	中国，四国，九州
		辛口味噌	赤	中国，四国，九州，関東
豆味噌	大豆，塩		赤	東海

現代の味噌: 味噌を擦ることに気づいたのは鎌倉時代である. 幕府の頭脳的な役目を果たし, 知識の源でもあった禅寺が発祥だった. 粒のある味噌を擦ることで調味料としての用途が広がり, 寺の精進料理は献立を増やした.

* おもに大麦が使われる.

22・5・1　味　　噌

　味噌は日本人に欠かせない調味料の一つである. 栄養価も高く, 体に欠かせない不可欠アミノ酸が豊富に含まれており, 消化吸収率も 80% 以上と非常に高い. 味噌は, 大きく分けると米味噌・豆味噌・麦味噌に分けられる (表22・8).

　味噌は, 主原料の大豆を潰してこうじ (麹) と塩を加え, そのまま半年から一年ほど熟成させて作る. 重要なのはこうじの状態で, 米味噌の場合は米, 麦味噌の場合は麦*を蒸してこうじ菌をつけ, 温度・湿度の管理をしながら 40 時間ほど繁殖させておのおののこうじにする (図22・2). このこうじ菌の出す酵素が米・麦・大豆のデンプンやタンパク質を発酵過程で分解し, 糖分やアミノ酸などのうま味成分, アルコールやエステルなどの香りの成分に変えてゆく (図22・3). 豆味噌は, 米味噌や麦味噌と異なり, 大豆と塩だけを主原料にして醸造される. 米や麦を使わないため, 糖が少ない.

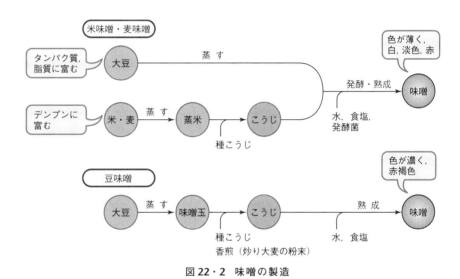

図 22・2　味噌の製造

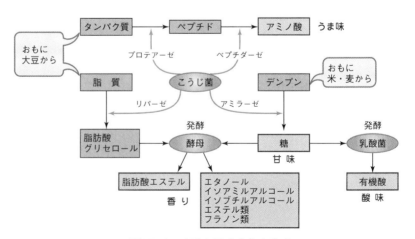

図 22・3　味噌の香味成分の生成

22・5・2　醤　油

　醤油は日本で発展した発酵調味料だが，そのルーツは味噌と同じく，やはり中国
の醬<ruby>醬<rt>ジャン</rt></ruby>にたどりつくようだ．人々は食物を塩に漬けて保存するうち，発酵・熟成して
うま味をもつことを体験的に知ったのが醬の起源といわれている．

　醤油の原料は，基本的には丸大豆，小麦，塩とこうじ（麹）である（図 22・4）．
食塩水とこうじの混合物やその発酵・熟成したものを**もろみ**という．もろみの発酵

味噌・醤油の時代背景：
肉・魚醬よりも穀醬が多く
用いられたのは，大豆が肉
や魚に対して比較的安価で
あり，大量生産も可能で，
また輸送・保存も容易で，
食味特に香味に優れていた
せいではないかとされてい
る．

（a）醤油の製造過程

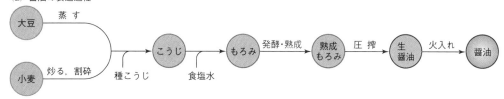

（b）もろみ中の成分変化

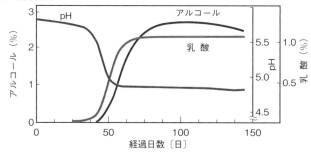

図 22・4　濃口醤油の製造工程(a)**と，もろみ熟成中の成分変化**(b)　〔福場博保，小林彰夫 編，
　"調味料・香辛料の事典"，朝倉書店（1991）より〕

表 22・9　醤油の分類

醤油の種類	特　徴	生産地と生産量	塩分濃度	用　途
濃口醤油	最も一般的な醤油．原料は大豆とほぼ等量の小麦．	おもに関東地方で発達したが現在は全国的に生産されている．醤油全体の生産量の約8割を占める．	約 16%	つけ醤油，かけ醤油，煮物醤油のほか，合わせ醤油にも適している．
淡口<ruby>淡口<rt>うすくち</rt></ruby>醤油	原料は濃口醤油と同じだが，色を淡く仕上げるために塩分濃度を高くして発酵を抑え，火入れ温度を"濃口"より低くして作る．また仕上げに甘酒などを加え甘みをつけることもある．	兵庫県竜野地方でおもに生産されていたが，現在では全国的に生産されている．醤油全体の生産量の約13%を占める．	18～19%．濃口より約1割ほど高い．	関西料理には欠かせない醤油で，料理の素材を生かす野菜や白身の魚などに使われる．
白醤油	こはく色の透明な醤油（淡口醤油よりもさらに色が薄い）．淡白な味と香りが特徴で，小麦が主原料なので，糖分が高いのも特徴の一つ．	愛知県が主産地だが，千葉県などでも作られており，醤油生産量の約0.8%．	約 18%	うどんのつゆや吸い物，鍋料理などに使われる．材料の色や風味を生かす料理（野菜や魚などの料理）にも適している．
たまり醤油	原料は大豆がほとんどだが少量の小麦を加える．色が濃く，とろりとした濃厚な味がする．	愛知県，三重県，岐阜県を中心とした東海地方で生産されている醤油で，醤油全体の生産量の約2%．	16～17%	佃煮，せんべいなどの加工用に使われているほか，刺身のつけ醤油などに使われる．
再仕込み醤油	原料は濃口醤油と同じだが，塩水の代わりに火入れをしていない生醤油を使って仕込む．たまり醤油よりも香りがあり，色や味が濃厚で，"甘露醤油"ともいわれている．	山口県の柳井地方が本場，最近では九州から山陰地方などで生産されている．醤油全体の生産量に占める割合は低く，1%を切る．	約 16%	甘露煮，刺身や寿司のつけ醤油などに使われる．

江戸時代の醤油: 江戸時代初期, 上方醤油は米の3〜4倍はする高価な商品だった. 堺や大阪から船で大量に江戸に送られ, 関東醤油の倍近くの値段で売られていたという記録がある. そのころの江戸はまだ発展途上で, 食生活を含めた文化の中心は上方だった.

減塩醤油: 醤油 100 g 中の食塩量が 9 g 以下のもの. 濃口醤油を脱塩してつくられる.

ウスターソースの起源: 150 年以上前, インドのベンガル州の総督 Arcus Sandy 卿が英国のウスターシャー市で, ヒンズー料理の基をなしているソースの製造を John W. Lee 氏と William H. Perrins 氏に依頼し, 協力してできたのが, ウスターソースの始まりといわれている. ウスターシャー市の名前をとったもので, 現在でも, Lee・Perrins 社では, 伝統的な調合法で製造されている.

熟成中にこうじ菌の出す酵素が米・麦・大豆のデンプンやタンパク質を分解し, 糖分やアミノ酸などのうま味成分, アルコールやエステルなどの香りの成分に変えるという原理は味噌と同様である. もろみ中では乳酸菌の働きが活発になり, 乳酸や酢酸が生成されて pH が低下する. pH が 5.5 よりやや低くなると, 耐塩性酵母による発酵が盛んになり, アルコールやエステル類など醤油の特徴香が生成する. 表 22・9 に JAS 規格による醤油の分類を示す. JAS 規格では, 醤油の製造方式, 等級ごとの性状, 色度, 全窒素量 (アミノ酸量・うま味の指標), 無塩可溶性固形分などの基準がそれぞれの醤油に対して設けられている.

22・5・3　みりんおよびみりん風調味料

みりんは日本独特の調味料で, モチ米と米麹に焼酎またはアルコールを加え, 密閉・保温・熟成してつくられる. アルコール濃度が約 14 % あり, 酒税法により混成酒に分類され, **本みりん**という. 熟成中に糖やアミノ酸などが生成し, 独特の風味が形成され, 料理に甘み, 照り, こくなどを付与する働きがある.

みりん風調味料は本みりんと違って, 1 % 未満のアルコールに水あめ, グルコース, 調味料, 有機酸などを添加したものである.

22・5・4　ソ　ー　ス

一般にソースといえば**ウスターソース類**をさす. ウスターソース類は JAS 規格により定義されており, 1) 野菜もしくは果実の搾汁, 煮出汁, ピューレーまたはこれらを濃縮したものに糖類, 食酢, 食塩および香辛料を加え調製したもの, 2) 1) にデンプン, 調味料を加えて調製したもので, 茶色または茶黒色をした液体調味料をいう. その粘度によって低い方からウスターソース, 中濃ソース, 濃厚ソースに分類される.

また, 広義にはソースとは液体調味料全般をさし, 幅も広い. 料理によって多くの種類のソースが西欧を中心に考案され, 原料や作り方が多様化している. 表 22・10 に例を示す.

表 22・10　ソースの分類と用途例

ソースの分類	用途例
野菜をベースとしたもの	トマトケチャップ・オニオンソース・ピーマンソースなど
穀物をベースとしたもの	醤油・味噌・たれ類
牛乳, 乳製品をベースにルーでつないだもの	ホワイトソース・クリームソースなど
卵を用いたもの	卵ソース・マヨネーズ
油をベースにしたもの	マヨネーズ・各種ドレッシング
魚介類, 甲殻類を用いたもの	アンチョビーソース・オイスターソース・オマールソースなど
畜肉や骨をベースにしたもの	デミグラスソース・ミートソースなど
香辛料をベースにしたもの	チリソース・マスタードソース・カレーソースなど
果物を用いたもの	リンゴソース・パイナップルソース・キウイソースなど
食酢をベースにしたもの	二杯酢・三杯酢・ポン酢など

22・5・5　トマト加工品

トマト加工品には，トマトピューレー，トマトペースト，トマトケチャップ，チリソースなどがある．トマトピューレーとトマトペーストは，濃縮トマトおよびそれに固有の香味を変えない程度に少量の食塩，香辛料，たまねぎその他の野菜類，レモンまたは pH 調整剤を加えたものであり，無塩可溶性固形分が 24％未満のものをトマトピューレー，24％以上のものをトマトペーストという．また，トマトケチャップは，濃縮トマトに食酢・砂糖などの調味料を加えたものをいい，チリソースは，トマトを刻み，または粗く砕き，種子の大部分を残したまま皮を除去したのち濃縮し，調味料を加えたもので，いずれも可溶性固形分が 25％以上のものである．

22・5・6　ドレッシング

ドレッシングは植物油と食酢または柑橘果汁に調味料を加えたもので，分離したものを分離液状ドレッシング，分離していないものを乳化液状ドレッシングという．乳化液状ドレッシングは，水中油滴型（O/W 型）エマルジョンを形成しており，さらに粘度が高いもの（粘度 30 Pa・s 以上）は，半固形状ドレッシングに分類される．

22・5・7　マヨネーズ

マヨネーズは，半固形ドレッシングに属する．植物油，食酢，卵黄または全卵を使用し，それに調味料・香辛料などが加えられている．おもに鶏卵のもつ乳化作用により（卵黄レシチン），植物油と酢が分離することなくマヨネーズをつくることができる．マヨネーズは殺菌力のある酢と細菌繁殖を抑える食塩を含んでいるため強い防腐作用があり，マヨネーズに病原菌を試験的に添加しても 24 時間以内に死滅してしまうといわれている．また，マヨネーズは，原材料に占める食用植物油脂の重量の割合が 65％以上のものと定められており，酸化を防止し，その品質を保つために容器が工夫されている（ラミネート構造）．

ケチャップの語源: 中国語のコエチァプ（茄汁または茄醬）からと，マレー語のケチョップ（Kechop）からとの 2 説がある．

サラダとドレッシング: サラダの語源は塩（salt）である．菜っぱをそのまま食べると，あまりおいしくない．塩をかけると若干食べやすいことから，サラダといわれるようになった．加えて，油のもつ “こく” が合わさって飾る（ドレスする）ということから “ドレッシング” になった．

マヨネーズの起源: 18 世紀半ば，地中海に浮かぶメノルカ島（スペイン）でのできごと．当時英国領だったこの島をフランス軍が攻撃した．そのときの総司令官 Richelieu 公爵がマオンの町で出会った見慣れないソースが現在のマヨネーズのルーツである．公爵はそのソースをとても気に入り，パリで "Salsa de Mahonesa"（スペイン語で “マオンのソース”）として紹介した．それがマオンネーズとよばれ，その後マヨネーズになった．

23 油　脂　類

　油脂は，植物または畜産物や魚類から採取されたトリグリセリドを主成分とする物質で，常温 (15〜20 ℃) で液体のものと固体のものがある．食品成分表の油脂類には植物油脂類，動物脂類 (牛脂とラード)，バター類，マーガリン類，ショートニングが記載されている．

　一口に油脂といっても，油は植物性で液体であることが多く，動物性脂肪は固体であることが多い．これは，植物性油には**不飽和脂肪酸**が多く，動物性脂肪には**飽和脂肪酸**が多いことが関係している*.

* 第7章参照.

23・1　植物性油脂

　植物油は，植物の種子，実，胚芽などを搾って作る．通常は，不純物を取除いた後，脱色・脱臭し，常温で固まってしまう成分を取除いて (脱ろう処理)，精製する．油には飽和脂肪酸と不飽和脂肪酸があり，植物油はおもに不飽和脂肪酸で構成されている．リノール酸，α−リノレン酸，オレイン酸が代表的な不飽和脂肪酸で (表 23・1)，これらは細胞膜の成分になったりホルモンの調合に関係するなど，生体の維持に欠かせない物質である．特にリノール酸と α−リノレン酸は体内で合成できない必須脂肪酸なので，食べ物からとらなければならない．

　油の原料は，大豆，ナタネ (キャノーラ) をはじめ，ゴマ，ヒマワリ，サフラワー (紅花)，トウモロコシ，米，オリーブなど，さまざまである．油脂を搾るのには，大きく分けて，圧搾と抽出の二つの方法がある．ゴマのように油脂含量の多いものは圧搾で，大豆のように油脂含量が少なく，他の成分が多いものでは溶剤抽出が行われる．ナタネなどは，圧搾した後，抽出という2段階になることが多い．いずれの場合も，原料は生のままでなく，加熱や圧へんなどの前処理をしてから，搾油工程に入る．焙煎ゴマ油の独特の香味は，この加熱による熱変性で生まれる．

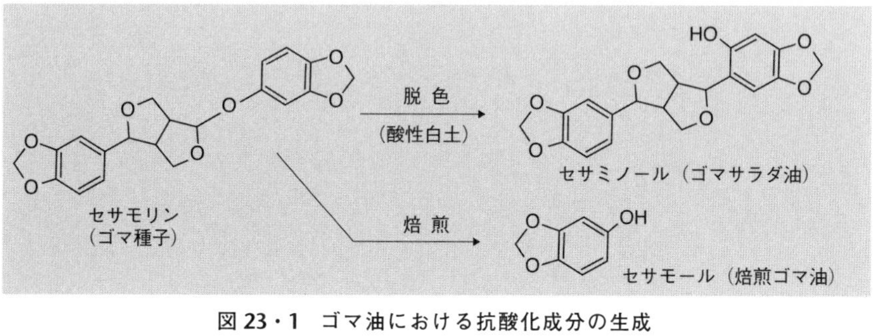

図 23・1　ゴマ油における抗酸化成分の生成

表 23・1　植物油の種類と脂肪酸組成

種　類	特　徴	標準的な不飽和脂肪酸の含有量(%)[a]		
		リノール酸	α-リノレン酸	オレイン酸
大豆油	原料 大　豆 生産 世界で2番目に多く生産されている. 特徴 リノール酸やα-リノレン酸の含量が多く,酸化されやすく戻り臭が出やすい.他の植物油とブレンドして利用されることが多く,広く使われている.	53.5	6.6	23.5
ナタネ油 (キャノーラ油)	原料 菜の花の種からとれる.キャノーラ†はカナダで改良された搾油用の品種. 生産 世界ではパーム油,大豆油についで3位の生産量.くせがなくあっさりしているので日本では最も人気のある植物油で,需要・生産量ともに最も多い. 特徴 安土桃山時代から使われていたという日本で最も古い植物油.オレイン酸を多く含むのが特徴で,最近はほとんどのナタネ油がキャノーラ油になった.天ぷらに使うと,ほとんど油の個性を感じさせず,素材の味を引き出す.	19.9	8.1	62.7
トウモロコシ油 (コーン油)	原料 トウモロコシの胚芽. 生産 米国で多く生産され,消費される. 特徴 淡白な風味でトコフェロールを多く含み安定性が高いので,ドレッシングやマヨネーズなどに使われ,またフライなどにも使用される.	54.9	0.8	29.8
サフラワー油 (紅花油)	原料 紅花は古くから世界各地で色素をとるために栽培されてきたが,近年米国で搾油用に改良された. 特徴 以前はリノール酸を多く含む植物油の代表的存在であったが,現在はオレイン酸含有量が多いものがおもに出回っている.	(高オレイン酸) 14.2 (高リノール酸) 75.7	0.2 0.2	77.1 13.5
米　油 (米ぬか油)	原料 玄米を精米したときに出る米ぬか. 生産 国産原料から採油される唯一の油. 特徴 α-リノレン酸が少なくトコフェロールを多く含むことから,加熱しても品質が安定している.揚げ菓子,ポテトチップ,油漬け缶などの加工用に使われることが多い.	35.0	1.3	42.6
綿実油	原料 綿を採った後の綿花の種子. 特徴 独特のコクと風味がある.単独でサラダオイルとして使われるほか,ゴマ油と合わせて天ぷらなどにも使われる.	57.9	0.4	18.2
ゴマ油	原料 ゴマ種子.最も古くから利用されてきた油の一つ.ゴマを焙煎してから搾油する香ばしい香りと個性的な風味をもつ焙煎ゴマ油と,生の種子から搾油後,脱酸,脱色,脱臭などの精製工程を経たゴマサラダ油がある. 特徴 いずれのゴマ油も他の植物油に比べ酸化安定性に優れ,加熱にも強い.これはゴマに含まれるトコフェロールに加え,セサモリンから生成する抗酸化物質のセサモールやセサミノールの作用による(図23・1).風味と安定性を生かして天ぷらや炒めものによく使われるほか,中華料理の風味付けにも欠かせない.	43.6	0.3	39.8
オリーブ油	原料 オリーブの実の果肉. 特徴 実の熟し具合いによって,淡黄色から深緑色まで色合いが異なる.精製していないバージンオイルではポリフェノール類を多く含み,芳香も強い.精製したものは個性が薄くなり他の植物油に近くなる.植物油のなかでは酸化しにくく加熱にも強い.地中海料理などに幅広く使われる.	7.0	0.6	77.3
パーム油	原料 アブラヤシの果肉. 生産 アブラヤシは,搾油用の作物として最も効率がよく,1970年以後急速に栽培が拡大している.世界で最も多く生産されている. 特徴 常温で固形なのでマーガリン,ショートニングに使われる.	9.7	0.2	39.2

†　キャノーラ油：古い品種のナタネ油はエルカ酸（$C_{22:1}$）を40%以上含んでいた.エルカ酸を実験動物に与えると心臓障害がみられることが報告されて以来,カナダで品種改良が行われ,エルカ酸をほとんど含まないナタネ（キャノーラ）が開発された.キャノーラ油はn-9系のオレイン酸がオリーブ油に匹敵するほど多い.

a）日本食品標準成分表2020年版 脂肪酸成分表編,第2表：脂肪酸総量100g当たりより.

サラダ油は，低温下でも白濁・凝固しないよう，長時間低温に置き（ウィンタリング），固化したろうなどの成分を除去する（脱ろう工程）など精製度を高めた油脂で，サラダドレッシングなどの生食製品の原料に適している．2 種以上の植物サラダ油を混合した調合サラダ油が一般に市販されている．

また，機能性の高い油脂として**エゴマ油**や**アマニ油**がある[*1]．いずれも $n-3$ 系多価不飽和脂肪酸である α−リノレン酸を約 60% 含む．エゴマ油は，シソ科エゴマ種子から抽出したものでシソ科特有の香りが特徴である．また，アマニ油はアマ科アマの種子（アマニという）から抽出する．いずれも加熱すると酸化しやすいため，ドレッシングに向いている．

*1 エゴマ油・アマニ油の脂肪酸組成については表 7・3 参照．

優れものの魚油: 最近マグロやカツオの眼窩脂肪にその他の脂肪酸の含有量が少なく DHA の組成比が特に高いことが見いだされた．これを用いて DHA の溶媒抽出による工業的分離が試みられている．

*2 これらの脂肪酸については，表 7・2 および図 7・3 参照．

マーガリンの始まり: フランスのナポレオン三世の時代に，度重なる戦争で“バターか大砲か”の言葉どおり，バターが犠牲になって極端に不足した．困り果てたナポレオン三世が，安くてバターの代用になるものを賞金を出して募集した結果，H. Meges Mouries というフランスの化学者が 1869 年，牛脂に牛乳を混ぜて固めて，バターによく似た食べ物“人造バター”を発明した．

*3 JAS（日本農林規格）ではマーガリン類を，油脂の含有量が 80% 未満のものをファットスプレッド，80% 以上のものをマーガリンと分けて定義している．

*4 カロリーを抑えたタイプ，製菓や料理に適したタイプ，バターやチョコレートなどを加えたものなどがある．

■ 23・2 動 物 性 油 脂

豚脂は**ラード**，牛脂は**ヘット**というが，これらの動物性脂肪は，おもに食肉店，食肉加工工場で発生する牛あるいは豚の脂肪を回収し，クッカーという加熱調理器で蒸煮し，脂質を融出させ（煮取り法），食用豚脂，食用牛脂として製造される．ラード・ヘットの品質は原材料の鮮度が重要である．集荷段階での原料の劣化を極力防ぐため，工場内では冷蔵保存を行い，集荷した原料は，すべて人手による選別工程を介し，牛豚脂の完全分離と異物混入の防止を図るなどの品質維持が施されている．

魚油に含まれるおもな脂肪酸は **DHA**，**EPA** およびオレイン酸，パルミチン酸の四つである[*2]．これらのほとんどはその他の多種の脂肪酸とともにトリグリセリドの形で存在するため，医薬品に供する高純度の脂肪酸を得るには，まず魚油を加水分解し，個々の脂肪酸あるいは相当するエステルに分けることが行われる．こうして得られた魚油由来の原料油は組成が非常に複雑である．

■ 23・3 加 工 油 脂

マーガリンは戦後，バターの代用品として家庭に普及し，独自の存在をもつ製品となっている[*3]．家庭用マーガリンは，**ファットスプレッド**が主流となっている．植物油（大豆油やトウモロコシ油）を原料としてつくられており，原料の脂肪酸を種々変化させることで[*4]，口溶けのよいタイプなど多様なマーガリンが製造されている．

ショートニングは，植物性油脂（パーム油など）と硬化油を練り合わせたもので，ラードの代用品として利用される．無味無臭で，室温で半固形状のものが一般的である．保存性が高く，菓子類のさくさく感を出すために使われる．バターについては，§20・3・4 b を参照．

24 香辛料

24・1 香辛料とは

香辛料（**スパイスおよびハーブ**）は特有の風味をもち，食品に香り，味，色を付与して嗜好性を豊かにする植物性食品群の一つである．すなわちわれわれの感覚に働く機能（二次機能）をもつ嗜好性（おいしさ）にかかわる重要な食素材である．嗜好性の向上とともに食欲増進の効果や消化吸収を助ける作用がある．香辛料のなかには民間伝承的に薬用として用いられてきたものも多く，われわれの身体の組織や器官の働きを調節する機能（三次機能）をも併せもつ（図 24・1）．

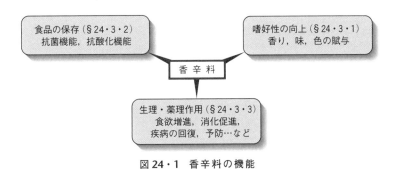

図 24・1 香辛料の機能

スパイスは植物の種子・果実・根茎・葉・樹皮・花・つぼみなどの部分から調製されたもので（表 24・1 参照），食生活において元来肉類や魚介類の風味の低下や腐敗を防止し，食品保存に有効な植物部位が選抜され，用いられてきた．香辛料は熱帯産，亜熱帯産の植物由来のものが多く，香辛系香辛料，香草系香辛料に大別され総称して香辛料（スパイス）とよぶ．人類が香辛料を使用した歴史は古く，5 万年以前の原始狩猟時代にさかのぼる．現在，世界中で使われる香辛料の種類は 500 種を超えるといわれ，国や地域，民族，宗教の違いによってそれぞれ固有のものも含めるとその数倍にもなる[1]．

一方，ハーブは元来薬草として利用されてきたものも多く，香草系香辛料としてスパイスの一部に位置づけられる．おもにシソ科，セリ科，アブラナ科，キク科，ヒガンバナ科（ネギ属）に属する香草系植物が食用に用いられてきた（表 24・2 参照）．紀元前から伝わる古代中国の **"神農本草経"** をはじめとする多くの本草書[2]，ヨーロッパで 2000 年前から伝承されてきた植物誌 **"De Materia Medica"** やインドの **"アーユルベーダの教え"** のなかで香辛植物が今に伝えられていることは，香辛料が

[1] 中世ヨーロッパにおいて，人々のスパイスに対する関心と欲求が急速に高まり，コショウは同重量の金にも匹敵するほど貴重なものであった．15〜16 世紀，コロンブスやマゼラン，バスコ・ダ・ガマらが東方の香辛料を求めて出港し，その結果，アメリカ大陸の発見，世界一周の新航路の開拓，喜望峰の発見など大航海時代を築き，その後の東西の歴史を切り拓いた．

[2] 薬物についての知識をまとめた書．

人々の健康に重要な役割を演じてきた証である．いわゆる医食同源，薬食同源の言葉がふさわしい．現在広く用いられている香辛料の原産地を図24・2に示す．

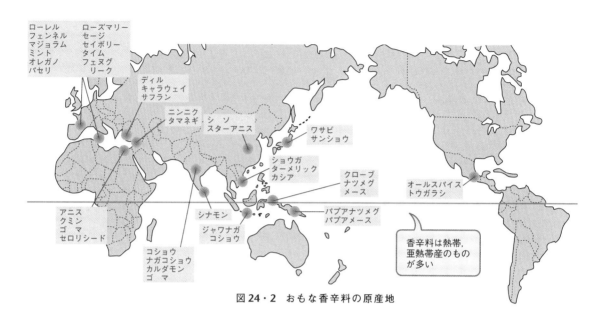

図24・2　おもな香辛料の原産地

24・2　香辛料の分類

香辛料にはいろいろな分類法がある．利用する植物の部位による分類を表24・1に示す．市販されているおもなコショウには，黒コショウと白コショウがある．黒コショウはコショウの未熟な果実を乾燥したもので，白コショウは同じコショウの完熟した果実の果皮を除去して乾燥させたものである．セリ科に属するクミン，フェンネル，キャラウェイなどは一見種子に見えるため一般的には種子に分類されているが，植物形態学上は果実に入る．

代表的な香辛料を植物分類学的に分類すると表24・2になる．シソ科，セリ科などのハーブ系植物（香草系香辛料）が多い．

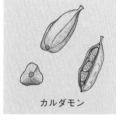

カルダモン

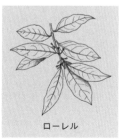

ローレル

表24・1　香辛料の利用部位による分類

種　子†	ナツメグ（仁）
種　子† （植物学上は果実）	キャラウェイ，クミン，コリアンダー，セロリシード，ディル，フェンネル
果　実†	オールスパイス，カルダモン，コショウ，サンショウ，スターアニス，トウガラシ，パプリカ，フェヌグリーク，マスタード
果実のさや	タマリンド，バニラ
葉	オレガノ，シソ，セージ，タイム，タデ，ディル，バジル，パセリ，ミント，ローズマリー，ローレル（ベイリーブス）
花	クローブ［蕾］，サフラン［めしべ］
樹　皮	シナモン（カシア）
根・根茎・鱗茎	オニオン，ショウガ，ターメリック，ニンニク，ワサビ

† 種子・果実の区別は難しく，諸説ある．

表 24・2　香辛料の植物学的分類

科	植　物　名
双子葉植物	
コショウ科	コショウ，ナガコショウ
タデ科	スイバ，タデ
シキミ科	スターアニス（八角）
ニクズク科	ナツメグ，メース
クスノキ科	カシア，シナモン，ローレル（ベイリーブス）
アブラナ科	ホースラディッシュ，マスタード，ワサビ
マメ科	タマリンド，フェヌグリーク，リコリス
ミカン科	サンショウ，スダチ，ユズ，レモン
フトモモ科	オールスパイス，クローブ
セリ科	アニス，キャラウェイ，クミン，コリアンダー，セロリ，チャービル，ディル，パセリ，フェンネル
シソ科	オレガノ，シソ，セージ，タイム，バジル，マジョラム，ミント，レモンバーム，ローズマリー
ナス科	チリペッパー，トウガラシ，パプリカ
ゴマ科	ゴマ
キク科	カモミール，タラゴン，チコリ，ヨモギ
単子葉植物	
ヒガンバナ科	エシャロット，タマネギ，ニラ，ニンニク，ネギ
アヤメ科	サフラン
ショウガ科	カルダモン，ショウガ，ターメリック
ラン科	バニラ

24・3　香辛料の機能

　香辛料を調理に利用することによって食生活の多様化が進み，また新しい加工食品の創出とも相まってその種類と使用量が拡大してきている．

24・3・1　香辛料による嗜好性の向上

　香辛料は食品に香りや味を付与して食欲を増進させるとともに，着色にも用いられ視覚的にも食卓を豊かにしている．表24・3に香辛料を嗜好特性によって分類し，まとめた．

　a. 香りづけと消臭　　香辛料の特徴の一つにまず香りがある．香りには食品への香りづけ（**賦香作用**）と肉や魚介類などのにおいを和らげ，消臭する働き（**矯臭**

表 24・3　香辛料の食嗜好特性による分類

嗜好特性		おもな香辛料
香り	賦香作用（香りづけ）	アニス，オールスパイス，オレガノ，カルダモン，クミン，シナモン，ディル，ナツメグ，ニンニク，バジル，バニラ，フェンネル，マジョラム，ミント
	矯臭作用（臭み消し）	キャラウェイ，クローブ，コリアンダー，ショウガ，スターアニス（八角），セージ，タイム，オニオン，ローズマリー，ローレル
呈味	辛味	コショウ，サンショウ，ショウガ，トウガラシ，カラシ（マスタード），ワサビ
	酸味	タマリンド，スダチ，ライム，レモン，ユズ
	甘味	アニス，シナモン，バニラ
	苦味	チコリ，フェヌグリーク，タラゴン
色		クチナシ（黄色），サフラン（黄色），ターメリック（黄色），パプリカ（赤色）

作用・マスキング作用）がある．ローズマリー，オレガノ，セージ，ニンニクなど多くの香辛料には両方の効果があり，二つの作用の間を明確には区別できない．香り成分は**精油（エッセンシャルオイル）**ともよばれ，乾燥した香辛料には，数％から多いものでは 10％ 以上の精油が含まれるものもある．香気成分のなかには，ラベンダーやカモミールのようにその芳香が鎮静効果をもたらすハーブティーや，**アロマテラピー（芳香療法）**に利用されるものもある．

b. 呈 味 性　香辛料のもう一つの特徴は辛味性である．トウガラシ，コショウ，ショウガ，カラシ（マスタード），ワサビ，サンショウなど，**辛味の強いもの**が多い（表24・4）．香辛料の辛味成分には食欲増進，唾液分泌，消化促進，発汗作用などの生理機能がある．

表24・4　香辛料のおもな辛味成分

香辛料名	辛味成分と構造式	辛味感覚	耐熱性
トウガラシ	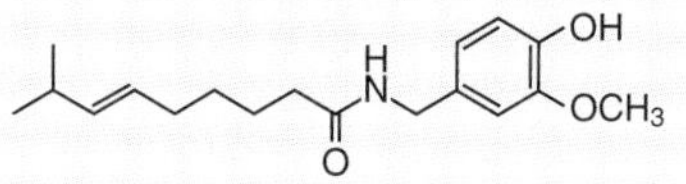 カプサイシン[*1]	ホット	強
コショウ	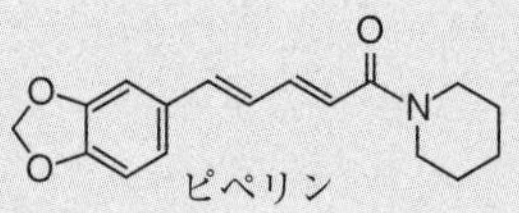 ピペリン		
サンショウ	α-サンショオール		
ショウガ	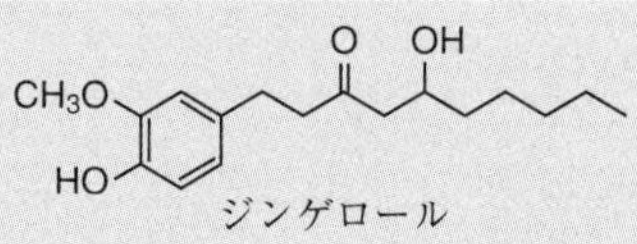 ジンゲロール		
ニンニク	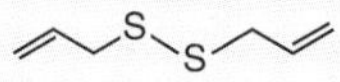 ジアリルジスルフィド		
黒カラシ, 和ガラシ, ワサビ[*2]	アリルイソチオシアナート	シャープ	弱

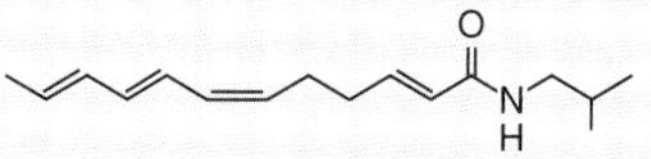

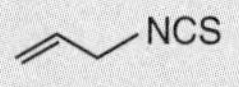

*1 カプサイシンには体内のグリコーゲンや脂肪を分解して体熱を上昇させる作用（体熱産生作用，エネルギー代謝亢進作用）がある．

*2 p.105参照．カラシやワサビをすりおろしたり，その乾燥粉末を水で溶くことにより酵素（ミロシナーゼ）が働き辛味が発現する．また加熱すると酵素が壊れ辛味成分が生成しなくなるのでワサビやマスタードは煮込み料理に不向きである．

辛味以外の呈味性として**酸味**を呈する香辛植物にはタマリンド，かんきつ類があり，**苦味**を呈するものにタラゴン，チコリやフェヌグリークがある．

c. 色 の 付 与　食品の着色に用いられる代表的なものに，カレー粉に用いるターメリック（ウコン，**黄色色素**クルクミン）がある（図10・11参照）．ナス科のパプリカの**赤色**はカロテノイドのカプサンチン（表10・2参照）による．またサフランは水溶性の**黄色**成分クロシン（p.83参照）を含む．

24・3・2　香辛料の食品保存機能

香辛料は，元来肉類や魚介類の風味の低下や腐敗を防止する目的で経験的に選抜され用いられてきたものであり，天然素材のなかでも特に優れた食品保存機能をもつ．

a. 香辛料の抗菌機能　香辛料には，微生物の繁殖を抑制して腐敗を防ぎ，日持ちを延長させ，食品の保存性を高める機能がある．抗菌性のあるトウガラシ水抽出物などは**日持向上剤**として食品添加物に使用されている．

食品腐敗菌，病原菌，カビ，酵母に対する抗菌効果が科学的に証明されている香辛料とその成分の例を表24・5にまとめた．香辛料の精油成分や辛味成分のなかに優れた抗菌効果を有するものが多い．

香辛料抽出物は特有の香りや味が強いので食品への応用には制約を受ける．低濃度で効果が発揮できるような物質や利用法の研究が進められている*1.

日持向上剤: 食品保存料に比べると効果が弱く，数日あるいは数時間の短期間，食品の腐敗，変敗を抑制する食品添加物の一種である．

*1 たとえば揮発性の強いマスタードやワサビ抽出物は抗菌フィルムの形でも利用されている．

表24・5　香辛料のおもな抗菌成分

香辛料名	抗菌成分	対象菌
ニンニク	アリシン	大腸菌，赤痢菌，コレラ菌など
カラシ*2，ワサビ	アリルイソチオシアナート	黄色ブドウ球菌，サルモネラ，大腸菌，酵母類，カビ類など
オールスパイス(ピメンタ)，クローブ	オイゲノール	枯草菌，黄色ブドウ球菌，サルモネラ，大腸菌など
ショウガ	[8]-ジンゲロール，[10]-ジンゲロール	枯草菌
シナモン	シンナムアルデヒド	サルモネラ，*Aspergillus* 属カビなど
オレガノ，タイム	チモール	枯草菌，黄色ブドウ球菌，サルモネラ，大腸菌，*Aspergillus* 属カビなど
シソ	ペリルアルデヒド	カビ類
タデ	ポリゴジアール	*Candida albicans*（カンジダ症病原菌）
ローズマリー	ロスマノール	枯草菌，黄色ブドウ球菌

*2 和ガラシと黒カラシをさす．白カラシにはアリルイソチオシアナートは含まれない．

b. 香辛料の抗酸化機能　食品の品質低下の原因の一つに食品中の脂質の酸化がある．食品の酸化防止の一手段として抗酸化剤が利用されている*3.ソーセージやハムなどの製造においてセージやコショウ，ナツメグなどの香辛料が，風味付けのみでなく豚肉の酸敗を防ぎ保存性を高めるために古くから用いられてきた．ローズマリー，セージ，オレガノ，ゴマなどの香辛料には食品中の脂質の酸化を抑制する**抗酸化機能**があり，**ローズマリー抽出物やセージ抽出物**などが**酸化防止剤**として食品添加物に認定されている．

*3 抗酸化については§12・8および§16・6参照．

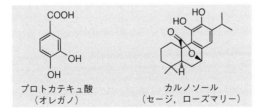

プロトカテキュ酸（オレガノ）　カルノソール（セージ，ローズマリー）
図24・3　抗酸化成分の例

o-ジフェノール構造

o-ヒドロキシメトキシフェニル構造

香辛料の抗酸化性はおもに含有されている**フェノール性化合物**に起因している（図24・3）．なかでも*o*-**ジフェノール構造**をもつ化合物はラジカル捕捉能，油均一系における酸化抑制能が強く，ジンゲロールなど*o*-**ヒドロキシメトキシフェニル構**

造をもつ化合物は複合系での酸化抑制能が強い傾向がある.

24・3・3　香辛料の生体調節機能

　香辛料は食品の三次機能である生体調節にかかわる機能, すなわちわれわれの身体における免疫系や内分泌系, 神経系, 循環器系, 消化器系などの生理系統を調節する機能をもつ. 表24・6に伝承的に利用されてきたおもな香辛料の生理・薬理作用をまとめた.

表24・6　生薬や民間薬に使われるおもな香辛料とその効能

香辛料名	生薬, 漢方薬名	おもな効能
クローブ	丁字(ちょうじ), 丁香(ちょうこう)	健胃, 鎮嘔, 鎮痛, 解熱
シソ	蘇葉(そよう)	鎮咳, 鎮静, 鎮嘔, 去痰, 風邪
シナモン	桂皮(けいひ), 桂枝(けいし)	芳香性健胃, 発汗, 鎮静, 解熱
ショウガ	生姜(しょうきょう)	健胃, 食欲増進, 矯味, 鎮咳
	乾姜(かんきょう)	健胃, 解熱, 鎮咳, 発汗
ターメリック(ウコン)	鬱金(うこん)	利胆, 健胃, 消炎, 止血
ニンニク	大蒜(たいさん)	食欲増進, 健胃, 解毒, 駆虫
フェンネル	回香(ういきょう)	健胃, 消化促進, 去痰
ミント(ハッカ)	薄荷(はっか)	健胃, 発汗, 鎮嘔, 鎮痛, 解熱
カルダモン		消化促進, 駆風, 鎮咳
コショウ		食欲増進, 駆風, 鎮嘔, 利尿, 発赤
セージ		消化促進, 鎮咳, 抗炎症, 抗酸化
タイム		鎮咳, 去痰, 鎮痙
トウガラシ		皮膚刺激, 体熱産生, 食欲増進
ローズマリー		健胃, 強壮, 抗鬱, 抗酸化

香辛料の薬としての歴史: 古代エジプトではシナモン, クミンなどが薬用に利用されていた. ヒポクラテスは薬草による病気の治療法を著したが, その中には現在香辛料として使用されている多くのシソ科やセリ科, キク科などの香草が含まれている. 中国(漢方)やインドでも多くの香辛植物が治療薬・民間薬として伝承されてきた. これらの知識は現在も受継がれ, 生薬として用いられているものも多く, 現代の西洋医学, 東洋医学の根底をなすものである.

■ 24・4　いろいろな香辛料

24・4・1　辛味を特徴とする香辛料

　洋の東西を問わず, 辛味, 収斂味をもった植物の部位が香辛料として料理に使用され, それぞれの地域, 民族の食文化を形成している.

　a. コショウ　インド原産のコショウ科コショウ *Piper nigrum* の果実を, 未熟なときに収穫し乾燥したものが黒コショウ(ブラックペッパー), 赤く完熟した果実から外皮を取除いて乾燥させたものを白コショウ(ホワイトペッパー)とよぶ. さわやかな香りは α-ピネン, β-ピネン, リモネンなどのモノテルペンによる. 辛味成分は**ピペリン**である. ハム, ソーセージやカレー, スープなど幅広く用いられている.

　b. トウガラシ　中南米原産で, コロンブスによってヨーロッパに伝えられた. ナス科の *Capsicum annuum* の果実で品種が多様. チリペッパー, レッドペッパーともよばれる. 辛味成分は**カプサイシン**で, 赤色の色素はカロテノイドの一種の**カプサンチン**である. ハラペーニョ, アンチョ, ハバネロ, ダティルなどの辛味の強い栽培品種がある. 近種のタバスコ *C. frutescens* はトウガラシより辛い. 野菜, 肉料理, 魚料理のほかソースやドレッシングなどに広く使われている.

　c. ショウガ　熱帯アジア原産のショウガ科, 多年草 *Zingiber officinale* の根茎. 日本には縄文時代に渡来したとの説もある. 生薬としても健胃, 鎮咳の効果が

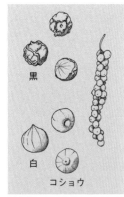

黒

白

コショウ

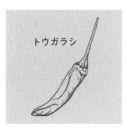

トウガラシ

ある．辛味成分は**ジンゲロール**[*1]，ショウガオールで，香気成分にはシトラール，**ジンギベレン**などがある．ショウガには強い抗酸化性もあり，ジンゲロールなどの抗酸化成分も多い．日本料理の薬味として広く使用されているが，東洋系料理に適合する風味を有する．ヨーロッパではパン，クッキー，ケーキなどにも使われる．

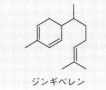

ジンギベレン

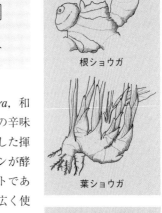

根ショウガ

葉ショウガ

d. カラシ（マスタード）　アブラナ科の一年草で黒カラシ *Brassica nigra*，和カラシ *B. juncea*，白カラシ *Sinapis alba* の種子が香辛料に使われる．前2種の辛味成分は配糖体シニグリンが酵素のミロシナーゼによって加水分解されて生成した揮発性の**アリルイソチオシアナート**[*2]で，後者（白カラシ）の辛味はシナルビンが酵素分解されて生成する非揮発性の *p*-ヒドロキシベンジルイソチオシアナートである．ソーセージ，ハム，ローストビーフやマヨネーズ，ドレッシングなどに広く使われている．

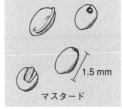

1.5 mm

マスタード

e. ワサビ　日本原産のアブラナ科の *Wasabia japonica* の地下茎．すり下ろしたものはさしみ，すし，蕎麦などの日本料理の薬味として欠かせない．わさび漬けもある．清涼な水で育つ沢ワサビと，畑で栽培される陸ワサビがある．辛味の主成分は**アリルイソチオシアナート**で，抗菌効果も強い．

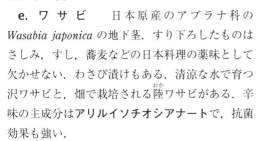

果実

木の芽

サンショウ　　ワサビ

f. サンショウ　ミカン科の *Zanthoxylum piperitum* の果実で，日本古来の香辛料の一つである[*3]．シトロネラール，リモネンなどの香気成分を含み，辛味成分は**サンショオール類**[*1]である．粉サンショウは蒲焼きや魚料理に，若芽は"木の芽"とよばれ，薬味や田楽や和え物などとして利用され，日本料理に欠かせない香辛料である．

*1　辛味成分の構造式は表24・4参照．

*2　アリルイソチオシアナートについては図10・28，表24・5参照．

*3　英名はJapanese pepperというところからも日本で古くから使われてきたことがわかる．

24・4・2　香りを特徴とする香辛料

香辛料に含まれる香り成分には香りづけ（賦香作用）と他のにおいを消す効果（矯臭作用）があり，調理の場で食材，調理法に合わせて香辛料が選択されて利用される．

a. シナモン　スリランカ原産のクスノキ科に属する常緑樹の一種 *Cinnamomum Verum* の樹皮．香りの主成分は**シンナムアルデヒド**（図24・4）でシナモンを特徴づける香気である．オイゲノールも含まれている．ケーキ，クッキー，パイなど菓子類によく使われるほか，肉の臭み消しやコーヒー・紅茶の香りづけなど広く利用される．類似した風味をもつスパイスにカシア *C. cassia* がある．両者とも古くから生薬としても利用されてきた．

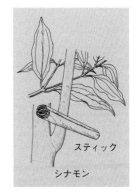

スティック

シナモン

b. オールスパイス　西インド諸島，中央アメリカ原産のフトモモ科に属する常緑樹の一種 *Pimenta dioica* の果実で，16世紀にヨーロッパに導入された．シナモン，ナツメグ，クローブを合わせたような香味をもつことから，オールスパイスと名づけられた．主香気成分は**オイゲノール**（図24・4）でメチルオイゲノール，カリオフィレンなども含まれている．抗酸化性の強い多種類のポリフェノール類を含

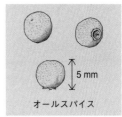

5 mm

オールスパイス

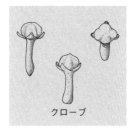

クローブ

む，魚，肉の塩漬け，マリネ，ケーキなどに使用される．

c. ク ロ ー ブ　モルッカ諸島を原産地とするフトモモ科常緑樹の一種 *Syzygium aromaticum* の花蕾を乾燥させたもの．その釘に似た形からクローブ，丁子とよばれる．矯臭効果が強く，香気の主成分は**オイゲノール**（図24・4）で，カリオフィレン，オイゲニルアセテートも含まれている．抗菌効果もあり，食品の保存性を高める．肉料理のほか，カレー，ミートソースなどに使われる．

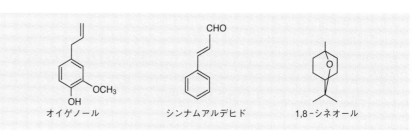

オイゲノール　　シンナムアルデヒド　　1,8-シネオール

図 24・4　香辛料の香り成分

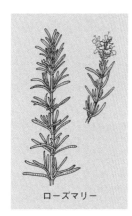

ローズマリー

d. ロ ー ズ マ リ ー　温帯，地中海地域に産する代表的なハーブの一種，シソ科に属する多年生の *Rosmarinus officinalis* の葉の部分を用いる．矯臭性の強い持続性のある新鮮な芳香があり，**1,8-シネオール**（図24・4），ボルネオール，α-ピネンがおもな香気成分である．**ロスマノール**，カルノソールなどの抗酸化ジテルペンを含む．肉，魚料理，野菜料理に適し，地中海料理に広く使われる．

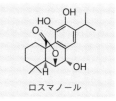

ロスマノール

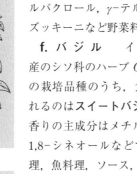

若い葉

オレガノ

e. オ レ ガ ノ　ローズマリーと同じシソ科の代表的なハーブ *Origanum vulgare* の葉を用いる．マジョラム *O. majorana* と近縁種で香味もよく似ている．カルバクロール，γ-テルピネン，*p*-シメンがおもな香気成分である．トマト，ナス，ズッキーニなど野菜料理，魚，肉料理に適し，イタリア料理に広く使われる．

f. バ ジ ル　インドを中心とした南アジア原産のシソ科のハーブ *Ocimum basilicum* の葉．多くの栽培品種のうち，食用ハーブに主として用いられるのは**スイートバジル**と**ホーリーバジル**である．香りの主成分はメチルチャビコール，リナロール，1,8-シネオールなどである．トマト料理，鶏肉料理，魚料理，ソース，ドレッシングなどに広く用いられる．

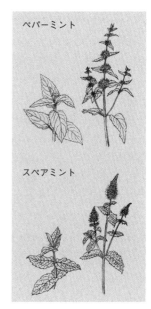

ペパーミント

スペアミント

g. ミ ン ト 類　多くの種類があり，そのなかで食用ハーブとしてはペパーミントとスペアミントの2種類がおもに使われている．

1) **ペパーミント**　ヨーロッパ南部原産のシソ科ハーブ *Mentha piperita* の葉．清涼感のある香りが特徴で，主成分は***l*-メントール**である．料理やデザートのアクセントに，またガムや歯磨きのフレーバーとしても利用される．

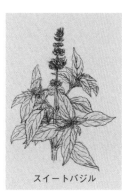

スイートバジル

2) **スペアミント**　地中海地方原産のシソ科ハーブ *Mentha spicata* の葉. 清涼感の中に甘さが感じられる穏やかな香りで, 主成分は *l*-カルボンである. 肉料理や製菓の香料として広く使われる. 欧米ではペパーミントより一般的で, 広く利用されている.

h. ディル　南ヨーロッパ, 西アジア原産のセリ科 *Anethum graveolens*. 種子 (植物学上は果実) はやや刺激的な芳香があり, 主成分は**カルボン**である. ソースやパン, 魚料理のほか, カレーにも利用される. 葉はすっとした芳香があり, 主成分はフェランドレンである. 魚介類との相性がよいことで知られる.

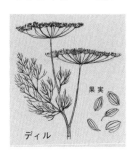
果実

ディル

i. ナツメグ　モルッカ諸島を原産地とするニクズク科常緑高木の一種 *Myristica fragrans* の果実の種子の仁. ニクズクともいう. ナツメグの果実は成熟すると果皮が割れ, 網目状の赤い仮種皮に包まれた硬い殻をもつ種子が現れる. 種子の仮種皮を取除き, 割って出た褐色の仁を天日乾燥したものがナツメグで, 粉末にして用いる. 甘い刺激的な芳香とほろ苦さが特徴で, ひき肉料理や乳料理, 焼き菓子など広く料理に用いられる. 香気の主成分は, α-ピネン, β-ピネン, カンフェンなどである. 仮種皮を乾燥したものを**メース**といい, 香辛料としてナツメグと同じように使われる.

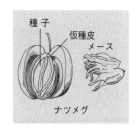
種子
仮種皮
メース

ナツメグ

j. バニラ　中央アメリカ原産のつる性のラン科植物 *Vanilla planifolia* の果実. 細長いさや状の果実 (バニラビーンズ) を発酵させたもので, 収穫直後には香りはなく, 発酵過程 (キュアリングという) で甘い芳香が生成される. 香りの主成分はバニリンである*. さやのまま, またはさやから種子を取出して, アイスクリームなどのスイーツや各種クリーム, シロップなどの風味づけに広く使われている.

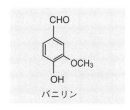
バニリン

* バニラの香りには砂糖などの甘味料の甘味を強く感じさせる作用がある.

24・4・3　色を特徴とする香辛料

料理のおいしさを支える重要な因子の一つに見た目の美しさ, 色がある. 香辛料のなかには優れた着色効果をもつものもある.

a. ターメリック (ウコン)　熱帯アジア原産のショウガ科の一種 *Curcuma longa* の根茎. 煮沸後, 乾燥して粉末に調製する. カレーには欠かせない香辛料. 黄色色素は**クルクミン**で (図 10・11 参照), 強い抗酸化性を示す. 抗炎症効果もあり, 種々の薬理作用が知られている. カレー粉には 20〜30% ほど配合されている. マーガリンやバターの着色にも利用されてきた.

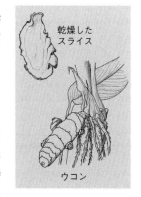
乾燥したスライス

ウコン

b. サフラン　南ヨーロッパ原産のアヤメ科の一種 *Crocus sativus* の雌しべを乾燥したもの. 1 kg のサフランを得るには 20万〜50万本の雌しべが必要で, それには 16 万個以上の花が必要とされる. 最も高価なスパイス. 黄金色を呈する色素はエステル配糖体の**クロシン** (p.83 参照) と, そのアグリコンのクロセチンである. 特有の香りはサフラナールによる. ブイヤベース, パエリア, リゾットや魚介料理に使われる.

c. パプリカ　南アメリカ原産のナス科に属する栽培品種の一種 *Capsicum annuum*. コロンブスがヨーロッパに持ち帰ったと伝えられている. 辛味はなく, 赤や黄, 紫など鮮やかな色彩を生かしてソーセージやソースの製造などのほか, 広く料理に使われる. 赤色はおもに**カプサンチン** (表 10・2 参照), 黄色はおもに**β-カロテン**による. ほかにもビオラキサンチン, クリプトキサンチンなどのカロテノイド類が含まれる.

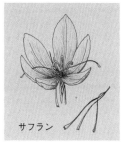
サフラン

24・4・4　混合した香辛料（ミックススパイス）

a. カレー粉　　10〜30 種の辛味系香辛料と芳香系香辛料の粉末をブレンドしたもの．カレー特有の風味はおもにクミン，カルダモン，コリアンダーで，辛味はコショウ，トウガラシ，ショウガ，マスタード，色はターメリック，パプリカ，サフラン，さらに風味づけにナツメグ，シナモン，フェンネル，ローレルなどの香辛料が使われる．香辛料の種類や配合比率は製造者によって異なる．

b. ガラムマサラ　　"ヒリヒリと辛い混合スパイス"の意味のインドを代表するスパイス．カレー粉の原点．各家庭によって種類，配合比率が異なるためにそれぞれの家庭特有の風味が醸し出される．

c. エルブドプロバンス　　南フランス地方でとれるハーブ数種類を乾燥し，混合したもの．フランス語で"プロバンス地方のハーブ"という意味．ローズマリーやタイム，オレガノなどのハーブが組合わされる．煮込み料理，ブイヤベースなどの魚介類のスープ，肉・魚の香草焼きなどに使われる．

d. チリパウダー　　トウガラシ（チリペッパー）にクミン，オレガノ，パプリカ，ガーリックなどを配合したもの．アメリカ南部やメキシコなど中南米の料理によく使われる．

e. 五香粉(ウーシャンフェン)　　5 種の香辛料を混合した中国料理のスパイス．クローブ，山椒（花椒），シナモン，フェンネル，八角（スターアニス），陳皮を使う．

f. 七味唐辛子　　寛永年間に考案された日本独自の混合香辛料．トウガラシを中心に麻の実，ケシの実，シソの実，サンショウ，ゴマ，陳皮，青のり，ショウガのうち 6 種を混合したもの．全部で 7 種になるので七味唐辛子，七色唐辛子とよばれる．メン類，焼鳥，魚，肉料理などに広く使われる．

一味唐辛子：赤トウガラシの粉末で，七味に並ぶ日本の代表的スパイスの一つ．

25 加工食品

食品に用いられる食材のほとんどは生物体であり，そのままでは保存がきかないものが大多数である．そこで，古来より，食品を乾燥したり，塩漬けしたりして，食品の保存性を高めることが行われてきた．近年では，加工技術の進歩と，低温貯蔵が可能となったことなどが相まって，保存性をもつだけでなく，おいしく簡便な加工食品も出まわるようになってきた．

食品の加工の意義としては，

① 食品の品質劣化の防止　　⑥ 栄養価の改善
② 保存性の付与　　　　　　⑦ 食感の改質
③ 消化・吸収性の向上　　　⑧ 生体に対する機能性の積極的な付与
④ 不可食部の除去　　　　　⑨ 外観の向上
⑤ 調理の手間の省略

などがある．食材となるものは生体もしくは生体の一部であり，処理を施さない場合には数日以内に食べられなくなるものがほとんどである．そのため，①，②が必要となる．また，③～⑨は付加価値を高める意義がある．特に，⑥，⑦，⑧は，食品の一次機能，二次機能，三次機能にそれぞれに対応するものである．

食品の三つの機能：第1章参照.
一次機能：どのような栄養素をどれくらい含むかといった栄養面での働き.
二次機能：色，味，香りといった嗜好面での働き.
三次機能：生体の生理統御系への調節作用（健康面への働き）.

25・1 乾燥食品

食品中の水分を乾燥により減少させて，水分活性をコントロールして微生物の繁殖を防ぎ，食品の品質の劣化を防ぐとともに，保存性・運搬性をもたせた食品が乾燥食品である．

乾燥方法には，旧来より行われている自然乾燥と，機械を用いる人工乾燥とがある．人工乾燥には，熱風を食品に通気する**熱風乾燥**，液状食品を噴霧して細かい液滴として熱風に接触させる**噴霧乾燥**（スプレードライ），減圧下で低温にて乾燥する**真空乾燥**，冷凍下では減圧状態で水が昇華することを利用した**凍結乾燥**（フリーズドライ）などがある．

乾燥食品には，農・畜・水産物を乾燥させた干物類と，即席めん，即席米，即席スープなどのインスタント食品*類がある．

*　§25・4・2参照.

干物には，生のまま乾燥させる素干し，煮てから乾燥させる煮干し，塩蔵後に乾燥処理する塩干し，調味液につけた後乾燥させる調味干し，くん煙により乾燥させるくん製品がある．

a. 素干し　農産物では，ユウガオを帯状に削り乾燥させたかんぴょうや，ダイコンを同様に処理した切り干し大根，渋柿の皮をむいて乾燥させた干し柿，乾燥に

よってうま味成分や香り成分が増す干しシイタケなど，水産物では，身欠きニシン，田作り，たたみいわし，棒だら，フカヒレ，するめ，干しダコなどや干しノリ，干しコンブ，ワカメ，ヒジキなどの海藻全般などがある．

b. 煮 干 し　　　煮熟して含有酵素を失活させるとともに付着細菌を死滅させたあとに乾燥させたものである．加熱処理により酵素が失活するので，たとえば魚類のうま味成分であるイノシン酸も素干しのものよりもずっと多い．煮干しイワシ（イリコ）やシラス干し（ちりめんじゃこ），干しナマコ，干しアワビ，干し貝柱などがある．

c. 塩 干 し　　　元来塩蔵による防腐効果をねらったものであったが，近年は塩の使用量の低いものが好まれる傾向にあり，防腐効果は期待できず，塩味の付与がおもな目的となっている．塩蔵法には，直接食塩を振りかけるふり塩，食塩水に浸漬するたて塩などがある．ふり塩の方が，用いる食塩の量が少なくてすみ簡便であるが，食塩の浸透が均一には行われない．たて塩では，食品に食塩が均質に浸透し，風味と外観も良好であるが，用いる食塩量が多く，浸漬設備が必要となる．塩干しには，アジ，サバ，タイ，ホッケなどを背開きまたは腹開きして干した開き干しと，イワシやシシャモなどで行われる丸干しがある．

d. くん製品　　　カシ，サクラ，ナラなどの煙に食品を触れさせて，乾燥させながら，香り付けした食品である．くん煙成分には，香りを付与するだけでなく，殺菌・防腐・抗酸化作用を示すものも含まれる．水産物では，サケなどのくん製，イカやタコの調味くん製品などがあり，畜産物では，ハム・ベーコン・ソーセージ作りにもくん煙処理が用いられていて，特にドライソーセージは，くん煙処理後長時間乾燥処理したものである．

■ 25・2 缶 詰 食 品

＊　缶詰の手法は，ナポレオンの良質の兵食のための懸賞に応募するために，フランスの N. Appert が 1804 年に開発した．Appert の方法は広口びんに食品を入れ，加熱後，密栓をするびん詰であったが，英国の P. Durand が 1810 年にブリキ缶を開発し，企業化が可能となった．1852 年に，高温殺菌のための**レトルト**（高圧蒸気殺菌釜）が開発され，量産されるようになった．

現在の多彩な加工食品のルーツは，缶詰手法＊の開発にある．

缶詰は，缶に食品を入れ，脱気し，缶を密封したのちに，加熱殺菌を施し，冷却して作られる．脱気は，加熱殺菌操作のときに，缶が破裂しないようにするために行い，機械的な真空化を用いる方法，ヘッドスペースに水蒸気を吹き付けながら密封する蒸気吹きつけ法，液体窒素充塡法などで行われる．脱気にはまた，食品の酸化を抑制する効果もある．密封には，二重巻き締めが用いられる（図 25・1）．加熱殺菌は，100 ℃ 以下の低温で長時間処理する**低温殺菌**と，高温で短時間処理が行われる**高温殺菌**がある．なお，低温殺菌は，開発者 L. Pasteur にちなみ，**パスツーリゼーション**とよばれる．加熱処理が著しいほど殺菌効果は高いが，食品の品質劣化

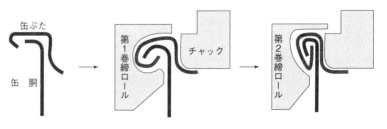

図 25・1　缶詰のふたの二重巻締め工程

微生物の耐熱性の指標と殺菌の基準値

微生物の耐熱性を表すために，D 値と z 値が用いられる．

D 値は，一定温度にて生菌数の対数を加熱時間に対してプロットして得られる微生物の生残曲線において，90%を死滅させるのに要する時間のことで，D 値が大きいほど耐熱性が高い．

z 値は，異なる加熱温度で得られた D 値の対数を加熱温度に対してプロットした加熱致死時間曲線から求められる値で，D 値が 10 倍または 10 分の 1 になるのに必要な温度差である．z 値が小さいほど加熱温度の変化が微生物の死滅速度に与える影響が大きい．

殺菌の基準としては F 値が用いられる．

F 値は，一定温度で，一定数の微生物を死滅させるのに必要な最小の加熱時間のことである．たとえば，ボツリヌス菌では，死滅の指標として最初の菌数の 10^{-12} 倍になるまでの時間が F 値に用いられ，10^{-1} 倍になるまでが D であることから，この条件は $12D$ とよばれる．F 値はおよそ 3 min である．他の菌では，10^{-5} 倍に菌数が減少する $5D$ が死滅の指標として用いられることが多い．

(a) 生残曲線

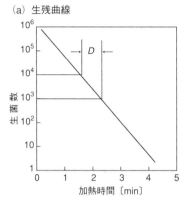

(b) 加熱致死時間曲線

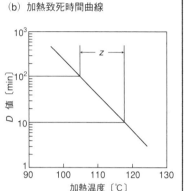

を伴うので，安全性が保証される範囲内での最低限度の加熱処理が行われる．また，食品の pH も加熱時間に大きく影響し，酸性の食品ではより短い加熱時間で殺菌できる．たとえば，低温殺菌では，pH 4 未満では 65 ℃ で 10 分，pH 4 以上では，80 ℃ で 30 分の加熱が必要である．

現在，日本では，缶詰として生産されるものの多くは飲料である．一般食品の缶詰は，レトルト食品も含めた生産量全体のうち 2019 年で 4 分の 1 ほどである．全体に縮小傾向にある．

食品の缶詰には，魚介類の水煮，味付け缶詰，油漬けなどや，ミカン，モモ，パイナップルなどの果実缶詰，畜肉類の大和煮や水煮，ハムなどの缶詰，カレーやスープなどの調理食の缶詰などがある．

25・3　冷凍食品

食品が生産されるところから，流通を経て，消費者の手に渡るまで途切れることなく低温に保つシステムである**コールドチェーン**が発達・普及したことにより，冷凍食品などの低温を要する食品が日本中に流通するようになった．

冷凍食品の製造では，まず食品の不可食部を取除き，可食部を適当な大きさに切るなどの前処理を施す．ついで，急速凍結を行って**最大氷結晶生成帯**を速やかに通過させて食品中の氷の結晶を微細なものにする．さらに，包装を施して微生物汚染や食品の酸化を抑え，低温にて凍結状態で保存する．$-40 \sim -30$ ℃ で凍結させ，-18 ℃ 以下で保存する．-18 ℃ で保存すると，1 年程度は最初の品質が保たれる．

冷凍食品には，素材冷凍食品と，半調理冷凍食品，調理済み冷凍食品があるが，

最大氷結晶生成帯: 食品を冷凍する際に食品が凍り始めてからほとんどの水分が氷結するまでの温度帯のこと．通常 $0 \sim -5$ ℃ 程度．この温度帯をゆっくり通過させると氷の結晶が大きくなり，食品組織の物理的破壊が大きくなる．30 分以内の急速凍結法が推奨される．

調理冷凍食品が 2019 年で 89 % を占めている．また，業務用のものが 57 % であるが割合は年々減少している．フライ類と，ハンバーグやしゅうまい，ぎょうざ，グラタン，米飯類，卵製品，シチュー・スープ類などの調理冷凍品がある．

　魚肉や畜肉の冷凍食品では，貯蔵しているうちに，凍結水が昇華して表面から徐々に乾燥し，多孔質となる．すると，空気に触れやすくなり脂質やビタミン，色素の酸化が起こるようになる．これを**冷凍焼け**といい，魚肉や畜肉で見られる．冷凍焼けを起こりにくくするために，凍結した食品を冷水につけ，食品の表面を薄い氷の層で覆う**グレーズ**処理や，凍結後の食品の包装などが行われる．

＊1 野菜の褐変については§10・1・3a(ii)および§13・1・2参照．

　野菜類では，冷凍する前に，貯蔵中の褐変[＊1]をひき起こす酵素の失活と脱水，あく抜きなどの目的で**ブランチング**（湯通し）を行う．

　冷凍食品は非常に便利であるが，完璧な貯蔵方法ではない．貯蔵中に油脂の酸化などの成分変化が徐々に起こることに注意する必要がある．

■ 25・4　調理済み食品

25・4・1　半調理済み食品

　生ハンバーグや冷凍フライなどのように，消費者が加熱調理して食べるものを**半調理済み食品**とよび，スーパーマーケットなどで多く見かける．手軽に調理でき，経済的でもあるという理由で利用している人が多い．

25・4・2　インスタント食品

　インスタント食品とは，簡単に食べることができ，保蔵が容易で，運搬に便利かつ安価な食品の俗称である．凍結乾燥や真空濃縮の技術と包装材料の進歩により可能になった食品で，日本では，熱湯を加えたり，湯せんで温めたり，電子レンジ加熱で簡単に食べられるようになる食品をおもにさす．これらには，インスタントめんやインスタントコーヒー，粉末スープなどの乾燥食品や，冷凍ハンバーグや冷凍しゅうまい，冷凍フライなどの冷凍食品（§25・3），カレー，スープ，シチューや飯などのレトルト食品（§25・4・3），濃縮調味料や濃縮スープなどの濃縮食品がある．また，びん詰・缶詰の一部のものもインスタント食品といえる．

　a. 即席めん（インスタントめん）　　1958 年に日本で開発・実用化された．中華めんを作製後，水蒸気でデンプンを糊化させ，油で揚げる処理か熱風乾燥やマイクロ波処理により水分を除去して作製する糊化めんで，俗称インスタントラーメンである．1970 年代には，耐熱性容器にめんと調味料，乾燥具をすべて入れた，湯を注ぐだけでできあがるカップめんが登場し，利便性がさらに高まった．非常に便利であるために，広く利用されていて，特にアジアを中心に消費量が伸びている．ラーメン自体が高塩分食品であるため即席めんにも多量の塩分を含む（1 食当たり食塩として 5〜6 g）ものがあることに注意が必要である[＊2]．種々の栄養素の添加が行われ，ビタミン B_1，B_2，E などの含量の高い製品もある．

＊2 "日本人の食事摂取基準（2020 年版）"において，食塩は，成人男性は一日7.5 g 未満，成人女性は 6.5 g未満が目標量として設定されている．

　b. 即席スープ　　各種エキスにうま味調味料や食塩，糖，香辛料を加えて固形や顆粒状にしたものや，これらに粉末油脂や乾燥野菜を加えたものがある．

　c. インスタントコーヒー　　焙煎したコーヒー豆から，いわゆるレギュラーコーヒーを抽出した後，噴霧乾燥（スプレードライ）または凍結乾燥（フリーズドラ

イ）して，粉末状に仕上げたコーヒーである．20 世紀の食品における最大の発明の一つといわれている．フリーズドライ製品の方が，香りや味がレギュラーコーヒーに近く良好であるが，処理量の大きなスプレードライ方式の製品よりも高価である．

25・4・3 レトルト食品

高温殺菌に耐えられる柔軟な包装容器である**レトルトパウチ**（図 25・2）の中に加工原材料を入れ，**レトルト**（高温蒸気殺菌釜）中で加熱殺菌したものである[*1]．基本的にはびん詰・缶詰食品と同様の食品であるが，安価で熱伝導性のよい多層構造（**ラミネート**[*2]）フィルムを容器として用いるので，軽く，短時間で殺菌できる．また，袋ごと湯せんすれば簡単に温かくなる．持ち運びに便利でかさばらず，開封や廃棄も容易であるが，びんや缶に比べると強度が弱い．缶詰などと同様に室温で長期保存が可能である．カレーやシチュー類，ハンバーグやミートボール，スープやソース類など調理済みおよび半調理済み食品に利用されている．家庭用だけでなく，業務用も多数製造されるようになってきている．

25・5 新 食 品 素 材

食品の有効利用と環境保全の観点から，これまで廃棄されていた素材をさまざまな処理により有用な食材にする研究が行われ，いくつかの新食品素材が登場している．たとえば従来ほとんど利用されていなかったと畜血液から，まず赤血球を取除いて，さらに水分を除去して粉末の**血漿タンパク質**が作られるようになった．血漿タンパク質はリシン含量の高い良質なタンパク質を多く含み，乳化性，気泡性，ゲル形成性に優れている．ハムやソーセージなどに利用される．また，チーズやカゼインを作る際に副生される乳清からも，**ホエータンパク質**として，濃縮物や分離タンパク質が製造されて製パンなどに利用されるようになってきている．

また，本物と異なる安価な原料から本物に似せて作られたいわゆる**コピー食品**なども，新食品素材の一部であろう．コピー食品には，かまぼこにカニの風味と似たような食感をつけたカニ風味かまぼこや，着色したサラダ油で目を作り，海藻多糖類で外側を覆った人造イクラ，すり身とホタテエキスから作ったホタテ風味フライ，植物油を原料とするコーヒー用イミテーションミルク，大豆タンパク質から製造したミートボールやハンバーグなどがある．カニ風味かまぼこなどは，国際的な商品となっている．

25・6 新しい加工法

25・6・1 加圧食品

数千気圧の超高圧下におくと微生物は死滅する．高温による食品の殺菌法は，一部栄養素が分解されたり，異臭を発生したりするという欠点があるが，高圧による殺菌法では，食品の温度の上昇がほとんど起こらず，加熱殺菌時のような風味の変化も起こらない．そのため，高静水圧[*3]による殺菌や加工が研究され，**加圧食品**が1990 年代に登場した．最初に登場したのが加圧加工イチゴジャムである．このジャ

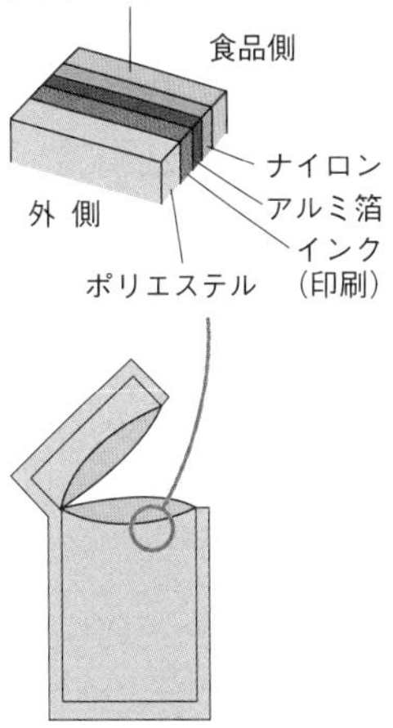

図 25・2 **レトルトパウチ の構造**

*1 1950 年代末に米国で軍用食として実用化された．日本では 1969 年にカレーが市販されたのが最初である．

*2 §25・7b 参照．

*3 水を圧力媒体として100～1000 MPa の超高圧で食品を処理する方法．

ムは，色鮮やかで，生のイチゴの味と香りを保っている．その後，加圧加工ゼリーやフルーツヨーグルト，フルーツソースやジュース，生酒などが実用化されている．いずれも高品質であるが，高静水圧をかける装置が高価で，処理量も限られていることから，品質の水準は高いが製造コストも高いことが欠点である．

25・6・2 真空調理

真空調理は，1970 年代にフランスで開発された調理法で，食材と調味液をガス不透過性のフィルムに入れ，真空下で密閉し，70 ℃ 以下の低温で加熱調理するものである．調理後，急速冷却して中心温度を 3 ℃ 以下に下げてから冷蔵保存する．湯せんで再加熱して，食用に供する．真空パックで低温加熱処理するだけなので，風味やうま味を逃がさず，栄養素の溶出や損失の少ない加工法である．肉，魚，野菜，果実，およびソース類の加工・調理に用いられている．肉類などは，加熱が穏やかであるため，柔らかく，ジューシーに仕上がる．最大の特徴は，大量調理に向いていることである．おもにフランス料理に用いられていたが，最近は日本料理や中華料理にも利用されている．

25・7 包 装

さまざまな包装材料と包装方法が開発されたことが，今日の多彩な加工食品出現の大きな要因となっている．

包装には，内容物の保護と，取扱いやすさ，ならびに情報の提供・発信という三つの大きな機能がある．内容物の保護には，衛生面や品質面での保全性も含まれる．

包装材料としては，ガラス，紙，金属，プラスチックがおもなものである．重量別にみると，包装用資材の過半数は紙が占め，ついでプラスチック，金属，ガラスの順である．

a. ガラス　明治以降，それまでの陶器に代わって用いられるようになり，20 世紀前半に産業として大きく発展した．酸やアルカリに対して強く，無味・無臭で，耐熱性があり，透明であり着色が自由で，再使用可能なことが利点である．その一方，重く，割れやすいという短所があるため，近年その利用は大きく減少してきている．酒やジュース類などの飲料や，各種びん詰の容器として用いられている．最近，表面を樹脂やセラミックで覆った軽量びんが登場した．また，透明でありながら紫外線を透過させないびんも開発されている．

b. 紙　軽く扱いやすいが，耐水性，耐熱性が弱く，酸素や水などの分子を透過させるため，プラスチックやアルミニウムなどを張り合わせた**ラミネート紙**として，食品の容器として用いられている．低温保存用の容器では，ポリエチレンと紙，さらにポリエチレンという 3 層構造が，長期および常温保存用容器では，さらにアルミニウム層とポリエチレン層を張り合わせたものが用いられている．充填容器（図 25・3）のほかに，めん類やヨーグルト，ジャムや納豆，販売機飲料用などの紙カップがある．

c. 金属　遮へい性に優れ，物理的強度も高く，安価で安定的に高速・大量生産でき，再利用可能であるという特徴をもつ．金属容器としては，鉄にスズメッキしたブリキが最初に実用化され，水産缶詰や果実缶詰に広く利用されてきた．缶

ラミネート：性質の異なるフィルムを積層して性能を強化したフィルムのこと．または積層することをさす．積層材料として種々のプラスチックや紙，アルミニウムなどが用いられる．図 25・2 参照．

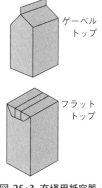

ゲーベルトップ

フラットトップ

図 25・3 充填用紙容器

の構造は，従来は，缶ぶたと缶胴，缶底からなる 3 ピース缶が用いられていたが，近年は缶ぶたと缶胴のみからなる，より軽量でシンプルな 2 ピース缶に移行してきている．缶材も，高価で重いブリキ缶からより安価な TFS 缶や，軽量でリサイクル性により優れたアルミ缶などの利用が増えていて，年を追うごとに軽量化が進んでいる．最近，紙の場合と同様に，プラスチックをラミネートして耐蝕性やフレーバーの保持性を高めたラミネート缶も登場した．

金属容器の大半は飲料が占め，なかでもコーヒーとビールが多い．

金属缶の大きな普及の背景には，手間なく開缶できる**イージー・オープン・エンド**（図 25・4）の開発がある．イージー・オープン・エンドは，飲料缶や多くの食品缶のふたに採用されている．また，2000 年には，オールアルミ製のボトル缶が開発され，PET ボトルのようなキャップで再栓が可能な容器として登場した．その後，スチール製のボトル缶も開発され，金属製のボトル缶はビールやカクテル，炭酸飲料，コーヒー，水などの容器として利用されている．

TFS（tin free steel）：クロムメッキした鋼板のこと．スズ（tin）をメッキした鋼板であるブリキに代わる素材として開発された．

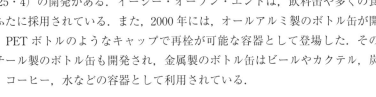

| フルオープンエンド | ステイオンタブ | パーシャルオープンエンド |

図 25・4　イージー・オープン・エンドの種類

d．プラスチック　素材としての特徴は，可塑性をもち，薬品に対して強く，軽量で，安価であり，大量生産に適することである．これらの特性を生かし，フィルムや袋，ケースやボトルなどが製造され，食品容器に用いられている．素材としては，ポリエチレン，ポリプロピレン，ポリスチレン（スチロール），ナイロン，ポリエチレンテレフタレート（PET）などが用いられている．いずれも防水性に優れるが，気体遮断性は高いものと低いものがある．ヒートシール（熱接着）性はポリエチレンとポリプロピレンが優れている．プラスチック単独で用いられることも，他の素材と積層してラミネート化して用いられることもある．最近は，飲料用の PET ボトルが著しく普及してきている．未開封時の保存期間は金属缶飲料に比べて短いが，利便性に優れていることから生産や消費が増えている．

e．食品包装材料と循環型社会　循環型社会を目指し，日本では 3 R（Reduce, Reuse, Recycle）が推進されている．そのなかで，家庭のごみの約 6 割を占める容器包装については再利用が課題となっている．近年，資源有効利用促進法に基づき，飲料缶のスチール缶やアルミ缶，食料品・清涼飲料・酒類の PET ボトル，プラスチック製容器包装，紙製容器包装には**識別マーク**の表示が義務化された．また，容器包装リサイクル法も施行されており，① 無色ガラス製品，② 茶色ガラス製品，③ その他の色のガラス製品，④ ペットボトル，⑤ 段ボール・紙パック以外の紙製容器包装，⑥ ペットボトル以外のプラスチック製容器包装などの包装材料について，それを利用あるいは製造した事業者による再利用が義務付けられている．アルミ缶，スチール缶，段ボール・紙パックはリサイクル法による市町村の分別収集の対象になるが，市町村が収集した段階で有価物となり，業者による再利用の義務対象では

プラスチック製容器包装
飲料・酒類・特定調味料用の PET ボトルを除く

紙製容器包装
飲料用紙パック（アルミ不使用のもの）と段ボール製のものを除く

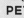

飲料・酒類・特定調味料用のPETボトル

飲料用スチール缶

飲料用アルミ缶

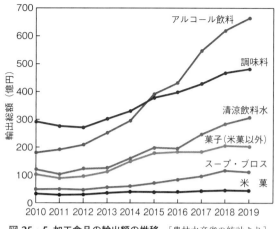

図 25・5 加工食品の輸出額の推移 ［農林水産省の統計より］

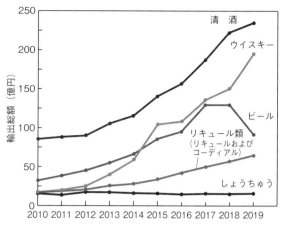

図 25・6 酒類輸出額の推移 ［農林水産省の統計より］

なくなる.

　近年，環境に負荷を与えない生分解プラスチックやバイオプラスチックなどの開発も進んでいる.

25・8　世界に輸出される日本の加工食品

　日本の農林水産物・食品の輸出額は，2019 年では 9121 億円であるが，そのうちの 36% を加工食品が占める. この割合はここ数年増加しているが，日本政府が目指す "2020 年には 50%" の目標には届かない. 農林水産物・食品の輸出額は 2019 年まで着実に伸びていたが，2020 年の新型コロナウイルス SARS-CoV-2 による世界的な COVID-19 の蔓延による世界経済の収縮のため，2020 年には 1 兆円という国の目標の達成は困難となっている.

　加工食品のうち輸出金額の多いおもなものを並べると，2019 年では，アルコール飲料（米国・中国・香港・台湾・韓国で 3 分の 2），調味料（米国・台湾・韓国・香港で 56%），清涼飲料水（中国・香港・米国・豪州で 3 分の 2），米菓以外の菓子，スープ・ブロス，米菓である. 傾向としては，アルコール飲料と清涼飲料水が着実に輸出を伸ばしている（図 25・5）. しょうちゅう以外はここ数年，輸出が順調に伸びていたが，ビールは半数前後を輸出する韓国との政治的問題で 2018, 2019 年と輸出が低迷した（図 25・6）.

スープ・ブロス: ブロスは，ブイヨンや（スープ）ストックともいわれる. ここでのスープ・ブロスは，肉・骨・魚などを煮出したものをいい，骨から煮出したエキスや，ラーメン・うどんのスープやそれらの素などが含まれる.

26 嗜好飲料と菓子

　嗜好飲料は，栄養摂取を目的とするよりも特有の色や味と快い芳香，爽快感や刺激を味わうための食品で，**アルコール飲料**と**非アルコール飲料**に大別される．非アルコール飲料には茶，コーヒー，清涼飲料などがある．菓子は種々の嗜好飲料と共に生活のひとときにくつろぎをもたらしてくれるものである．

26・1　茶　　類

　茶はツバキ科のチャ樹 *Camellia sinensis* L. の若葉を加工してつくられる．製造法の違いにより，**不発酵茶（緑茶），半発酵茶（ウーロン茶），発酵茶（紅茶），微生物発酵茶**（プーアル茶，黒茶，碁石茶），**加工茶**（ほうじ茶，花茶）などに大別される（図 26・1）．ウーロン茶や紅茶における発酵とは，生葉中に含まれる酸化酵素をはじめとするさまざまな酵素作用により，カテキン類*の酸化や風味成分の生成など葉の成分が生化学的変化を受けることである．これらの加工に適した品種として，不発酵茶には小葉種，半発酵茶には中葉種，発酵茶にはタンニン含量が多い大葉種が用いられる．微生物発酵茶は，熱処理したチャ葉を微生物で発酵させたものであり，独特の風味をもつ．茶には化学成分が数多く含まれており，さまざまな生理機能がある．茶に特徴的な化学成分は，渋味成分のポリフェノール（カテキン類や縮合型タンニン類），苦味成分のカフェイン，うま味成分のテアニンなどのアミノ酸類および紅茶の色素成分のテアフラビン類などである（表 26・1）．

* §10・2・6b 参照.

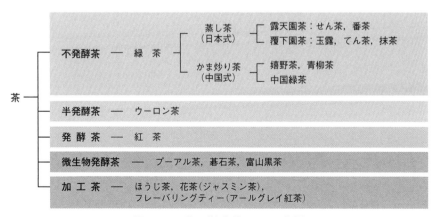

図 26・1　茶の製造法による分類

26・1・1 緑　茶

チャ生葉の緑色や成分の変化を抑えて製造されたものが**緑茶**である．収穫後の生葉をすぐに短時間蒸気で蒸し加熱（日本緑茶），またはかまで炒り加熱（中国緑茶）などの加熱処理をして，酵素を不活性化させたのち，葉をもみながら（揉捻（じゅうねん））乾燥させる．

茶の品質は生葉の品質や揉捻の仕方などによって決まり，5月に摘採される一番茶が最も良質である．日本の緑茶には，一般的によく飲まれている**せん茶**のほかに，硬化した葉や2回目以降に摘んだ二番茶，三番茶を原料とする**番茶**，せん茶または番茶を焙（ほう）じた**ほうじ茶**，覆下茶園（おおいしたちゃえん）で遮光して栽培された柔らかい若葉からつくられる**玉露**，**抹茶**などがある（図26・1参照）．

成分　緑茶のうま味と甘味はアミノ酸類と糖類で，主体はL-グルタミン酸と**テアニン***1（L-γ-グルタミルエチルアミド）であるといわれている．特に玉露にはテアニン含量が多い．呈味成分の特徴はうま味のほかに渋味，苦味にある．**カテキン類**は緑茶の渋味，苦味の重要成分であり，また，抗酸化作用，殺菌・抗菌作用，動脈硬化予防などの生理機能をもつ．茶には4種類のカテキン類が含まれている（図26・2，表26・2）．そのなかで最も量が多い（−)-エピガロカテキンガレート（EGCG）は茶の機能性成分の主要成分である*2．また最近，希少品種の“べにふうき”緑茶からメチル化カテキン類（図26・2）が発見され，抗アレルギー作用を示すことが明らかにされている．苦味の主成分は**カフェイン**で，覚醒作用，利尿作用が知られている（表26・1参照）．また，緑茶はビタミンCおよびマンガンを多く含む．緑茶の浸出液の色は，フラボノール類とその配糖体（黄色）による*3．香気成分は青葉アルコール（*cis*-3-ヘキセノール）やβ-ヨノン，4-メルカプト-4-メチル-2-ペンタノンなどで，さわやかな香りが特徴である．

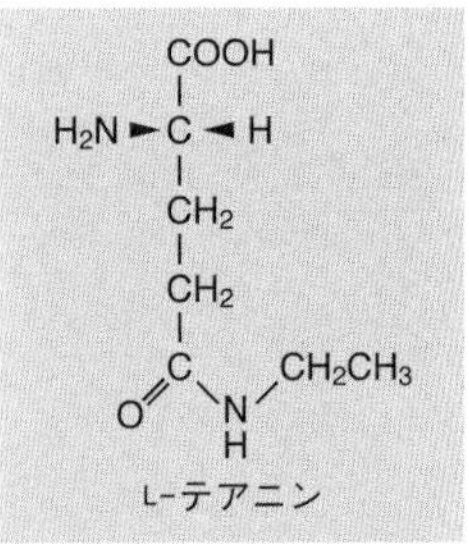
COOH
H2N C H
CH2
CH2
C
O N CH2CH3
H
L-テアニン

*1 テアニンにはグルタミン酸のうまみを強める作用があるという報告がある．

*2 カテキン類の生理機能については，§16・4b，§16・6・3を参照．

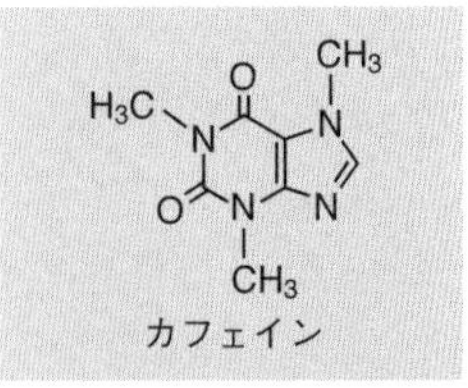
CH3
H3C
O
N
N
O N N
CH3
カフェイン

*3 深蒸し茶は細胞が壊れ葉緑体が飛び出し，緑色のとろりとした茶湯となる（葉緑体が溶けているのではない）．

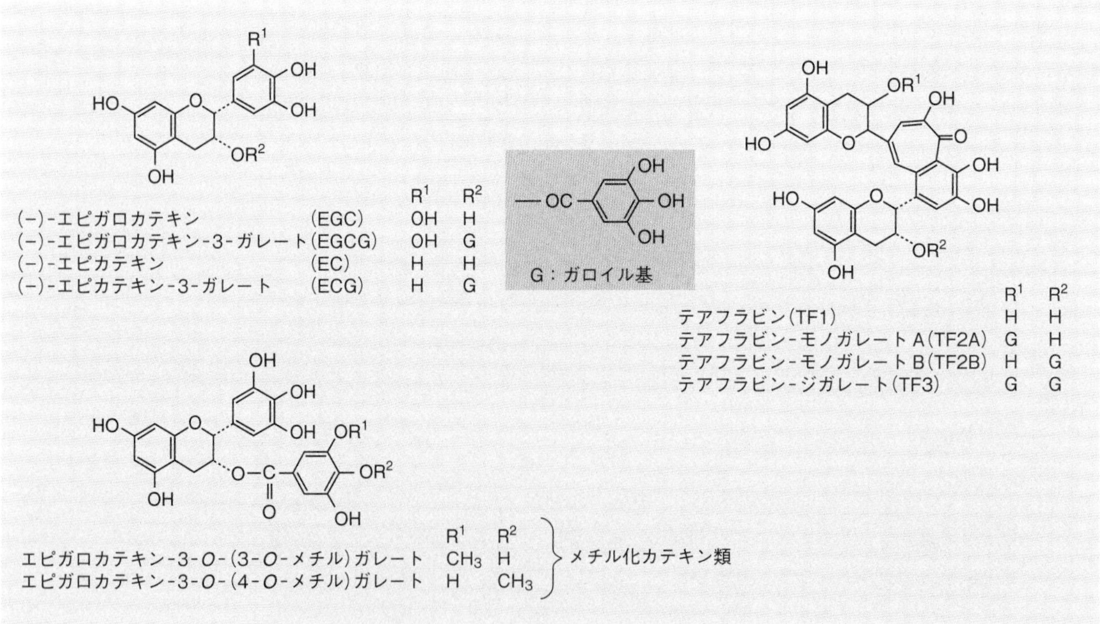
R1 R2
(−)-エピガロカテキン (EGC) OH H
(−)-エピガロカテキン-3-ガレート (EGCG) OH G
(−)-エピカテキン (EC) H H
(−)-エピカテキン-3-ガレート (ECG) H G
G：ガロイル基
R1 R2
テアフラビン(TF1) H H
テアフラビン-モノガレートA(TF2A) G H
テアフラビン-モノガレートB(TF2B) H G
テアフラビン-ジガレート(TF3) G G
R1 R2
エピガロカテキン-3-O-(3-O-メチル)ガレート CH3 H
エピガロカテキン-3-O-(4-O-メチル)ガレート H CH3
メチル化カテキン類

図26・2　茶のポリフェノール類の構造

表 26・1　嗜好飲料中の特殊成分含量[a]〔100 g 中〕

	カフェイン〔g〕	タンニン[†1]〔g〕	ビタミンC〔mg〕	その他の成分
玉　露（茶葉）	3.5	10.0	110	
（浸出液）	0.16	0.23	19	
抹　茶	3.2	10.0	60	
せん茶（茶葉）	2.3	13.0	260	
（浸出液）	0.02	0.07	6	
ほうじ茶（浸出液）	0.02	0.04	Tr	
ウーロン茶（浸出液）	0.02	0.03	0	
紅　茶（茶葉）	2.9	11.0	0	
（浸出液）	0.03	0.10	0	
インスタントコーヒー	4.0	12.0	(0)[†2]	
ピュアココア	0.2	4.1	0	テオブロミン 1.7 g

a）日本食品標準成分表 2020 年版による.
†1　茶のタンニンはカテキン類，コーヒーはクロロゲン酸，ココアはポリフェノール.
†2　推定値

表 26・2 茶葉のカテキン組成[a]〔乾物%〕

種　類	玉　露	せん茶	ほうじ茶
(−)-EC	0.40	0.90	0.39
(−)-EGC	1.89	2.84	1.16
(−)-ECG	1.48	2.07	1.57
(−)-EGCG	6.64	7.41	3.49
計	10.41	13.27	6.61

a）中林敏郎，伊奈和夫，坂田完三 著，"緑茶・紅茶・烏龍茶の化学と機能"，p.44，弘学出版（1991）より.

26・1・2　紅　茶

　紅茶は，チャ葉をしおれさせて（萎凋）から圧力をかけてよくもみ，十分に発酵させた後乾燥して製品とする.

　成分　発酵過程で，いろいろな酵素作用を受ける. クロロフィルは分解され，カテキン類は酸化縮合し赤色系の**テアフラビン**や橙褐色系の**テアルビジン**を生じ，紅茶特有の美しい紅色を呈する（図 26・2）. 紅茶の名前はこの色からきている. 緑茶に多いビタミン C は紅茶では発酵中に酸化されて消失する. 香りはリナロール，リナロールオキシド，ゲラニオールなどの花香をもつテルペンアルコール類が多い.

世界の三大銘茶:
ダージリン紅茶（北インドダージリン地方）
ウバ紅茶（スリランカ）
キーモン紅茶（中国祁門地方）

26・1・3　ウーロン茶

　ウーロン茶は中国茶の一種で，茶葉を日光に当ててしおれさせる日光萎凋の後，さらに室内で萎凋を行い酸化反応をある程度進ませてから，かま炒り加熱して発酵を止め，揉捻乾燥させる. 緑茶や紅茶とは異なる独特の香気を呈する.

　成分　高級ウーロン茶ではジャスミンラクトン，ジャスモン酸メチルなどのジャスミン様の香気が特徴である.

26・1・4　プーアル茶

　中国雲南省で製造される. かま炒り茶に適度な湿度を与えて堆積して，種々の微生物による発酵を経て作られる. 乾燥した茶葉を 1～3 年熟成して製品とする. 日本でも瀬戸内海の碁石茶や富山のばたばた茶（黒茶）など，同様な微生物発酵茶がその地域で飲用されている.

　成分　プーアル茶ではカテキン類はほとんど分解または重合しており，苦渋味はほとんどない. 独特のカビ臭をもっており浸出液の色は暗褐色である.

26・1・5　ジャスミン茶

　ジャスミン茶（茉莉花茶）は中国緑茶から作られる二次加工茶の一種で，花茶*の代表的なものである. 花茶とは新鮮な花の香りを茶葉に付香した茶で，"花香茶"ともよばれる. 蕾のうちに摘んだ花と，緑茶を順番に重ね堆積する. 途中で茶と花を

＊　花茶はほかに玫瑰花茶，桂花茶，柚子花茶，木犀花茶などさまざまな種類がある.

混ぜ合わせ，一晩置いたあと，花を取除く．この着香作業を3〜4回繰返す．ジャスミン茶は"花香茶のクイーン"ともいわれ，一般に花茶といえばジャスミン茶をさすことが多い．中国の花茶の生産量の約80％はジャスミン茶である．

成分　花香成分としてベンジルアセテート，アントラニル酸メチル，茶と花の共通成分としてリナロールが多い．

26・2　コーヒー・ココア類

26・2・1　コーヒー

コーヒーはアカネ科コーヒーノキ属の木になる完熟した赤い果実の種子の内果皮を除いたもの（コーヒー生豆）を焙煎，粉砕したものである．

コーヒーの銘柄は種々あるが，品種としてはロブスタ種，アラビカ種，リベリカ種が栽培されており，主要生産国はブラジル，ベトナム，コロンビアなどである．コーヒー豆の味や香りは品種，産地により異なるため，各種の豆を混合（ブレンド）して，苦味，酸味，甘味，香りを調合している．また，焙煎の度合いにも影響され，一般的に浅炒りでは酸味，深炒りでは苦味が強く感じられる．

成分　コーヒーは，生豆を焙煎する過程で豆成分が熱分解して独特の味，色，香りを生じる．苦味は**カフェイン**，苦渋味は**タンニン物質**の**クロロゲン酸**，酸味はクエン酸，酢酸，リンゴ酸などによる．香りは炒り豆から2,3-ブタンジオン，フラネオール，2-フルフリルチオール，アルキルピラジン類など800種以上の化合物が明らかになっている．カフェインは大脳皮質の中枢神経を興奮させ，眠気や疲労感などを取去る効果がある．クロロゲン酸はコーヒーに含まれるポリフェノールの一種で，抗酸化作用があり，動脈硬化予防などの効果がある[*1]．

近年，カフェインレス・コーヒー（デカフェともよぶ）が出回っているが，これらは，"コーヒーの90％以上のカフェインを除いたもの"と定義されている（公正競争規約）．コーヒーの超臨界二酸化炭素抽出法や水抽出法によってカフェインが除去されている．

26・2・2　ココア

ココアはアオギリ科に属する常緑樹の果実の種子（カカオ豆）を原料とする．カカオ豆を発酵させ乾燥後，焙焼して外皮などを除去した胚乳部を摩砕する（カカオマス[*2]）．これを圧搾して約50％含まれる脂肪分（カカオバター[*2]）を半分ほどに除去し，水に溶けやすい乾燥微粉末にしたものがココアである．

成分　ココアの苦味成分は**テオブロミン**である．テオブロミンはカフェインと化学構造がよく似ているが，カフェインより刺激性が弱い．また利尿作用や筋肉弛緩作用などがある．栄養成分は，タンパク質を約14％，脂質を約20％，利用可能炭水化物を約10％含む．食物繊維（約24％），マグネシウム，鉄，亜鉛，銅なども多く含まれる．茶，コーヒーなどと異なり，浸出液ではなく湯に溶いたココア粉末を全部飲用するためこれらの微量成分を効率よく摂取できる食品である．カカオマス，カカオバターから**チョコレート**ができる．

インスタントコーヒー: 可溶性コーヒーともいう．1899年に，日本人が発明した．焙煎，粉砕した豆からコーヒーを圧力抽出する．高温処理脱水法（スプレードライ方式）では粉末，凍結乾燥法（フリーズドライ方式）では顆粒状のものができる．

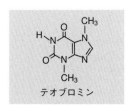

クロロゲン酸

*1 クロロゲン酸には，脂肪を消費しやすくする作用もあり特定保健用食品として認められている．表26・5参照．

*2 それぞれココアマス，ココアバターともいう．

テオブロミン

チョコレート: カカオ豆からできるカカオマスにカカオバター，粉乳，甘味料などを加えて練り固めたもの．

26・3　清涼飲料水

　食品衛生法によれば清涼飲料水は"乳酸菌飲料，乳および乳製品を除くアルコール分 1% 未満の飲料"とされ，清涼感や爽快感のある飲料で，**炭酸飲料**と**非炭酸飲料**に大別される．非炭酸飲料には果実飲料，茶系飲料，ミネラルウォーター類，スポーツドリンクなどがある．

26・3・1　炭 酸 飲 料

　炭酸飲料は，JAS 規格では"飲用適の水に二酸化炭素を圧入したもの，およびこれに甘味料，酸味料，フレーバリング等を加えたもの"としている．なお，**フレーバリング**とは炭酸飲料に香りまたは味をつけるために使用するもので，つぎの四つに分類されている．

　① 香　料
　② 果汁または果実ピューレ
　③ 植物の種実，根茎，木皮，葉，花などまたはこれらからの抽出物
　④ 乳または乳製品

　JAS 規格に基づいて炭酸飲料を分類するとフレーバリングを加えない二酸化炭素を圧入しただけの**炭酸水**，フレーバリングを加えた**サイダー，ラムネ，フルーツソーダ，コーラ，ジンジャーエール，クリームソーダ**などがある．

　コーラはコーラナッツ（アオギリ科のコーラの樹の種子）からの抽出物を原料とした清涼飲料である．

26・3・2　果 実 飲 料

　果実飲料とは，果実の搾汁またはピューレを原料として 10% 以上含有する飲料である．果汁 10% 未満のものは清涼飲料水と表示する．JAS 規格により，**濃縮果汁，果実ジュース，果実ミックスジュース，果粒入り果実ジュース，果実・野菜ミックスジュース，果汁入り飲料**の六つに分類する（表 26・3）．

　多く使用されている果実類のオレンジ，ウンシュウミカン，グレープフルーツ，レモン，リンゴ，ブドウ，パインアップル，モモの各ジュースには個別の品質規格が定められている．野菜ジュースではトマトジュースとニンジンジュースについて JAS 規格が別途にある．

JAS（Japanese Agricultural Standard）：日本農林規格

果実ピューレ：果実を破砕して裏ごししたもの．果実搾汁と同じに考えてよい．

サイダー：本来はリンゴ酒のことであるが，日本では炭酸水に甘味料，酸味料，香料などで調合した清涼飲料の一つである．

ジンジャーエール：根ショウガの抽出液を加えた清涼飲料である．

炭酸飲料の果汁含有率の表示：
・果汁 5% 以上 10% 未満のものは"果汁 10% 未満"
・果汁 5% 未満のものは"果汁 3% 以上"など，または"無果汁"とする．

表 26・3　果実飲料の分類 a)

分　　類	内　　容
濃縮果汁	果汁の搾汁から水分を取除き濃縮したもの．
果実ジュース	単一果実から搾汁したストレートのまま，または濃縮還元果汁で果汁含量 100% のもの．
果実ミックスジュース	2 種類以上の果実の搾汁または濃縮還元果汁を混合したもの．果汁 100%．
果粒入り果実ジュース	果実の搾汁または，濃縮還元果汁にかんきつ類のさのうやかんきつ類以外の果肉の細切などを含むもの．果汁 100%．
果実・野菜ミックスジュース	果実の搾汁または還元果汁に野菜を破砕して搾汁または裏ごしをし，皮，種子などを除去したもの（これを濃縮したものを含む）を加えたもので，果実の搾汁の原材料に占める重量割合が 50% 以上のもの．
果汁入り飲料	果汁の使用割合が 10% 以上 100% 未満のもの，または，これに野菜汁や果粒などを加えたもの．

濃縮還元果汁：濃縮果汁を水で希釈してストレートの状態にもどした果汁．

　a) "JAS 規格"による．いずれも，砂糖類，蜂蜜などを加えたものも含まれる．

表 26・4　ミネラルウォーター類の分類[a]

分　類	品　名	原　水	処理方法
ナチュラル ウォーター	ナチュラルウォーター ナチュラルミネラル ウォーター	特定の水源から採水された地下水 ナチュラルウォーターのうち，鉱化された地下水（地表から浸透し，地下を移動中または地下に滞留中に地層中の無機塩類が溶解した地下水，天然の二酸化炭素が溶解し，発泡性を有する地下水を含む）	沈殿，沪過，加熱殺菌以外の物理的・化学的処理を行わないもの.
ミネラル ウォーター	ミネラルウォーター	ナチュラルミネラルウォーター	品質を安定させる目的等のために，ミネラルの調整，ばっ気，複数の水源から採水したナチュラルミネラルウォーターの混合等を行ったもの.
ボトルド ウォーター	飲用水または ボトルドウォーター	ナチュラルウォーター，ナチュラルミネラルウォーター及びミネラルウォーター以外のもの	処理方法の限定はない.

a）"ミネラルウォーター類の品質表示ガイドライン"，農林水産省（1995 年改正）による.

26・3・3　その他の飲料

　　ミネラルウォーター類（容器入り飲用水）は，"ミネラルウォーター類の品質表示ガイドライン"によると地下水等のうち飲用適の水*を容器に詰めたもので，原水や処理方法によって表 26・4 のように分けられる.

> * カルシウム，マグネシウム等（硬度）および pH 値を除き，水道法第 4 条に適合する水.

　　輸入品は国による基準の違いで，加熱殺菌処理がされていない製品もある.

　　スポーツドリンクは運動したときなどに発汗して失われる水分とナトリウムイオンやカリウムイオンなどの電解質の補給を目的とする清涼飲料水である. 無機質（ミネラル）類を速やかに吸収されやすくするために，成分濃度などを体液と等しい浸透圧（**アイソトニック**）に調整してある. 甘味料や酸味料のほかにナトリウム，カリウム，カルシウム，マグネシウム，ビタミン，アミノ酸などの成分を配合している製品もある.

　　麦茶は，おもに六条大麦種子を殻付きのまま焙煎し，湯で煮出したり，水で浸出した飲料である. 香ばしい香りや色は，焙煎中に進むアミノ-カルボニル反応による. チャ樹の葉でつくる茶類と異なりカフェインを含まず，大麦由来のミネラル類を豊富に含む.

表 26・5　特定保健用食品で認可されているおもな飲料

機能表示	機能性に関与する成分	飲料例
おなかの調子をととのえる	乳酸菌・ビフィズス菌 食物繊維・オリゴ糖	乳酸菌飲料類 果物野菜ジュース類，茶，ココアなど
コレステロールが高めの方へ	大豆タンパク質 茶カテキン	豆　乳 茶　類
血圧が高めの方へ	ペプチド	乳性飲料，ペプチド添加飲料
血糖値が気になり始めた方へ	難消化性デキストリン	茶類，コーヒーなど
体脂肪が気になる方へ	茶カテキン クロロゲン酸	茶類 コーヒーなど
血中中性脂肪が気になる方へ	難消化性デキストリン	コーラなど
血中中性脂肪と体脂肪が気になる方へ	重合ポリフェノール	ウーロン茶など

26・4 機能性飲料

機能性飲料とは，健康の保持，増進に関与する成分を含んだ飲料のことである．機能性成分を手軽に摂取できる点が特徴で，現在多くの機能性飲料が特定保健用食品として認可されている（表26・5）．機能性成分を原料として含んでいる場合と添加物として加えたものがある．乳酸菌飲料，茶，コーヒー，清涼飲料水（コーラ）など多くの種類の飲料が開発されている．

 26・5 アルコール類

酒税法ではアルコール分1度（アルコールの容量％で1％）以上の飲料を酒類という（酒税法の分類を欄外に示した*）．製造法により**醸造酒，蒸留酒，混成酒**に大別される（表26・6）．一般に酒類のアルコール含量は容量％で示される．

26・5・1 醸造酒

醸造酒は，穀類やブドウ果実など原料中の糖分を酵母により**アルコール発酵**させて得られる酒である．アルコール発酵行程のみの**単発酵酒**のワインと，原料の穀物等のデンプンをまず糖に変え（糖化工程），そのあとにアルコール発酵を行う**複発酵酒**の清酒，ビールがある．

a. 清酒　　**清酒**は米を発酵させた日本特有の酒で**日本酒**ともいわれる．糖化とアルコール発酵を並行して同時に行う**並行複発酵酒**である．蒸した精白米とこうじ菌から酒こうじをつくり，酒こうじのアミラーゼにより米デンプンを糖化させる．同時に酒酵母によってアルコール発酵を行わせてできるものがもろみで，これをこして清酒が得られる．使用する原料米や醸造法によりさまざまな日本酒ができる．酒税法ではアルコール分22度未満のものをいう．

成分　アルコール含量は15～16.5％である．グルコース，マルトースなどの糖類，乳酸，コハク酸，リンゴ酸などの有機酸，各種アミノ酸が酒のうま味を形成している．

（欄外）

＊　酒税法によると酒類は4種類に分類される．

酒税法における酒類の分類

酒　類	品　　目
発泡性酒類	ビール 発泡酒 その他の発泡性酒類†
醸造酒類	清　酒 果実酒 その他の醸造酒
蒸留酒類	連続式蒸留焼酎 単式蒸留焼酎 ウイスキー ブランデー 原料用アルコール スピリッツ
混成酒類	合成清酒 みりん 甘味果実酒 リキュール 粉末酒 雑　酒

†ビール，発泡酒以外の酒類のうちアルコール分が10％未満で発泡性を有するもの．

アルコール発酵: グルコース，フルクトースなどの単糖類やマルトース，スクロースなどの二糖類からアルコールを生じる反応．
$$C_6H_{12}O_6 \longrightarrow 2\,C_2H_5OH + 2\,CO_2$$

単発酵酒: ブドウなど果実中に含まれるグルコースやフルクトースなどの単糖類に，酵母が直接働き，アルコール発酵を行う．

表26・6　製造法によるアルコール飲料の分類 [a]

分類	製　　法	種　　類	おもな原材料	アルコール含量(容量%)
醸造酒	原料に含まれる糖分を酵母によりアルコール発酵させて作られた酒類	**単発酵酒**　ワイン **複発酵酒** 　単行複発酵酒　ビール 　並行複発酵酒　清酒	ブドウ 大麦 米	9～14 4～8 15～16.5
蒸留酒	醸造酒を蒸留して作られた酒類	**単発酵酒**　ブランデー **複発酵酒** 　単行複発酵酒　ウイスキー 　並行複発酵酒　連続式蒸留焼酎 　　　　　　　　単式蒸留焼酎	ブドウ，リンゴ，プラム，チェリー 大麦，ライ麦，コーン 糖蜜，サツマイモ 米，麦，ソバ，サツマイモ，黒糖	39～43 39～43 36％未満 45％以下
混成酒	醸造酒，蒸留酒に糖類，草根，木皮，有機酸などを混合し製造した酒	リキュール みりん	果実，草木の根・茎・葉・種子 米，モチ米	7～40 14

a) 荒川信彦・畑江敬子 編著，“食品学”，p.104，調理栄養教育公社（1994）を参考に作成．

複発酵酒: 米や大麦などの穀類を原料にする場合, 酵母はデンプンを直接発酵できない. あらかじめこうじ菌や麦芽アミラーゼなどにより, グルコースやマルトースにまで分解してから, 酵母によりアルコール発酵を行う.

ホップ: アサ科のつる性, 雌雄異株の宿根植物のきゅう花 (未受精の雌花) を乾燥したもの.

上面発酵ビール: 発酵終了期に液面に酵母菌が集まる発酵形式のビール. 色が濃くアルコール度も高い. 英国 (スタウト), ベルギー, カナダなどのビールに多い.

下面発酵ビール: 発酵終了期にタンクの底に酵母菌が凝集, 沈降する発酵形式のビール. 色が淡く, すっきりした味のビールで, 日本など世界中で生産量が多い.

シャンパン: ワインを耐圧瓶に詰めた後, さらに二次発酵させて炭酸ガスを発生させ熟成させた発泡性ワイン. フランス・シャンパーニュ地方特産.

フルーツブランデー: ただブランデーといえばブドウのブランデーであるが, リンゴ, サクランボ, ベリー類, 洋ナシ, プラムからも作られ果実名をつける.

b. ビール　ビールは, 発芽させた大麦麦芽のアミラーゼにより大麦デンプンを糖化して麦芽汁をつくり, これにホップを加えて, ビール酵母によりアルコール発酵させてつくる炭酸ガスを含んだ酒である. 酒税法ではアルコール分が 20 度未満のものをいう. 糖化とアルコール発酵を連続して行うので**単行複発酵酒**という. ビール酵母の発酵の仕方により上面発酵ビールと下面発酵ビールがある.

成分　アルコール含量は 4〜8% である. 生成する糖分はデキストリン, マルトースなど, 酸味は炭酸, 乳酸など, 香気成分はアルコール類, 酢酸エステル類, ピラジン類などである. 特有の苦みや香りは主としてホップに由来し, 苦味成分としてイソフムロンなどが, 香り成分としてリナロールなどが含まれる. また, ホップには清澄作用, 防腐作用などもある. ビールは泡もおいしさの大切な要素で, 泡の本体は大麦の発芽中にできる起泡タンパク質とイソフムロンの複合体である.

c. ワイン　ワインはブドウ果汁中の糖分をワイン酵母によりアルコール発酵させてつくる**単発酵酒**の果実酒である. 酒税法ではアルコール分が 20 度未満のものをいう. ワイン醸造では発酵前の果汁に雑菌の繁殖や酸化防止のために亜硫酸塩を加えたものが多い. 原料ブドウの品種によりさまざまなタイプのものができるが, 製造法により, 非発泡性ワイン, 発泡性ワイン, アルコール強化ワイン, 芳香付けワインに分類できる.

一般に多く飲まれているのは非発泡性ワインで, 色調により**赤**, **白**, **ロゼ**の種類がある. **赤ワイン**は赤色または黒色系のブドウを原料とし, 果肉, 果皮, 種子を含んだまま発酵, 熟成させたもので, 果皮の色やタンニン類が溶出している. **白ワイン**は緑色または赤色系のブドウの果皮, 果肉, 種子などを除いた搾汁のみを発酵, 熟成させる. **ロゼワイン**は白ワインの性質をもったピンク色のワインで, 発酵前までは赤ワインと同様に行い, 適度な色調になったところで圧搾して果皮を除き発酵, 熟成させる. 発泡性ワインの代表的なものとしてはシャンパンが有名である.

成分　ワインのアルコール含量は 9〜14% である. ワインの赤色色素は**アントシアニン**の重合したものなどよりなる. 渋味は**カテキン**類が縮合したタンニン, 酸味は酒石酸などである.

26・5・2 蒸 留 酒

アルコール発酵では発酵液のアルコール濃度が 20% 以上になると, 酵母によるそれ以上の発酵は難しくなる. さらにアルコール濃度の高い酒を得るために醸造酒を蒸留してつくる酒が**蒸留酒**である. ウイスキー, ブランデー, 焼酎などがある.

a. 単発酵酒を原料酒とする蒸留酒: ブランデー　ブランデーは, 白ワインなどの果実酒やワインの搾りかすなどの蒸留液 (アルコール分 70% くらい) を, 樫樽に詰め 4〜5 年は熟成貯蔵させてできる酒で, 熟成した原酒を調合し製品にする. アルコール分は 39〜43% である. 熟成貯蔵期間が長いほど高級ブランデーになる.

b. 単行複発酵酒を原料とする蒸留酒: ウイスキー　ウイスキーには糖質原料に大麦麦芽のみを使うモルトウイスキー (スコッチウイスキーなど) と, トウモロコシ, ライ麦などの穀類デンプンを用いるグレーンウイスキー (バーボンウイスキーなど) がある. モルトウイスキーは大麦麦芽汁を糖化し, 酵母によりアルコール発酵させた後, 蒸留して樫樽に詰め通常 3 年以上熟成させる. 熟成した各種の原酒を調合し, アルコール分 39〜43% にして製品とする. ウイスキーの香気成分はエステ

ル類，プロパノール，イソブタノール，イソアミルアルコールなど300種以上の成分からなる．

c. 並行複発酵酒を原料とする蒸留酒: 焼酎　　焼酎は日本の代表的な蒸留酒で，酒税法により2種類ある．連続式蒸留焼酎（甲類焼酎）は糖みつ，サツマイモなどのデンプン質原料からできた酒や粗留アルコールを連続式蒸留機により蒸留して得られ，アルコール分は36％未満である．単式蒸留焼酎（乙類焼酎）は米，麦，ソバ，サツマイモ，黒砂糖などをこうじで糖化，アルコール発酵させて単式蒸留機で蒸留してつくられ，原料特有の味や香りがある．本格焼酎や泡盛があり，アルコール分は45％以下である．

26・5・3　混成酒（再成酒）

混成酒は，醸造酒や蒸留酒に香料，甘味料，着色料を加えたり，あるいは果実や草根木皮から成分を浸出させてつくる酒，異種の酒を混和してできる酒などをいう．合成清酒，みりん，リキュール，梅酒，薬酒などがある．

本みりんは，蒸したモチ米と米こうじに焼酎を加え，モチ米を糖化させた後に圧搾沪過してつくられる酒である．アルコール分約14％*，糖分約40％を含み，調味料として用いられている．本みりんにさらに焼酎や醸造用アルコールを加え，アルコール濃度を22％以上に高めた"本直し"とよばれる飲料用のみりんがある．

* 容量％で14％．みりん100 mL（117.0 g）に14 mL（11.06 g）のアルコールが含まれるため，重量％では約9.5％である．

26・5・4　発泡酒・新ジャンルアルコール飲料

発泡酒や新ジャンルアルコール飲料は，日本の酒税法ではビールと別にそれぞれ定義されている．**発泡酒**は，"麦芽又は麦を原料の一部とした発泡性を有する酒類"と定義され，米，コーンスターチなどの副原料重量の合計が麦芽重量の100分の50を超えるものや，ビール原料以外の原料を加えたもの（果汁など）は発泡酒に分類される．**新ジャンルアルコール飲料**は，酒税法では"その他の醸造酒"あるいは"リキュール"に分類される．糖類，ホップ，水および大豆，えんどう，とうもろこしなど，麦芽と麦以外を主原料に用いたり，従来の発泡酒に麦由来のスピリッツや蒸留酒などを加えた製品などがある．

26・6　菓　　　子

菓子はその種類が非常に多いが，歴史的な発展経過，水分含量による保存性，製造方法などによって分類する．**和菓子**と**洋菓子**に大別される．

菓子: 古代は菓子のことを果子（果は果物，子は実で合わせて果子）といっていた．後に艸（くさかんむり）がつくようになった．水菓子は果物のことである．

26・6・1　和　菓　子

和菓子は日本特有の伝統的な菓子で，原料には米粉，小麦粉，アズキ，砂糖などがよく使われる．水分含量によって和生菓子，和半生菓子，和干菓子に分類する．食品衛生法による分類は以下の通りである．

① **和生菓子**: 製造直後で水分40％以上のもの．あん，クリーム，ジャム，寒天が入ったもので，水分30％以上を含むもの．

② **和半生菓子**: 水分10％以上30％未満のもの．

③ **和干菓子**: 水分10％未満のもの．

　　食品成分表では水分含量 20% 以上のものを生・半生菓子として扱う．また製法によって表 26・7 のように分類する．

表 26・7　製法による和菓子の分類

分　類	種　類	製　品　例
生 菓 子	もち物	大福もち，草もち，桜もち(道明寺)，かしわもち
	蒸し物	まんじゅう，蒸しようかん，ういろう，かるかん
	焼き物	どら焼，今川焼，きんつば
	流し物	水ようかん
	練り物	練りきり，ぎゅうひ
半生菓子	焼き物	カステラ，ちゃつう
	流し物	練りようかん
	おか物	もなか
干 菓 子	打ち物	らくがん，もろこしらくがん
	押し物	おこし，ごかぼう，しおがま
	掛け物	ひなあられ
	焼き物	せんべい，八つ橋，松風
	揚げ物	かりんとう，揚げせんべい

おか物: 特定の半生菓子を主原料として他のものと混ぜ合わせたり組合わせたりしたもの．

26・6・2　洋　菓　子

　　洋菓子は西洋伝来の菓子で，明治期以降に本格的に製造されるようになった菓子である．原料としては小麦粉，砂糖，鶏卵，油脂，乳製品，チョコレート，果物，洋酒などを使用する．製造直後の水分含量により，以下のように分けられる．

　　① **洋生菓子**：水分 30% 以上を含むもの．
　　② **洋半生菓子**：水分 10% 以上 30% 未満のもの．
　　③ **洋干菓子**：水分 10% 未満のもの．

また材料や製法により分類すると表 26・8 のようになる．

表 26・8　洋 菓 子 の 分 類

分　類	生地別または形態別分類	製　品　例
パティスリー（生菓子・焼き菓子類）	起泡生地	ショートケーキ，ロールケーキ，パウンドケーキ，マドレーヌ，ビスケット，クッキー，サブレ，クラッカー
	練り生地	シュークリーム，エクレア
	折り生地	パルミエ，リーフパイ，アップルパイ，タルト，ミルフェ
	卵白生地	メレンゲ
	発酵生地	サバラン，ブリオッシュ，クロワッサン，デニッシュペストリー
コンフィズリー（糖菓）	砂糖類の加工品	フォンダン，あめ，ドロップ，ボンボン，キャラメル，タフィー
	果実類の加工品	ピューレ，果汁，ジャム，マーマレード，ピール，フルーツゼリー，ジュレ
	ナッツ類の加工品	マジパン，ヌガー
	チョコレート類	スイートチョコレート，ミルクチョコレート，ホワイトチョコレート，ビターチョコレート，洋生チョコレート
グラス（氷菓）	アイスクリーム	アイスクリーム
	シャーベット	シャーベット

27 官能評価

食品の品質は，化学分析や機器分析により数量化して評価することが多いが，このような物理化学的測定法では，ヒトが感じる味，においの強さや好ましさなど総合的なおいしさを測ることはできない．また，においについては，一般に分析機器よりもヒトの方が感度高く感知でき，濃度の異なるにおい成分や混合物のにおい特性など，ヒトでしか判断できないことも多い．そこで，ヒトの五感（味覚，嗅覚，視覚，聴覚，触覚）を使い，食品の品質やおいしさなどを判定する**官能評価**が行われる．

27・1 官能評価の種類

官能評価を行う評価者の集団をパネルといい，パネルの一人ひとりをパネリスト[*1]という．評価するヒトの感覚は，生理的要因，心理的要因，環境要因などに影響されやすいため，科学的な測定法とするためには目的の評価にふさわしいパネルを選定する必要がある．官能評価は，目的によって**分析型官能評価**と**嗜好型官能評価**に分けられる．

*1 パネルメンバーともいう．

表 27・1 官能評価の目的によるパネルの分類と人数[a)]

パネルの分類	パネルの人数
差の検出パネル	5〜10 人
特性描写評価パネル	6〜12 人
品評会・審査会パネル	8〜12 人
消費者嗜好調査パネル（大型）	200〜20 万人
消費者嗜好調査パネル（中型）	40〜200 人
感覚研究パネル（研究室）	8〜30 人
感覚研究パネル（市場調査）	100〜20 万人

a) 日科技連官能検査委員会編，"新版　官能検査ハンドブック"，日科技連出版社（1973）より．

a. 分析型官能評価　訓練されたパネルである**分析型パネル**[*2]によって，食品の味，香り，色，物性などの品質を判定し，試料間の差の検出，特性の評価，品質管理などを行うことを目的とする．この場合，パネルには主観や嗜好に左右されず，個人の感覚に基づく客観的な判断が要求される．パネルの人数は目的や手法によって異なるが，専門パネルの場合，一般に 5〜20 人程度である（表 27・1）．

b. 嗜好型官能評価　一般消費者を**嗜好型パネル**として，どのような味，香り，食感などの特性をもつ食品が好まれるかなどについて調査することで，消費者の嗜

*2 パネルには鋭敏な感覚が求められる．感度の維持や向上，再現性の保証のために訓練されたパネルで，専門パネル，研究室パネル，審査会パネルなどといわれる．

好を把握することなどを目的とする．嗜好型パネルには個人の好み，すなわち主観的な判断を求めることから，一定以上のパネル人数が必要となる．40～200人程度の中型と200人程度以上の大型パネルに分類される（表27・1）.

 27・2　実 施 手 順

官能評価を科学的な価値あるデータにするには，評価の条件を標準化し，再現性が保証される必要がある．そのために，評価試料の正しい調製や提示の方法，評価手法の設定，結果の統計処理などを事前に十分に検討し，条件を整えて実施する必要がある．

実施手順の一例を示すと次のようになる．① 官能評価の目的を明確にする，② 評価の目的に合ったパネルを選定する，③ 適切な官能評価手法を選択する，④ 評価試料を選定し，調製する，⑤ 官能評価用紙を作成する，⑥ 評価の目的に合うよう官能評価室の環境を整備する，⑦ 手法の基準に沿った適切な官能評価を実施する，⑧ データを集計し，統計的解析手法を適用する．このほかに，評価法により専門パネルの訓練を行うことも必要となる．また，官能評価はヒトの感覚を分析手段とするため，評価室はパネリストに生理的，心理的なストレスを与えない快適な環境（室温，湿度，照明，音，換気など）を整えるなど評価環境の整備には特に注意しなければならない*.

*　評価室は実施する評価法により異なり，パネリストが他のパネリストの影響を受けずに評価するためのブースという仕切られた小部屋のある室（個室法）と，意見を交換しながら評価するためのオープンスペース評価室（円卓法）がある．

 27・3　官能評価の手法と統計解析

官能評価には多くの手法があり，評価の目的や試料の特性，さらにはパネルの種類などに合わせて適切な手法を選ぶ必要がある．偶然ではない差があるといえるのかどうか，適切な統計的手法を用いて検定を行い，統計的に意味のある差となったときには，その有意水準とともに結論を示す必要がある．

a. 2 点 比 較 法　2種類の試料のどちらかを選択させる方法である．2点識別法（差があるかどうかの判定）と，2点嗜好法（どちらを好むかどうかの判定）がある．2点識別法は，客観的に差異のある（正解が存在する）2種類の試料のうち，その刺激の量（甘い方はどちらか，どちらがより硬いか，など）で一方をパネルに選ばせる方法が主である．2点嗜好法はパネリストにとってどちらがよりおいしいか，外観が好ましいかなどを選ばせるので，実験計画者の立場からの正解は存在しない．結果の検定には二項検定を行うが，客観的正解がある場合は片側検定，ない場合は両側検定となる．

b. 3 点 比 較 法　質的な違いのある2種類（A,B）の試料で AAB, ABA, BAA, BBA などの組合わせをつくり，組合わせのなかから異なるものを一つ選択させる3点識別試験法がある．結果の検定には確率母数 1/3 における二項分布を用いる．

c. 順 位 法　3種類以上の試料を提示し，試料の刺激の強弱や好みの順をつけさせる方法である．順位法は採点法のような各試料の絶対的な評価値は得られないが，その判断が点数をつけるより容易でパネルの負担が少なく，統計的検定が容易であることから，簡便な方法として用いられる．スピアマンの順位相関係数を用いる手法，ケンドールの一致性の係数を用いる手法および Newell & MacFarlane の

検定表を用いる手法などがある.

d. 一対比較法　　三つ以上の試料について,二つずつ組合わせて対をつくり,各対のどちらが強いか,好ましいかなどの比較を行う方法である.試料を二つずつ比較するため,評価回数が多くなり手間がかかるが,パネル自身は2点の比較を行うため判断が容易であり,また厳密な判断を行うことができる.シェッフェの方法,サーストン・モステラーの方法,ブラッドレー・テリーの方法がある.

e. 採点法（評点法）　　一つ以上の試料について,パネル自身の経験を通して,特性（刺激）の強弱や好みの程度を点数によって評価する方法である.評価尺度の例として,1(悪い)～5(よい),1(非常に弱い)～7(非常に強い),－3(非常に好ましくない)～3(非常に好ましい)などがある.そのほか,点数の刻みをつけず,一定の幅の中で任意の点を選ぶ方法もある.採点法では絶対的な評価値を得ることができ,また,試料が二つ以上の場合は試料間の差の度合いがわかることから,広く使用されている.結果の検定はまず分散分析により試料間に有意な差があるかを調べ,有意差ありとなった場合に各試料間での多重比較検定を行う.

f. プロファイル法　　試料の特性を描写して記録する方法で,QDA（定量的記述分析）法がよく用いられる.特別に訓練を受けた3～8名程度のパネルにより,評価したい食品の特性を表現する言葉を収集,整理し,言葉の定義の確認や評価尺度のすり合わせを行う.さらに,それぞれの特性をパネリストが個別に強度線尺度などで評価することが多い.得られた結果を多変量解析を用いて解析することで,対象試料の特性をさまざまな角度から定量化しつつ描写することができる.

QDA: quantitative descriptive analysis

久保田紀久枝

1948 年 神奈川県に生まれる
1970 年 お茶の水女子大学家政学部 卒
お茶の水女子大学名誉教授
専門 食品化学
学術博士

森 光 康 次 郎

1963 年 北海道に生まれる
1987 年 名古屋大学農学部 卒
現 お茶の水女子大学基幹研究院自然科学系 教授
専門 食品工業化学
博士(農学)

第 1 版 第 1 刷 2016 年 4 月 1 日 発 行
第 2 版 第 1 刷 2021 年 3 月 22 日 発 行
第 2 刷 2022 年 3 月 10 日 発 行

新スタンダード栄養・食物シリーズ 5
食 品 学 —食品成分と機能性—
(第 2 版)

© 2021

編 集 久 保 田 紀 久 枝
森 光 康 次 郎

発 行 者 住 田 六 連

発 行 株式会社 東京化学同人

東京都文京区千石 3 丁目 36-7(〒112-0011)
電 話 03-3946-5311・FAX 03-3946-5317
URL:http://www.tkd-pbl.com/

印 刷 日本ハイコム株式会社
製 本 株式会社 松 岳 社

ISBN978-4-8079-1683-2
Printed in Japan

新スタンダード 栄養・食物シリーズ
― 全 19 巻 ―